U0252406

# 生物医用高分子

陈学思　陈　红　著

科学出版社

北　京

# 内 容 简 介

生物医用高分子材料是临床医疗中广泛应用的材料之一，是医疗器械和其他医疗用品不可或缺的组成部分。近年来，医疗技术的发展和日益增长的医疗需求，都对生物医用高分子的研究提出了新的挑战。本书从简要介绍生物医用高分子的发展历程和应用领域入手，紧密围绕目前临床急需的医疗产品方向，总结了近年来生物医用高分子材料在可吸收植入器械、组织工程支架材料、生物可降解水凝胶、抗肿瘤纳米药物载体、新型缓控释给药系统、高分子基因载体、医用高分子材料的表面与界面等相关领域的研究进展，并对其发展前景进行了展望。全书密切结合本领域前沿研究方向，期望在给读者介绍本领域研究进展的同时，为本领域研究带来启发和思考。

本书不仅适合从事生物医用高分子及相关领域的科研人员、高校教师和研究生阅读，也适合用作研究生、高年级本科生的专业教材。

**图书在版编目（CIP）数据**

生物医用高分子 / 陈学思，陈红著. —北京：科学出版社，2018.9
ISBN 978-7-03-058793-0

Ⅰ.①生… Ⅱ.①陈… ②陈… Ⅲ.①医用高分子材料 Ⅳ.①R318.08

中国版本图书馆 CIP 数据核字（2018）第 208887 号

责任编辑：翁靖一 / 责任校对：樊雅琼
责任印制：吴兆东 / 封面设计：东方人华

科 学 出 版 社 出版
北京东黄城根北街 16 号
邮政编码：100717
http://www.sciencep.com

**北京虎彩文化传播有限公司** 印刷
科学出版社发行　各地新华书店经销
\*
2018 年 9 月第　一　版　开本：720×1000　1/16
2022 年 1 月第五次印刷　印张：20 1/2
字数：394 000
**定价：148.00 元**
（如有印装质量问题，我社负责调换）

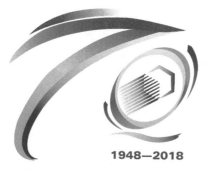

1948—2018

中国科学院长春应用化学研究所

CHANGCHUN INSTITUTE OF APPLIED CHEMISTRY CHINESE ACADEMY OF SCIENCES

建所七十周年

CIAC 1948—2018

应用化学 追求卓越

# 序 >>>

生物医用高分子泛指一切应用于诊断、治疗和器官修复与再生等生物医学领域的高分子材料，其应用有助于延长患者寿命、改善人体健康、提高人类生活质量。它是高分子科学的重要组成部分，是与材料、电子、机械、生物和医学等多学科高度交叉的研究领域。经过近百年的发展，生物医用高分子及其器件已成为现代医学各种诊断和治疗技术的基本辅助工具和材料，在现代医学中有着不可替代的作用，并不断推动各种创新性医疗技术的出现和发展。

进入 21 世纪，随着社会文明的进步、生活环境的改善以及医疗技术的提高，人类的寿命在不断地延长，这使得人们更加关注疾病诊断和治疗技术的发展和临床应用。因此，生物医用高分子基础科学的发展必将发挥日益重要的作用。整体而言，我国生物医用高分子研究起步较晚，始于 20 世纪 80 年代后期。经过 30 年，特别是近 20 年的发展，我们在新型医用高分子合成和应用、高分子药物/基因输运载体，以及组织工程与再生医学等领域已取得了一些喜人的重要研究成果。但是我国生物医用高分子相关产业还相对落后，大部分高端的高分子医疗器械和产品被国外大公司垄断。这不仅制约了我国医疗技术和健康事业的发展，还给人们带来了沉重的医疗负担。为解决这一问题，我国已将先进医疗器械和生物医用材料列入《国家中长期科学和技术发展规划纲要（2006—2020 年）》重点发展产业技术领域；同时，国家自然科学基金委员会和科技部在"十三五"国家重点基础研究发展计划中也都相应地设立了生物医用材料与器件的研究和开发专项。

鉴于生物医用高分子科学及相关产业的高速发展和巨大的市场需求，迫切需要更多的、来自不同领域的研究人员共同努力，来提升我国生物医用高分子基础科学和产业技术的核心竞争力。但遗憾的是，本领域相关的中文著作还相对缺乏。为此，该书作者结合自己 20 多年来在生物医用高分子领域的基础和产业化研究，系统总结了生物医用高分子相关热门领域的研究现状和最新进展，并对本领域的未来发展趋势进行了展望，最终完成了该部著作。相信该书不仅能够满足相关从业人员全面了解该领域发展现状和趋势的需求，还能够给这一领域的发展带来思考和启发，从而推动我国生物医用高分子基础和产业化研究的发展。

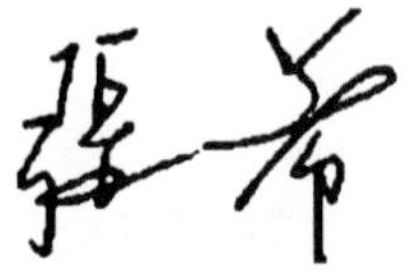

中国科学院院士

清华大学教授

2018 年 8 月 18 日

# 前 言 >>>

　　健康生活是人类永恒的追求，这有赖于医疗技术的发展和相关医疗产品（包括药物、医疗器械和设备等）的革新。生物医用材料是构成医疗产品的物质基础，医疗产品的革新离不开生物医用材料的发展和创新。其中，生物医用高分子是应用最广、用量最大且发展最快的生物医用材料。生物医用高分子的应用历史悠久，可以追溯到古代使用的棉、麻纤维以及部分中草药等；而现代意义的生物医用高分子可以说是伴随着"高分子科学"概念的诞生而诞生的。在早期，一些合成的"惰性"高分子被逐渐应用于临床实践并获得了极大的成功。随后，根据临床医学的实际应用需求，逐渐诞生了生物相容性和生物可降解性生物医用高分子材料。其中，最具代表性的是可吸收的高分子手术缝合线。进入 20 世纪 90 年代，随着高分子合成技术、生物技术和微纳制造技术的飞跃式发展和不断完善，生物医用高分子的研究也得到了极大的发展，具体表现为生物医用高分子种类更加丰富、应用形式更加多样化，并且逐步走向"仿生智能化"、"个性化"、"精准化"及"功能集成化"等。如今，生物医用高分子已成为材料学领域研究的热点和重点，是国家"十二五"、"十三五"科技（发展）创新规划重点发展的战略新兴产业。然而，到目前为止，国内尚无生物医用高分子研究相关的专著出版。为此，作者在查阅国内外大量有关生物医用高分子研究文献的基础上，结合本课题组 20 年来的研究成果和体会，全面系统地总结了生物医用高分子相关热门领域近年来，特别是近 10 年的研究和开发进展，并对其发展前景进行了展望，期望在给读者介绍本领域前沿研究进展的同时，为本领域研究带来启发和思考。

　　全书共分 8 章：第 1 章，绪论；第 2 章，可吸收植入器械；第 3 章，组织工程支架材料；第 4 章，生物可降解水凝胶；第 5 章，抗肿瘤纳米药物载体；第 6 章，新型缓控释给药系统；第 7 章，高分子基因载体；第 8 章，医用高分子材料的表面与界面。本书第 1~7 章由陈学思研究员组织撰写，第 8 章由陈红教授组织撰写，全书由陈学思研究员统稿并审校。

　　本书的撰写得到了研究团队田华雨、汤朝晖、贺超良、孙海、肖春生、丁建勋、于双江、陈杰、徐彩娜、许维国、张鹏等诸位老师以及苏州大学李丹老师的大力支持和帮助，在此对他们的努力付出表示感谢。本书还参考、总结了国内外相关研究成果，在此向相关作者表示感谢。作者还要感谢科学出版社相关领导和编辑团队，正是他们的大力支持使得此书得以顺利出版。此外，刘梁、张震、王月、沈伟、丁晓亚等一批研究生也参与了部分资料收集、图表整理和初稿校对工作，在此对他们表示感谢。

最后，诚挚感谢国家自然科学基金重大项目（抗肿瘤药物高分子纳米载体的多功能性和协同作用，编号 51390480）、国家重点研发计划（可降解医用高分子原材料产业化及其植入器械临床应用关键技术，编号 2016YFC1100700）、国家自然科学基金重点项目（精确控制蛋白质与材料表界面的相互作用及其作用机制研究，编号 21334004）、国家自然科学基金优秀青年科学基金项目（生物医用高分子水凝胶，编号 51622307）、国家自然科学基金面上项目（用于间充质干细胞的高分子基因载体的设计制备和抗肿瘤治疗研究，编号 21474104；高分子纳米化CD47 抗体用于恶性肿瘤的研究，编号 51673189；内核结构和组成对载药纳米胶束的体内传输和疗效的影响机制，编号 51573184；顺序双重响应性聚氨基酸胶束协同精准控制细胞内药物释放，编号 51673190）对本书出版的支持。

由于生物医用高分子研究涉及多学科和交叉领域，且相关研究日新月异，加之作者的水平和时间有限，书中不足和疏漏在所难免，敬请广大读者和同行专家批评指正！

谨以此书献给中国科学院长春应用化学研究所建所 70 周年！

2018 年 8 月
于中国科学院长春应用化学研究所

# 目 录 >>>

序
前言

# 第 1 章

# 绪　　论

## 1.1　生物医用高分子的发展历史

高分子化合物简称高分子或聚合物，一般是指相对分子质量达到几千乃至几百万的化合物。高分子材料与金属材料、陶瓷材料并称为现代社会的三大材料，是人们日常生产生活中不可或缺的一部分。高分子广泛存在于自然界，常见的有淀粉、木质素、纤维素、蛋白质、核酸等，可以说，自然界的动植物包括人本身都是以高分子为主要成分构成的。人工合成的高分子始于 20 世纪 20～30 年代。随着高分子科学的创立、新的聚合单体的不断涌现、具有工业化价值的高效催化聚合方法不断产生、加工方法及结构性能不断改善，高分子材料在人类生产、生活和健康领域获得了广泛的应用。其中，一类应用于人工器官、组织工程和再生医学、体内外诊断、药物缓控释和医疗器械等医学领域的高分子材料，称为医用高分子材料。

早在"高分子科学"概念出现之前，一些天然的高分子制品，如棉、麻纤维、棉布、木板等已被人们应用于伤口缝合、包扎及骨折固定等，这些天然的高分子材料可称为最原始的生物医用高分子材料。现代意义上的生物医用高分子差不多是伴随着"高分子科学"概念的提出而诞生的。20 世纪 30～40 年代，随着高分子科学的飞速发展，一些合成和天然的高分子材料，如聚甲基丙烯酸甲酯［poly（methyl methacrylate），PMMA］、聚氯乙烯（polyvinyl chloride，PVC）、聚乙烯醇（polyvinyl alcohol，PVA）、醋酸纤维素、甲基纤维素、明胶和海藻酸钠等，开始被广泛应用于多种外科手术的临床试验或应用[1-3]。进入 20 世纪 50～60 年代后，有机硅橡胶已经成功应用于人工肾脏，而具有良好的生物相容性和卓越弯曲性能的聚氨酯也成为人工心脏的重要构成部分并被植入人体[4]。同一时期，其他人工器官，如人工血管、人工尿道、人工关节、人工心脏瓣膜等也被相继开发并试用于临床。例如，经过加热拉伸的聚四氟乙烯制成的多孔膜因其良好的物理和化学稳定性，能够被制作成人工血管并植入人体。直到现在，膨化聚四氟乙烯依旧是使用最广泛的人造血管材料。值得一提的是，早期使用的医用高分子材料并不是专门为临床医学应用而设计和开发的，它们共同的特点是"生物惰性"，即在体液或组织中不发生任何结构和组成的变化，且不会引起人体免疫反应[4]。

从 20 世纪 60 年代开始，基于高分子材料在医疗领域的广泛应用和快速发展，人们开始根据临床医学应用的实际需求，有针对性地设计和开发了一系列更具生物相容性的医用高分子材料及其产品。其中，最具代表性的就是用水溶性高分子制备的凝胶材料。水凝胶在自然界中广泛存在，如人体的细胞膜、细胞外基质、软骨、晶状体、指甲等都可看作水凝胶，而且一些天然的多糖分子，如明胶、琼脂和海藻酸钠等也可在一定条件下形成水凝胶。1960 年，Wichterle 和 Lim 在《自然》杂志上首次公开了一种由甲基丙烯酸羟乙基酯（HEMA）单体和乙二醇二甲基丙烯酸酯交联剂在水溶液中发生聚合反应得到的柔软的、水溶胀的透明弹性胶体，也就是水凝胶[5]。从那时起，水凝胶逐渐成为生物医用高分子的一种重要应用形式，在生物医学领域获得了广泛的研究和应用。另外，具有里程碑意义的工作还包括：1980 年，Lim 和 Sun 首次报道了利用海藻酸钠/钙离子交联水凝胶包埋胰岛细胞，并用作人工胰腺[6]；1989 年，Yannas 等将胶原-糖胺聚糖交联水凝胶用作仿细胞外基质，应用于皮肤的再生修复[7]。如今，基于生物医用高分子的水凝胶已在人工透镜、创伤辅料、组织工程、再生医学和药物控释等领域取得广泛应用，而且部分产品如人工透镜和创伤辅料已成功实现了商品化，应用于临床医疗和日常护理[8-11]。

同样在 20 世纪 60 年代，可降解（可吸收）生物医用高分子材料也逐步成为研究和应用的焦点。可降解生物医用高分子材料最初的应用是可吸收缝合线，其中，最具代表性的是聚乙醇酸（polyglycolic acid，PGA，又称聚乙交酯）和聚乳酸（polylactic acid，PLA）。1962 年美国氰胺公司率先开发了基于 PGA 的可吸收缝合线 Dexron®，该产品在 1969 年获得食品药品监督管理局（FDA）批准上市[12]。同样，基于 PLA 的缝合线也在 1972 年获得 FDA 批准上市[13]。随后，基于聚（乳酸-乙醇酸）[poly(lactic-co-glycolic acid)，PLGA，又称聚乙交酯-丙交酯]的缝合线也被开发、上市。进入 20 世纪 90 年代，随着高分子合成技术，特别是开环聚合技术的发展，越来越多的生物可降解高分子材料，如聚己内酯、聚碳酸酯、聚磷酸酯、聚氨基酸等，被相继开发，并应用于生物医学的各个领域[14, 15]。然而，目前已商品化的生物可降解医疗产品大多还是由 PGA、PLA 和 PLGA 三种材料构成。一方面，PGA、PLA 和 PLGA 都是本体降解的高分子材料，它们在人体中会最终被降解成乳酸和乙醇酸，并被人体完全代谢，是一种生物相容性良好的生物可降解材料；另一方面，这三种材料都具有良好的机械性能，而且可以大规模制造。

从 20 世纪 80 年代后期开始，随着组织工程/再生医学概念的提出以及缓控释药物载体的发展需求越来越大，生物医用高分子进入了蓬勃发展的时期。在组织工程/再生医学方面，不仅要求医用高分子材料具有良好的生物可降解性和优异的生物相容性，还要求其具备调控细胞黏附、诱导细胞增殖分化、启动机体再生等

"生物活性"[16]。在缓控释药物载体方面，肿瘤组织的增强渗透和滞留（enhanced permeability and retention，EPR）效应的发现催生了抗肿瘤高分子纳米药物，且部分纳米药物已进入临床试验阶段[17, 18]。与此同时，随着对肿瘤微环境特点的认识加深以及抗体技术的发展，人们还开发了具有肿瘤组织/细胞特异响应性释放及癌细胞主动靶向功能的抗肿瘤纳米药物。

从 20 世纪 90 年代后期开始，随着高分子合成技术的发展及自组装理论的成熟，越来越多的"智能"响应性高分子被逐渐开发，并广泛应用于抗肿瘤药物的靶向输运[19-21]。进入 21 世纪，特别是近 10 年来，生物医用高分子的发展逐步走向"仿生智能化"、"个性化"、"精准化"及"功能集成化"等。具体表现为：①仿细胞外基质、动态结构可调高分子支架已成为研究焦点[22]；②3D 打印技术在组织工程和可植入医疗器械中的应用[10, 23]；③高分子纳米药物在抗肿瘤精准治疗中的应用[9, 24]；④"智能"多重环境响应性高分子纳米药物和诊断/治疗集成型纳米诊疗体系的开发和应用[25, 26]；等等。

如今，随着医疗技术的发展和人类对自身健康的关注度不断提升，越来越多的生物医用材料新产品被开发并应用于临床医疗。生物医用材料产业已经发展成为一个低能耗、高附加值的新兴高科技产业。据统计，全球生物医用材料市场规模在 2015 年已达 3000 亿美元，预计到 2020 年将超过 6000 亿美元[27]。其中，生物医用高分子材料占整个生物医用材料市场规模的 40%～50%。需要指出的是，目前在临床上大量使用的还是以传统的、不可降解的、"生物惰性"的高分子材料为主，而一些"智能"的、新型的高分子产品仍处于临床试验甚至是临床前研究阶段，这些产品包括：抗肿瘤纳米药物、组织诱导性医用材料、抗菌高分子材料、纳米诊疗系统、体外诊断试剂、软体机器人、器官芯片、基因治疗纳米药物、可植入电子器件、仿生人工组织和器官等。

## 1.2 生物医用高分子的结构和分类

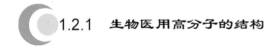 1.2.1 生物医用高分子的结构

生物医用高分子材料根据来源不同可分为合成的生物医用高分子材料和天然的生物医用高分子材料两大类。其中，合成的生物医用高分子材料还可分成不可降解生物医用高分子材料和可降解（可吸收）生物医用高分子材料；天然的生物医用高分子材料还可细分为多糖高分子材料、蛋白质材料、动物或人体自身的脱细胞基质材料以及来源于微生物发酵的天然高分子材料。

不可降解生物医用高分子材料是最早应用于医学领域的高分子材料。它们的特点是在生理环境中能长期保持稳定，不易发生降解、交联或物理磨损等，并具有良好的

物理机械性能，同时大都具有细胞、组织黏附性差，力学性能与周围组织匹配性差等缺点。它们主要应用于各类医疗器械和耗材中，具体包括医疗产品包装材料、体内外诊断设备、人工器官、人工组织、一次性医用器具、介入栓塞材料、血液袋、眼科透镜、医用护具等[16]。一些常见的不可降解生物医用高分子的化学结构如图 1.1 所示。其中，聚乙烯（polyethylene，PE）、聚丙烯（polypropylene，PP）、聚苯乙烯（polystyrene，PS）、聚氯乙烯（PVC）、聚乙烯醇（PVA）、聚乙烯吡咯烷酮（polyvinyl pyrrolidone，PVP）、聚甲基丙烯酸甲酯（PMMA，俗称有机玻璃）和聚羟乙基甲基丙烯酸甲酯［poly（2-hydroxyethyl methacrylate），PHEMA］均可由相应的乙烯基单体聚合而得。

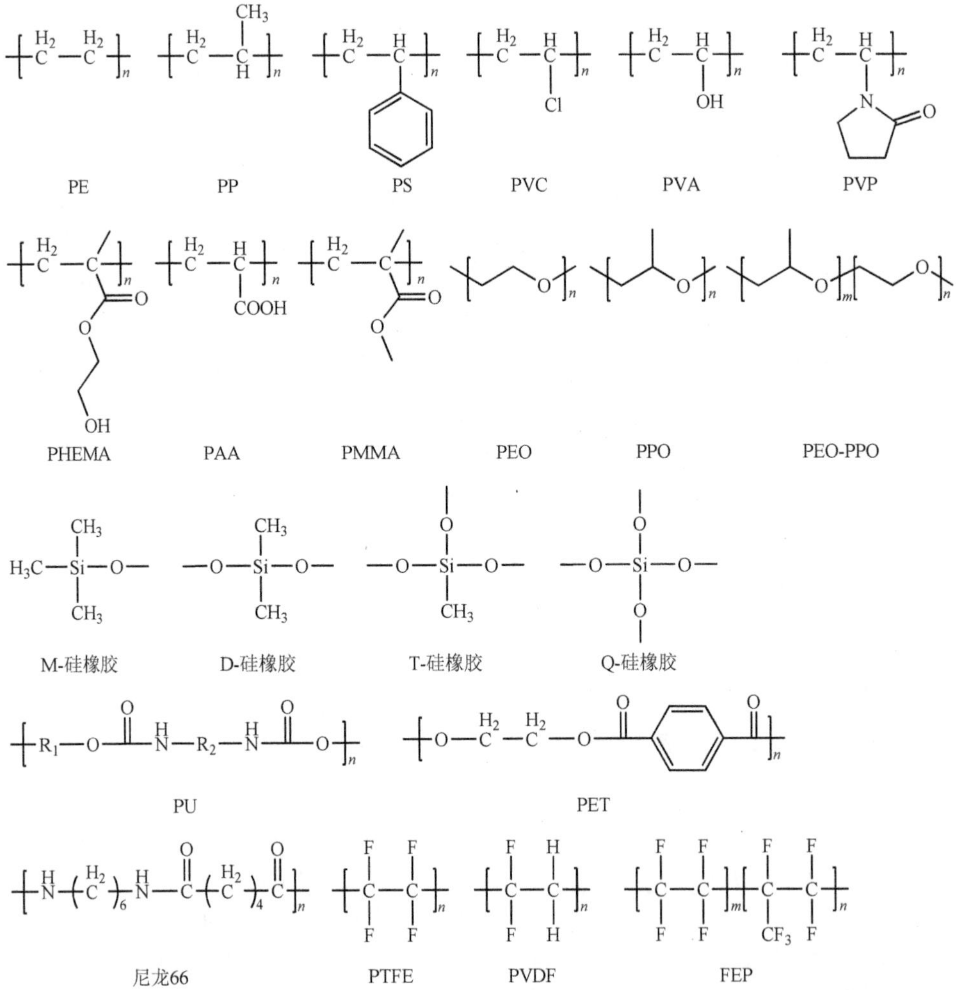

图 1.1    一些常见的不可降解生物医用高分子的化学结构

脂肪族聚醚主要包括聚环氧乙烷（PEO）、聚环氧丙烷（PPO）以及它们的共聚物（PEO-PPO），常由环氧单体的开环聚合获得；硅橡胶有四种基本的结构，即M、D、T、Q（图 1.1），通过碱/酸催化硅氧烷单体聚合而得；聚对苯二甲酸乙二醇酯（PET）是一种常见的聚酯类高分子，通常由对苯二甲酸二甲酯和乙二醇通过酯交换反应和缩聚制成；尼龙 66 由两种含 6 个碳原子的单体己二胺和己二酸通过缩聚合成；含氟高分子主要包括聚四氟乙烯（polytetrafluoroethene，PTFE）、聚偏氟乙烯 [poly（vinylidene fluoride），PVDF] 和氟代乙烯丙烯共聚物（fluorinated ethylene propylene，FEP），可由相应的氟代乙烯基单体聚合而得。一些常见的不可降解生物医用高分子材料的优缺点列于表 1.1[23]。

表 1.1　材料的优点和缺点[23]

| 材料 | 优点 | 缺点 |
|---|---|---|
| 聚乙烯（PE） | 耐化学腐蚀；可控制分子量来调节材料的力学性质；熔融温度低；轻量；快速干燥性；多孔的高密度聚乙烯（HDPE）具有优良的生物相容性和弹性，抗感染性强 | 皮肤对其有塑料的异物感；难以染色；摩擦系数太高 |
| 聚丙烯（PP） | 无毒性；有均聚物和共聚物两种形式，机械强度不同；熔点高；介电性质良好 | 不可降解；半刚性的材料容易引起患者局部不适；是否完全生物相容，尚未得到确认 |
| 聚甲基丙烯酸甲酯（PMMA） | 机械强度高；轻量；热导率和电导率低；生物相容性可以接受；射线可透性 | 固化温度太高；不支持其他结构的骨结合结构 |
| 聚硅氧烷（硅橡胶） | 化学惰性；毒性低；生物相容性好；电绝缘性良好；热导率低；热稳定好；透气性高；可以是疏水的（根据单体性质决定）聚二甲基硅氧烷（PDMS）：干净，不可燃 | 长期的性质尚未研究；摩擦系数大；软（移植过程中容易被破坏）；体积膨胀；PDMS：容易吸附蛋白；容易被环状单体污染 |
| 聚氨酯（PU） | 持久耐用；坚固度高；生物和血液相容性好；生物稳定性好；低摩擦系数；水透过率低 | 环境应力开裂；材料会在体内降解；金属离子氧化性 |
| 聚四氟乙烯（PTFE） | 化学惰性；机械强度高；电绝缘；疏水 | 生硬；迁移时，容易在引力作用下被破坏；有绝缘的微缺陷 |
| 聚偏氟乙烯（PVDF） | 化学惰性（稳定性好）；优异的材料坚硬度和强度；强的压电效应；良好的生物相容性；耐水解 | 成膜不光滑；热稳定性差；与其他材料的黏附性较差 |
| 聚酰胺（尼龙） | 组织反应性低；持久的拉伸强度与高黏弹性；随温度可变的电学性能；吸湿性；耐细菌浸染 | 透湿性；密封性低；摩擦系数高 |

可降解（可吸收）生物医用高分子材料是指在生物环境中能够发生自发降解的一类高分子材料，具体包括聚乙醇酸（PGA）、聚乳酸（PLA）、聚（乳酸-乙醇酸）（PLGA）、聚 $\varepsilon$-己内酯 [poly($\varepsilon$-caprolactone)，PCL]、聚对二氧环己酮 [poly(p-dioxanone)，PPDO]、聚碳酸酯（polycarbonate，PC）、聚氨基酸（polyamino acid）、聚磷酸酯（polyphosphoester，PPE）、聚原酸酯 [poly(ortho ester)，POE]、聚酸酐（polyanhydride）、聚磷腈（polyphosphazenes）等，其相应的化学结构如图 1.2 所

示。可降解（可吸收）生物医用高分子材料一般是通过开环聚合获得的，常用于制备可吸收骨钉/骨板及固定材料、可吸收缝合线、组织工程支架、药物缓控释载体、可吸收血管支架以及可吸收封堵材料等[16]。一般认为，可降解生物医用高分子材料需要具备以下特征：①在体内不引起毒性反应和免疫反应；②降解时间与其在体内发挥作用的时间相匹配；③在降解的过程中，其力学性能不能发生明显的降低；④降解产物需无毒、无免疫原性，并且能够被最终代谢、排出体外；⑤具有良好的可加工性、可消毒性[13, 15]。

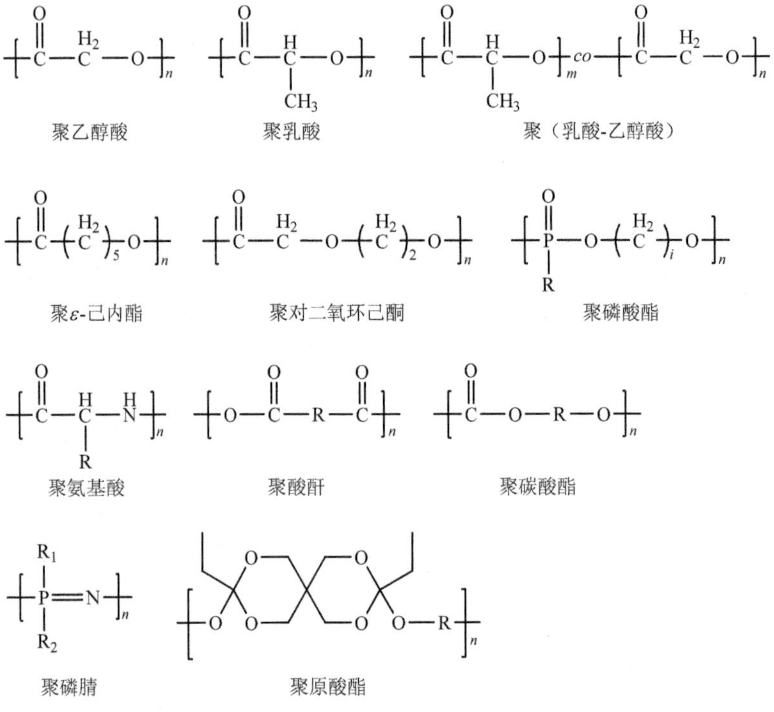

图 1.2　一些常见的可降解生物医用高分子的化学结构

天然的生物医用高分子材料包括多糖高分子材料（淀粉及其衍生物、纤维素及其衍生物、壳聚糖及其衍生物、海藻酸盐、透明质酸、肝素和硫酸软骨素等）、蛋白质材料（胶原、明胶、丝素蛋白、白蛋白及大豆蛋白等）、动物或人体自身的脱细胞基质材料（可来源于小肠、膀胱、皮肤、骨、心脏、心脏瓣膜等）以及来源于微生物发酵的天然高分子材料［聚（3-羟基丁酸酯）、聚（$\gamma$-谷氨酸）、聚（$\varepsilon$-赖氨酸）等］。天然的生物医用高分子材料来源广泛、容易获取，而且一般都具有良好的生物相容性和生物可降解性，已被广泛应用于药用辅料、可吸收缝合线、医用隔离膜、创伤修复膜、创伤敷料、医用黏合剂、人工皮肤、可降解组织工程支架以及纳米药物载体等。然而，天然的生物医用高分子材料也存在一定的缺陷，如潜在的免疫原性（主要是蛋白类和脱细胞基质材料）、结构复杂、不易化学修饰以及机械性能不佳等[16, 28]。

### 1.2.2 生物医用高分子的分类

根据目的、标准的不同，生物医用高分子的分类可以有很多种。1.2.1 节已经介绍了按照材料来源的分类。本节将重点介绍生物医用高分子按照生物医学用途和材料使用形态的分类方法。按照生物医学用途分类，生物医用高分子可分为：①人工脏器，包括人工肺、人工肾、人工心脏、人工胰脏及人工血管等；②人工组织和医用植入（填充）物，包括牙科填充材料、人工晶状体、人工眼球、人工透镜（隐形眼镜）、人工角膜、人工关节、人工骨、骨固定材料（骨钉）、人工肌肉、人工韧带、人工皮肤、人工声带及假肢等；③一次性医疗和护理用品，包括一次性输注器（具）、伤口敷料、止血材料、医用缝合线、医用手套、导管、检查器具、抗菌凝胶、高分子绷带、体外引流袋、口罩、手术服、医用纱布、血液袋及输液袋等；④药用高分子材料，包括药物缓控释微球载体、药用辅料、药用胶囊材料及高分子纳米药物等；⑤其他，包括组织工程/再生支架/凝胶材料、各种医用包装材料及体外医学诊断试剂等[4, 29]。按照材料使用形态分类，生物医用高分子可以分为：①纳米粒子型医用高分子材料，包括纳米药物及基因递送系统、纳米诊断材料、纳米抗菌材料、纳米成像材料、纳米诊疗体系等；②微米粒子型医用高分子材料，包括药物缓控释微球载体、细胞微载体、微球栓塞剂等；③医用纺丝高分子材料，包括静电纺丝材料、手术缝合线、体外医用纺丝产品（如纱布、绷带、口罩、手术服等）等；④半固体型医用高分子材料，即医用水凝胶材料，包括化学交联水凝胶、温敏可注射型水凝胶、动态键交联水凝胶等；⑤多孔固体支架型医用高分子，包括高分子多孔支架和高分子纳米复合材料多孔支架等，主要应用于组织修复与再生；⑥非多孔的固体型医用高分子，主要包括骨折内固定材料、心血管支架和导管、体外使用的医用高分子制品（一次性医用器具和护理产品）等[30]。

## 1.3 生物医用高分子的修饰与改性

### 1.3.1 修饰与改性的目的和意义

在长期的临床实践和体外动物实验研究中，人们逐渐发现，单一的高分子材料往往难以达到理想的使用效果。例如，材料力学强度和组织力学强度不匹配、材料与组织界面黏附力差、降解时间与体内服役时间差距较大、降解过程中力学强度下降过快、非特异性吸附组织或血液成分及引起严重的局部组织炎症反应等。此外，考虑到高分子纳米药物载体需要克服体内多重生理壁垒才能实现高效的体内药物输运，这就要求所制备的高分子需要具备多重的响应性和功能性。而制备这些响应性或功能性的高分子材料一般需要对传统的高分子材料（或纳米粒子）进行修饰或改性。因此针对传统高分子的修饰和改性是一种高效且经济的获得更多功能性和改良性能的生物医用高分子材料的有效途径，也是目前生物医用高分子材料发展的主要方向之一。概括而言，生物医用高分子材料的修饰和改性的主要目的是改善材料性能（如生物降解性能、生物相容性、力学性能、亲疏水性等）或带来新的性能（如响应性、自组装性、靶向性、细胞黏附性、可视化、抗蛋白吸附能力、可控药物释放性能、干细胞分化诱导能力等）。目前，生物医用高分子材料的修饰和改性可分为：针对生物医用高分子本体进行的修饰与改性和针对生物医用高分子表面进行的修饰与改性。

 **1.3.2  生物医用高分子的本体修饰与改性**

对生物医用高分子的本体进行结构修饰与改性可以改变原材料的结构和组成，获得具有新性能和新功能的生物医用高分子材料。概括而言，针对生物医用高分子的本体进行的结构修饰与改性可大致分为化学修饰与物理共混改性两大类。一般而言，化学修饰是指在高分子材料的主链、侧链或者链末端进行化学修饰，获得新材料的过程，可以通过官能化单体的直接聚合或者聚合后化学修饰实现。化学修饰改变的是高分子的化学结构，因此可以极大地改善材料的性能，如亲疏水性、生物可降解性和生物相容性等，并带来新的功能，如刺激响应性、细胞靶向性、黏附性和诱导性等。近年，得益于可控"活性"开环聚合技术的发展，一系列具有侧基或末端功能化的生物医用高分子材料被相继开发，并广泛应用于生物医学领域[14]。同时，"点击化学"的发展也为新型功能化生物医用高分子材料的制备打开了一扇高效、方便的大门。

物理共混改性是另外一种获得新型生物医用高分子材料的有效途径。根据所用共混材料的不同，可细分为高分子共混和纳米粒子共混体系。以聚乳酸（PLA）为例，PLA 是一种具有良好生物可降解性和生物相容性、较高力学强度和可加工性的生物医用高分子材料。然而，PLA 的强疏水性、低冲击强度及较慢的体内降解速度却严重制约了其在生物医学领域的应用。为此，科学家们提出将其他生物可降解高分子（如聚己内酯、聚乙醇酸、聚乙二醇、透明质酸、壳聚糖等）与 PLA 共混，制备性能优异的新型复合材料，并将其应用于形状记忆材料、药物传输载体及组织工程多孔支架等[31]。利用纳米粒子与高分子共混制备的材料也称高分子纳米复合材料，已成为目前高分子材料体系的一个重要分支。通过共混纳米粒子可以有效提升高分子材料的性能，特别是力学性能。因此利用生物可降解高分子与纳米粒子共混制备的材料一般用于对力学强度要求较高的骨科固定（如可吸收骨固定钉、板等）与骨组织工程（多孔支架）等领域。促使高分子纳米复合材料在骨科医学领域获得广泛应用的另外一个原因是，科学家们研究发现一些特殊的含钙元素的无机材料不但具有良好的生物相容性，而且具有良好的骨结合性、骨传导性及骨诱导性[32, 33]。因此一些含钙的磷酸盐陶瓷材料，如羟基磷灰石、磷酸三钙、钙硅石、羟基磷灰石/磷酸三钙复合材料等已成为目前研究最广的生物纳米复合材料的基材。除此之外，一些二氧化硅、硼酸盐类和硼硅酸盐类生物活性玻璃，也被相继开发应用于制备纳米复合生物材料[33]。近年来，随着纳米技术的发展，一些金属纳米颗粒和碳纳米材料也被用于制备纳米复合生物材料，并应用于骨固定和再生医学领域，例如，将纳米银粒子掺杂到生物医用高分子中，可以给相应的生物材料带来长效的抗菌效果；而将具有电传导性的碳纳米管与高分子材料复合获得的医用支架材料，可以有效促进成纤维细胞的增殖等[34]。然而，需要指出的是，虽然这些新型的金属纳米颗粒和碳纳米材料能够为生物医用材料带来新的特性和功能，但其在体内的生物安全性却需要更深入系统的研究。此外，上述这些复合材料因涉及两种材料的复合，其材料与材料之间的相容性和分散性的好坏会直接关系到材料的最终性能和稳定性，所以在制备复合材料之前，一般需要对高分子材料或纳米材料表面进行必要的化学修饰和改性。

### 1.3.3　生物医用高分子的表面修饰与改性

当生物材料应用于人体时，材料的表面是最先与人体组织细胞或血液接触的，这个时候材料的表面性质直接关系到材料的组织细胞相容性及血液相容性。遗憾的是，绝大多数的生物材料表面并不具备良好的组织细胞相容性及血液相容性。这种低生物相容性的表面会引起严重的机体排异反应，使得相应的生物材料失去其应用价值。因此，为了使生物材料具备良好的生物相容性，通常需要对材料的表面进行有效的修饰和改性。生物材料表面修饰和改性大致可以分为四大类：①通过化学方法引入亲水可反应基团、键合聚合物链、偶联生物活性物质等；②改变表面粗糙度、质地等；③在表面涂覆、自组装一层聚合物或薄膜等；④表面刻蚀和图案化。一些常见的修饰后的生物材料表面如图 1.3 所示。

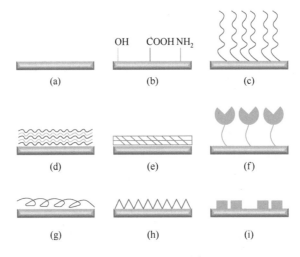

图 1.3    一些常见的修饰后的生物材料表面

(a) 聚合物基质；（b）可反应基团表面；（c）聚合物接枝或自组装膜表面；（d）层层自组装表面；（e）交联聚合物表面；
（f）生物活性物质修饰表面；（g）聚合物涂覆表面；（h）刻蚀表面；（i）图案化表面

众所周知，很多生物医用高分子包括常见的聚乙烯、聚丙烯、聚乳酸、聚己内酯等本身不带可反应的化学基团。因此如何让高分子表面带上可反应的基团是实现有效表面修饰的前提条件。目前，常用的表面修饰技术包括等离子体技术、紫外/γ-射线辐照技术、原子层沉积技术、电化学技术、化学氧化/还原法、水解/胺解法及表面接枝聚合法等[35-37]。其中，以等离子体技术最为成熟，已获得产业化应用。最近，受海洋贻贝所分泌黏附蛋白的结构启发，基于聚多巴胺的表面修饰方法迅速崛起，并被广泛应用于生物材料的表面修饰和改性[38,39]。这种方法的优点在于，不需要对材料表面进行预处理，多巴胺单体可在温和条件下自聚并紧密裹覆在材料表面，获得表面含有高密度官能团（主要是羟基和氨基）的生物材料。随后，利用表面的可反应基团进一步进行纳米材料、生物活性物质的固定化，或直接进行生物矿化，获得表面功能化的生物材料。

生物材料的表面修饰和改性不仅能够改善生物材料的生物相容性，还可以给生物材料带来新的性能和功能，如抗菌性、药物缓释功能等。细菌感染几乎是所有外科手术遇到的首要难题，在将由生物医用高分子材料制成的植入物或组织再生支架植入体内的手术过程中也不例外。严重的细菌感染会导致所用生物材料无法发挥作用，需要二次手术或造成永久损伤。据报道，目前每年有超过百万的因细菌感染导致的医用材料或植入物手术失败案例。使用大剂量的抗生素是目前术后抗感染的主要治疗手段。然而，由于部分手术部位（如骨组织、半月板等）血运较差，抗生素难以有效到达病灶部位，而且大剂量使用抗生素还容易造成耐药性病菌的出现，因此制备自身具有抗菌性能的医用材料和植入物是目前研究和发展的趋势[40]。目前，制备自身具有抗菌性能的医用材料和植入物的策略主要有两种：①在医用材料表面引入高密度的亲水性聚合物，主要包括聚乙二醇［poly（ethylene glycol），PEG］和两性离子聚合物（含磺基甜菜碱或羧基甜菜碱基团）；②在医用材料表面引入杀菌剂，这些杀菌剂可以是有机、无机或天然的[40]。同样，在对医用材料表面进行修饰和改性的同时，还可以将一些药物通过化学偶联的方式键合到材料表面或通过物理包埋的方式掺杂到修饰的高分子基质层中，形成药物缓释体系。这些缓释的药物可以起到抗菌杀菌、促进细胞黏附融合、防止细胞黏附、促进细胞增殖分化等作用，从而增强医用支架材料和植入物的体内使用效果[36]。

## 1.4 生物医用高分子的应用

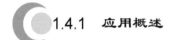
### 1.4.1 应用概述

有机高分子材料是现代社会的三大材料之一，是人类生产和生活不可或缺的物质基础之一。同样，伴随着高分子科学的诞生而诞生的生物医用高分子材料及其制品，也已经获得广泛应用。从常见的一次性输注器具、医疗包装、卫生防护产品等到高附加值的药用辅料、医用植入物、再生医学产品等，可以说在医疗工作的每一个过程中都可见生物医用高分子材料及其制品的身影。与之对应的是，生物医用高分子材料及其相关制品的产业规模连年增长——每年均以 20% 左右的增长率持续增长。保守估计到 2020 年，我国生物医用高分子材料市场规模将超过4000 亿元。这表明，在物质生活水平已获得大大提高的现代社会，人类对自身健康的关注和医疗需求日益旺盛。与此同时，与生物医用高分子材料相关的应用基础研究及新产品的开发也在蓬勃发展。本书将重点关注生物医用高分子材料在可吸收植入器械、组织工程和再生医学及药物缓控释体系中的应用，阐明其研究和应用进展，并指出其未来发展的方向。

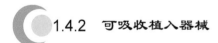
### 1.4.2 可吸收植入器械

医用植入器械是指借助手术全部或者部分进入人体内或腔道（口）中，或者用于替代人体上皮表面或眼表面，并且在手术过程结束后留在人体内 30 日（含）以上或者被人体吸收的医疗器械。传统的植入器械主要由惰性材料构成，在体内无法被降解，因此生物惰性植入器械往往存在体内长期生物相容性差及需要二次手术等缺点。可吸收植入器械是由可降解生物医用高分子材料制成，在生物环境中可以自发降解，并且降解产物具有良好的生物相容性，可以有效克服传统生物惰性植入器械的缺点，已成为新一代的医用植入器械[41]。

用于植入器械的可降解生物医用高分子材料一般需要具备以下特征：植入人体后不引起毒性反应或免疫反应，降解周期适宜；降解产物无毒、无免疫原性，可加工性和可消毒性良好。目前，用于制备可吸收植入器械的可降解生物医用高分子材料主要有合成的可降解高分子材料和天然的可降解高分子材料。合成的可降解高分子材料包括聚乙醇酸、聚乙丙交酯、聚乳酸、聚碳酸酯、聚 $\varepsilon$-己内酯、聚原酸酯、聚对二氧环己酮、聚氨基酸、聚酸酐、聚磷酸酯等。天然的可降解高分子材料包括淀粉、纤维素、海藻酸盐、丝素蛋白、壳聚糖、肝素、透明质酸、胶原蛋白、硫酸软骨素、白蛋白等。

由可降解生物医用高分子材料制造的可吸收植入器械常见的主要有以下几种。

（1）可吸收骨折内固定材料。传统的骨折内固定材料主要是金属内固定物，但其存在诸多缺点。例如，长期植入易被腐蚀，需二次手术取出；其应力遮挡作用易导致骨质疏松或再次骨折等。由可吸收生物医用高分子材料制作的内固定器械不需二次手术取出，大大降低了患者的身心痛苦，获得了越来越多的重视，也得到了高速的发展。可吸收骨折内固定材料包括可吸收接骨板、可吸收接骨螺钉、可吸收接骨棒及可吸收板钉系统等，主要用于非承重部位的骨内固定术、关节融合术、截骨术中骨折部位的固定。可吸收骨内固定器械一般采用聚乳酸或其共聚物、复合材料等制成（图 1.4）。聚乳酸具有良好的生物相容性，在机体内最终降解为二氧化碳和水，无残留，无任何毒副作用。但聚乳酸在临床上的应用仍存在一些不足，包括冲击强度低、降解速度慢及 X 射线不显影等问题，需要进一步的研究和开发[42]。

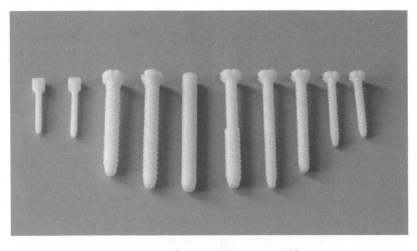

图 1.4    可吸收骨固定螺钉（PLA 基材）

（2）可吸收血管支架。血管支架是指在管腔球囊扩张成型的基础上，在病变位置放入内支架以达到支撑狭窄闭塞段、减少血管弹性回缩和再塑形、保持血管管腔血流通畅的目的。血管支架包括冠状动脉支架、外围动脉支架以及肝内门体静脉支架等，可以用于治疗动脉粥样硬化以及各种狭窄性、阻塞性或闭塞性血管病变。可吸收血管支架可在人体内完全降解，从而不在血管内残留任何异物。用于制作可吸收血管支架的可降解生物医用高分子材料主要有聚乳酸、聚氨酯、聚乳酸-羟基乙酸以及乳酸-己内酯共聚物等。目前，可吸收血管支架主要应用于冠状动脉病变，其在外周血管的应用仍处于研发和临床试验阶段[43]。

（3）可吸收整形用注射填充物。随着年龄的增长，皮肤会逐渐松弛、失去弹性，并出现皱纹。此时，将高分子填充材料注射到真皮层和/或皮下组织以填充、增加组织容积，可以达到美容或改善功能的效果。目前，常用的可吸收整形用注射填充物主要有透明质酸钠凝胶、胶原蛋白植入剂、羟基磷灰石、肉毒素及 3D 聚乳酸微球等[44]。

（4）可吸收疝修补片。疝是指腹腔内脏器或组织经腹壁组织的薄弱点或缺损部位向体表突出的疾病。疝修补片主要用于加强和修补不完整的腹壁和/或腹股沟区等软组织的缺损。可吸收疝修补片主要有聚（乳酸-乙醇酸）（PLGA）补片和聚乙醇酸（PGA）补片两种。可吸收疝修补片一般用作严重感染情况下腹部缺损的临时性修补材料，帮助患者度过疾病的危险期，然后再利用永久性的疝修补片进行再次修补。此外，疝修补片还包括可吸收复合修补片，该类修补片是以聚丙烯网为骨架，并在其表面添加可吸收的高分子材料，如聚（乳酸-乙醇酸）、再生氧化纤维素等，从而减少聚丙烯的用量，并起到抗感染和防粘连的作用[45]。

（5）其他可吸收植入器械。除了上述可吸收植入器械之外，可降解生物医用高分子，如聚对二氧环己酮、聚乙醇酸及聚甘醇酸等还可以用来制造可吸收止血结扎夹；聚乳酸、聚乙醇酸及壳聚糖等可以用来制造可降解神经导管，用于修复外周神经的缺损；而以透明质酸为载体的糖苷微球体可以通过注射来治疗压力性尿失禁。

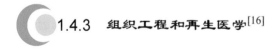

### 1.4.3 组织工程和再生医学[16]

组织器官损伤是人类最常见的灾难性疾病之一。目前常用的医疗手段主要包括器官移植、手术重建和体外机械辅助治疗（如肾透析）。然而，由于移植器官供体的短缺、手术重建存在的后遗症以及体外机械辅助治疗的局限性，损伤的组织器官的修复和功能重建已成为一个全球性的医学挑战。为此，在 20 世纪 90 年代初，来自麻省理工学院（MIT）的 Langer 等率先提出了"组织工程"概念，在材料领域和生物领域受到了很大的关注。组织工程是一种利用工程学和生命科学的原理制造具有生物活性的组织或器官的替代物，用于修复或替代病变组织器官，从而保持甚至增强其功能的新兴学科[46]。组织工程的基本原理是将体外培养的细胞种植到具有生物相容性和生物可降解性的组织工程支架中，细胞在支架中繁殖、分化并分泌细胞外基质形成类似病变部位的组织，达到治愈和修复病变器官和组织的目的。组织工程支架作为细胞的临时居住场所，除了为细胞的增殖提供力学支撑外，还需要提供细胞生长所需的氧气和养分，并且通过细胞和支架材料的相互作用诱导细胞的迁移、增殖和分化[47, 48]。

随着组织工程的发展，对于其支架材料的要求越来越高，其中，生物可降解高分子材料因其具有良好的生物相容性和生物可降解性而成为人们研究和关注的焦点。这些生物可降解高分子材料主要包括天然高分子材料（胶原、纤维蛋白、甲壳素、透明质酸等）和合成高分子材料（PLA、PGA、PCL、PLGA）两大类。随着科学的发展，组织工程支架的形式也逐渐趋于多样化，主要包括多孔支架、纤维支架、微球支架、水凝胶支架及聚合物-生物陶瓷复合支架等形式，其中以多孔支架最为常用。多孔支架的制备方法有粒子溶出法、发泡法和热诱导相分离法等。近年来，3D打印技术以其能够快速精确地制备个性化的生物医用高分子材料制品，且可以对材料的微观结构进行精确控制而被广泛应用于多孔支架的制备中，如3D打印的组织工程心血管等[23]。纤维支架的常用制备方法有静电纺丝和相分离，纤维支架可以作为细胞外基质的替代物，主要应用于组织工程皮肤和血管等[49]。微球支架的制备方法主要有热烧结、溶剂蒸发处理等，因为其制备简单、形貌可控及可以应用在药物控制释放体系中而广受关注。进一步烧结的微球支架还可以作为骨修复的多孔支架[48]。虽然制备方法和技术取得了突破性的进展，但是，组织工程支架的应用还受到支架材料理化性质和组成、几何形状、孔隙结构和尺寸、力学性能、降解性能及表面性质等诸多因素的影响。

高分子水凝胶是一种由亲水性的聚合物通过物理或者化学相互作用形成的交联网状结构，因其含水量很大、具有一定的力学强度和多孔的性质以及与天然的细胞外基质（ECM）相类似的结构，已被广泛应用于药物载体和组织工程[50, 51]。ECM是由细胞外大分子构成的三维网络结构。ECM的骨架主要包括纤维连接蛋白、胶原蛋白和层粘连蛋白等，为细胞的生存和繁殖提供一定的力学支撑和韧性。细胞通过其表面的整合素和ECM蛋白的结合位点来感受周围环境的变化。同时，细胞在生长过程中也会不断地释放信号分子，重建周围环境，因此天然的ECM处于不断的动态变化过程中[52]。天然水凝胶具有固有的生物相容性和活性，可以促进细胞的存活和增殖。但是这种支架具有复杂性和不确定性，很难确定哪个信号促进了细胞生长和增殖，并且存在被细菌等污染的风险。传统的化学交联水凝胶的组成和结构都是固定的，整体处于静态，限制了细胞的功能，因此，为了对水凝胶的结构进行更加精准的控制，人们将动态化学键作为水凝胶的交联方式，设计了具有生物微环境响应性（如 pH、温度等）和自修复功能的水凝胶，用来更加真实地模拟细胞外的动态基质环境。并且，将生物活性因子等包载在水凝胶中，设计了具备生物活性且结构可控、可调节的动态网络水凝胶，可以用于促进细胞在体外的生长、增殖和分化[53, 54]。

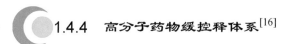

### 1.4.4　高分子药物缓控释体系[16]

　　一般而言，疾病的治疗需要在一段时间内按照一定剂量分时给药，这个过程通常称为疗程。根据疾病的不同，一个疗程可以是几天、一周乃至数月不等。然而，这种按疗程的反复给药过程，特别是一些注射给药过程，给患者带来了极大的不便，甚至造成了痛苦。为此，20 世纪 70 年代开始，科学家们开始寻求利用高分子材料作为药物的"储存器"（或基质），从而实现药物的长期释放，以减少反复给药带来的不便和痛苦。早期的研究主要建立在两种释药机制上：一种是通过扩散释药，其代表性的材料有聚乙酸乙烯酯及其共聚物和醋酸纤维素等；另一种是通过化学水解或酶降解材料实现释放，其代表性的材料有 PLGA、聚丙烯酸酯及其共聚物和聚谷氨酸及其共聚物等[55]。之后，考虑到不可降解材料在体内残留所造成的安全性问题，药物缓控释体系的研究逐渐集中到生物可降解高分子材料上，并引起了一大批新型高分子材料（如聚乳酸、聚磷腈、聚氨基酸、聚磷酸酯等）的诞生及多种模式的药物缓控释系统的开发[56]。与此同时，有别于上述通过物理包埋的载药方式，将药物通过化学反应键合到亲水性高分子末端或侧链制备高分子键合药的策略也在悄然兴起。其中，两种最具代表性的亲水高分子为聚乙二醇（PEG）和聚 [N-(2-羟丙基)甲基丙烯酰胺]（PHPMA）。小分子药物通过化学键合反应偶联到亲水性高分子末端或侧链后，在水中的分散性大大提高（针对疏水性药物），免疫原性也会大大降低（针对蛋白质类药物），而且还因为分子尺寸的改变，大大改善了其在生物体内的药物代谢和分布情况，从而获得更好的治疗效果[57]。

　　20 世纪 80 年代中期，日本熊本大学的 Maeda 等在研究高分子抗肿瘤药 SMANCS 及血浆蛋白分子的体内代谢和生物分布过程中，无意中发现大分子量的 SMANCS 及分子质量大于 60 kDa 的血浆蛋白在肿瘤组织中有明显的富集作用，而且药物在肿瘤部位的高浓度滞留可长达 100 h[58]，这种现象称为"增强渗透保留效应"，即 EPR 效应。EPR 效应的发现，极大地促进了高分子纳米药物特别是抗肿瘤纳米药物的发展。

　　20 世纪 90 年代开始，得益于高分子合成技术的飞跃发展以及高分子自组装理论研究的成熟，大量的两亲性嵌段共聚物，包括 PEG-脂肪族聚酯及 PEG-聚氨基酸嵌段共聚物等，被广泛应用于纳米药物载体[59]。同时，基于基因药物和转基因技术对高分子载体的特殊需求，阳离子型高分子基因载体得到了长足的发展，其代表性的高分子包括壳聚糖及其衍生物、聚乙烯亚胺（PEI）、聚赖氨酸等[60]。

21世纪初，随着功能化高分子材料合成技术的高速发展，高分子药物/基因载体材料的种类得到了极大的丰富[15]。其中，根据肿瘤组织和细胞内微环境特点设计的刺激响应性高分子及其纳米药物载体成为研究和发展的热点。这些材料的特点是主链或者侧链含有刺激响应可断裂或可发生亲疏水性质变化的化学基团，例如：①pH响应可发生亲疏水性质变化的氨基、羧基和可断裂的亚胺键、腙键、肟键和缩醛键等；②还原响应可断裂的二硫键、二硒键等；③氧化响应可发生亲疏水性质变化的硫醚、硒醚键和可断裂的硫代缩醛、苯硼酸苄氧羰基等；④酶响应可断裂的肽段或4-硝基苄氧羰基；⑤葡萄糖分子响应可断裂的苯硼酸侧链；⑥光响应可断裂的邻硝基苄氧羰基等[20, 21, 61]。利用这些刺激响应性高分子材料所构造的纳米药物载体，可实现在病灶部位根据环境刺激响应性释放药物，从而大大提高药物在病灶部位的浓度，增强了治疗效果，同时降低毒副作用。甚至，为了克服病灶部位存在的多重生理壁垒，有针对性地将多种刺激响应性的化学基团整合到一个纳米药物载体中，形成双重或多重响应性药物控释载体体系[19]。

总之，高分子药物载体经过40多年的发展，已取得了巨大的进步，建立了多种模式的药物缓控释纳米药物载体系统，部分高分子纳米药物甚至实现了临床转化[21, 62]。然而，大量的研究实践表明，仅仅赋予高分子药物载体以药物缓控释功能还远远不能满足实际疾病治疗的需求。以抗肿瘤药物为例，一个理想的高分子纳米载体需同时具备血液中长循环、高效的肿瘤组织靶向、高效的肿瘤组织穿透、高效的肿瘤细胞内吞和高效的肿瘤细胞内释药五种能力。而这些能力的实现，依赖于对高分子纳米载体的尺寸、表面性质（电荷、化学结构和组成等）和内核结构（响应性高分子结构、交联结构和药物键合结构等）进行整体的设计和调控。例如，为同时实现长循环和增强肿瘤组织渗透/细胞内吞，可设计具有肿瘤组织酸性pH响应，可脱除PEG壳层，或可导致表面电荷转换，或可实现担载细小载药粒子释放（"集束炸弹"式）的载药体系；为增强在肿瘤组织的靶向滞留，可设计在肿瘤组织中具有尺寸变大或粒子团聚效应的纳米载药体系；等等[63]。诚然，针对这些纳米载体的精巧结构设计，能够在一定程度上实现上述多功能的协同作用，达到高效的抗肿瘤治疗效果。然而，这样也增加了纳米药物载体的复杂性，进而大大增加了纳米药物临床转化的难度。为解决这一矛盾，利用生物膜（外泌体膜、干细胞膜、红细胞膜、白细胞膜、血小板膜和肿瘤细胞膜等）包覆载药纳米粒子，形成仿生结构的纳米药物载体的研究逐渐成为近年来的一个研究热点。这类高分子药物载体由于具有和自身相似的生物膜表面，能够有效躲避被免疫系统清除，延长血液循环时间，同时，其膜表面的蛋白/多糖结构，具有识别特定细胞的功能，能够实现纳米粒子的靶向输送，已被成功应用于抗肿瘤药物的靶向传输及纳米解毒剂和疫苗研究等[64, 65]。

## 1.4.5　其他应用

除上述介绍的可吸收植入器械、组织工程和再生医学、药物缓控释体系外，生物医用高分子材料在其他医疗领域也有着大量的应用。其中，应用最广泛的当属一次性医疗和护理用品，包括一次性输注器（具）、伤口敷料、止血材料、医用缝合线、医用手套、导管、检查器具、抗菌凝胶、高分子绷带、血液袋及输液袋等。另外，人工器官、人工组织、医用填充物等产品也获得了广泛的临床应用。除此之外，生物医用高分子材料在新兴的医用诊断、成像、诊疗以及抗菌试剂方面的研究也如火如荼、方兴未艾。本小节将简单介绍高分子材料在医用抗菌剂方面的应用和研究进展。

20 世纪 30 年代，青霉素的问世使得人类首次拥有了对抗细菌感染的有效武器。时至今日，青霉素及后续开发的其他抗生素在人类的医疗和健康事业的发展历程中扮演着重要的角色，使得大多数的感染都得到了有效的预防和治疗。然而，由于大量地使用抗生素，各种各样的耐药菌株不断涌现，甚至连号称"最后一道防线"的万古霉素也面临着失效的风险。据统计，全世界每年约有 70 万人死于由耐药菌造成的感染，而且，如果不采取有效的措施，预计到 2050 年，这个数字将会增加到 1000 万[66]。

近年来，研究人员发现除小分子抗生素外，许多高分子也具备抗菌活性，并且对各类耐药菌株也有明显的抑制作用[67]。与作用于细菌内部的小分子抗生素不同，高分子抗菌剂主要是通过物理作用来破坏微生物的膜结构，进而有效地杀死吸附在其表面或者周围的病原微生物，这种杀菌机制大大降低了诱发病菌产生耐药性的概率[68]。具备抗菌活性的高分子材料通常由含有阳离子基团的亲水性区域和疏水性区域两部分组成。由于细菌和真菌的细胞膜主要是由带负电性的磷脂分子构成，当抗菌高分子和其接触时，带正电的高分子基团和细胞膜发生静电作用，靠近并吸附在微生物表面。同时，疏水性的高分子链段和磷脂分子的疏水部分相互作用，进而扰乱了微生物膜的结构，改变了其通透性，甚至引起膜穿孔和裂解，达到杀死病菌的目的[69]。

根据抗菌材料的来源，抗菌高分子主要可以分为三大类，即天然抗菌高分子、合成抗菌高分子及复合型抗菌高分子。其中，天然抗菌高分子主要有壳聚糖及其衍生物和多肽类抗菌剂。而合成抗菌高分子的设计大多是受到天然抗菌多肽结构的启发，一般由阳离子活性基团和疏水性的聚合物骨架两部分组成。其中，阳离子活性基团包括季铵盐、季磷盐、胍基、卤胺等，而聚合物骨架则更加多样，有聚甲基丙烯酸酯类、聚甲基丙烯酰胺类、聚丙烯亚胺、聚碳酸酯、聚乳酸、聚降冰片烯、聚氨基酸等[70]。复合型抗菌高分子的构建主要是为了进一步解决两个实际的应用问题，一是单一抗菌剂的抗菌效果不尽人意，有报道将无机抗菌材料如纳米银和高分子抗菌剂壳聚糖、聚甲基丙烯酸二甲氨基乙酯季铵盐等结合来达到协同抗菌的效果，还有将小分子抗生素担载到壳聚糖等抗菌高分子纳米递送体系上来实现协同抗菌的效果[71]；二是为了解决抗菌剂在单独使用时，其力学性能、稳定性和使用寿命都有限的问题，例如，通过将抗菌活性成分和基体材料复合，制备了抗菌肽键合的导尿管、透析导管、人造血管及季铵盐修饰的无纺布、敷料等[72]。总之，抗菌高分子由于其独特的抗菌机理，且具有不易引发耐药、高效、安全、作用时间长、环境友好、易生产加工等诸多优点，未来将会更广泛地应用到医疗器械、食品包装、日用化工、公共卫生和建筑装修等各个领域。

## 1.5　生物医用高分子的研究和应用前景展望

生物医用高分子已经成为现代医学领域不可或缺的材料。在过去的数十年时间里，生物医用高分子材料的发展经历了从惰性材料到生物可降解活性材料和智能材料的巨大进步，其在医学领域的应用也从简单地替代组织器官的部分功能发展到可以用来诱导组织或器官的再生以及应用于靶向性智能药物递送系统的开发。由此可见，生物医用高分子在医学领域的应用正由生物惰性材料向生物可降解活性材料进行转变。但是，生物惰性高分子材料与生物可降解高分子材料相比具有更高的力学强度和化学稳定性，在一些医学应用领域有着不可替代的作用。因此如何有效均衡两者的优势与不足、发展新型高分子材料是未来生物医用高分子材料发展的一个方向。

同时，虽然生物医用高分子材料在现代医学领域的应用越来越广泛，但仍然存在很多悬而未决的难题。例如，它的化学结构、物理性质及降解性能与其在生物体内发挥作用的构效关系尚不明确；其与生物体器官和组织的相互作用机制，特别是在细胞和分子水平的相互作用机制尚不明确；其（包括降解产物）在体内的代谢过程和机理尚不明确。如何阐明上述作用机制和构效关系，提高医用高分子材料在人体内的安全性，改善其化学、物理及生物学性能，从而提高相关医疗器械的设计、制造水平及应用性能，仍然需要进一步的系统研究。

此外，现代医学研究的不断进步以及新的临床医疗需求的出现，使生物医用高分子材料的设计、制备和产业化都面临全新的挑战。例如，如何合成结构明确的医用高分子材料，进而研究其化学结构/组成与化学性质、物理性质、生物功能、生物相容性及生物可降解性的关系；如何合成新型仿生医用高分子材料，赋予材料生物结构和功能，从而充分激发人体的自我恢复能力，修复和重建损伤的机体组织或器官，实现人体组织或器官的复原及功能恢复；如何合成适用于新兴生物医学技术（如基因编辑技术、癌症免疫治疗技术、3D生物打印技术）的新型生物医用高分子材料等[16]。

生物医用高分子是现代科学领域中涉及学科非常广泛的分支，所涉及的学科包括化学、物理学、材料学、精密加工技术、临床医学、细胞生物学、生物化学及分子生物学等，可以说，生物医用高分子在生物医学领域的进一步发展和应用离不开各个相关学科的发展和进步。因此，为满足特定的临床医疗需求、应对新的疾病挑战、促进生物医用高分子材料的发展和临床应用，我们需要整合来自不同学科的研究人员与技术，开发相应的新型生物医用高分子材料，为现代医疗的发展提供助力。

# 参考文献

[1] Blaine G. The uses of plastics in surgery. Lancet, 1946, 251: 525-528.

[2] Ingraham F D, Alexander E, Matson D D. Synthetic plastics paterials in surgery. New England Journal of Medicine, 1947, 236: 362-368.

[3] Ingraham F D, Alexander E, Matson D D. Synthetic plastic paterials in surgery(concluded). New England Journal of Medicine, 1947, 236: 402-407.

[4] Ratner B D, Hoffman A S, Schoen F J, et al. Biomaterials Science: An Introduction to Materials in Medicine. 3rd ed. Waltham MA: Academic Press(Elsevier), 2013: 63-110.

[5] Wichterle O, Lim D. Hydrophilic gels for biological use. Nature, 1960, 185: 117-118.

[6] Lim F, Sun A M. Microencapsulated islets as bioartificial endocrine pancreas. Science, 1980, 210: 908-910.

[7] Yannas A V, Lee E, Orgill D P, et al. Synthesis and characterization of a model extracellular matrix that induces partial regeneration of adult mammalian skin. Proceedings of the National Academy of Sciences of the United States of America, 1989, 86: 933-937.

[8] Lee K Y, Mooney D J. Hydrogels for tissue engineering. Chemical Reviews, 2001, 101: 1869-1879.

[9] von Roemeling C, Jiang W, Chan C K, et al. Breaking down the barriers to precision cancer nanomedicine. Trends in Biotechnology, 2017, 35: 159-171.

[10] Zhu W, Ma X, Gou M, et al. 3D printing of functional biomaterials for tissue engineering. Current Opinion in Biotechnology, 2016, 40: 103-112.

[11] Peppas N A, Hilt J Z, Khademhosseini A, et al. Hydrogels in biology and medicine: from molecular principles to bionanotechnology. Advanced Materials, 2006, 18: 1345-1360.

[12] Gilding D K, Reed A M. Biodegradable polymers for use in surgery—polyglycolic/poly(actic acid) homo-and copolymers: 1. Polymer, 1979, 20: 1459-1464.

[13] Nair L S, Laurencin C T. Biodegradable polymers as biomaterials. Progress in Polymer Science, 2007, 32: 762-798.

[14] 肖春生, 田华雨, 陈学思等. 智能性生物医用高分子研究进展. 中国科学: B 辑, 2008, 38: 867-880.

[15] Tian H, Tang Z, Zhuang X, et al. Biodegradable synthetic polymers: preparation, functionalization and biomedical application. Progress in Polymer Science, 2012, 37: 237-280.

[16] 肖春生, 陈学思. 医用高分子材料进展. 中国医疗器械信息: 医疗器械设计与制造, 2017: 28-33.

[17] Duncan R. The dawning era of polymer therapeutics. Nature Reviews Drug Discovery, 2003, 2: 347-360.

[18] Peer D, Karp J M, Hong S, et al. Nanocarriers as an emerging platform for cancer therapy. Nature Nanotechnology, 2007, 2: 751-760.

[19] Cheng R, Meng F, Deng C, et al. Dual and multi-stimuli responsive polymeric nanoparticles for programmed site-specific drug delivery. Biomaterials, 2013, 34: 3647-3657.

[20] Mura S, Nicolas J, Couvreur P. Stimuli-responsive nanocarriers for drug delivery. Nature Materials, 2013, 12: 991-1003.

[21]  Sun T, Zhang Y S, Pang B, et al. Engineered nanoparticles for drug delivery in cancer therapy. Angewandte Chemie International Edition, 2014, 53: 12320-12364.

[22]  Rosales A M, Anseth K S. The design of reversible hydrogels to capture extracellular matrix dynamics. Nature Reviews Materials, 2016, 1: 15012.

[23]  Teo A, Mishra A, Park I, et al. Polymeric biomaterials for medical implants and devices. ACS Biomaterials Science & Engineering, 2016, 2: 454-472.

[24]  Shi J, Kantoff P W, Wooster R, et al. Cancer nanomedicine: progress, challenges and opportunities. Nature Reviews Cancer, 2017, 17: 20-37.

[25]  Pacardo D B, Ligler F S, Gu Z. Programmable nanomedicine: synergistic and sequential drug delivery systems. Nanoscale, 2015, 7: 3381-3391.

[26]  Peng H, Liu X, Wang G, et al. Polymeric multifunctional nanomaterials for theranostics. Journal of Materials Chemistry B, 2015, 3: 6856-6870.

[27]  魏利娜, 甄珍, 奚廷斐. 生物医用材料产业现状及其发展趋势. 中国医疗器械信息: 医疗器械设计与制造, 2017: 1-6.

[28]  Badylak S F, Gilbert T W. Immune response to biologic scaffold materials. Seminars in Immunology, 2008, 20: 109-116.

[29]  黄静欢, 丁建东. 生物医用高分子材料与现代医学. 中国医疗器械信息, 2004, 10: 1-5.

[30]  董建华, 张希, 王利祥. 高分子科学学科前沿与展望. 北京: 科学出版社, 2011: 289-325.

[31]  Saini P, Arora M, Kumar M N V R. Poly(lactic acid) blends in biomedical applications. Advanced Drug Delivery Reviews, 2016, 107: 47-59.

[32]  Rezwan K, Chen Q Z, Blaker J J, et al. Biodegradable and bioactive porous polymer/inorganic composite scaffolds for bone tissue engineering. Biomaterials, 2006, 27: 3413-3431.

[33]  Dziadek M, Stodolakzych E, Cholewakowalska K. Biodegradable ceramic-polymer composites for biomedical applications: a review. Materials Science & Engineering C: Materials for Biological Applications, 2017, 71: 1175-1191.

[34]  Okamoto M, John B. Synthetic biopolymer nanocomposites for tissue engineering scaffolds. Progress in Polymer Science, 2013, 38: 1487-1503.

[35]  Ikada Y. Surface modification of polymers for medical applications. Biomaterials, 1994, 15: 725-736.

[36]  Yoshida S, Hagiwara K, Hasebe T, et al. Surface modification of polymers by plasma treatments for the enhancement of biocompatibility and controlled drug release. Surface and Coatings Technology, 2013, 233: 99-107.

[37]  Hetemi D, Pinson J. Surface functionalisation of polymers. Chemical Society Reviews, 2017, 46: 5701-5713.

[38]  Lynge M E, van der Westen R, Postma A, et al. Polydopamine—a nature-inspired polymer coating for biomedical science. Nanoscale, 2011, 3: 4916-4928.

[39]  刘宗光, 屈树新, 翁杰. 聚多巴胺在生物材料表面改性中的应用. 化学进展, 2015, 27: 212-219.

[40]  Wu S, Liu X, Yeung A, et al. Plasma-modified biomaterials for self-antimicrobial applications. ACS Applied Materials & Interfaces, 2011, 3: 2851-2860.

[41]  鲁手涛, 沈学红, 周超, 等. 可降解高分子材料在医疗器械中的应用. 工程塑料应用, 2014, (7): 109-113.

[42]  张高章, 李玲. 聚乳酸改性及在骨修复中的应用. 塑料工业, 2015, 43: 6-10.

[43]  张晋伟, 黄方炯. 完全生物可降解支架的研究及应用进展. 心肺血管病杂志, 2015, 34: 587-590.

[44]  程宁新. 注射用整形美容外科材料进展. 中华医学美学美容杂志, 2005, 11: 375-380.

[45]  黄涛, 张志雄, 奚廷斐. 腹外疝补片材料的研究进展. 生物医学工程与临床, 2014, (3): 296-299.

[46]  Pina S, Oliveira J M, Reis R L. Natural-based nanocomposites for bone tissue engineering and regenerative medicine: a review. Advanced Materials, 2015, 27: 1143-1169.

[47]  Place E S, George J H, Williams C K, et al. Synthetic polymer scaffolds for tissue engineering. Chemical Society Reviews, 2009, 38: 1139-1151.

[48] Dhandayuthapani B, Yoshida Y, Maekawa T, et al. Polymeric scaffolds in tissue engineering application: a review. International Journal of Polymer Science, 2011, 2011: 1-19.

[49] Lutolf M P, Hubbell J A. Synthetic biomaterials as instructive extracellular microenvironments for morphogenesis in tissue engineering. Nature Biotechnology, 2005, 23: 47-55.

[50] Hu X, Wang Y, Tan Y, et al. A difunctional regeneration scaffold for knee repair based on aptamer-directed cell recruitment. Advanced Materials, 2017, 29: 1605235.

[51] Kloxin A M, Kasko A M, Salinas C N, et al. Photodegradable hydrogels for dynamic tuning of physical and chemical properties. Science, 2009, 324: 59-63.

[52] Tibbitt M W, Anseth K S. Hydrogels as extracellular matrix mimics for 3D cell culture. Biotechnology and Bioengineering, 2009, 103: 655-663.

[53] Uto K, Tsui J H, DeForest C A, et al. Dynamically tunable cell culture platforms for tissue engineering and mechanobiology. Progress in Polymer Science, 2017, 65: 53-82.

[54] Wang H, Heilshorn S C. Adaptable hydrogel networks with reversible linkages for tissue engineering. Advanced Materials, 2015, 27: 3717-3736.

[55] Langer R. Polymeric delivery systems for controlled drug release. Chemical Engineering Communications, 1980, 6: 1-48.

[56] Uhrich K E, Cannizzaro S M, Langer R S, et al. Polymeric systems for controlled drug release. Chemical Reviews, 1999, 99: 3181-3198.

[57] Langer R. New Methods of Drug Delivery. Science, 1990, 249: 1527-1533.

[58] Maeda H, Wu J, Sawa T, et al. Tumor vascular permeability and the EPR effect in macromolecular therapeutics: a review. Journal of controlled release, 2000, 65: 271-284.

[59] Kataoka K, Harada A, Nagasaki Y. Block copolymer micelles for drug delivery: design, characterization and biological significance. Advanced Drug Delivery Reviews, 2012, 64: 37-48.

[60] de Smedt S C, Demeester J, Hennink W E. Cationic polymer based gene delivery systems. Pharmaceutical research, 2000, 17: 113-126.

[61] Lu Y, Aimetti A A, Langer R, et al. Bioresponsive materials. Nature Reviews Materials, 2016, 2: 16075.

[62] Tibbitt M W, Dahlman J E, Langer R. Emerging frontiers in drug delivery. Journal of the American Chemical Society, 2016, 138: 704-717.

[63] Sun Q, Zhou Z, Qiu N, et al. Rational design of cancer nanomedicine: nanoproperty integration and synchronization. Advanced Materials, 2017, 29: 1606628.

[64] Dehaini D, Fang R H, Zhang L. Biomimetic strategies for targeted nanoparticle delivery. Bioengineering & Translational Medicine, 2016, 1: 30-46.

[65] Kroll A V, Fang R H, Zhang L. Biointerfacing and applications of cell membrane-coated nanoparticles. Bioconjugate Chemistry, 2017, 28: 23-32.

[66] Willyard C. The drug-resistant bacteria that pose the greatest health threats. Nature, 2017, 543: 15.

[67] Siedenbiedel F, Tiller J C. Antimicrobial polymers in solution and on surfaces: overview and functional principles. Polymers, 2012, 4: 46-71.

[68] Kenawy E R, Worley S, Broughton R. The chemistry and applications of antimicrobial polymers: a state-of-the-art review. Biomacromolecules, 2007, 8: 1359-1384.

[69] Timofeeva L, Kleshcheva N. Antimicrobial polymers: mechanism of action, factors of activity, and applications. Applied Microbiology & Biotechnology, 2011, 89: 475-492.

[70] Carmona-Ribeiro A M, de Melo Carrasco L D. Cationic antimicrobial polymers and their assemblies. International journal of molecular sciences, 2013, 14: 9906-9946.

[71] 胡凤霞, 杜兆芳, 张健. 壳聚糖/Ag$^+$复合抗菌剂整理莫代尔织物. 纺织学报, 2014, 35: 80-90.

[72] 石恒冲, 殷敬华. 医用高分子材料抗菌表面构建及在医疗器械中应用. 高分子通报, 2016, (9): 196-202.

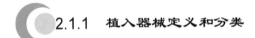

# 第 2 章

# 可吸收植入器械

## 2.1　可吸收植入器械概述

### 2.1.1　植入器械定义和分类

植入器械是指借助手术全部或者部分进入人体内或腔道（口）中，或者用于替代人体上皮表面或眼表面，并且在手术过程结束后留在人体内 30 日（含）以上或者被人体吸收的医疗器械[1]。植入器械分为无源植入器械和有源植入器械两类。无源植入器械指不依靠电能或者其他能源，可以通过由人体或者重力产生的能量发挥其功能的医疗器械[1]，包括骨与关节替代物、心血管植入物、人工心脏瓣膜、乳房植入物、血管支架、人工器官等。有源植入器械指依靠电能或者其他能源，而不是依靠由人体或者重力产生的能量发挥其功能的医疗器械[1]，包括植入式心脏起搏器、植入式机电心脏循环系统、植入式神经刺激器、植入式人工耳蜗等。无源植入器械按材料性能可分为可吸收植入器械和不可吸收植入器械。其中，可吸收植入器械多以聚乳酸等可降解生物医用高分子材料加工制成，因其良好的生物相容性和体内完全可吸收性能，植入人体后无须二次手术取出，减少了患者的痛苦，临床应用前景非常广阔。

### 2.1.2　应用领域

随着人类生活质量的提高，世界各国对各种医用产品的需求越来越大，市场前景广阔。可吸收植入器械产品因其良好的生物相容性和体内可吸收性，已广泛应用于骨科领域、心血管领域、口腔科领域、皮肤科领域和手术缝合线等术中常用医用耗材领域，并且已有逐渐替代金属等不可吸收植入器械的趋势。

## 2.2　骨科领域的应用

在过去 30 年中，骨科植入器械行业在全球范围内经历了一个高速发展的阶段。老龄人口的增加、医疗技术突破和材料与机械加工工业技术的进步推动了骨科植入器械行业的高速发展。传统骨科使用钛合金、聚乙烯等不可吸收材料作为内固定支架及填充材料，具有良好的抗腐蚀性、韧性、强度、刚度与生物相容性等优点，但其缺点也不容忽视，如内固定器械存在应力遮挡、二次手术取出及翻新对患者伤害较大[2]。近年来，可吸收医疗器械在骨科领域中得到广泛重视并应用于临床医疗中，其良好的骨传导能力有利于新生骨再生和骨修复，伴随新生骨组织的愈合，由于其独有的生物可降解吸收特性，避免了二次手术，产物无毒副作用，生物相容性良好为骨科植入器械行业的发展做出了重大贡献[3]。

 ### 2.2.1　可吸收骨折内固定植入器械

植入器械对骨折治疗中的复位与内固定非常重要。一直以来，金属植入器械在临床治疗中占主导地位，但其也存在一些不足。例如，需要二次手术取出，会给患者造成二次伤害，应力遮挡效应易造成骨质疏松，电解腐蚀作用易造成组织感染以及术后对患者日常检查带来诸多不便（干扰 X 射线、核磁共振检查）等。

为了克服金属植入器械存在的诸多缺点，科技人员经过长期努力，开发出可吸收骨折内固定植入器械（图 2.1）。可吸收骨折内固定植入器械是指以生物可降解材料为原料，能够有效复位和固定骨折部位，在骨折愈合期间起到稳定的固定

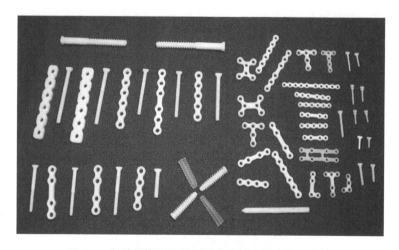

图 2.1　各种规格型号的可吸收骨折内固定植入器械

作用，并且能在人的生理环境下逐渐失去形态、结构和性能，其降解产物能被机体逐渐完全吸收代谢，对人体无毒副作用[4]。

可吸收植入器械的相关研究工作开始于 20 世纪 60 年代[5, 6]，由于能够很好地克服金属器械的诸多问题，经过半个多世纪的发展，种类齐全的可吸收骨折内固定植入器械已实现了临床应用。临床使用的产品主要由生物可降解高分子材料制备。为了提高高分子材料的骨传导性、降低高分子材料在体内降解过程中产生的酸性、减少无菌性炎症，生产厂商在器械材料中添加了一定量的生物相容性良好的磷酸钙盐类无机物。

可吸收高分子材料是指在适宜的条件下（温度、湿度、酸碱度等），能够逐渐被酶或微生物分解，从而引起主链断裂、分子量逐渐减小，最终降解为小分子或代谢成二氧化碳和水的高分子材料[7-11]。常用于制备骨折内固定植入器械的高分子材料包括聚乳酸（PLA）、聚乙醇酸（PGA）、透明质酸及由几种高分子材料通过共混或共聚的方式制成的高分子复合材料[12-14]。

可吸收骨折内固定植入器械与金属材料相比，具备诸多优势，具体如下。

（1）生物可吸收高分子材料能在体内缓慢降解，随着降解过程的进行，内固定器械的强度和模量都会逐渐下降，外力负荷逐渐转移到骨骼上，从而促进骨折部位组织的重建、愈合，有效避免术后由应力遮挡导致的骨质疏松的发生。

（2）通常情况下，当内固定器械植入人体后，随着骨折部位的不断愈合，器械会被周围的组织包裹。对于金属器械来说，无疑大大增加了二次取出的难度，也增加了患者的痛苦和二次手术的风险，因此临床中部分患者选择不取出金属器械，给日常生活带来诸多麻烦，尤其对少年儿童的生长发育产生严重影响。可吸收材料能够被人体完全代谢、吸收，因而无须二次手术取出，避免了取出过程中的二次伤害，降低了患者的身心痛苦及经济负担，对于正在生长发育的少年儿童显得更为重要。

（3）生物相容性好，安全、无毒性。特别是聚酯类高分子材料，最终降解产物为二氧化碳和水，不存在金属器械的电解腐蚀过程，不会释放出有害的金属离子而造成局部组织感染。

（4）术后生活方便。可吸收高分子材料没有金属磁性，因而不会对医学影像检查和出行时的安全检查产生干扰和影响。

由可吸收高分子材料制备的骨折内固定器械的力学性能与金属器械相比还有明显的差距，因此可吸收骨折内固定植入器械还仅适用于非承重部位的骨折内固定。其最早的应用范围限于对力学性能要求不高的颅颌面部位，随着材料和制备技术的进步，逐渐应用于全身其他非承重部位。

高分子材料自身固有的特性和加工工艺都会显著影响器械的力学强度和降解性能。同时，不同的使用部位生理环境不同，对器械的降解速率、性能发挥也会产生影响[15]。根据不同的临床需求，选用对应性能的高分子材料和加工工艺，实现器械的性能与固定部位的临床需求良好的匹配，是理想的可吸收骨折内固定植入器械所应达到的标准。

对颅颌面部位的骨折内固定器械有如下特殊要求。首先，骨折部位的承重不大（下颌骨除外），对器械的力学强度要求不高。同时，面部曲面、棱角较多，在临床使用时常常需要较大尺度地塑形，从而更加贴合骨骼，并且要求塑形后仍能保持足够的强度。其次，为了减少器械植入后造成的骨折修复部位微微隆起带来的不美观，要求内固定器械在完成固定作用后快速降解。因此，所选用的材料既要有足够的强度，又应具备较好的柔性，且在骨折愈合后快速降解。聚乳酸（PLA）是最为常用的生物医用高分子材料，是一类具有高强度和高模量的硬质材料，具有良好的生物相容性，20 世纪 90 年代被 FDA 批准可用于临床使用[16]。但是，聚乳酸材料刚性大，降解时间较长（2～6 年），以聚乳酸材料制备的骨折内固定器械不能完全适应颅颌面骨折内固定的需求。聚乙醇酸（PGA）同样是一种生物相容性良好的可吸收高分子材料，其降解时间比聚乳酸短很多，一般 4～6 个月即可完全降解，但力学保持时间短于骨折的愈合周期（6 个月），单独作为骨折内固定材料也无法满足要求[17]。将乙交酯（GA）、丙交酯（LA）两种单体按适当摩尔比通过共聚的方式制备的聚乙交酯-丙交酯（PLGA），兼具了两种材料的优点，包括足够的力学强度、较好的塑形性、可控的降解速率，目前，PLGA 在颅颌面骨折内固定器械领域已得到了广泛应用[18]。

除颅颌面以外，可吸收骨折内固定植入器械还广泛用于其他非承重部位，如手、足、足踝、上肢干骺端、胫腓骨远端等部位的骨折内固定。在这些部位的骨折内固定器械中，聚乳酸应用最为广泛，其加工成型性优良、尺寸稳定，可以根据临床需要精密加工成多种外观的骨钉、骨板。临床使用时，可以根据骨折部位、断裂情况选择合适的器械型号和手术工具完成骨折固定。

全螺纹骨钉能与骨板密切配合，牢固固定管状骨、离断骨的骨折。关节部位的骨折常常会存在一些游离的松质骨碎片，在这种情况下不仅需要解剖复位，还需将游离骨与主骨紧密固定。全螺纹骨钉不具备加压作用，有时会在骨断端出现间隙，而影响愈合后关节的光滑度，半螺纹的拉力螺钉能够产生足够的加压，适合关节内骨折的游离骨固定。

可吸收骨折内固定植入器械具有巨大的市场需求和发展潜力，世界知名医药企业几十年来不断创新，推出新产品，以更好地适应临床需求，有代表性的厂商及其器械产品列举如表 2.1 所示。

表 2.1　全球已经商业化的部分可吸收骨折内固定植入器械

| 产品 | 生产商 | 国别 |
| --- | --- | --- |
| 可吸收骨折内固定螺钉/夹板 | 成都迪康中科生物医学材料有限公司 | 中国 |
| 可吸收接骨螺钉/接骨板 | 长春圣博玛生物材料有限公司 | 中国 |

续表

| 产品 | 生产商 | 国别 |
|---|---|---|
| 可吸收接骨螺钉 | 武汉华威生物材料工程有限公司 | 中国 |
| 可吸收颅颌面钉板 | 辛迪斯（DePuy Synthes） | 美国 |
| 可吸收颅颌面钉板 | 捷迈邦美（Zimmer Biomet） | 美国 |
| 可吸收骨折记忆螺钉（中空螺钉） | 百优（Biofix） | 芬兰 |
| 可吸收接骨板/螺钉 | Inion 公司 | 芬兰 |
| 可吸收接骨钉/板 | 刚子（Gunze） | 日本 |
| 可吸收接骨钉/板 | 他喜龙（Takiron） | 日本 |

可吸收骨折内固定植入器械已经得到医生和患者的接受和认可，逐渐替代金属器械的使用，但还有一些问题需要解决和完善。

（1）可吸收固定器械的强度比金属器械强度低，因而应用范围受到限制，而且在术后初期，还需要配合必要的外部固定[19, 20]。

（2）骨折完全愈合后，可吸收材料仍然长期保持不必要的强度。因而，通过设计材料的组成及加工工艺，调控材料的降解速率，使其在骨折早期愈合的关键阶段保持足够强度，骨折部位完全愈合、康复（6 个月左右）后快速降解、消失[21]。

（3）可吸收骨折内固定植入器械能够通过电子计算机断层（CT）扫描、核磁共振检测，但是，在骨科常用的 X 射线影像中却检测不到，增加了现有手术检测的难度。

（4）可吸收材料在体内降解过程中，如果酸性产物浓度过高，可能会造成局部的无菌性炎症，可通过在材料配方设计中加入可中和酸性物质的无机盐类组分来消除。

尽管可吸收骨折内固定植入器械还需要继续进行优化改良，但这类器械的应用仍可称得上是骨折治疗领域的一次革命性的换代[22]。可以期待，随着材料的制备和加工技术的快速发展、植入产品设计理念的不断创新、手术工具和手术方法的进步，可吸收骨折内固定植入器械必将迎来更加广阔的发展空间，更好地造福于骨折患者。

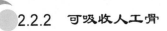

## 2.2.2 可吸收人工骨

在骨科领域，由车祸等严重损伤或骨肿瘤等疾病导致的骨缺损十分常见。目前，骨修复材料主要有自体骨、同种异体骨、异种异体骨、无机材料和高分子合成类骨材料等。但是，这些骨修复材料仍存在部分缺陷，无法完全满足临床治疗的需要。自体骨移植理论上是最好的治疗方案和金标准。自体骨具有良好的骨传导性和成骨性，但供体来源受限，并会对供体造成二次伤害。异种异体骨和同种异体骨由于其价格优势、使用简便及机械性能良好而被应用，但其存在免疫排斥和疾病传播的风险。无机材料一般会存在生物相容性差、降解时间过长的问题。可吸收高分子合成类骨材料具有良好的骨传导性、良好的生物相容性以及体内可吸收等优势，作为替代材料用于移植修复骨缺损成为医学领域的重点发展方向[23-25]。

可吸收人工骨又称为可吸收骨修复组织工程支架，有希望替代自体骨或异体骨实现骨缺损修复[26]。在关节替代或骨断裂修复时，通过骨组织再生来完成骨的自我愈合是最为有效的方法。但通常情形下，自体骨难以进行自我修复，如发生骨死亡、骨关节锉伤等。此时就需要可吸收人工骨来促进骨愈合，制备性能优良的人工骨材料是目前医学与生物材料领域中一项备受瞩目的课题。

可吸收人工骨具有独特的生物降解性能，无细胞毒性，且生物相容性及骨传导性良好，植入人体后不会产生排斥反应，随着植入可吸收人工骨的降解，最终被自体骨组织所替代。可吸收人工骨临床适应证包括：①骨囊肿、骨纤维结构不良、良性骨肿瘤或瘤样病变清扫刮除后的骨缺损修复，四肢新鲜开放性骨折、骨缺损的修复或陈旧性骨折、骨缺损的二期修复；②脊柱椎体间融合及椎体切除后缺损的修复；③骨关节融合、矫形植骨。其禁忌证包括：①患者骨缺损部位存在感染；②骨折、骨缺损但无法牢固固定；③萎缩性骨不连或有成骨功能障碍；④其他不适于外科手术的患者[27, 28]。

天然骨主要由有机物质与无机盐组成。有机物质的主要成分是骨胶蛋白，使骨具有一定的韧性。无机盐即坚硬的矿物质（羟基磷灰石结晶），是影响骨硬度的主要因素[29]。有机和无机两种成分存在着固定比例，通常来说，前者约占干重的35%，后者约占 65%，两者的结合使骨具有较强的韧性和坚固性。羟基磷灰石具有良好的化学稳定性和骨传导性，是制备人工骨的首选材料[30]。

自然骨的主要成分是磷灰石。羟基磷灰石（HAP）具有与自然骨类似的结构，微观结构为针状磷灰石晶体，生物活性与骨传导性优良，植入体内能在较短时间内与人体的软硬组织进行紧密结合，是一种性能非常优良的骨修复材料[31]。但从仿生设计来讲，HAP 作为骨修复材料，其力学性能不足，如抗弯强度低、脆性大，在一定程度上限制了其发展[32]。

为了使 HAP 具有良好的可塑性和力学性能，科技人员研发了纳米羟基磷灰石（n-HAP）复合材料人工骨。与 HAP 相比，n-HAP 具有更好的生物相容性，在结构上与自然骨更为接近[33]。目前，n-HAP/高分子复合材料主要分为两类：非降解型和可降解型。非降解型主要为 n-HAP 与聚丙烯酸（polyacrylic acid，PAA）、n-HAP 与聚乙烯（polyethylene，PE）以及 n-HAP 与聚酰胺（polyamide，PA）复合材料等。可降解型有天然的可降解高分子纳米复合材料（n-HAP/胶原复合材料、n-HAP/明胶复合材料）及人工合成的可降解高分子纳米复合材料（n-HAP/PLA 纳米复合材料、n-HAP/PLGA 复合材料）。其中，可降解高分子纳米复合材料制备的可吸收类人工骨的关注度最高[34]。

1）天然的可降解高分子纳米复合材料

骨组织是一种受损后可以自我修复的组织，新骨的形成主要包括破骨细胞的再吸收与成骨细胞分泌类骨质基质及矿化等过程。胶原蛋白不仅能够诱导矿物沉积，还能促进组织产生趋化因子，加速细胞生长与骨修复。胶原蛋白中的纤维蛋白能够在凝血酶的作用下聚合成可塑性良好的纤维蛋白凝胶，以弥补 n-HAP 在可塑性上的不足。此外，胶原蛋白占人体骨骼中有机物的 70%～80%，存在于大多数低等动物的角质层和高等动物的组织中，容易获取，不易引起炎症及免疫排斥反应，具有良好的生物相容性[35, 36]。

明胶是由动物的皮肤、骨、筋膜等结缔组织中的胶原蛋白部分降解所得，具有高韧性、高分散性、可溶解性及可吸收性等优良性能。艾飞等[37]利用化学沉淀法，将碱法骨明胶作为功能助剂诱导合成 n-HAP/明胶复合材料，结果证明碱法骨明胶能够促进 HAP 的合成，产物长度在 40～80 nm，具有良好的分散性，并且当碱法骨明胶达到一定浓度时，能够加速 n-HAP 晶粒的生长。李斯日古楞和胡晓文[38]将第三代小鼠成骨细胞与 n-HAP/明胶复合材料一起培养，扫描电镜和 MTT（噻唑蓝，一种染料）实验结果表明，小鼠成骨细胞在复合材料上的黏附和伸展情况良好，复合材料具有良好的细胞相容性。同时采取冻干法制备的复合材料具有较高的孔隙度，有利于骨的生长，说明 n-HAP/明胶复合材料有良好的发展前景。

2）人工合成的可降解高分子纳米复合材料

聚乳酸是临床应用最多的人工合成生物可降解高分子材料，降解产物乳酸为体内正常代谢产物，具有良好的生物相容性和降解性能。但作为支架材料，聚乳酸降解时间过长，降解过程中产物呈酸性，不利于细胞黏附、生长与增殖。而 n-HAP 在酸性条件下会因溶解度的提高而呈现微碱性环境，能够中和聚乳酸的酸性产物，维持细胞周围环境 pH，从而减轻使用聚乳酸单组分材料而造成的无菌炎症。因此，聚乳酸与 HAP 的复合材料的性能更加优异，是制备骨修复产品的最佳材料[39, 40]。

黄江鸿等[41]将兔骨髓间充质干细胞（rBMSC）与 n-HAP/PLA 复合人工骨浸提液共同培养，通过观察细胞形态的改变，运用 MTT 法来考察复合材料的细胞毒性与生物相容性。结果发现，细胞发育形态正常、贴壁生长状态良好，即说明复合材料对 rBMSC 的增殖无明显影响，细胞毒性为 1 级，符合相关要求。刘建全等[42]利用熔融共混法，将聚 L-乳酸（PLLA，又称聚左旋乳酸）与不同比例的 n-HAP 复合得到一系列材料并进行力学性能测试。研究结果表明，当 n-HAP 含量为 20%时，n-HAP/PLLA 复合材料的抗弯强度可增加到最大值，能够满足人体自然骨的生物力学要求。同时，研究结果还显示，随着骨吸收速率降低，复合材料力学强度的降低逐渐变缓。

PLGA 是目前广泛应用于临床的生物可降解材料。PLGA 是聚酯材料，植入人体后在体液和酶的共同作用下，酯键水解导致主链断裂，最终降解产物为二氧化碳和水，可通过机体新陈代谢完全排出体外，因此无须利用二次手术取出移植物。由于丙交酯与乙交酯的降解速率不同，可以通过控制它们的摩尔比来调节PLGA 的降解速率。目前，PLGA 已应用于骨软骨炎和小型骨折以及颅面外科等治疗领域。PLGA 类聚酯材料也存在着骨传导性差、机械性能未能达到固定和修复承重骨的临床使用要求等不足[43, 44]。

中国科学院长春应用化学研究所完成了从可降解原材料合成到自主开发可吸收纳米复合人工骨材料的研究任务，开发了多种骨支架的制备方法和工艺，制备出一系列不同孔结构、孔隙度和孔径的人工骨支架，孔隙度、孔径与降解速度均可根据骨愈合需要进行调控，完成了支架材料和产品的物理、化学性能评价及生物学检测和动物实验，获得了人工骨材料的组分、结构、机械性能等重要参数，实现了骨愈合过程中材料的实时成像追踪[45]。

综上所述，可吸收人工骨由于优越的可降解性、生物相容性和骨传导能力，目前在骨科领域正处于快速发展阶段，受到国内外专家的广泛关注，在临床上也表现出良好的应用价值。因此，可吸收人工骨的研发与临床应用必将在骨科医疗器械领域扮演重要角色。

## 2.3 心血管领域的应用

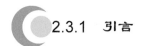

### 2.3.1 引言

血管支架是指在管腔球囊扩张成形的基础上，在病变段植入内支架以达到支撑狭窄闭塞段血管、减少血管弹性回缩及再塑形、保持管腔血流通畅的目的。部分内支架还具有预防再狭窄的作用。1977 年，Gruentzing 在完成了世界上第一例经皮冠状动脉腔内成形术后，冠状动脉介入治疗在 40 多年来经历了从单纯球囊扩张术、金属裸支架（bare metal stents，BMS）、药物洗脱支架（drug eluting stents，DES）到生物可吸收血管支架（bioresor bable vascular scaffolds，BVS）的发展阶段[46]，逐步改善了冠状动脉介入（percutaneous coronary intervention，PCI）治疗的短期及长期治疗效果。

最早期的单纯球囊扩张术存在疗效不长久、容易发生再狭窄（狭窄率达到30%～50%）的缺陷[47]，且在血管扩张的过程中，可能导致血管撕裂，出现血管闭塞，造成患者急性心肌梗死。而第一代支架——金属裸支架的出现使介入治疗变得更安全，再狭窄率也明显降低至 20%～30%。但即便如此，再狭窄率依然太高。于是，人们又发明了第二代支架——药物洗脱支架（DES），该类产品目前应用最为广泛的是雷帕霉素和紫杉醇药物涂层支架，DES 通过持续地释放抗增殖药物来抑制局部新生内膜的形成，有效地降低了内膜增生引起的再狭窄问题[48]。虽然当前的 DES 在植入后短期内已经取得了非常好的效果，在冠状动脉介入治疗中运用 DES 的比例越来越高，但是随着时间的推移，越来越多的 DES 相关的负面效果在最近几年接踵而来，其中包括血栓形成、心肌梗死和再狭窄等[49]。医学界对于这类事件较为普遍的认识是由于置入的支架长期存在于血管中，一旦药物释放完毕，支架周围可能会产生慢性炎症反应[50]，炎症刺激会引起支架周围血管内壁细胞过度增生，从而引发再狭窄等。

　　BVS 的设计理念是在介入治疗后的一段时间内，支架保持完整性，使血管得到机械性支撑，避免 PCI 术后病变回缩及急性闭塞，并借助洗脱出的药物预防冠状动脉再狭窄，以使得动脉血管结构和舒缩功能完全恢复至自然状态，进而改变远期临床结果。因此，要求 BVS 具有药物输送功能和类似于金属支架的前期支撑作用，在 6～9 个月后支架结构开始缓慢降解，1～2 年后能够被组织完全吸收。目前，BVS 临床试验数据显示，BVS 比 DES 具有更长期的有效性和安全性[51]，支架血栓形成和血管相关的心肌梗死发生率将会大大降低。本节将介绍 BVS 的情况。

## 2.3.2　生物可吸收血管支架

### 1. 生物可吸收血管支架简介

　　BVS 的研发初衷是想改善患者的长期临床试验结果，支架对于血管的支撑只是短期的，支架会在血管恢复正常功能后逐渐降解消失。因此生物可吸收血管支架在理论上有以下几个优点：①使血管恢复至人体本来的状态，运输功能恢复；②消除长期植入引起的慢性血管刺激及炎症；③最大限度地缩短双联抗血小板（DAPT）的治疗时长；④由于可以完全降解，将不影响未来的血管治疗；⑤可以进行无创影像学检查（CCTA）；⑥提高患者生存质量[52-54]。

　　目前 BVS 主要分为高分子聚合物支架和金属支架两种。前者包括已获准上市的 Igaki-Tamai（Kyoto Medical 公司）和 Absorb BVS（Abbott Vascular 公司），均由聚 L-乳酸（PLLA）材料制成。后者主要为 AMS（Biotronik 公司），由镁合金材料制成，但由于镁合金降解速率过快、再狭窄率高，该类产品未被批准进入临床使用。

### 2. 生物可吸收血管支架现状

　　Kyoto Medical 公司的 Igaki-Tamai 支架（图 2.2）是世界上最早的生物可吸收血管支架。该支架由 PLLA 制成，采用螺旋 Z 字形设计，支架厚度 170 μm，属于自膨式球囊扩张，虽然在临床研究阶段取得了良好的治疗效果[55]，但由于介入进路需 8F 鞘管及需要加热至较高温度进行造影剂的释放，有潜在的安全风险，因此限制了 Igaki-Tamai 支架的临床使用。经改良的新一代 Igaki-Tamai 支架克服了上述缺点，可经 6F 指引导管送入，并改良为球囊扩张方式释放。

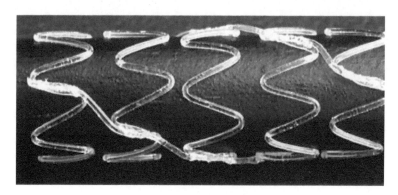

图 2.2　Igaki-Tamai 支架

　　Abbott Vascular 公司的 Absorb 支架（图 2.3）采用 PLLA 为原材料，表面覆盖含有雷帕霉素的消旋聚乳酸（PDLLA）涂层，第一代 Absorb 将外径为 1.4 mm，支架厚度 156 μm，支架两端各有两个不透 X 射线的金属标记用于指示支架在血管中的位置，试验证实支架可在植入体内两年内逐渐降解为水和二氧化碳[56]。但由于第一代 Absorb 支架构型具有较大的弹性回缩问题，6 个月血管内超声（IVUS）随访显示支架面积较术后减小了 11.8%，从而导致了较大的晚期管径丢失。随后 Abbott Vascular 公司对第一代 Absorb 支架构型进行了改良，采用了与 XIENCE 系列支架相同的 MultiLink 构型，并对制作过程进行改进，从而减慢了支架的降解速率。经改良的 Absorb1.1 与 Absorb1.0 相比，具有更强的径向支撑力、更小的弹性回缩以及更长的降解过程，其径向支撑力、涂层药物及其释放曲线与 Abbott Vascular 公司的金属药物支架 XIENCE Ⅴ 相似。目前 Absorb 已经取得了较充分的长期医学证明，该产品于 2011 年获得欧洲上市许可（CE）认证，应用于冠心病介入治疗。2016 年 7 月 12 日，基于 Absorb Ⅲ 一年的临床研究数据，Abbott Vascular 公司的最新一代可吸收支架——Absorb GTI 获得了 FDA 的上市许可。

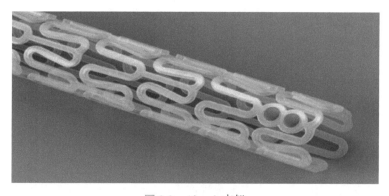

图 2.3　Absorb 支架

　　Elixir 公司的 DESolve 可吸收支架，由 PLLA 及两种抗增殖药物（Nonolimus 和 Myolimus）组成，支架径向支撑力与 Elixir 公司的金属裸支架相似，在体内 2～3 年内被完全吸收[57]。DESolve 于 2015 年获得欧洲上市许可认证。

　　上海微特生物技术有限公司的 Xinsorb 支架（图 2.4）是由中国葛均波院士与该公司合作研制的第一代国产完全可吸收支架，该支架是由 PLLA 和 PDLLA 结合雷帕霉素药物涂层组成，支架厚度 160 μm。目前该支架临床试验患者入组已顺利完成，1000 余名患者使用了我国自主研发的完全可吸收支架，标志着我国在生物可吸收血管支架上的研究已达到国际领先水平。

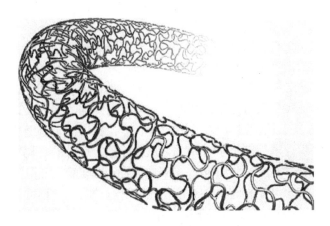

图 2.4　Xinsorb 支架

　　Meril 公司的 MeRes 可吸收支架由一种新构型的多聚乳酸材料制成，涂层药物为 Merilimus。该支架厚度仅为 100 μm，是目前最薄的支架，由于工艺优异，其支架梁径向支撑力足以满足临床需求，可视性、生物相容性都较好，并可在两年内可完全降解。

　　Reva 支架是由美国 Reva Medical 公司研发的多聚碘化酪氨酸烷基碳酸酯支架，在体内可降解为水、二氧化碳、乙醇及碘化酪氨酸烷基等，降解产物对人体几乎无毒副作用，均可被人体吸收或排出体外。Reva 支架采用独特的"滑动和锁定"设计，能在支架植入后提供足够强的径向支撑力。支架完全降解需要 18～24 个月，降解速率可以根据需要改变。第一代 Reva 支架已完成了临床试验研究，4～6 个月的随访结果显示靶病变血运重建率增加。为了解决这一问题，公司设计了第二代 Reva 支架，即 ReZolve 支架。该支架表面携带抗增殖药物雷帕霉素。ReZolve 支架通过提高聚合物强度及改进的"螺旋滑动和锁定"设计进一步提高径向支撑力，以减少支架弹性回缩。ReZolve 支架正在进行 RESTORE 研究，计划选择 50 例患者，主要终点是术后 6 个月缺血驱动的靶病变血运重建和 12 个月冠脉造影三维重建定量分析（QCA）、IVUS 测量结果。第二代 ReZolve 支架完成设计并用于临床，该支架提高了雷帕霉素的剂量，并具有更慢的药物释放系统。支架制作工艺也得到了改进，RESTORE Ⅱ研究已于 2013 年 4 月启动，初期临床试验结果有望在近年获得。

### 3. 生物可吸收血管支架目前面临的问题

生物可吸收血管支架（主要指 Abbott BVS）的疗效和良好的安全性目前已经得到了广大医师的认可，许多人认为其已经具备了取代目前临床使用的金属 DES 的能力，该类产品被誉为介入心脏病学史上的第四次革命性进展。虽然生物可吸收血管支架目前发展态势强劲、潜力巨大，但由于受机械性能、支架厚度、降解速率、炎症反应、药物洗脱速度等因素的限制，仍然需要进一步的研究和探索。例如，聚乳酸虽然具有良好的生物相容性，但降解后的乳酸会刺激局部血管引起炎症反应，而炎症反应又被证实与再狭窄和支架血栓的形成有关，如何消除降解过程中产生的副作用，如何对现有材料进行改良，使其不会引起内膜炎症或增生，从根本上解决支架植入后与血管内皮的排异反应，这是目前亟须解决的难题。

### 4. 生物可吸收血管支架未来的发展方向

目前，DES 术后必须进行至少 12 个月的双联抗血小板治疗，由此将会引起出血风险，并增加治疗费用。如何利用可吸收支架的降解性能，尽量缩短抗血小板药物的疗程，这将是可吸收支架的一大独特优势和研究重点。厚度是可吸收支架的另一研究重点，较厚的支架虽然提高了支架的支撑力，但降低了支架的通过性能，更容易导致血管内再狭窄，如何提高支架支撑力而又不增加支架的厚度已成为研究重点，为此，许多公司都将大量精力花费在优化支架结构设计上。目前包括美国雅培公司、上海微特生物技术有限公司在内的可吸收支架生产商都致力于在不降低其至提高支架机械性能的前提下降低支架厚度，改善支架的通过性能，并均已经形成了自己独特的设计理念，这将为未来的生物可吸收血管支架的发展方向提供更多的可能性。当前可吸收支架仍多用于治疗冠状动脉简单病变，DES 仍是不可动摇的霸主，如果想彻底取代金属 DES 的地位，可吸收支架必须进一步改进自身性能并证明在现实生活中的疗效和安全性。只有积累更多的临床研究数据，才能证明可吸收支架在冠心病介入治疗中的价值，真正开创一个可吸收支架的时代。

生物可吸收血管支架虽然代表了冠状动脉介入治疗的发展方向，有效性与安全性已经得到广泛临床试验的证实，但其仍有缺陷，如何改进目前材料的不足、研发理想材料替代现有材料，这将是生物可吸收血管支架未来的发展方向。生物可吸收血管支架理想的材料需满足以下几点条件：首先，它要有良好的生物相容性、降解产物对人体无害、不引起炎症反应；其次，它要有足够的机械性能、良好的径向支撑力和输送性能；最后，要使降解这一特点能对血管修复过程产生正面的积极效果。

## 2.4　口腔科领域的应用

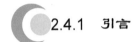 **2.4.1　引言**

人类很早就开始使用高分子材料对口腔问题进行修复，在公元 1 世纪的罗马曾有人用棉绒等物质来填充龋洞[58]。随着生活水平的不断提高，人们对口腔健康的关注日益加深，对口腔材料的研究也日益广泛。迄今为止，在口腔科领域已经应用的材料有生物医用高分子材料、金属材料、无机陶瓷等，其中，生物医用高分子材料由于具有生物相容性良好、性能可调、来源广泛等优点，在当今口腔材料中占有举足轻重的地位。很多常用的口腔科植入器械都是由生物医用高分子材料构成的，如复合树脂充填材料、聚甲基丙烯酸甲酯（PMMA）义齿基托树脂、聚羧酸锌玻璃离子黏固剂、硅橡胶颌面修复材料等。

近年来随着材料科学、生命科学和临床医学的不断发展，由生物可降解高分子制备的可吸收植入器械在口腔科领域日益受到重视。生物可降解高分子是一类具有生物相容性的材料，其突出的特点是能在生物体内降解和吸收，这对治疗过程中的过渡尤为合适。目前在口腔科领域应用最多的生物可降解高分子有聚乳酸（PLA）、聚乙醇酸（PGA）、聚乙交酯-丙交酯（PLGA）、聚 $\varepsilon$-己内酯（PCL）及聚对二氧环己酮（PPDO）等。由上述材料制备的可吸收植入器械在口腔科领域中可用于手术缝合、骨折固定、组织修复再生、药物控制释放、屏障膜等方面。

## 2.4.2　可吸收缝合线

可吸收缝合线（图 2.5）是指用于手术缝合过程中的、能被人体降解吸收并不用拆线的一类新型缝合材料，常用于组织缝合及固定。根据原料来源的不同，可吸收缝合线可分为人工合成的可吸收缝合线（如聚乳酸类缝合线）和天然可生物降解的缝合线（如羊肠线、甲壳素缝合线、胶原线等）。它具有以下优点：①减少患者拆线的痛苦及复诊拆线的时间和费用；②减少医生的工作量，利于患者口腔卫生；③减少伤口异物反应、线头感染及疤痕增生；④与非吸收性缝合线相比，可吸收缝合线刺激小、不易产生炎症反应、局部不出现硬结，因此受到口腔科医生们的青睐。

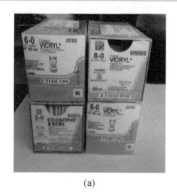
(a)

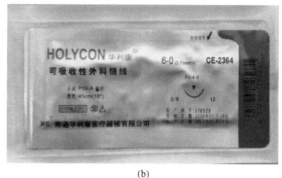
(b)

图 2.5 可吸收缝合线

（a）强生爱惜康公司产品； （b）南通华利康公司产品

目前已有多种可吸收缝合线产品应用于口腔科的各类手术中。天然可生物降解缝合线具有来源广、工艺简单、成本低廉的优点。研究表明，可降解的胶原蛋白线比非吸收性丝线编织线更适合口腔种植手术切口的无张力缝合，能更好地促进伤口愈合并维持口腔卫生[59]。但是，天然可生物降解缝合线却存在组织反应大、降解速率不易控制等问题，而人工合成的可吸收缝合线则能避免上述问题。美国强生爱惜康公司开发出多种可吸收缝合线产品，例如，由乙交酯与 L-丙交酯共聚物［PLGA，GA∶LA＝90∶10（摩尔比）］制备的商品名为 VICRYL 的系列缝合线；由 PPDO 制备的商品名为 PPDO 的系列高强度较长降解时间缝合线，由乙交酯和 $\varepsilon$-己内酯共聚物制备的商品名为 MONOCRYL 的系列缝合线；由美国 Surgical Specialties 公司开发的以 L-丙交酯与 $\varepsilon$-己内酯共聚物制备的商品名为普斯乐的可吸收缝合线。此外，国内南通华利康、山东威高、上海天清等厂家生产的同类产品也获得了国家食品药品监督管理总局（CFDA，现已整合到国家市场监督管理总局）的批准上市。这些人工合成的可吸收缝合线产品具有组织相容性良好、通过组织几乎无损伤、张力强度持久、力学性能和降解时间可调的优点，因此在口腔科领域都有所应用。

### 2.4.3 内固定材料

内固定是指在人体内采用某种器械使骨折部位在复位后不再发生移位的方法。钛合金是常用于口腔颌面创伤的金属内固定材料，然而却存在应力遮挡、释放有害离子、二次手术摘除及干扰 CT 扫描等问题。随着技术的不断发展，以生物降解高分子材料制备的可吸收内固定材料则能有效避免上述问题，因而受到了人们的广泛关注。可吸收内固定材料能在体内降解，不需二次手术取出，在降解过程中强度逐渐下降，应力慢慢转移至骨折部位，从而刺激骨折端愈合，避免了采用金属内固定材料时的应力遮挡作用，减轻了患者在生理上和心理上的负担。

虽然可吸收内固定材料在临床应用中尚存在迟发性炎性反应的问题，但它的出现是骨科内固定材料的重要发展方向。在口腔颌面部骨折治疗中应用的可吸收植入器械主要有两种形式：夹板螺钉系统和缝合线。

目前，我国市场上已有的可吸收内固定材料有芬兰百优 Biofix、日本他喜龙 Fixsorb、日本刚子、成都迪康中科生物医学材料有限公司开发的以 PLA 为原料的系列产品。研究人员以消旋聚乳酸（PDLLA）夹板对狗颧弓骨折进行固定，试验结果表明，PDLLA 夹板具有良好的力学性能和组织相容性，在颧弓骨折内固定中可达到与微型钢板相同的内固定效果[60]。纤维增强技术的发展使 PLA 的机械强度明显提高并接近骨组织的强度。研究表明采用自增强 PLLA（SR-PLLA）螺钉进行固定的羊颌骨骨折比金属螺钉固定组愈合得更快，术后强度甚至超过正常骨组织[61]。PPDO 的刚性为 1.0 GPa，与面骨中的扁骨或不规则骨的固有刚性（0.01～1.7 GPa）相匹配，作为骨折内固定物能有效避免应力遮挡，它的强度能支撑受肌肉牵拉力量不大的面骨骨折的内固定，因此受到颌面外科医生的青睐[62]。彭勇等用可吸收 PDS 线对新西兰兔的下颌骨骨折进行了内固定，结果表明，动物骨折愈合良好，骨折区域外骨痂形成明显，膜内成骨及软骨内成骨均存在。PDS 在动物体内先发生强度的衰减，继而被缓慢吸收，而不做内固定的对照组动物骨折后均不能愈合[63]。

### 2.4.4    组织工程支架

目前，由先天畸形、肿瘤、意外创伤引起的口腔颌面部缺损一般采用外科重建术进行治疗，常用的方法有组织移植（自体组织移植和异体组织移植）和诱导再生的方法。其中，组织移植存在二次创伤、免疫排斥、供体来源不足等问题。诱导再生虽然效果理想，但只适用于小型的组织缺损，并且由于一些缺损组织的结构比较复杂，重建的效果尤其是美容效果并不理想。组织工程是近些年发展起来的一门新兴学科，它的基本原理和方法是将体外培养扩增的细胞附着在可降解的支架材料上，然后将细胞-支架复合物植入组织缺损部位，在支架逐渐降解的同时新组织长成，从而达到修复缺损的目的。其中，支架材料为细胞的生长提供过渡性场所，因此成为组织工程研究的重点之一。理想的组织工程支架应具有如下特点：①具有良好的生物相容性和降解性；②具有高的孔隙度并能为细胞生长提供三维立体结构；③易于塑形并具有与待修复组织匹配的力学性能和降解速率。在口腔科领域应用的组织工程支架可以有多种形态，如薄膜、微球、水凝胶、多孔支架等。制备组织工程支架的原料可以是天然高分子（如胶原、壳聚糖）或人工合成的可降解高分子（如 PLA、PLGA）。可修复的组织有口腔颌面部骨组织、牙髓牙本质、牙周引导性组织、口腔黏膜组织等。

目前，市场上已有一些可吸收组织工程支架材料的产品出现。瑞士 Geistlich Pharma AG 公司的产品 Bio-Gide（图 2.6）应用于口腔骨缺损修复时，其骨缺损修复能力得到了广泛的认可。烟台正海生物技术股份有限公司生产的海奥口腔修复膜可应用于口腔内软组织浅层缺损修复,具体如口腔肿瘤切除术后的创面修复、黏膜病缺损修复、拔牙术后创面修复、腭裂修复术松弛创面修复等。实验研究表明,PLA纳米多孔微球可以明显促进人牙髓干细胞的生长,促进干细胞向牙本质细胞分化,并促进组织内血管生成。体内移植形成明显的富含血管的组织,纳米多孔微球降解适度,并且能进入纤细的根管[64]。此外,研究者应用组织工程技术对颞颌关节盘进行软骨细胞培养的实验结果表明,可以形成具有抗形变能力的透明软骨和纤维软骨。尽管实验动物的免疫反应、软骨抗压能力尚存在一定的问题,但用生物可降解高分子 PLGA 制备的可吸收组织工程支架确实为颞颌关节盘的再生开辟了一条途径[65]。

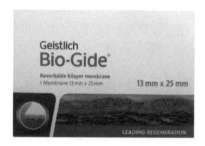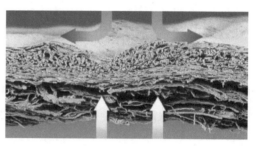

图 2.6　Bio-Gide 修复膜及其内部结构示意图

## 2.4.5　药物控制释放材料

目前在口腔局部用药方面,通过特制的薄膜、胶囊、微球或其他方式与药物结合,使药物以可以控制的速度释放并为人体吸收,从而对疾病取得更好的治疗效果,是人们追求的更为理想的给药方式。应用于口腔科领域的药物控制释放材料根据原料来源的不同可分为人工合成的可吸收药物控制释放材料和天然生物可降解的药物控制释放材料。

口腔速溶膜剂是将一定剂量的药品载入膜材后制成薄膜片,置于口腔内无须饮水即可快速溶解并释放药物的制剂。它具有给药方便、释药迅速、生产工艺简单、便于携带等优势,尤其适用于儿童、老人这类自理困难的患者。构成口腔速溶膜剂的组分主要有成膜材料、增塑剂、矫味剂等。其中,成膜材料一般占膜剂总质量的 40%～50%,主要成分通常是羧甲基纤维素、羟丙基纤维素、海藻酸钠、PLA 等生物可降解的高分子。越来越多的药物被开发成口腔速溶膜剂并推向市场,可以治疗感冒、咳嗽、鼻塞、口腔溃疡、高血压等疾病。采用载顺铂的 PLA 静电纺丝膜对口腔鳞癌 CAL-27 细胞进行杀伤,研究结果表明,与顺铂化学药相比,载顺铂的 PLA 静电纺丝膜具有缓释效果,对 CAL-27 细胞具有更好的杀伤效果[66]。此外,口腔速溶膜剂还可与其他剂型结合应用,如通过结合微球、纳米颗粒等剂型,既能提高对疏水性药物的结合度，又能利用口腔速溶膜剂本身的优势。例如，将口腔速溶膜与自微乳结合成一种新剂型——自微乳化口腔速溶膜，充分发挥了二者的协同作用，既解决了口腔速溶膜吸收不佳的难题，同时又实现了液体自微乳固体化，为难溶性中药的剂型开发提供了思路。目前，已有关于银杏叶黄酮、吲哚美辛、度他雄胺等药物的自微乳化口腔速溶膜的研究报道[67]。

纳米载药系统是运用纳米技术而产生的一系列粒径在纳米级的新型微小载药系统，具有靶向性、缓释性、生物降解等优点，在口腔科领域的应用中具有很多优势。纳米载体的材料通常是天然或合成高分子材料，根据材料类型可分为纳米粒子、纳米纤维、脂质体、树枝状聚合物等。近年来，纳米载药粒子在龋病和牙周病防治中的研究十分广泛，已有多种抗菌药物利用纳米粒子进行了载药研究。Horev 等利用牙菌斑生物膜中 pH 较低的特点，以法尼醇作抗菌药物，研制出一种新型的对 pH 敏感、具有核壳结构的纳米载药系统。带正电荷的外壳使纳米粒子对牙菌斑生物膜包裹的羟基磷灰石有高度的结合力，当牙菌斑生物膜中 pH 下降后，对 pH 敏感的纳米粒子内核迅速质子化，从而降低了纳米粒子的结构稳定性，使药物法尼醇被释放出来。试验结果表明，这种载药纳米粒子对变异链球菌生物膜的破坏作用远大于游离法尼醇，动物试验结果显示，该载药纳米粒子可以有效地减少龋病的发生率和严重程度[68]。

 ### 2.4.6　牙周引导组织再生术屏障膜

牙周病是人类常见的口腔疾病之一，在牙周病的发病初期，牙周支撑组织的结构被破坏，随着病情加重，牙周附着的结构逐渐丧失，最终造成牙齿脱落。引导组织再生术（guided tissue regeneration，GTR）是使牙周组织再生的主要手术治疗方法之一（图 2.7）。在该方法中，需要在牙周使用隔离膜作为屏障，阻挡牙龈上皮在愈合过程中沿根面生长和牙龈结缔组织与根面接触，并提供一定的空间引导具有形成新附着能力的牙周膜细胞优先占领根面，从而在已暴露于牙周袋内的根面上形成新的牙骨质，并有牙周膜纤维埋入，形成牙周组织的再生。理想的隔离膜需要具备以下性质：①良好的组织相容性；②理想的硬度和强度；③能起到有效的物理屏障作用，产生及维持再生空间；④良好的细胞封闭性能，在屏蔽细胞的同时通过营养物质；⑤外科手术使用方便，可操作性好。屏障膜可分为不可吸收性屏障膜和可吸收性屏障膜两种。其中，不可吸收性屏障膜通常是聚四氟乙烯膜（PTFE），虽然它的性能稳定，但是需要二次取出，从而对新生组织造成损伤，影响其愈合。可吸收性屏障膜包括天然胶原膜和人工合成高分子膜（PLA、PGA膜等），其优点在于能在体内随时间延长逐渐降解，避免二次手术，减少患者的损伤和痛苦，缺点是当膜发生暴露时不能去除，从而可能使感染扩散至新生组织。

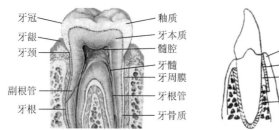
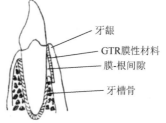

牙冠　　釉质
牙龈　　牙本质
牙颈　　髓腔
　　　　牙髓
副根管　牙周膜
牙根　　牙根管
　　　　牙骨质

牙龈
GTR膜性材料
膜-根间隙
牙槽骨

图 2.7　牙齿结构图及牙周 GTR 应用模式图

### 2.4.7　其他

目前，在口腔科领域使用的一些可吸收植入器械还存在炎症反应、缺乏生物活性、机械性能不够理想、降解速率与组织不匹配、X 射线无阻射不利临床观察等不足之处。这些问题是由生物可降解高分子材料本身的性能导致的，可通过生物工程技术、材料加工技术、纳米技术等联合对可吸收植入器械进行改性。此外，还可以利用具有特殊性能的聚合物材料（如形状记忆聚合物）制备得到具有对热、光、磁、溶剂等响应的可吸收植入器械。这些措施将使可吸收植入器械在口腔临床医学中具有更加广泛的应用前景。

## 2.5　皮肤美容领域的应用

### 2.5.1　引言

生物医用高分子材料已广泛应用于皮肤美容领域。注射皮肤填充剂属于注射美容产品的重要组成部分，主要用于皮肤皱纹和凹陷填充、疤痕修复、面部塑形等。胶原蛋白、透明质酸和聚乳酸等可降解生物医用高分子材料是注射皮肤填充剂的重要原材料。可降解生物医用高分子的特点是易降解、降解产物经代谢排出体外、对组织生长无影响，目前已成为医用高分子材料发展的方向。

按照填充剂注射后持续的时效进行分类，目前注射皮肤填充剂有短效性、半永久性和永久性三种。短效性产品主要包括胶原蛋白和透明质酸钠凝胶两类，作用时效一般在6～12 个月，代表产品有 CFDA 审批通过的双美 I 号（胶原蛋白植入剂）、瑞蓝（注射用修饰透明质酸钠凝胶，Q-Med AB）、润百颜（华熙福瑞达生物医药有限公司）、乔雅登系列（注射用交联透明质酸钠凝胶，美国 Allergan 代理）、伊婉（注射用修饰透明质酸钠凝胶，LG Life Sciences 公司）等。半永久性产品主要包括聚乳酸类、羟基磷灰石钙类、透明质酸钠凝胶和可降解聚合物的混合物，作用时效一般在 18～30 个月，代表产品有 FDA 注册的 Sculptra 及 Sculptra Aesthetic（聚 L-乳酸类,注册公司 Sanofi-Aventis），韩国 KFDA（韩国食品与药品监督管理局）批准的 AestheFill®+（爱塑美）（聚乳酸类，Regen Biotech 公司），FDA 批准出口的 Derma Veil®（聚 L-乳酸类，Medinter 公司），FDA 注册的真皮填充剂微晶瓷（羟基磷灰石钙，BioForm Medical 公司），CFDA 批准的宝尼达（医用含聚乙烯醇凝胶微球的透明质酸钠-羟丙基甲基纤维素凝胶）等。永久性产品有胶原蛋白和不可降解的聚甲基丙烯酸甲酯的混合物等，作用时效在 5 年以上，代表产品有 ArteColl 整形用胶原和 PMMA 皮下植入物系统［商品名为 Artecoll（爱贝芙）］。

从 1981 年 FDA 批准上市了第一个胶原蛋白类的皮肤填充剂产品开始，到 2003 年第一个透明质酸钠凝胶产品问世，胶原蛋白类皮肤填充剂在市场上已应用 20 余年。透明质酸类注射美容产品的上市使得胶原蛋白类产品的市场迅速萎缩，到 2016 年，据美国整形外科医师协会（ASPS）的统计，胶原蛋白类产品注射次数仅为 1.41 万例，而透明质酸类产品注射次数为 201.2 万例（图 2.8），并且自 2005 年以来，每年以高于 3% 的速度递增。目前，透明质酸类皮肤填充剂在软组织填充剂中占有绝对优势，每年注射量占软组织填充剂总量的 70% 以上。聚乳酸类的产品 Sculptra Aesthetic（美容用）自 2009 年在 FDA 注册后，上市前期临床使用量逐年递增，近几年市场需求相对平稳，每年注射量约为 13 万例（图 2.8 中 ASPS 统计的聚 L-乳酸的注射例数仅限于 Sculptra Aesthetic 在美国的注射情况）。透明质酸类产品更新换代速度较快，聚乳酸类产品 Sculptra 在市场上的占有率还较低，主要原因在于 Sculptra 的有效成分为聚 L-乳酸不规则微粒，在注射过程中容易堵针，注射后容易形成结节，限制了该产品的临床应用。聚乳酸类皮肤填充剂的优势是作用比较长效、温和、自然，在填充皱纹的同时可刺激自身皮肤产生新的胶原蛋白，不会存在透明质酸注射吸收后皱纹加深的问题。同时，聚乳酸的生物安全性高，不会存在透明质酸钠凝胶交联剂残留的问题。因此，容易注射的聚乳酸类新产品 AestheFill®+（爱塑美）受到越来越多的青睐。

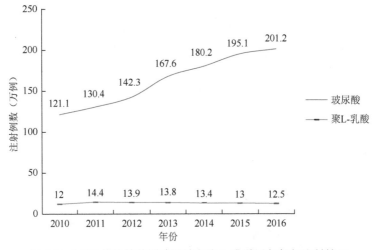

图 2.8    ASPS 统计的美国玻尿酸和聚 L-乳酸近年每年注射情况

下面将详细介绍一下透明质酸钠凝胶（玻尿酸）和聚乳酸皮肤填充剂的基本定义、适应证、产品种类、特点以及前沿进展等内容。

## 2.5.2　透明质酸钠凝胶

### 1. 透明质酸简介

透明质酸（hyaluronic acid，HA）是一种高分子多糖，是由 D-葡萄糖醛酸和 N-乙酰氨基葡萄糖组成的双糖单位，通过 $\beta$-1, 4 和 $\beta$-1, 3 糖苷键反复交替连接而成。1934 年，哥伦比亚大学的生化学家 K. Meyer 和助手 J. Palmer 首次在牛眼玻璃体中分离出天然透明质酸[69]，并将其命名为 hyaluronic acid（HA），其分子式为 $(C_{14}H_{21}NO_{11})_n$，结构式如图 2.9 所示。

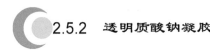

图 2.9　透明质酸的结构式

透明质酸广泛存在于人和动物体内，是组成细胞外基质的主要成分[69]。透明质酸没有种属和组织特异性，具有良好的组织相容性[70]，机体很少对其产生免疫反应。它具有高度亲水性，有研究显示，它可以吸收其质量 500 倍的水分[71]。因此透明质酸在很低的浓度下，依然能够保持凝胶状。透明质酸吸水后体积增大，向周围产生膨胀压力起到支撑周围组织的作用。透明质酸可以被透明质酸酶降解，还可以与氧自由基发生反应，在体内代谢成二氧化碳和水。同时，透明质酸具有等容降解的特性，即当一部分透明质酸降解时，剩下的分子可以吸收更多的水分以维持总体积不变，直至所有的分子完全降解。人体内透明质酸含量随着年龄的增长不断减少，导致皮肤中水分丢失，进而形成皱纹。由于透明质酸具有这些特性，故将其作为一种皮肤软组织填充剂，用于改善皱纹及增加组织容积等皮肤年轻化治疗。

### 2. 透明质酸的来源

不同工艺生产的透明质酸的分子量也各不相同，天然性状的透明质酸钠的分子质量一般在 80 万～250 万 Da 之间，通常认为透明质酸钠的分子量越高，黏弹性越好，疗效也会明显变好。

透明质酸的来源有以下三种：

（1）动物组织提取。原料来源主要是牛眼玻璃体和鸡冠等。使用乙醇或丙酮将原料脱脂、脱水，再用蒸馏水浸泡、过滤，然后使用氯化钠水溶液和三氯甲烷溶液处理，之后加入胰蛋白酶保温后得到混合溶液，最后用离子交换剂进行处理、纯化得到精制的透明质酸，产品分子质量可达 120 万 Da。这种方法提取率极低，分离过程复杂，致使透明质酸价格提高，限制了其应用。

（2）微生物发酵。以葡萄糖作为碳源发酵液，在培养基中发酵一定时间，过滤除去菌丝体和杂质后，用醇沉淀法等简单方法即可得到高纯度的透明质酸，产品分子质量可达 250 万 Da。菌种的选择是微生物发酵法的关键，通常选用链球菌、乳酸球菌类等。由于微生物发酵法原料来源广、工艺简单且成本低，因此透明质酸的制备多选用微生物发酵法。

由微生物发酵法制得的注射级透明质酸经由交联剂［主要是 1,4-丁二醇二缩水甘油醚（BDDE）］交联，可制备大分子量的交联透明质酸钠凝胶，经纯化、粉碎、灭菌等一系列工艺得到颗粒化的交联透明质酸钠凝胶[72]。透明质酸钠凝胶的主要成分为透明质酸钠，辅料含氯化钠、磷酸二氢钾、磷酸氢二钠等。

（3）化学合成。透明质酸合成酶在生物体内通过催化 UDP-G1cA 和 UDP-G1cNAc 可制得透明质酸[73]。体外模拟条件下可利用单体酶催化聚合制得透明质酸。首先使用多糖类聚合物合成透明质酸氧氮杂环戊烯衍生物，然后添加透明质酸分解酶，制得衍生物和酶的复合体，再清除 90℃反应液中的酶得到透明质酸粗品，最后对粗品进行沉淀、分离即可得到精制的透明质酸。但化学合成法的前体物质价格昂贵，难以应用于实际工业化生产中，因此化学合成法仅适用于生产高分子量、高纯度、具有特殊用途的透明质酸。

### 3. 透明质酸钠凝胶在皮肤美容领域的应用

（1）去除皱纹。年龄增长、睡觉时的挤压以及重力的牵引等，都会造成皮肤内透明质酸的流失，导致真皮的胶原蛋白和弹性纤维减少，引起皮肤松弛，面部出现皱纹。常见的鼻唇沟、眉间纹、抬头纹、鼻背纹、颈纹、口周纹及鱼尾纹等，可通过注射透明质酸钠凝胶而得到有效的解决。

（2）塑形。不同的部位注射透明质酸钠凝胶可起到不同的塑形作用。例如，注射唇部可以丰唇、美化唇形，让双唇丰润、脸部线条更立体；注射鼻部可以修饰鼻形；注射眼周可以改善泪沟型黑眼圈、眼袋并起到提眉的作用，无须开刀即可得到很好的效果。同时适用于面部提升、人中再造、改善脸颊凹陷、丰耳垂和隆下巴等。

（3）填充。填充透明质酸钠凝胶可解决一些痘疤的坑洞、外伤、术后疤痕以及先天缺损造成的不对称等问题。

### 4. 透明质酸钠凝胶产品介绍

Balazs 于 1989 年首次将透明质酸用作皮肤软组织填充[74]，标志着透明质酸"革命"的开始。Restylane-2（中文名：瑞蓝 2 号）是美国 FDA 2003 年 11 月批准上市的第一个透明质酸类皮肤软组织填充剂产品，2008 年 12 月获我国 CFDA 批准上市。随后陆续出现不同种类的透明质酸产品。近几年 CFDA 审批通过的注射透明质酸钠凝胶大致有 10 个品牌。进口品牌有 4 个，分别是瑞蓝 2 号、伊婉、艾莉薇和乔雅登。国产的有 6 个，分别是润百颜、海薇、舒颜、EME（逸美）、宝尼达、法思丽。

目前，几个具有代表性的透明质酸生产企业如下：

（1）瑞典 Q-Med AB 公司。它是一家以开发、生产、销售产品为主的企业，主要致力于透明质酸的商业化研究、生产和销售。它于 1995 年底完成稳定透明质酸的开发并申请了专利，这项专利贯穿了整个公司的产品开发。1996 年底，该公司的第一个透明质酸钠凝胶产品 Restylane（瑞蓝）获欧洲 CE 认证通过上市。

（2）韩国 LG 生命科学。LG 生命科学是拥有世界顶级技术与产品的研发制药企业。韩国 LG 生命科学自主研发的透明质酸已应用于医药领域 20 多年。2010 年开始，LG 生命科学新增了透明质酸钠医学美容 YVOIRE®伊婉™系列产品，即医学美容注射产品 YVOIRE®伊婉™，在韩国拥有 6 个型号，获得了欧洲 CE 认证。YVOIRE®伊婉™使用的透明质酸原料通过了 FDA 和 EDQM（欧洲药品质量管理局）认证。YVOIRE®伊婉™系列产品现为韩国销量第一的透明质酸钠凝胶美容填充产品。

（3）华熙福瑞达生物医药有限公司。它是目前国内唯一具有发酵法生产透明质酸药用辅料及原料药批准文号并通过 GMP（药品生产质量管理规范）认证的生产企业。1990 年研制成功的发酵法和 2011 年研制成功的酶切法是透明质酸生产的两大革命性突破，填补了国内外空白。该公司凭借多年对透明质酸原料的研发、生产、市场功底，历经长达 7 年的终端产品的开发，2012 年率先在国内研发成功透明质酸钠凝胶美容整形填充剂，品质达到世界领先水平，主要产品为润百颜。

### 5. 透明质酸钠凝胶填充剂产品分类

透明质酸钠凝胶填充剂可以分为颗粒型和非颗粒型两种。其中，颗粒型填充剂由透明质酸钠凝胶制粒后加少量非交联的透明质酸溶液混合而成。透明质酸溶液的作用是增加制剂的润滑性，降低注射时通过针头的阻力。由于颗粒型填充剂中加入了非交联的透明质酸溶液，又被称为双相型凝胶。而非颗粒型填充剂则没有制粒的步骤，基本由交联后的透明质酸钠凝胶构成。非颗粒型填充剂又称为单相型凝胶。透明质酸钠凝胶填充剂品牌分类见表 2.2。不同种类的透明质酸钠凝胶填充剂可满足不同使用者、不同部位、不同诉求的需要，选用安全有效的产品至关重要。

表 2.2　透明质酸钠凝胶填充剂品牌分类

| 品牌名称 | 公司名称 | 产地 | 类型 | 浓度（mg/mL） |
| --- | --- | --- | --- | --- |
| 瑞蓝 2 号 | Q-Med AB 公司 | 瑞典 | 颗粒型 | 20 |
| Prefectha Drem | 奥菲琳制药公司 | 法国 | 颗粒型 | 20 |
| 润百颜 | 华熙福瑞达生物医药有限公司 | 中国 | 颗粒型 | 20 |
| 伊婉 | LG 生命科学 | 韩国 | 颗粒型 | 22 |
| 爱芙莱 | 北京爱美客科技发展有限公司 | 中国 | 颗粒型 | 23 |

续表

| 品牌名称 | 公司名称 | 产地 | 类型 | 浓度（mg/mL） |
|---|---|---|---|---|
| 舒颜 | 北京蒙博润生物科技有限公司 | 中国 | 颗粒型 | 20 |
| 乔雅登 | Allergan 公司 | 法国 | 非颗粒型 | 24 |
| 海薇 | 上海昊海生物科技股份有限公司 | 中国 | 非颗粒型 | 16 |
| 艾丽薇 | Humedix 公司 | 韩国 | 非颗粒型 | 23 |

**6. 透明质酸钠凝胶注射美容产品的特点**

（1）天然成分。产品主要来源为生物组织，无异物感及外来物质存留，不会产生排异反应。

（2）应用广泛。可用于除皱、塑形、面部填充等。

（3）填充均匀。不存在棱或颗粒状物质残留。

（4）简单安全、快速有效。过程简单，无须开刀，只需真皮内注射，避免了手术风险。同时非手术整形采用局部注射法，注射后即有效果。

（5）舒适无痛苦。仅在注射部位有微胀微痛感，无大痛苦。

（6）副作用少。主要是由过敏反应导致的肿胀和肉芽肿。

**7. 透明质酸钠凝胶产品前沿进展**

2008 年 CFDA 批准第一例进口玻尿酸（瑞蓝 2 号），2012 年国产玻尿酸上市，2015 年国内玻尿酸新产品审批通过数量为 7 个，2016 年又有 6 个产品审批通过，2017 年有 4 个审批通过。目前总产品数量有 28 个，其中国产产品 16 个，进口产品 12 个（图 2.10），市场竞争已经达到白热化。而相对于 CFDA 审批数量爆发性增多的趋势，美国 FDA 玻尿酸注射美容产品的审批通过数量，近五年来每年只有一个，从 2003 年瑞蓝 2 号在 FDA 注册成功到 2017 年总共有 16 个产品通过审批。

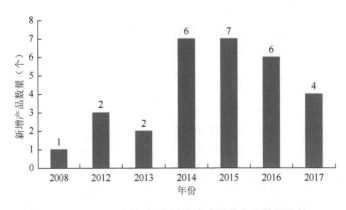

图 2.10　CFDA 历年批准新增的玻尿酸产品数量比较

由于玻尿酸在体内的降解时间短，单纯的玻尿酸产品作用时效只有 6～12 个月，并且降解后填充部位的凹陷会加深，因此要保持皮肤的饱满，爱美人士只能不停地注射玻尿酸，这导致交联剂过敏的可能性增加。因此研发具有中长期作用时效的玻尿酸产品尤为必要，有文献[75]报道将聚乳酸微球加入玻尿酸中，可延长产品的作用时间。

 ### 2.5.3　聚乳酸类皮肤填充剂

1. 简介

聚乳酸类皮肤填充剂的代表产品 Sculptra（Aesthetic）是由 Dermik Laboratories 研制的，其前身是法国生产的 Newfill，1999 年在欧洲取得 CE 认证，2004 年和 2009 年分别在美国 FDA 注册，用于艾滋病患者的大面积脂肪萎缩和具有免疫能力人群的鼻唇部皱纹及其他面部皱纹和凹陷的填充。该产品为无菌过程生产，主要成分为聚 L-乳酸不规则形状的微粒，辅料成分为冻干稳定剂甘露醇和悬浮剂羧甲基纤维素钠。聚 L-乳酸很早就被用作骨科、牙科及缝线的材料，外科手术中常用的可吸收缝合线也是采用类似成分，在医学界使用已经超过 30 年。人们发现在外科手术中使用可吸收缝合线部位的皮肤会明显得到改善并且变得紧致，在进行研究后发现，原来是手术缝合线中的聚 L-乳酸发挥了意想不到的作用，于是聚 L-乳酸开始被用于填补面部凹陷。

2. 聚乳酸皮肤填充剂的作用机理及适应证

可吸收性皮肤填充剂可分为取代型注射填充剂（replacement fillers）及刺激型注射填充剂（stimulatory fillers）两大类。取代型注射填充剂以玻尿酸、胶原蛋白为代表，是利用填充剂直接填补脸部容积，效果是在注射后立即显现的。而刺激型注射填充剂的代表则是 Sculptra 聚 L-乳酸，可以同时有填充效果及促进皮肤胶原蛋白增长、对皮肤起到提拉紧致的效果。与其他皮肤填充剂立即显现的效果相比，Sculptra 的效果是需经过一段时间才慢慢显现的，一般需要 1～3 个月。

与其他皮肤填充剂比较，Sculptra 更加适合做全脸的雕塑治疗，可以明显改善包括法令纹、木偶纹等纹路，使太阳穴、苹果肌及脸颊圆润饱满，改善下颚线条，增加脸部皮肤的紧实度，让皮肤产生提拉的效果。

3. 其他聚乳酸类皮肤填充剂

（1）Derma Veil®：主要成分为聚 L-乳酸，添加微量甘醇酸，辐照灭菌生产。它是西班牙 Medinter 公司的美国分公司产品，2003 年美国 FDA 批准可以出口美国，但未取得 FDA 注册证书。

（2）AestheFill®+（爱塑美）：韩国新型 4D 球形微分子聚乳酸，是 2014 年经 KFDA 核准可用于恢复面部凹陷皱纹的一种长效型胶原蛋白再生剂。由韩国 Regen Biotech 公司生产。它的主要成分是聚乳酸多孔微球，悬浮在羧甲基纤维素水溶液中，经冻干得到白色质轻小球，易于复溶和注射。

### 4. 聚乳酸类皮肤填充剂未来发展方向

对于 Sculptra 聚 L-乳酸不宜注射的问题，新一代聚乳酸皮肤填充剂 Aesthe-Fill®+（爱塑美）已经很好地解决了这个问题，但在追求短期作用时效方面还不能满足。因此一款既长效又能兼顾短期疗效的新型聚乳酸类皮肤填充剂有待开发，同时对于此类皮肤填充剂易于形成小结节的副作用也需要很好地解决。

# 2.6  术中常用医用材料的应用

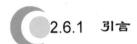 **2.6.1  引言**

外科手术过程中常用的医用材料种类繁多、来源丰富，包括天然材料、金属材料、合成高分子材料和复合材料[76]。术中常用医用材料在临床上的应用主要涉及缝合、防粘连、止血等领域。其中，可吸收缝合线材料和可吸收防粘连材料是两类重要的术中医用材料。

手术缝合线主要用于软组织的结扎和缝合。手术缝合线的材料主要包括聚酯类、聚乙烯、聚丙烯、聚酰胺等不可吸收合成高分子材料，羊肠线、骨原胶、甲壳质纤维等可吸收天然生物材料，以及聚乙交酯（PGA）、聚乙交酯-丙交酯（PLGA）、聚对二氧环己酮（PPDO）、聚 $\varepsilon$-己内酯（PCL）、消旋聚乳酸（PDLLA）纤维等可吸收合成高分子材料。源于可吸收合成高分子材料的缝合线具有良好的抗张强度，生物相容性良好，生物降解周期适宜，是一种理想的可吸收缝合线材料[77, 78]。

在外科手术后，创伤部位发生组织粘连是一种常见的临床现象。采用可吸收防粘连器械可以实现物理阻隔，在愈合初期有效地抑制术后组织粘连，术后经组织吸收无须二次手术取出。常用的防粘连医用材料主要有聚消旋丙交酯、再生氧化纤维素、透明质酸钠和羧甲基纤维素（CMC）、改性壳聚糖、PLGA 等。这些材料通常被制成片状织物、柔性薄膜、凝胶或液体等，用于降低外科手术后组织粘连的发生概率。

本节包括两部分内容——可吸收缝合线和可吸收防粘连产品。重点介绍这两类可吸收医疗器械的临床用途、材料的特点以及相关的研究进展。

## 2.6.2　可吸收缝合线

可吸收合成高分子材料比可吸收天然生物材料综合性能更好（图 2.11），是可吸收缝合线理想的材料之一。可吸收缝合线在临床上主要适用于软组织缝合、结扎或对接。在术后恢复期，缝合线起到组织定位和提供固定强度的作用[79, 80]。

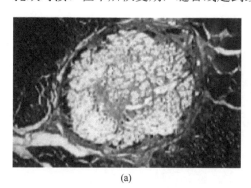 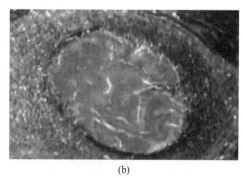

(a)　　　　　　　　　　　　　　　　　(b)

图 2.11　Ethicon 公司 Vicryl PLGA 缝合线（a）和羊肠线（b）植入 14 天后的组织反应对比图
PLGA 缝合线的周围组织反应极小，而羊肠线存在明显的急性炎症反应

### 1. 可吸收缝合线材料的种类和特点

常用的合成高分子可吸收缝合线材料综合性能好，所使用的原料主要有聚乙交酯类（PGA）、聚乳酸类（PLLA 和 PDLLA）、PLGA 类、聚对二氧环己酮类（PPDO）和共聚物类（表 2.3）。

表 2.3　商品化缝合线名称、原料组成及结构特点

| 缝合线名称 | 直径（mm） | 原料 | 类型 | 可吸收性 | 生产商 |
| --- | --- | --- | --- | --- | --- |
| Vicryl | 1 | PLGA | 编织 | 可吸收 | Ethicon |
| PDS II | 1 | PPDO | 单丝 | 可吸收 | Ethicon |
| Maxon® | 1 | P(GA-TMC) | 单丝 | 可吸收 | Syneture |
| Monocryl | 1 | PCL | 单丝 | 可吸收 | Ethicon |
| Vicryl Rapide | 1 | PLGA | 编织 | 可吸收 | Ethicon |
| Ethibond | 1 | PET | 编织 | 不可吸收 | Ethicon |

#### 1）聚乙交酯

聚乙交酯（PGA）缝合线的抗张强度高，生物相容性良好。PGA 缝合线完全吸收后，伤口不留瘢痕，多用于表皮下、黏膜表层和脉管缝合手术。

2）聚乳酸

聚乳酸缝合线的抗张强度高，具有良好且较长时间（长至 26 周）的强度保持，适用于愈合周期长的组织缝合，如骨组织[81-83]。

表 2.4～表 2.6 列出了不同尺寸的自增强聚乳酸（SR-PLLA）缝合线与 Maxon®（聚葡糖酸酯）和 PDS 缝合线在体外降解过程中力学性能的对比（磷酸盐缓冲溶液 pH = 7.4，温度 37.0℃）[82]。

表 2.4　拉伸强度（MPa）的变化

| 时间（周） | SR-PLLA 缝合线 | | | PDS 缝合线 | | Maxon® | |
|---|---|---|---|---|---|---|---|
| | $\phi = 0.3$ mm | $\phi = 0.5$ mm | $\phi = 0.7$ mm | $\phi = 0.3$ mm | $\phi = 0.5$ mm | $\phi = 0.3$ mm | $\phi = 0.5$ mm |
| 0 | 288 | 300 | 265 | 358 | 296 | 364 | 199 |
| 1 | 307 | 282 | 212.9 | 402 | 324 | 429 | 332.1 |
| 2 | 312 | 230 | 228 | 397 | 336 | 168.9 | 363 |
| 3 | 304 | 278 | 220 | 400 | 326 | 127.6 | 344.6 |
| 5 | 317 | 234 | 213 | 388 | 318.4 | 73.9 | 345.4 |
| 7 | 307 | 226 | 207 | 361 | 242.2 | 24.4 | 210.7 |
| 9 | 310 | 226 | 244 | 113.8 | 212.7 | — | 137.2 |
| 12 | 254 | 227 | 187.3 | 54.1 | 69.1 | — | 29.9 |
| 16 | 279 | 215 | 169.5 | 7.2 | 11.6 | — | 2.6 |
| 20 | 307.2 | 220.9 | 188.5 | — | — | — | — |
| 26 | 288.6 | 191.1 | 171.1 | — | — | — | — |

表 2.5　断裂载荷（N）的变化

| 时间（周） | SR-PLLA 缝合线 | | | PDS 缝合线 | | Maxon® | |
|---|---|---|---|---|---|---|---|
| | $\phi = 0.3$ mm | $\phi = 0.5$ mm | $\phi = 0.7$ mm | $\phi = 0.3$ mm | $\phi = 0.5$ mm | $\phi = 0.3$ mm | $\phi = 0.5$ mm |
| 0 | 41 | 122.4 | 194.4 | 50.5 | 130.5 | 48.1 | 101.6 |
| 1 | 38 | 102.1 | 165.5 | 53.1 | 137.4 | 56.6 | 163.72 |
| 2 | 38.8 | 88.5 | 170.9 | 52.5 | 142.7 | 18.3 | 171 |
| 3 | 36.1 | 125.6 | 168.1 | 52.8 | 137.4 | 17.0 | 163.58 |
| 5 | 39.6 | 94.1 | 172.2 | 52.5 | 134.18 | 9.8 | 160.76 |
| 7 | 37.7 | 94.3 | 161 | 51 | 108.13 | 3.2 | 102.79 |
| 9 | 34.6 | 91.6 | 192.6 | 15.6 | 88.81 | — | 65.84 |
| 12 | 34.7 | 98.1 | 147.28 | 7.2 | 28.85 | — | 14.07 |
| 16 | 34.8 | 97.3 | 142.04 | 1.0 | 5.01 | — | 1.3 |
| 20 | 37.65 | 85.65 | 154.62 | — | — | — | — |
| 26 | 35.5 | 84.9 | 137.38 | — | — | — | — |

表 2.6　断裂伸长率（%）的变化

| 时间（周） | SR-PLLA 缝合线 | | | PDS 缝合线 | | Maxon<sup></sup> | |
|---|---|---|---|---|---|---|---|
| | $\phi = 0.3$ mm | $\phi = 0.5$ mm | $\phi = 0.7$ mm | $\phi = 0.3$ mm | $\phi = 0.5$ mm | $\phi = 0.3$ mm | $\phi = 0.5$ mm |
| 0 | 19.7 | 31.3 | 31.26 | 43.7 | 58.1 | 31.8 | 55.8 |
| 1 | 20.8 | 27.4 | 35.29 | 44.7 | 60.5 | 50.7 | 54.01 |
| 2 | 23.7 | 23.2 | 34.1 | 43.2 | 64.2 | 62.0 | 51.25 |
| 3 | 21 | 19.7 | 36.4 | 48.2 | 63.9 | 76.4 | 55.39 |
| 5 | 21 | 27.9 | 31.23 | 41.3 | 56.6 | 19.9 | 39.04 |
| 7 | 22.9 | 25.2 | 34.17 | 42.4 | 42.97 | 8.1 | 33.32 |
| 9 | 19.5 | 22.6 | 41 | 0 | 30.93 | — | 14.39 |
| 12 | 20.8 | 13.9 | 30.46 | — | 9.4 | — | 12 |
| 16 | 20.1 | 13.2 | 33.55 | — | 5.16 | — | |
| 20 | 21.8 | 12.1 | 24.82 | — | — | — | |
| 26 | 10.7 | 19.4 | 29.63 | | | | |

### 3）聚乙交酯-丙交酯纤维

聚乙交酯-丙交酯（PLGA）可吸收缝合线的强度和手感比普通的合成纤维缝合线好，在人体内的强度保持时间一般为 3~4 周（图 2.12）[84]，完全吸收周期通常为 2~3 个月。目前市场上的代表产品有 Ethicon 公司的 Vicryl 系列。

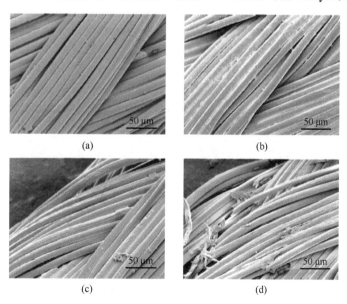

(a)　　　　　　　　　　(b)

(c)　　　　　　　　　　(d)

图 2.12　PLGA［GA∶L-LA＝90∶10（摩尔比），美国 Ethicon 公司 Vicryl 系列］多股编织型缝合线的表面形貌随体外降解时间的变化（30 天后，纤维断裂，强度大幅降低）[84]

(a) 0天；(b) 17天；(c) 30天；(d) 30天；磷酸盐缓冲溶液 pH＝7.4，温度 37.5℃

**4）聚对二氧环己酮**

聚对二氧环己酮（PPDO）是化学合成的生物可降解高分子材料。PPDO类缝合线是第一种商品化、高分子材料单丝的可吸收缝合线，体内强度保持时间在6周以上。近年来，Ethicon公司的PDSⅡ缝合线表面采用钩或刺结构处理，术中无须打结即可实现固定。

**5）聚己内酯-乙交酯**

采用共聚合制备的聚己内酯-乙交酯［P(CL-GA)］共聚物，可用于制备单丝型缝合线[85]。在单丝型缝合线中，聚己内酯-乙交酯缝合线的拉伸强度高（图2.13），柔韧性较好，便于手术操作，在体内91～119天可完全吸收[85]。

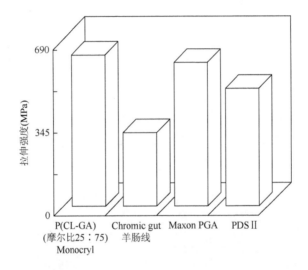

图2.13　商品化尺寸2-0可吸收单丝缝合线拉伸强度的比较[85]

**6）聚乙交酯-丙交酯-三亚甲基碳酸酯**

多组分共聚合是制备高性能可吸收高分子纤维的重要方法。Davachi等制备的聚乙交酯-丙交酯-三亚甲基碳酸酯[P(LA-GA-TMC)]适用于纤维制备，材料的力学性能满足缝合线的要求[86]。图2.14给出组分对纤维应力-应变行为和降解行为的影响。结果表明，调控组分的比例（摩尔比），在保证拉伸强度的同时，可以改善纤维的柔韧性和降解性能。

**2. 可吸收缝合线产品与降解性能**

外科手术中创伤部位的组织固定和缝合对伤口愈合很关键，该类材料需要在一定的时间内保持足够的力学强度和韧性。

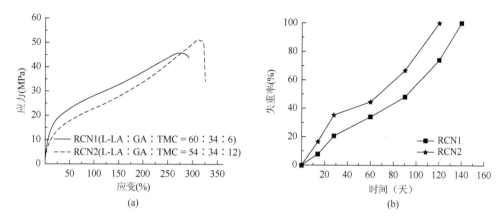

图 2.14　室温条件下两种 P(LA-GA-TMC)三元共聚物纤维的应力-应变曲线（a）及在磷酸盐缓冲溶液中（pH = 7.4，37℃）的降解行为（b）[86]

表 2.7 对比测试了 6 种常用的商品化可吸收缝合线在体外降解过程中的生物力学性能的变化[86]。Ethicon 公司的 Vicryl［PLGA910（GA∶L-LA = 90∶10）］可吸收缝合线具有最大的初始拉伸失效载荷，在缓冲溶液中水解 2 周之后，其拉伸失效载荷仍维持在 80%。PDS Ⅱ 缝合线的拉伸失效载荷可维持 6 周。Vicryl Rapide 由于经过了涂层处理，初始值只有普通 Vicryl 拉伸失效载荷的 26%左右，且很快降解失效[87]。研究发现，水解引起的缝合线降解速率不仅与材料自身相关，还与缝合线的编织方式、纤维的直径、组织的温度和体系的 pH 有关。

表 2.7　不同商品化缝合线在体外降解试验中的拉伸失效载荷（N）变化

| 缝合线名称 | 0 天 | 14 天 | 28 天 | 42 天 | 56 天 |
|---|---|---|---|---|---|
| Vicryl | 195±4 | 157±9 | 70±5 | 20±1 | — |
| PDS Ⅱ | 145±3 | 170±3 | 151±3 | 150±10 | 90±2 |
| Ethibond | 145.7±2 | 135±1 | 140±2 | 142±1 | 142±2 |
| Maxon | 164±7 | 183±6 | 141±3 | 90±10 | 30±3 |
| Monocryl | 90±20 | 40±5 | 10±1 | — | — |
| Vicryl Rapide | 51±1 | 2 | — | — | — |

注：磷酸盐缓冲溶液的 pH = 7.4±0.2，温度（37.0±0.02）℃。

3. 前沿进展

Sundararaj 等在 PGA 缝合线表面引入可降解高分子 PLGA［L-LA∶GA = 50∶50（摩尔比）］-Genipin（京尼平）复合涂层，该涂层可以快速释放外源性交联试剂京尼平，如图 2.15 所示，用于缝合线与受损组织之间修复加固[88]。

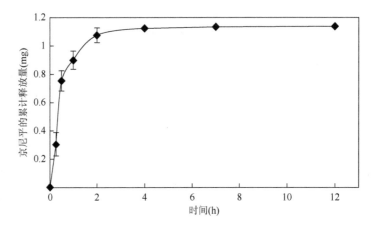

图 2.15    PGA 缝合线表面 PLGA 涂层中京尼平的释放曲线[88]

缝合线材料具有抑菌性，可防止感染、提高愈合质量。通常采用阳离子生物高分子涂层防止细菌附着[89-91]，或添加可释放的杀菌物质（主要是银、抗菌肽）来实现缝合线材料的抗菌功能[92, 93]。Serrano 等采用等离子体处理缝合线的表面使其形成微纳结构，达到抑制细菌的附着和生长的目的，如图 2.16 所示。该方法通过形貌控制而不破坏材料的生物相容性，是一种灵活的、低成本且适用于可吸收缝合线的抑菌新方法[94]。

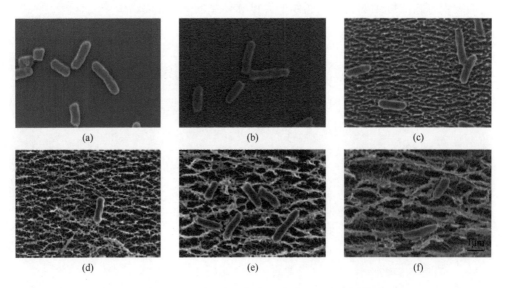

图 2.16    大肠杆菌在等离子体处理的可吸收 Monosyn PDS 缝合线上的 SEM 图片[94]

（a）0 min；  （b）1 min；  （c）2 min；  （d）5 min；  （e）10 min；  （f）20 min；
标注的时间为 Monosyn PDS 缝合线经等离子体照射处理的时间

采用胶原蛋白或生长因子等生物活性材料与可吸收高分子纤维复合，所制备的可吸收缝合线是一种新型的功能性缝合线。该类缝合线对组织的损伤小，不良反应更小，而且有利于组织细胞在缝合线表面的附着生长，可以诱导细胞生长、促进创口愈合[95-97]。图 2.17 对比了 PGA、PLAGA（即 PLGA）、PLLA 缝合线与对应的纤维蛋白（Fn）涂层缝合线在植入过程中成纤细胞的附着和生长状况，可以看到，引入胶原蛋白可以显著地促进细胞在缝合线表面的附着生长[95]。

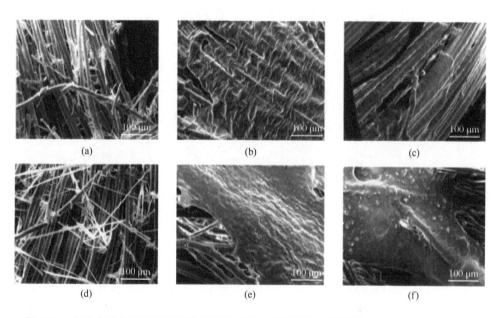

图 2.17　细胞在编织韧带表面的生长情况对比：无纤维蛋白涂层的为 PGA（a）、PLAGA（b）、PLLA（c）；有纤维蛋白涂层的为 PGA-Fn（d）、PLAGA-Fn（e）、PLLA-Fn（f）[95]

成功的组织缝合和固定要求缝合线材料必须具有足够的力学强度、优良的组织相容性和与组织愈合相匹配的生物降解动力学。理想的缝合线还应当具有抑菌功能，且能诱导细胞生长，促进组织愈合。具备以上诸多性能，且能够满足更广泛或特定的临床要求，是未来新型可吸收缝合线医用材料的研究方向。

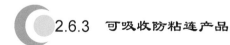

### 2.6.3　可吸收防粘连产品

#### 1. 术后粘连

手术后组织粘连是愈合过程中发生的病理生理现象，是组织的创伤使结缔组织纤维带与相邻的组织或器官结合在一起形成的异常结构。根据部位和涉及组织的不同主要包括普外科及妇产科手术后的盆腹腔粘连（图 2.18、图 2.19）、手外科肌腱修复术后的肌腱粘连以及脊柱手术后的硬脑膜粘连等。

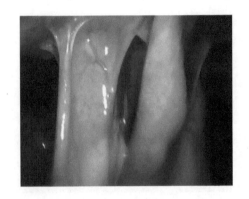 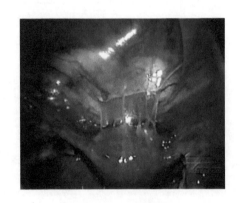

图 2.18　肠粘连　　　　　　　　　　　图 2.19　子宫粘连

盆腹腔和妇产科患者术后的粘连率可分别达到 90%～93%[98]和 56%～100%[99]。术后粘连会引起多种并发症，如肠梗阻、持续性的盆腹腔疼痛、不孕或消化不适等，这将不利于再次手术的进行[99]。其中，约有 56%的术后并发症与粘连相关[100]，20%～40%的女性继发性不孕患者涉及粘连[101]，超过 30%的妇科大手术患者在 10 年内会因粘连并发症而再次入院[102]。反复的粘连并发症治疗将会给患者造成巨大的经济负担。因此术中采取预防粘连措施不仅可以有效地提高手术成功率，还可以减少并发症的发生和二次手术痛苦，提高生命质量，减轻医疗负担。

### 2. 物理阻隔预防组织粘连

通过物理阻隔来预防术后粘连是目前临床治疗的重要手段。在手术施行过程中将可吸收防粘连产品放置于受损组织之间，形成临时屏障，使创面愈合过程中纤维蛋白不与周围组织黏附，从而防止不良粘连的发生（图 2.20）。创面愈合后，产品按照设计时间被降解吸收，临时屏障消失，组织间恢复良好的解剖结构。临床结果表明，使用可吸收防粘连产品预防组织术后粘连的效果优良，能够有效地提高手术的成功率，避免粘连并发症的产生，对患者来说也更为经济。可吸收类防粘连产品由于无须二次取出、生物相容性好等特点，已逐步发展成为预防术后粘连的必备器械产品。

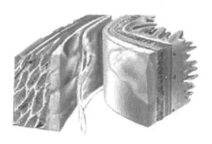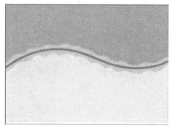

图 2.20　防粘连产品在受损组织间的临时屏障作用

　　临床上理想的防粘连产品应该具有以下几点特性：生物相容性好、安全性可靠、有确切的防粘连效果、可降解无体内积蓄、使用方便操作简单等。

　　研究发现防粘连的有效时效区间为 2 周（即创伤修复的纤维蛋白渗出期），植入的防粘连屏障需要维持 2~3 周的时间才能有效预防粘连的发生（图 2.21）。

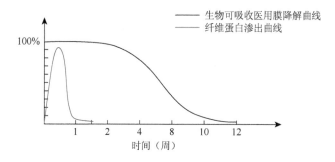

图 2.21　可吸收防粘连产品的体内降解曲线截至 2017 年，CFDA 上注册的可吸收防粘连产品有 20 余种，主要有薄膜类、凝胶类、注射液类等，医生根据不同的临床需求进行选择。

　　可吸收防粘连产品的材料按材料来源可分为天然产物材料和合成高分子材料两大类。天然产物材料主要有透明质酸钠、纤维素衍生物、天然胶原蛋白、壳聚糖及其改性产物和葡萄糖等。合成高分子材料主要有聚乳酸（PLA）、聚乙交酯-丙交酯（PLGA）、聚乙二醇（PEG）、聚乙二醇-聚乳酸共聚物（PEG-b-PLA）等。

　　1）透明质酸钠和纤维素衍生物

　　Seprafilm 生物可吸收防粘连薄膜是由透明质酸和羧甲基纤维素通过活化剂 1-乙基-3-（3-二甲氨基丙基）碳二亚胺盐酸盐（EDC）复合而成的一种可吸收防粘连薄膜。与纯天然透明质酸相比，它具有更密集的空间网状结构和较长的体内降解时间[103]。它主要应用于盆腹腔手术的患者，可以有效地降低手术后组织间粘连的发生率、发生范围和严重程度，具有生物相容性好、无毒及无免疫原性等特点。Seprafilm 置于腹腔 24~28 h 后会形成吸水性凝胶，并且可以保持阻隔作用 7 天以上（促进受损组织再上皮化），7～28 天逐渐在盆腹腔内被吸收，使用时无须缝合，遇到血液时也不会降低其防粘连效果（图 2.22）。

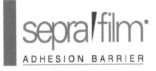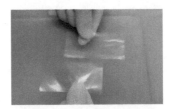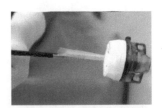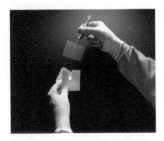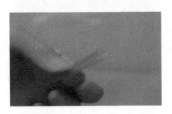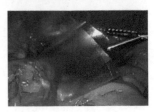

图 2.22　Seprafilm 防粘连膜在腹腔镜操作中的使用

　　INTERCEED 防粘连膜是一种以氧化纤维素为材料的编织物，在开放性（或剖腹）妇产科手术中应用较多，对减少术后粘连的发生有较好的效果（图 2.23）。Satoru 等[104]将 INTERCEED 防粘连膜用于阴道发育不完全患者的阴道成形术，术后观察到阴道鳞状外皮结构完整，手术效果良好。试验患者为 10 例 14～25 岁阴道发育不完全患者。主要操作方法为对阴道部位实施隧道成形后，将包裹有 INTERCEED 防粘连膜的模具放入患处并随伤口愈合而逐渐降解消失。手术中和术后均无并发症发生。手术时间小于 30 min 时，失血量最少。术后 1～4 个月后，阴道开始有鳞状外皮产生，所有患者对结果较为满意。INTERCEED 防粘连膜使用前必须要妥善止血，当遇到血液或腹膜液时，防粘连效果会明显下降。同时，INTERCEED 防粘连膜在特定部位使用时需要缝合固定，存在因缝合导致再粘连的风险。

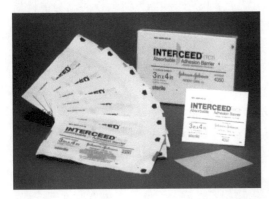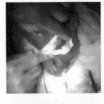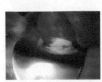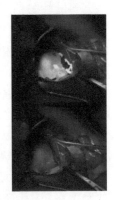

图 2.23　INTERCEED 防粘连膜在剖腹产手术中使用

2）壳聚糖及其衍生物

烟台某公司生产的医用壳聚糖可降解防术后粘连膜（粘停宁）是一种半透明片状薄膜，主要应用于盆腹腔及妇科手术。该产品柔韧性较好，在腹腔镜手术中可以卷成筒状，由转换器送入腹腔并覆盖于患处，防粘连效果良好。张晓宇和陈剑秋[105]研究了此产品（粘停宁）应用于肠粘连松解术对预防术后再次发生粘连性肠梗阻及促进术后胃肠功能的作用。以单纯使用松解术为对照组，松解术与粘停宁配合使用为观察组。结果表明，肠粘连松解术中应用粘停宁安全有效，与单纯肠粘连松解术相比具有复发率低、胃肠功能恢复好、患者住院时间短等优点。

3）聚乳酸膜及聚乳酸凝胶

上海典范医疗科技有限公司生产的可吸收医用膜（粘克®）（图 2.24），以合成材料聚乳酸为原料经加工成形，适用于椎间盘症、胆囊结石、阑尾炎、子宫瘤等外科手术中，防止术后产生粘连。陈昕和朱维培[106]对粘克®可吸收医用膜预防妇科术后盆腔粘连进行研究。观察组手术后在手术创面放置防粘连膜，必要时以可吸收缝合线缝合固定，然后常规缝合手术切口。对照组除不放置该防粘连膜外，其他处置与观察组相同。观察术后发热、白细胞增多、盆腔积液（表 2.8）及妇科检查异常（表 2.9）发生情况。结果表明，两组术后发热和白细胞增多发生率差异无统计学意义（$P > 0.05$），在术后盆腔积液和妇科检查异常两项与术后粘连相关的指标上，观察组发生率均显著低于对照组，差异有统计学意义。综上，粘克®可吸收医用膜预防妇科术后盆腔粘连安全、有效。

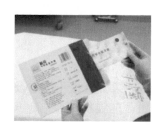 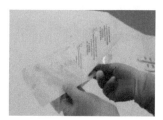 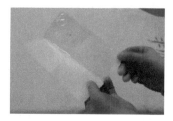

图 2.24    可吸收医用膜（粘克®）内外包装

表 2.8    两组患者术后盆腔积液发生率比较[106]

| 组别 | 例数 | 无盆腔积液例数（占比） | 盆腔积液例数（占比） |
|---|---|---|---|
| 观察组 | 154 | 151（98.1%） | 3（1.9%） |
| 对照组 | 88 | 79（89.8%） | 9（10.2%） |

注：$\chi^2 = 8.145$，$p < 0.01$。

表 2.9　两组患者术后妇科检查异常发生率比较[106]

| 组别 | 例数 | 无妇科检查异常例数（占比） | 妇科检查异常例数（占比） |
|---|---|---|---|
| 观察组 | 155 | 151（97.4%） | 4（2.6%） |
| 对照组 | 88 | 71（80.7%） | 17（19.3%） |

注：$\chi^2 = 19.757$，$p < 0.01$。

　　成都迪康中科生物医学材料有限公司生产的可吸收医用膜（DKFILM）是一种由聚-DL-乳酸（PDLLA）制成的纺丝膜，主要适用于预防肌腱、椎管、腹腔、盆腔等部位粘连。李仁芝等[107]应用吸收医用膜（DKFILM）防止腰椎间盘突出症手术中硬膜与神经根的粘连，观察组使用可吸收医用膜，对照组不使用。按 Stauffer-Coventry 腰椎术后评估标准[108]进行术后效果评价，结果见表 2.10 和表 2.11。两组患者术后 10 天无明显伤口感染现象，观察组的腰椎间盘手术的中远期优良率显著高于对照组，说明可吸收医用膜的使用可有效减少腰椎术后综合征的发生。

表 2.10　两组患者术后 10 天体温及伤口情况比较[107]

| 组别 | 例数 | 体温（℃） | 伤口情况 | 拆线时间（天） |
|---|---|---|---|---|
| 观察组 | 76 | 36.2～36.7 | 无红肿及渗出 | 8～10 |
| 对照组 | 94 | 36.4～36.6 | 无红肿及渗出 | 8～10 |

表 2.11　两组患者远期效果比较[107]

| 组别 | 例数 | 优 | 良 | 可 | 差 | 优良率（%） |
|---|---|---|---|---|---|---|
| 观察组 | 76 | 56 | 16 | 4 | 0 | 94.7* |
| 对照组 | 94 | 62 | 18 | 14 | 0 | 85.1 |

*与对照组比较，$p < 0.05$。

　　聚乳酸防粘连凝胶是一种医用聚乳酸的 N-甲基吡咯烷基酮溶液，使用时直接将其涂覆于手术创面，该凝胶与体液接触后，迅速固化为很薄的膜状物，贴附于手术创面，起到预防组织创面与外界接触和发生粘连的作用。

　　石家庄某公司生产的聚乳酸防粘连凝胶（瑞术康）由聚乳酸及溶剂组成，主要用于预防或减少腹（盆）腔手术的术后粘连。姜栋等[109]应用瑞术康对 135 例（侧）鼻腔粘连患者进行鼻腔粘连治疗，一次治愈 117 例（86.7%），随访至 4 个月，黏膜恢复良好，未再粘连。

　　采用可吸收隔离材料防止粘连具有广阔的发展前景，防粘连膜类产品在开放式手术中应用效果比较好，液体或凝胶类产品在配合内窥镜手术中应用效果更佳。目前，两者在不同粘连部位或组织都没有绝对优势，两种方式都有自己的不足之处，需要具体问题具体分析。因此未来需要开发更加有效、灵活、多功能的可吸收防粘连产品，可以方便地在各种各样的手术情况中应用。

# 参考文献

[1]　国家食品药品监督管理总局. 医疗器械分类规则(国家食品药品监督管理总局令第 15 号). 2015-07-14.

[2]　Pina S, Ferreira J M F. Bioresorbable plates and screws for clinical application: a review. Journal of Healthcare Engineering, 2012, 3: 243-260.

[3]　Pietizak W S. Principles of development and use of absorbable internal fixation. Tissue Engineering, 2000, 6: 425-433.

[4]　Mittal R, Morley J, Dinopoulos H, et al. Use of bioresorbable implants for stabilisation of distal radius fractures: the United Kingdom patients' perspective. Injury, 2005, 36: 333-338.

[5]　Bostman M O. Current concepts review: absorbable implants for the fixation of fractures. Journal of Bone and Joint Surgery, 1991, 73: 148-153.

[6]　Kulkarni R K, Pani K C, Neuman C, et al. Polylactic acid for surgical implants. Archives of Surgery, 1966, 93: 839-843.

[7]　Bergstrom J S, Hayman D. An overview of mechanical properties and material modeling of polylactide(PLA)for medical applications. Annals of Biomedical Engineering, 2016, 44: 330-340.

[8]　Sharma S, Parmar A, Kori S, et al. PLGA-based nanoparticles: a new paradigm in biomedical applications. TrAC Trends in Analytical Chemistry, 2016, 80: 30-40.

[9]　Tenekecioglu E, Farooq V, Bourantas C V, et al. Bioresorbable scaffolds: a new paradigm in percutaneous coronary intervention. BMC Cardiovascular Disorders, 2016, 16: 38.

[10]　Ang H Y, Bulluck H, Wong P, et al. Bioresorbable stents: current and upcoming bioresorbable technologies. International Journal of Cardiology, 2017, 228: 931-939.

[11]　Tesfamariam B. Bioresorbable vascular scaffolds: biodegradation, drug delivery and vascular remodeling. Pharmacological Research, 2016, 107: 163-171.

[12]　王勇平, 刘小荣, 蒋垚. 可吸收材料在骨折内固定中的临床应用. 中国组织工程研究, 2013, 17: 712-719.

[13]　Jong W H D, Eelco B J, Robinson J E, et al. Tissue response to partially in vitro predegraded poly-L-lactide implants. Biomaterials, 2005, 26: 1781-1791.

[14]　Pistner H, Bendix D R, Mühling J, et al. Poly(L-lactide): a long-term degradation study in vivo. Part Ⅲ. Analytical characterization. Biomaterials, 1993, 14: 291-298.

[15]　Blasier R D, Bucholz R, Cole W, et al. Bioresorbable implants: applications in orthopaedic surgery. Instructional Course Lectures, 1997, 46: 531-546.

[16]　Yetkin H, Senköylü A, Cila E, et al. Biodegradable implants in orthopaedics and traumatology. Turkish Journal of Medical Sciences, 2000, 3: 297-302.

[17]　任杰, 李建波. 聚乳酸. 北京: 化学工业出版社, 2014: 237-240.

[18]　Vainionpää S, Rokkanen P, Törmälä P. Surgical applications of biodegradable polymers in human tissues. Progress in Polymer Science, 1989, 14: 679-716.

[19]　Gunja N J, Athanasiou K A. Biodegradable materials in arthroscopy. Sports Medicine & Arthroscopy Review, 2006, 14: 112-119.

[20]　Hughes T B. Bioabsorbable implants in the treatment of hand fractures: an update. Clinical Orthopaedics and Related Research, 2006, 445: 169-174.

[21]　Rokkanen P, Bostman O, Hirvensalo E, et al. Bioabsorbable implants in orthopaedics. Current Orthopaedics, 1999, 13: 223-228.

[22]   Felfel R M, Ahmed I, Parsons A J, et al. Bioresorbable composite screws manufactured via forging process: pull-out, shear, flexural and degradation characteristics. Journal of the Mechanical Behavior of Biomedical Materials, 2013, 18: 108-112.

[23]   沈永帅, 刘欣春. 可降解材料在骨科临床中的应用. 中国材料进展, 2017, 36: 231-235.

[24]   范湘龙. 浅谈骨科植入器械发展趋势. 中国医疗器械信息, 2014, 9: 20-23.

[25]   陈利, 陈月, 王宗良, 等. 胶原/羟基磷灰石复合材料的制备及用于骨缺损修复的研究现状. 中华损伤与修复杂志, 2016, 11: 232-235.

[26]   黄洪超, 马信龙, 陈晓鹏, 等. 骨科移植物的分类及其研究进展. 中国城乡企业卫生, 2017, 8: 27-32.

[27]   Yoruc A B H, Avdinoglu A K. Synthesis of hydroxyapatite/collagen(HA/COL)composite powder using a novel precipitation technique. Acta Physica Polonica, 2015, 127: 1264-1267.

[28]   郝强, 赵丽, 关继奎, 等. 人工骨材料在骨缺损修复中的应用. 中国组织工程研究与临床康复, 2009, 34: 6745-6748.

[29]   周萌萌, 刘宏, 郭偲. 复合人工骨修复材料功能性应用进展. 中国药师, 2017, 20: 899-903.

[30]   许瑾, 吴晶晶, 王晓冬, 等. 羟基磷灰石复合骨组织工程支架的研究进展. 生物骨科材料与临床研究, 2016, 13: 63-66.

[31]   潘倩文, 刘宏, 李力. 纳米羟基磷灰石复合材料人工骨的研究进展. 中国药房, 2017, 28(4): 566-569.

[32]   刘琼, 廖建国, 闪念. 纳米羟基磷灰石/聚合物骨修复材料的研究进展. 硅酸盐通报, 2014, 33: 558-563.

[33]   赵枚, 吴海珍. 纳米羟基磷灰石复合支架材料在骨组织工程中的研究现状. 医学综述, 2012, 18(9): 1366-1369.

[34]   周宇宁, 夏伦果, 徐袁瑾. 复合纳米羟基磷灰石材料在骨组织修复领域中的研究进展. 上海口腔医学, 2014, 23: 248-252.

[35]   Zhen Z, Jian H, Wei J, et al. Bio-inspired cell membrane ingredient cholesterol-conjugated chitosan as a potential material for bone tissue repair. Chemical Research in Chinese University, 2016, 3: 406-413.

[36]   汤祥忠, 孙小莉. 以 I 型胶原制备的胶原基人工骨基质理化性能研究. 生物医学功能与临床, 2016, 20: 458-463.

[37]   艾飞, 郑逸, 鞠远, 等. 碱法骨明胶促进纳米羟基磷灰石制备的研究. 明胶科学与技术, 2014, 34: 70-74.

[38]   李斯日古楞, 胡晓文. 纳米羟基磷灰石/明胶仿生复合材料的制备及其细胞相容性. 中南大学学报, 2014, 39: 949-958.

[39]   Meer S A T V D, Wijn J R D, Wolke J G C. The influence of basic filler materials on the degradation of amorphous D- and L-lactide copolymer. Journal of Materials Science: Materials in Medicine, 1996, 7: 359-361.

[40]   胡堃, 张余, 任卫卫. 羟基磷灰石/聚乳酸人工骨修复材料的研究进展. 中国骨科临床与基础研究杂志, 2013, 5(1): 56-62.

[41]   黄江鸿, 王大平, 刘健全, 等. 新型聚乳酸复合纳米羟基磷灰石人工骨的细胞相容性. 实用骨科杂志, 2012, 18: 323-326.

[42]   刘建全, 王大平, 黄江鸿, 等. 聚 L-乳酸/纳米羟基磷灰石复合人工骨材料的制备及研究. 中西医结合杂志, 2014, 24: 11-20.

[43]   冯星龙, 王晓岚, 张余, 等. 天然高分子衍生材料在骨组织修复领域的研究进展. 中国骨科临床与基础研究杂志, 2017, 9: 45-49.

[44]   王迎军, 杜昶, 赵娜如, 等. 仿生人工骨修复材料研究. 华南理工大学学报: 自然科学版, 2012, 40: 51-58.

[45]   Tang Y F, Liu J G, Wang Z L, et al. In vivo degradation behavior of porous composite scaffolds of poly(lactide-co-glycolide)and nano-hydroxyapatite surface grafted with poly(L-lactide). Chinese Journal of Polymer Science, 2014, 32: 805-816.

[46]   陆寒新, Shailendra K K, 车文良, 等. 生物可吸收支架进展前景. 国际心血管病杂志, 2016, 43: 75-78.

[47]   高润霖. 药物洗脱支架研究现状及进展. 中国实用内科杂志, 2006, 26: 1121-1123.

[48]   陈丹, 吕安林, 苑媛, 等. 药物涂层支架研究进展. 心脏杂志, 2006, 18: 591-594.

[49]   乔志卿, 何奔. 药物洗脱支架植入后的支架内再狭窄的研究进展. 心脏杂志, 2008, (3): 366-369.

[50]   张音, 王松俊, 刁天喜. 雷帕霉素与紫杉醇药物涂层支架的比较. 国际心血管病杂志, 2006, 33: 147-150.

[51] Garcia-Garcia H M, Serruys P W, Campos C M, et al. Assessing bioresorbable coronary devices: methods and parameters. JACC Cardiovascular Imaging, 2014, 7: 1130-1148.

[52] Kraak R P, Grundeken M J, Koch K T, et al. Bioresorbable scaffolds for the treatment of coronary artery disease: current status and future perspective. Expert Review of Medical Devices, 2014, 11: 467-480.

[53] Wiebe J, Nef H M, Hamm C W. Current status of bioresorbable scaffolds in the treatment of coronary artery disease. Journal of the American College of Cardiology, 2014, 64: 2541-2551.

[54] 费菲. 生物可吸收支架主要终点不劣于依维莫司洗脱支架. 中国医药科学, 2016, 6: 4-8.

[55] Nishio S, Kosuga K, lgaki K, et al. Initial and 6-month results of biodegradable poly-L-lactic acid coronary stents in humans. Criculation, 2000, 102: 399.

[56] Onuma Y, Serruys P W, Perkins L E, et al. Intracoronary optical coherence tomography and histology at 1 month and 2, 3, and 4 years after implantation of everolimus-eluting bioresorbable vascular scaffolds in a porcine coronary artery model: an attempt to decipher the human optical coherence tomography images in the ABSORB trial. Criculation, 2010, 122(22): 2288.

[57] Yan J, Bhat V D. Elixir Medical's bioresorbable drug eluting stent(BDES)programme: an overview. EuroIntervention: Journal of EuroPCR in Collaboration with the Working Group on Interventional Cardiology of the European Society of Cardiology, 2009, 5: F80-F82.

[58] Davidson C L, Feilzer A J. Polymerization shrinkage and polymerization shrinkage stress in polymer-based restoratives. Journal of Dentistry, 1997, 6: 435-440.

[59] 徐海洋, 徐昊, 张丽, 等. 可吸收胶原蛋白线与丝线编织非吸收线在口腔种植中的应用. 中国组织工程研究, 2014, 12: 1877-1882.

[60] 赵宗林, 胡开进, 郑谦, 等. 生物降解性骨内固定夹板行颧弓骨折内固定的实验研究. 实用口腔医学杂志, 1999, 4: 254-256.

[61] Suuronen R. Comparison of absorbable self-reinforced poly-L-lactide screws and metallic screws in the fixation of mandibular condyle osteotomies: an experimental study in sheep. Journal of Oral and Maxillofacial Surgery, 1991, 49: 989-995.

[62] Iyama S, Takeshita F, Ayukawa Y, et al. A study of the regional distribution of bone formed around hydroxyapatite implants in the tibiae of streptozotocin-induced diabetic rats using multiple fluorescent labeling and confocal laser scanning microscopy. Journal of Periodontology, 1997, 12: 1169-1175.

[63] 彭勇, 陈希哲, 田卫东, 等. 可吸收聚对二氧六环酮线的制作及骨折内固定的实验研究. 华西口腔医学杂志, 2003, 21: 425-427.

[64] Kuang R, Zhang Z P, Jin X B, et al. Nanofibrous spongy microspheres enhance odontogenic differentiation of human dental pulp stem cells. Advanced Healthcare Materials, 2015, 13: 1993-2000.

[65] Puelacher W C, Wisser J, Vacanti C A, et al. Temporomandibular joint disc replacement made by tissue engineered growth of cartilage. Journal of Oral and Maxillofacial Surgery, 1994, 52: 1172-1177.

[66] 周丽佳, 杨洲, 张士博, 等. 载顺铂聚乳酸静电纺丝膜对口腔鳞癌细胞的杀伤作用研究. 中国实验诊断学, 2014, 2: 179-182.

[67] 杨露, 李小芳, 罗开沛, 等. 自微乳化口腔速溶膜研究进展. 亚太传统医药, 2017, 4: 47-49.

[68] Horev B, Klein M I, Hwang G, et al. PH-activated nanoparticles for controlled topical delivery of farnesol to disrupt oral biofilm virulence. ACS Nano, 2015, 9: 2390-2404.

[69] Bruce A, Alexander J, Julian L. Molecular Biology of the Cell. New York: Garland Science, 2002: 1065.

[70] Fernández-Cossío S, Castañ-Oreja M T. Biocompatibility of two novel dermal fillers: histological evaluation of implants of a hyaluronic acid filler and a polyacrylamide filler. Plastic and Reconstructive Surgery, 2006, 117: 1789-1796.

[71] Johl S S, Burgett R A. Dermal filler agents: a practical review. Current Opinion in Ophthalmology, 2006, 17: 471-479.

[72] 陈建英, 汪敏, 刘杰, 等. 注射用交联透明质酸钠凝胶的制备及其体外抗酶降解性的研究. 中国生化药物杂志, 2008, 29: 262-265.

[73] Valarie L, Bruce A, Kshama K, et al. Kinetic characterization of the recombinant hyaluronan synthases from *Streptococcus pyogenes* and *Streptococcus equisimilis*. Journal of Biological Chemistry, 1999, 274: 4246-4253.

[74] Balazs E A, Denlinger J L. Clinical uses of hyaluronan. Ciba Foundation Symposium, 1989, 143: 265-280.

[75] 李红梅, 张素文, 郑春玲, 等. 注射用聚乳酸和交联透明质酸钠凝胶的制备及性能研究. 生物医学工程, 2016, 35: 202-204.

[76] 陈薇. 医用可吸收缝合线. 中国高技术企业, 2010, 21: 32-33.

[77] 王莲莲, 李景溪, 施展. 可吸收缝线材料的可降解与临床应用. 中国组织工程研究, 2015, 19: 2619-2623.

[78] 刘小红, 陈向标, 赖明河, 等. 可吸收医用缝合线的研究进展. 合成纤维, 2014, 41: 23-26.

[79] Masini B D, Stinner D J, Waterman S M, et al. Becterial adherence to suture materials. Journal of Surgical Education. 2011，68(2): 101-104.

[80] 郭红霞, 刘淑强, 朱壮强, 等. 聚乳酸医用缝合线捻度稳定性与线密度的测试及优化. 合成纤维, 2015, 44(1): 19-21.

[81] 耿海燕. 可吸收缝合线修复韧带运动性损伤及其材料学性质. 中国组织工程研究与临床康复, 2011, 15(3): 555-558.

[82] Makela P, Pohjonen T, Tormala P, et al. Strength retention properties of self-reinforced poly L-lactide(SR-PLLA)sutures compared with polyglyconate(Maxon) and polydioxanone(PDS) sutures. An *in vitro* study. Biomaterials, 2002, 23: 2587-2592.

[83] Kangas J, Paasimaa S, Makela P, et al. Comparison of strength properties of poly-L/D-lactide(PLDLA)96/4 and polyglyconate(Maxon)sutures: *in vitro*, in the subcutis, and in the achilles tendon of rabbits. Journal of Biomedical Materials Research Part B: Applied Biomaterials, 2001, 58: 121-126.

[84] Deng M, Zhou J, Chen G, et al. Effect of load and temperature on *in vitro* degradation of poly(glycolide-*co*-L-lactide) multifilament braids. Biomaterials, 2005, 26: 4327-4336.

[85] Bezwada R S, Jamiolkowski D D, Lee I Y, et al. Monocryl suture, a new ultra-pliable absorbable monofilament suture. Biomaterials, 1995, 16: 1141-1148.

[86] Davachi S M, Kaffashi B, Roushandeh J M. Synthesis and characterization of a novel terpolymer based on. Polymers for Advanced Technologies, 2012, 23: 565-573.

[87] Müller D A, Snedeker J, Meyer D C. Two-month longitudinal study of mechanical properties of absorbable sutures used in orthopedic surgery. Journal of Orthopaedic Surgery and Research, 2016, 11: 111.

[88] Sundararaj S, Slusarewicz P, Brown M, et al. Genipin crosslinker releasing sutures for improving the mechanical/repair strength of damaged connective tissue. Journal of Biomedical Materials Research Part B: Applied Biomaterials. 2017, 105: 2199-2205.

[89] Giampaolino P, Rosa N, Antonio G, et al. Comparison of bidirectional barbed suture Stratafix and conventional suture with intracorporeal knots in laparoscopic myomectomy by office transvaginal hydrolaparoscopic follow-up: a preliminary report. European Journal of Obstetrics & Gynecology and Reproductive Biology, 2015, 195: 146-150.

[90] Lin J, Qiu S, Lewis K, et al. Mechanism of bactericidal and fungicidal activities of textiles covalently modified with alkylated polyethylenimine. Biotechnology and Bioengineering, 2003, 83: 168-172.

[91] Tan H, Peng Z, Li Q, et al. The use of quaternised chitosan-loaded PMMA to inhibit biofilm formation and downregulate the virulence-associated gene expression of antibiotic-resistant staphylococcus. Biomaterials, 2012, 33: 365-377.

[92] Blaker J J, Nazhat S N, Boccaccini A R. Development and characterisation of silver-doped bioactive glass-coated sutures for tissue engineering and wound healing applications. Biomaterials, 2004, 25: 1319-1329.

[93] Agarwal A, Weis T, Schurr M, et al. Surfaces modified with nanometer-thick silver-impregnated polymeric films that kill bacteria but support growth of mammalian cells. Biomaterials, 2010, 31: 680-690.

[94] Serrano C, Garcia-Fernandez L, Fernandez-Blazquez P, et al. Nanostructured medical sutures with antibacterial properties. Biomaterials, 2015, 52: 291-300.

[95]　Lu H, Cooper Jr J, Manuel S, et al. Anterior cruciate ligament regeneration using braided biodegradable scaffolds: *in vitro* optimization studies. Biomaterials, 2005, 26: 4805-4816.

[96]　Eid K, Chen E, Griffith L, et al. Effect of RGD coating on osteocompatibility of PLGA-polymer disks in a rat tibial wound. Journal of Biomedical Materials Research, 2001, 57: 224-231.

[97]　Ko I K, Iwata H. Simple method for increasing cell-attachment ability of biodegradable polyester. Annals of the New York Academy of Sciences, 2002, 961: 288-291.

[98]　Hirschelmann A, Tchartchian G, Wallwiener M, et al. A review of the problematic adhesion prophylaxis in gynaecological surgery. Archives of Gynecology and Obstetrics, 2012, 285: 1089-1097.

[99]　Schwartz H E, Blackmore J M. Bioresorbable compositions of carboxypolysaccharide polyether intermacromolecular complexes and methods for their use in reducing surgical adhesions: USA, US6017301. 2000-01-25.

[100]　Monk B J, Berman M L, Montz F J. Adhesions after extensive gynecologic surgery: clinical significance, etiology, and prevention. American Journal of Obstetrics and Gynecology, 1994, 170: 1396-1403.

[101]　Ellis H, Moran B J, Thompson J N, et al. Adhesion-related hospital readmissions after abdominal and pelvic surgery: a retrospective cohort study. Lancet, 1999, 353: 1476-1480.

[102]　Hershlag A, Diamond M P, DeCherney A H. Adhesiolysis. Clinical Obstetrics and Gynecology, 1991, 34: 395-402.

[103]　Laurent T C. The Chemistry, Biology and Medical Applications of Hyaluronan and its Derivatives. London: Portland Press Inc, 1998: 267-281.

[104]　Satoru M, Jovelle B L F, Shinsuke M, et al. Vaginoplasty with interceed absorbable adhesion barrier for complete squamous epithelialization in vaginal agenesis. American Journal of Obstetrics and Gynecology, 2003, 188: 1260-1264.

[105]　张晓宇, 陈剑秋. 粘停宁对粘连性肠梗阻松解术后预后的影响. 天津医科大学学报, 2009, 15: 112-114.

[106]　陈昕, 朱维培. 粘克®可吸收医用膜预防妇科术后盆腔粘连的临床观察. 生物医学工程与临床, 2015, 19: 285-287.

[107]　李仁芝, 官艳玲, 余清风. 可吸收医用膜应用于椎间盘手术的效果观察. 现代中西医结合杂志, 2010, 19: 671-672.

[108]　彭云生, 王国强, 刘聪, 等. 腰椎间盘突出症手术治疗的中远期疗效观察. 中国脊柱脊髓杂志, 2006, 16: 878-879.

[109]　姜栋, 于海清, 谭清爽, 等. 瑞术康防治 135 例鼻腔粘连效果观察. 山东大学耳鼻喉眼学报, 2010, 24: 52-53.

# 第3章

# 组织工程支架材料

组织工程是材料学、工程学和生命科学共同发展并相互融合的产物，是在正确认识哺乳动物的正常及病理两种状态下结构与功能关系的基础上，研究开发用于修复、维护、促进体内各种组织或器官损伤后的功能和形态的生物替代物的科学。它的基本原理和方法是将药物或体外培养扩增的细胞附着在可降解的支架材料上，然后将支架复合物植入组织缺损部位，在支架逐渐降解的同时新组织长成，从而达到修复缺损的目的。理想的组织工程支架应具有如下特点：①具有良好的生物相容性、降解性和表面活性，以利于细胞的黏附；②具有高的孔隙率并能为细胞生长提供三维立体结构；③易于塑形并具有与待修复组织匹配的力学性能和降解速率。组织工程支架可以有多种形态，如薄膜、微球、水凝胶、多孔支架等。制备组织工程支架的原料包括天然可降解材料（如胶原、壳聚糖）、人工合成可降解材料（如羟基磷灰石、PLA、PLGA）和复合材料三种。可修复的部位包括骨、软骨、神经、血管、脏器、角膜和皮肤等。本章将从不同的修复部位入手介绍组织工程支架的类型及应用。

## 3.1  骨

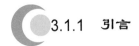

### 3.1.1  引言

随着人类预期寿命的增长和人口老龄化的加重，一些创伤性损伤和骨的病理性疾病在近些年逐渐增多，这些疾病和损伤可以导致骨折、骨缺损和骨不连等严重的后果。据报道，在美国每年有超过450000例骨移植和250000例膝关节置换手术[1, 2]，其中自体骨移植被认为是骨移植的金标准，但是一些可能的并发症和供区受限制约了它在临床上的应用[3]。骨组织工程的出现为外科领域提供了一个可行的解决方案。众所周知，骨修复是由各种生长因子控制的复杂的生物事件，它能在局部损伤部位发出信号，加速祖细胞和炎症细胞迁移并触发愈合过程[3]。骨组织工程，是通过构建成骨微环境来促进骨细胞的增殖与分化，生成活体骨组织，用于骨缺损的修复和再生，从而解决临床上修复大范围骨缺损的难题。为了在骨组织工程领域中设计细胞迁移及在支架中提供营养，了解骨的天然结构特征是首要条件。骨的细胞外基质（ECM）主要由羟基磷灰石［HAP，69%～80%（质量分数）］和胶原［17%～20%（质量分数）］组成[6]，其特点是具有明显的纤维结构和亚细胞直径（10～300 nm）[7-10]。它不仅能提供机械支持和细胞生长空间，还能促进细胞黏附、增殖和分化等生物学功能。最近几年，纳米纤维由于具有模拟细胞外基质中的胶原和纤维结构的能力受到了人们越来越多的关注。此外，纳米纤维还具有高的表面积体积比，利于药物和细胞的输送。与纳米纤维相比，微纤维能够提供更强大的机械支持，并且孔隙度高可使细胞迁移速率增大[11]。本节主要探讨骨结构的物理力学特性，并介绍一些常见的高分子支架的聚合方法及细胞、药物在骨再生中的运输策略。

 ## 3.1.2 骨结构形态特征

成人骨骼的骨结构通常以两种形式存在，即松质骨（占总骨架的 20%）和皮质骨（密质骨，占总骨架的 80%）[12]。松质骨具有 50%～90%的高孔隙度，以一种具有蜂窝分支的海绵状形式存在，通常存在于干骺端和皮质骨的内侧。皮质骨孔隙度低，仅为 10%左右，几乎呈固体状，可分为长骨（股骨和胫骨）、短骨（腕和踝）、扁平骨（颅骨和胸骨）和不规则骨（椎骨和筛骨）。

细胞外基质中 HA 的弹性模量为 130 GPa，最大拉伸强度为 100 MPa，胶原的弹性模量为 1～2 GPa，最大拉伸强度为 50～1000 MPa。皮质骨的抗压强度在 100～230 MPa 范围内，杨氏模量为 3～30 GPa。松质骨的抗压强度在 2～12 MPa 范围内，杨氏模量为 0.005～0.5 GPa[13, 14]。因此骨结构同时具有刚性和韧性[15]，可以从材料科学的角度来评判组成骨结构的复合材料。

骨结构的维持依赖于相互作用的三种细胞：成骨细胞、骨细胞和破骨细胞。它们都具有不可替代的作用，是骨形成和吸收的基础。因此理解不同细胞的生物学特征才能在骨组织工程中更好地优化支架的设计。表 3.1 中分别显示了三种细胞的形态特征和功能[16]。

表 3.1　骨相关细胞形态特征和功能

| 细胞类型 | 特征 | 功能 |
| --- | --- | --- |
| 成骨细胞 | 极性细胞，单层排列 | 细胞外基质沉积与矿化 |
| 破骨细胞 | 极性细胞，大，多核 | 骨吸收 |
| 骨细胞 | 星形，较少细胞器 | 骨样钙化 |

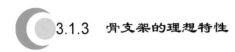

### 3.1.3 骨支架的理想特性

作为骨的替代材料，骨支架需要一些特定的性能以满足其在人体内的功能要求，如良好的生物相容性、生物降解性、一定的孔隙度及机械性能等。

生物相容性意味着支架可在宿主的组织中很好地被接纳并且不引起免疫或炎症反应，这在骨组织工程中起到了非常重要的作用[17-20]。如果支架具有良好的生物相容性和无毒性，新的组织会逐渐再生并替代支架。如果支架的生物相容性差，支架可能被纤维组织包裹，造成严重的副作用甚至导致周围的组织死亡[20]。

生物降解性是指材料在体内的化学溶解性能[21]。降解产物应该无毒且可以从体内的植入部位轻易消除[22]。同时，支架的降解速率最好与组织的再生速率相一致，使得支架在组织完全再生时完全降解[23]。

孔隙度反映一个材料孔隙空间的大小程度，它提供了支架中生长因子与细胞相互作用的空间[24]。同时，孔径的大小决定了细胞的长入及血管化的程度[25]，小孔可以防止细胞穿透，大孔不利于细胞附着[21]，因此高孔隙度（＞90%）对于支架与宿主的反应与整合来说，是比较理想的结构[26]。

机械性能是指支架对抗体内应力的物理特性[27]。植入性材料的机械性能应与组织缺损部位相匹配，以保护细胞免受破坏性的压缩或拉伸，使得细胞在愈合过程中可以发育成正常组织[28]。

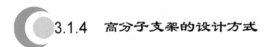

### 3.1.4 高分子支架的设计方式

目前人们已开发了许多种高分子材料的制备方式，如静电纺丝技术、相分离法（TIPS）及自组装等。

静电纺丝技术是一种具有成本低、简单高效、所制备高分子支架比表面积大、适合聚合物封装多种生物活性药物和细胞等优点的独特技术，自20世纪20年代初便获得了大量的关注[10,29,30]，被广泛应用于实验室和工业生产[31]。由于制备工艺简单且易于控制，这种技术有很大的改进空间。例如，静电纺丝支架的机械强度可以通过混合各种材料的途径得到增强，其孔隙度和孔径可以通过调整不同的参数得到提高[32]。在支架的制备过程中需要注意的是，有机溶液必须尽量清除，以便静电纺丝能与细胞更好地相容。

静电纺丝的制备仪器主要由三部分组成：①高压电源；②小直径针头；③收集板或滚筒[33]。当电压足够高时，聚合物溶液的电位可以克服液滴的表面张力，从针孔向收集板或滚筒产生带电射流，随后溶剂蒸发，最终得到取决于聚合物溶液和静电纺丝参数的具有典型结构的纳米纤维或纤维网[34]。

相分离法实际上是一个依据热力学过程制备材料的方法，包括五个步骤：①聚合物溶解；②液-液相分离和凝胶；③溶剂萃取；④冷冻；⑤冻干[35-37]。聚合物溶液中含有一定的致孔剂，如盐、糖或其他溶剂等，通常在高温引起相分离后，用丙酮等溶剂除去。富含聚合物的相形成固体成为支架，而致孔剂则会转变为孔隙空间[38]。相分离法在其机制和技术方面存在一定的优点和缺陷。其优点是简单，不需要复杂的设备，且其孔隙度和孔径大小可以通过调控致孔剂得到较为便捷的控制[39]，其孔径对于细胞生长和迁移而言也可以足够大。同时它也存在一些缺陷。首先，在相分离的过程中，支架的微结构不能以一种特定的可重复的方式产生，这就意味着以同样的方法制作的支架实际上是不完全相同的[40]；其次，由于制备过程中使用的有机溶剂在成品中可能有所残留，从而影响了材料的生物相容性[41]。

受到细胞外基质纤维形成的自然过程的启发，分子间相互作用也被应用于支架材料的制备中，即各部件自组装成纤维结构[42]。自组装通常是由两个成分混合或一些外部刺激（如光、pH 和温度等）所激发的[10,43]，通过分子间的相互作用（如氢键、范德瓦耳斯力、静电作用和疏水反应），支架材料能够以特定的方式形成许多独特的结构[38]。

与其他技术相比，自组装可以让一些具有生物活性的成分更容易地形成纳米纤维支架[44]，并且使得支架更加多功能化，在温和的合成过程中将细胞封装在支架内[40]。尽管自组装的支架高度模仿了天然的细胞外基质，但是它在机械性能方面却很差，无法维持基本的机械强度，其原料必须是能够自组装成三维结构的分子。此外，自组装过程耗时长，不适合快速和工业规模化的生产[45]。

### 3.1.5　高分子支架的载药方式

在最近几十年中，人们做出了许多努力以期发现一种在高分子支架上进行药物和细胞传递的合适的方法，载药方式从简单的直接物理嵌入发展到表面吸附、同轴负载以及表面改性等。受纤维的加工工艺和操作参数（如温度、溶剂及 pH 等）的影响，高分子支架中可能存在降低药物溶解度或抑制某些药物或杀伤细胞等不利因素，所以选择合适的策略进行药物或细胞的搭载是至关重要的。

直接嵌入法是在支架中封装生物活性成分最简单的方法[46]。通常将生长因子或分子混合到聚合物溶液中，使生物活性成分分散到聚合物溶液中缓慢释放。但一些限制和控制释放效率的因素，如药物的聚集和失活，阻碍了其广泛应用[47-49]。这种方法运载的药物可能只是聚集在纳米纤维支架的外表面，最终导致药物突释等不利现象的发生[50]。

乳液包封可以看作直接嵌入法的延伸，它需要采用与直接嵌入法相同的方法。不同的是，生物活性剂可以溶解到聚合物溶液中。纤维形成的聚合物通常溶解在有机溶剂中形成油相，而生物活性剂溶解在水溶液中形成水相[51,52]。

同轴加载则是传统静电纺丝技术的改进，具体操作方法是将两种不同的溶液通过针头，使得两种溶液在到达收集板前的最后一刻都处于分离的状态，避免两种溶液之间的接触和混合[51, 53]，最终得到包含内芯与外鞘的纤维形态[46, 54]。由于生物活性成分能溶于不同的核壳相，因此同轴加载可以构建具有分离的核壳结构的复合功能化纳米纤维[55]。

表面改性是一种通过物理吸附或化学偶联一些生物活性分子从而运载药物的方法[56]。聚合物纤维支架的大比表面积使其可以吸收大量的生物活性分子[51]。物理吸附分子往往会过快释放，且分子在微环境的影响下通常是不稳定的。化学偶联是表面功能化的另一种途径，同简单的物理吸附相比，通过化学偶联改性的聚合物更稳定，且由于结合较为紧密，受到的外界影响会比较小[57, 58]。

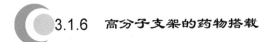

### 3.1.6  高分子支架的药物搭载

新骨的形成是一个复杂的过程，涉及大量的细胞因子和生长因子及多种信号通路[59]。在骨生长和骨折愈合过程中，大量分子生物学事件以一种时空控制方式受到生物活性分子的调节[10]。下面主要介绍一些常见的用于促进骨愈合的生长因子和小分子生物药物。

骨形态发生蛋白（BMP）是 TGF-β 超家族中最大的蛋白，它是唯一能刺激骨髓间充质干细胞分化为骨或软骨细胞的细胞因子，可以诱导干细胞向成骨细胞分化，增强 ALP（碱性磷酸酶）活性，增强细胞外基质钙沉积，提高 mRNA 和骨钙素水平。BMP 可能是在骨组织工程领域使用最广泛的生长因子，且具有多种生物学功能。例如，它可以作为一个刺激源在软骨内骨化的过程中直接促进间充质干细胞的增殖分化。BMP-2、BMP-7 和 BMP-4 因具有显著的诱导骨形成的疗效已被 FDA 批准作为一种药物[60]。局部应用 BMP 诱导成骨已经在各种动物身上进行了广泛的研究，如小鼠、大鼠、兔、山羊和灵长类动物的局部控制释放实验。甚至还被应用于一些临床试验，如胫骨骨折重建术、脊柱融合手术等[16]。

为了避免在各种支架中搭载 BMP 蛋白时 BMP 的生物功能失活，人们尝试了多种策略。由于生长因子有一定的溶解性，因此理论上来说将 BMP 直接嵌入静电纺丝中进行封装并不是合理的方法。但 Li 等通过选择天然高分子聚合物作为药物载体，用静电纺丝技术在支架中成功搭载了 BMP-2 蛋白。首先将 BMP-2 加入丝素溶液中，然后混合一些聚（环氧乙烷）（PEO），最后采用静电纺丝法制备含 BMP-2 的丝素纤维支架。研究表明，丝素/PEO/BMP-2 支架能促进成骨基因的钙沉积并提高转录水平[60]。同轴负载法与直接嵌入相比具有一定的优势，如所制备的支架装载效率高、机械性能强，具有生物相容性表面和进行药物控制释放等[61]。此外，可以通过使用不同的聚合物溶液形成核壳结构的方法搭载蛋白，这种聚合物溶液通常由亲水核和疏水壳组成。Zhu 等将 rhBMP-2 与聚乙二醇（PEG）结合作为核心，选用聚 ε-己内酯（PCL）作为外壳[62]。此外，Srouji 等用 PEO 作为核心，PCL 作为外壳[63]。

这样，BMP 就可以同时保持缓释特性和生物活性。近年来备受关注的是一种在纳米纤维表面固定 BMP 的有效控制释放的方法。由于直接暴露于微环境中，BMP 可以保持长时间的生物活性[64, 65]。由于多巴胺、儿茶酚和胺基可以在多种材料表面形成聚多巴胺涂层，通过化学偶联促进 BMP 功能化材料表面也是一种搭载 BMP 蛋白的途径[66-71]。结果表明，聚多巴胺介导的 BMP-2 的功能化表面可稳定地保留在 PLLA 纳米纤维表面至少 28 天[70]，并且定向引导胶原沉积[72]。

成纤维细胞生长因子（FGF-2）是另一种可以加速骨愈合过程的生长因子。一些研究表明，FGF-2 能抑制基质细胞成骨分化并维持它们潜在的增殖和成骨的状态，这可以通过细胞增殖、破骨细胞的骨重塑的调节和减少 BMP 信号通路拮抗剂来解释[73]。然而，在调节骨愈合过程中，FGF-2 的作用效果呈剂量与时间依赖性[73-75]。

由于静电纺丝法通常会采用一些毒性较大的有机溶剂，因此这种方法很容易破坏蛋白脆弱的治疗潜力，目前人们已经能成功采用同轴加载或乳液封装法将各种生长因子集成到静电纺丝中。Man 等将 FGF-2 装入含有 PLGA 的乳液中，该支架中的 FGF-2 具有 3 周的生物活性[76]。Place 等结合了两种方法，使得 FGF-2 的生物活性保持更久，他们使用一种复合同轴针将 FGF-2 封装在由油包水乳液组成的核心溶液中，它对骨髓间充质干细胞表现出的生物活性更高[77]。此外，肝素中的串珠素作为一种天然的硫酸乙酰肝素蛋白多糖，也可以用来固定成纤维细胞生长因子[78]。FGF-2 可结合串珠域Ⅰ（PlnD Ⅰ）来修饰各种材料的表面活性。Liu 等制备了具有 PlnD Ⅰ涂层的胶原或明胶纤维，这种胶原可有效地将 FGF-2 固定在静电纺丝基质表面[74]，且其结合的紧密度比肝素蛋白胶原纤维高 10 倍[79]。

TGF-β 是一种具有多种功能的多肽生长因子，可调节骨组织、免疫系统和结缔组织等。在骨组织中，TGF-β 具有很高的表达水平，可促进 DNA 合成、软骨形成和成骨。研究者发现，TGF-β1 能显著促进骨髓间充质干细胞的生长和增殖[76]。许多实验还表明，与 TGF-β 结合的支架可以刺激软骨修复[77, 78]。近期人们研究发现了一个通过结合加载 TGF-β1 的明胶微球和 PLGA 的支架以促进细胞增殖的方法，在含有 TGF-β1 的 PLGA 明胶支架中可以观察到细胞增殖显著加快[14]。

其他生长因子，如胰岛素样生长因子（IGF）、血小板衍生生长因子（PDGF）及血管内皮生长因子（VEGF）等，在高分子支架中搭载时也必须考虑到材料与生长因子之间的相容性。在静电纺丝过程中生长因子的生物活性易受抑制[80-83]，同时，制备时的参数也会影响药物包封的成功率和效率，如电压、溶液及针头等。总之，乳液封装和同轴静电纺丝的方法可以成功用于保持生长因子活性和控制生长因子的释放。此外，将生长因子通过化学功能基团固定在基体表面也不失为一个好的思路。

正如前面提到的，HA 是骨组织中最主要的成分（占 69%～80%，质量分数）。虽然 HA 是一种无机矿物质，但是由于其拥有较为良好的生物性能，是促进新生骨形成的一种生物活性药物，因此可以广泛应用于骨组织工程中。例如，它可以提供一个对细胞黏附、迁移及分化有利的微环境，同时直接激活成骨的一些信号通路，并且调节生长因子和细胞因子的活性[9, 84, 85]。此外，它可以作为钙离子和磷酸根离子沉积的成核中心，这是在生物矿化与新骨形成时必不可少的[86-89]。因此纳入 HA 纳米粒子的静电纺丝纤维不仅可以模仿天然骨基质，还可提高机械强度，而且其生物活性和骨诱导性还可促进新骨形成和骨改建[90, 91]。制备 HA 纳米粒子的传统方法往往需要苛刻的反应条件，如温度、pH 等都需要严格地调控，并且得到的最终产物的大小、形态、结晶度都不好控制[92, 93]。将 HA 加入材料中的常见方法有两种：一种方法是将聚合物纳米纤维浸没在模拟体液（SBF）中促进 HA 的结晶[94-96]，类似于表面功能化；另一种方法是直接将 HA 纳米粒子嵌入溶液中[97]，从而改进机械性能和生物活性[98]。据以往文献报道，反应性阴离子基团（如羟基）与矿化过程有关，可以控制晶体的成核和生长过程[99, 100]。因此钙离子可以通过离子键、磷酸根离子可以通过氢键结合并吸附于材料表面，导致 HA 晶体的形成。据此，研究人员用碱性试剂刻蚀材料表面或将一些天然聚合物混入静电纺丝纳米纤维中，从而在体系中引入一些反应性阴离子基团促进 HA 晶体的形成。例如，Persson 等用碱性试剂处理 PLLA 纤维后再浸泡在 SBF 中，使得其表面更利于磷灰石的成核和生长[101]。此外，通过加入纳米纤维素（NC）制作的 PCL/NC 复合纤维也可以促进 HA 晶体的沉积和纤维支架表面的 HA 层的形成[102]。浸泡时间对 HA 结晶也会有一定影响，随着浸泡时间的增加，矿物沉积也增加[103]。然而，由于聚合物纤维降解缓慢，材料表面形貌和结构会发生变化，HA 的生物功能不会长时间地维持[104]。许多 HA 复合材料的静电纺丝纤维，如 PLLA/HA、PCL/HA、PLGA/HA、胶原/HA，已对骨组织工程的发展起到了积极的作用[105-107]。近期人们又提出了一种基于贻贝胶化学的制备纳米 HA 的新方法，Gao 等采用聚多巴胺（PDA）为模板，仿生合成了可以强烈结合钙离子的纳米 HA，这是一种比传统方法更为安全、温和的合成方法，为材料表面合成 HA 提供了新的思路[108]。

地塞米松（DEX）作为一种人工合成的糖皮质激素，也可以支持干细胞的成骨分化[109]，由于其拥有较好的溶解度和稳定性，也被广泛地应用于骨组织工程中。正因为如此，人们可以采用直接嵌入法将 DEX 封装在聚合物纤维中。Theodora 等将 DEX 载入多种静电纺丝纤维中，得到了可以缓慢释放并且促进成骨分化的载药支架[110]。在 PCL-镁橄榄石（forsterite）纤维膜中，DEX 的释放甚至可以持续到第四周[111]。封装这种小分子药物的另一种方法是同轴加载，核壳结构可以很好地适用于持续的药物释放。Su 等报道了一种与混合静电纺丝纤维相比能够更好地控制释放出 BMP-2 和 DEX 的核壳结构的纳米纤维[64, 112]。

除了上面提到的小分子药物外，还有很多其他的小分子药物可以通过激活某些信号通路从而促进骨髓间充质干细胞的增殖和分化，如 Purmorphamine、辛伐他汀、SVAK-12 等。与 DEX 一样，共混或同轴静电纺丝是适用于这些小分子药物的常规药物包封方法[113, 114]。然而，小分子药物在载药支架中的应用也是有一定的限制。

例如，由于小分子药物的体积较小，因此可以很容易地渗透到不同的组织和非靶向细胞中[111]。保证精确地靶向给药是小分子载药引导骨再生的关键。

 ### 3.1.7　高分子支架的细胞搭载

间充质干细胞（MSC）是干细胞的重要成员，它来源于中胚层和外胚层发育早期，属于多能干细胞。间充质干细胞最初在骨髓中发现，因其具有多向分化潜能、支持造血功能以及干细胞移植的功能，在最近几十年受到了很多关注。在组织工程中由于骨髓间充质干细胞具有潜在的分化能力，可以分化为多种细胞形式[115]，如脂肪细胞、软骨细胞、成骨细胞和成肌细胞。它们可以从骨髓、脐血、脐带血甚至胎盘中分离出来，其中骨髓是间充质干细胞的主要来源之一。骨髓间充质干细胞的形态与成纤维细胞类型相似，呈纺锤形，易于附着于培养皿底部[116]。在大多数情况下，静电纺丝纳米纤维支架被压制并浸入含有一定数量的骨髓间充质干细胞和成骨分化培养基中，然后载有细胞的支架被放置在培养箱中以促进细胞生长。Yoshimoto 等研究表明，第四周时多层细胞可以覆盖在 PCL 静电纺丝纳米纤维支架上[117]并可促进细胞黏附和生长[118]。与合成材料相比，天然高分子材料具有更好的生物相容性和生物活性等优点，对维持细胞的黏附和生长有重要作用，例如，丝素蛋白可制成具有良好的支撑细胞生长性能的纳米纤维。但是天然高分子材料的机械强度较差，此复合纳米纤维是封装细胞的最理想选择。制备材料有两种常用策略：一种策略是将天然聚合物与合成聚合物混合，另一种策略是使用天然聚合物作为涂层改善表面性能。由于明胶、胶原及壳聚糖中含有 RGD 序列，因此它们能激活整合素相关通路，调节黏附、增殖和分化[119]。其他复合纳米纤维，如 PCL/胶原、PLLA-co-PCL/胶原、PCL/明胶、PLGA-co-PCL/明胶等，对骨髓间充质干细胞也具有良好的生物相容性[120-122]。

脂肪干细胞（ASC）是近年来发现的一种新的具有高增殖能力的成体干细胞。在特定条件下，ASC 具有分化为骨、软骨、肌腱、骨骼肌和脂肪的潜能。ASC 丰富地存在于皮下脂肪组织中，并且可由一种简单的基于酶的方法来分离，因此很容易获得。最近以 ASC 与生物材料支架结合的治疗策略得到了广泛的研究。

其他细胞，如成骨细胞和内皮细胞等在聚合物支架的制备中也有所应用。例如，载有成骨细胞和内皮细胞的 HA/胶原复合支架可以有效地促进骨的形成[97]。将自体细胞移植到合适的支架中也是一种修复骨缺损的方法，同时移植的细胞可以增殖并分化成成骨表型。

 ### 3.1.8　高分子支架的药物与细胞共同搭载

到目前为止，人们已经讨论了在高分子支架上装载不同的药物和细胞的几种策略。骨组织工程的三个要素为支架材料、生长因子和细胞。药物和细胞通常与可降解的聚合物支架相结合以模拟骨愈合和形成的自然过程。理想情况下，生物活性药物的活性可以进行动态微调，以匹配骨再生的生理需要（图 3.1）[123]。

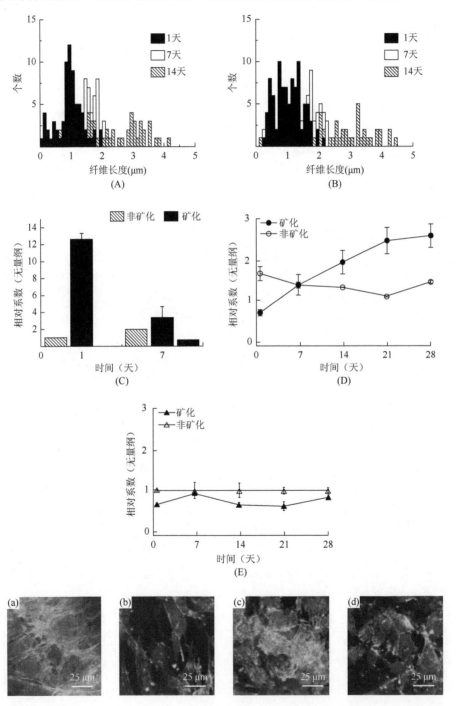

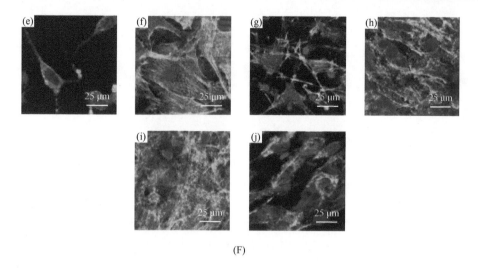

图 3.1　生物矿化与骨再生关系

（A）量化的亚克隆矿化的平均纤维长度分别为 1 μm（1 天）、1.6 μm（7 天）和 2.3 μm（14 天）；（B）量化的亚克隆非矿化的平均纤维长度分别为 1 μm（1 天）、1.6 μm（7 天）和 2.7 μm（14 天）；（C）MC3T3-E1 细胞间区域的 ECM 纤维相对弹性模量的平均值柱状图；（D）、（E）MC3T3-E1 细胞分别在磺化聚苯乙烯（SPS）和 Si 中培养的相对弹性模量的平均值折线图；（F）MC3T3-E1 在 SPS 中的 1 天［（a）、（f）］、7 天［（b）、（g）］、14 天［（c）、（h）］、21 天［（d）、（i）］和 28 天［（e）、（j）］的矿化［（a）～（e）］和非矿化［（f）～（j）］的激光共聚焦扫描显微镜图

　　虽然有些材料在无生长因子和细胞的条件下能够促进新骨形成，但这种方法只适用于小的缺陷，因为它只需要引入少量的细胞（如骨髓间充质干细胞）即可完成修复。但对于较大的缺陷，这种解决方法是难以成功的，因为整个修复过程涉及了更复杂的生物反应和大量的细胞[16]，因此在大多数情况下，支架、生长因子和细胞这三个要素都需要被用于骨修复的策略中。不同的设计要求需求不同的材料、药物及细胞。例如，HA 纳米纤维支架具有良好的生物相容性和生物降解性，在治疗过程中能够起到提高骨强度、诱导骨形成的作用，在此基础上同时将 HA 和 BMP-2 相结合则可以得到能够进一步促进间充质干细胞的生长和分化的高分子功能支架[60]。Shamaz 等制备了加入明胶的纳米 HA 基质 PLLA 纤维支架，并研究了其机械性能、细胞浸润、骨再生和成骨分化潜能[124]。Song 等将 HA 加入 PLA/PMMA 复合纳米纤维支架中，得到了能促进黏附和人成骨样细胞（MG-63）增殖的支架[125]。不过需要注意的是，载入支架的药物量并不是越多越好。Morelli 等分别制备了 PLA 和 PLA/HA 支架，HA 的质量分数分别为 20% 和 50%，其中 HA 质量分数为 20% 的组更有益于成骨细胞增殖，这是因为相比较而言载药量较少的支架含有更高的孔隙度（91%），更有利于营养物质和代谢产物的扩散输运[126]。

事实上，骨组织工程的设计并没有一个统一的标准，每一种方案都各有其优缺点。例如，天然高分子支架比合成支架具有更高的生物活性和更低的机械强度。

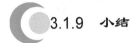

### 3.1.9　小结

骨形成和骨重建的过程中涉及大量的生长因子，同时生长因子还与不同的细胞相互作用，最终成为成熟的细胞类型（成骨细胞、骨细胞和破骨细胞）[127]。虽然同过去相比，骨生物学和材料学的研究已经取得了很大进展，但仍存在许多困难急需解决。面对新兴的临床要求，开发一种高性能的工程化骨支架仍然是一个巨大的挑战[128, 129]。随着材料科学的发展以及人们对骨形成生物过程的理解逐渐加深，未来有望设计出一种与生物活性药物和细胞相结合的理想支架材料。

## 3.2　软　　骨

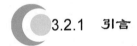

### 3.2.1　引言

软骨缺损修复是骨科外科医生如今所面临的最大挑战之一[130, 131]。在过去几十年中，尽管人们已经对软骨修复进行了大量研究，但是迄今为止仍然没有足够的能力完全修复缺损的软骨。随着关节软骨和软骨下骨之间的相互作用被逐步发现，人们将越来越多的注意力集中在针对整个骨软骨组织的治疗上，而不仅仅是侧重于浅表区的修复。骨软骨单位的整体修复程度是评估关节软骨修复能力的关键标准。下面总结了聚合物材料在软骨修复中的应用，并列出了每一种技术的优缺点，未来的治疗方案可能包括两种或多种优化技术的组合。在软骨修复领域，人们尚需要进行更多的临床前研究，才有可能将研究结果转化为临床应用。

关节软骨在人体中的作用是减少关节在运动过程中的摩擦，保持关节软骨平滑运动。因此关节软骨损伤会对人的运动能力产生较大的影响，甚至导致残疾[132]。软骨的自我修复能力是十分有限的，因为软骨固有的无血管性，且被细胞外基质包围的软骨细胞迁移较少，成熟软骨细胞的增殖有限[131-134]。传统的软骨修复技术包括精密钻孔、微裂缝、骨髓刺激移植间充质干细胞、自体软骨细胞植入（ACI）、骨软骨自体移植（嵌合成形术）、同种异体移植术等，以上技术也可以相互结合同时进行治疗[132, 135-147]。这些技术虽然有一定的效果，但是其自身的应用仍受到许多限制。例如，骨髓刺激产生的纤维软骨强度不足；同种异体移植术的整合度不足，且移植体储存会导致细胞活力丧失及疾病传播；自体移植也缺乏整合并且会导致额外的缺陷，用 MSC 或软骨细胞移植所修复的软骨质量会下降，随着植入时间的增长逐渐显示出退行性变化[132, 148-150]。

骨软骨组织的结构是基于细胞形态、基质组成、胶原纤维取向和机械性能形成的，并且由浅表区、中部区、深区和钙化区组成[151]。骨软骨组织的表面区覆盖有密集的 II 型胶原纤维（Col II），其作用是保持较高的张力以抵抗表面的剪切力[152]，该区域的软骨缺损会引起关节疼痛。软骨下骨在生物力学和营养支持中也起到了十分重要的作用，几乎所有的软骨损伤都涉及软骨下骨的损伤。因此随着人们对关节软骨和软骨下骨之间相互作用的理解逐渐深入，骨软骨组织的修复越来越多地发展到整个组织的治疗，而不仅仅是侧重于浅表区的修复[143, 144, 153-162]。

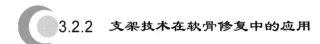

### 3.2.2　支架技术在软骨修复中的应用

目前应用于软骨修复的是一种简易支架技术，这种支架分为天然材料和合成材料两种类型，通过支架与生物系统相互作用[163]，解决自体移植和同种异体移植的限制，最终实现临床医学的理想医学成果[164]。下面介绍几种常用的支架材质。

壳聚糖是一种衍生自几丁质的碱性脱乙酰基共聚物，可以广泛应用于生产各种生物相容性支架。壳聚糖支架由于具有高度交联的孔结构，便于细胞黏附和增殖，能够为细胞提供丰富的营养运输[165]。壳聚糖聚合物具有优越的生物相容性，可促进软骨修复，是软骨再生的理想材料，在软骨修复应用中具有很大的潜力[164, 166-169]。

聚乳酸及其衍生物作为另一种支架材料也已广泛应用于软骨修复工程。最近 Chang 等报道了一种无细胞多孔 PLGA 支架（丙交酯/乙交酯摩尔比为 85/15，分子质量为 50～75 kDa），这种支架具有高于 90%的孔隙度、可控的孔径为 300～500 μm，且孔隙是互相连通的。实验进行 12 周后，可以观察到将这种无细胞 PLGA 植入和早期适当运动组合的治疗方案可以显著改善兔膝关节缺损模型的全层骨软骨再生[170]。聚乳酸及其衍生物还可以与其他化合物结合以改进与宿主组织结合的支架构造，最终应用于软骨修复（图 3.2）[171-176]。例如，Vikingsson 等研究了用于软骨缺损修复的 PCL 支架的孔隙与其机械性能的关系[177]。但聚乳酸的降解会产生乳酸，因此会导致局部组织乳酸积聚，该区域的 pH 降低，可能会产生植入体附近的炎症和骨吸收的副作用[178]。

除以上材质的支架外，其他类型的支架也得到了一定的发展，如丝支架[179, 180]、HA 支架[181, 182]、胶原支架[157, 183, 184]、霰石-透明质酸盐支架等[185]。

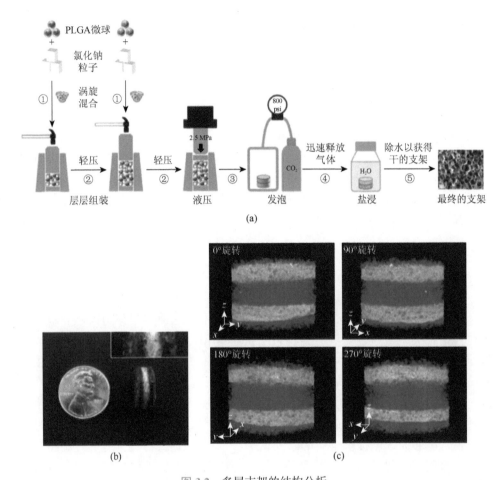

图 3.2    多层支架的结构分析

（a）制作 PLGA 支架技术的示意图；    （b）三层支架的外表面的代表性图片，其中最外层用红色染料苕红素染色；
（c）计算机断层扫描图

### 3.2.3    支架搭载细胞

在支架上搭载种子细胞也是一种改善软骨再生的有效方法，许多研究表明，支架可以作为细胞的递送载体以刺激缺损部位的软骨形成，并且促进补充新组织与周围的自身软骨和软骨下骨[186-198]。通常种植在支架上用于软骨修复的种子细胞有两种类型：软骨细胞和间充质干细胞（MSC）。Rozlin 等设计了一种搭载骨髓间充质干细胞（BMSC）的支架，将细胞分别置于 PLGA/纤维蛋白和 PLGA 支架上进行体外软骨组织修复实验[199]，证实了 BMSC 在软骨修复组织工程中的潜力。

除 MSC 经常被应用于临床研究外，越来越多的研究也在使用软骨细胞作为软骨修复的种子细胞[200]。一些研究表明，细胞外基质（ECM）具有比 MSC 更优异的机械性能，因为对于初始细胞活力和随后的软骨形成来说，MSC 与生物材料的相互作用是非常重要的[201]。Kreuz 等使用支架辅助自体软骨细胞移植体进行软骨缺损修复，然后对移植后 48 个月的临床和生物力学结果进行跟踪[202]。结果表明，虽然这种技术存在一些缺陷，但是自体软骨细胞移植仍然是一个很好的治疗软骨缺损的计划。Kon 等设计了另外一个实验，他们植入自体骨髓间充质干细胞衍生的细胞外基质（aBMSC-dECM）支架来修复软骨缺损。实验结果显示，在术后 12 周软骨的修复展现出了令人满意的结果。虽然目前这种技术非常热门，但没有直接的结果证明有细胞的支架比没有细胞的支架修复能力更好，使用具有或不具有细胞的相同支架都能够得到相似的良好结果，因此支架上搭载细胞的真正作用和必要性仍然需要进一步论证[200]。

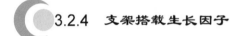

### 3.2.4　支架搭载生长因子

在支架上搭载生长因子类似于在支架技术上接种细胞。支架可以搭载不同的生长因子作为因子递送装置，以增强修复过程。Mullen 等开发了胶原-糖胺聚糖（GAG）支架作为胰岛素样生长因子-1（IGF-1）递送装置，以增强软骨缺损修复[203, 204]。结果表明，将 IGF-1 掺入胶原-GAG 支架中可以为软骨修复初期提供突发释放的高浓度 IGF-1，在体外模型中对修复软骨缺损是有利的。Luo 等设计了另一个实验，IGF-1 的同种类替代品植入式机械生长因子（MGF）与甲醇处理的丝素蛋白支架中的转化生长因子-β3（TGF-β3）协同作用[179]。这两种生长因子可以引导 MSC 趋化性归巢并刺激 MSC 分化成软骨细胞。他们的研究表明，TGF-β3 和 MGF 功能化的丝素蛋白支架增强了内源性干细胞聚集，证明了原位关节软骨可以再生，为软骨修复提供了新的治疗方法。

根据功能的不同，其他一些生长因子也可以用于研究软骨修复，如骨形成蛋白-2（rhBMP-2）、胰岛素生长因子-1（rhIGF-1）[205, 206]以及成纤维细胞生长因子-2（FGF-2）[207]。

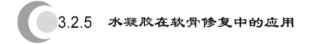

### 3.2.5　水凝胶在软骨修复中的应用

与多孔支架材料相比，水凝胶拥有预胶化流动性的特性，因此可以填补不规则组织缺陷，避免了进行预成形和侵入性手术[208]。另外，水凝胶在体内不会引起外来物体与周围组织的异体反应[209]，因此人们将越来越多的注意力集中在水凝胶技术上。由于壳聚糖拥有阳离子性质和高电荷密度，因此作为生物材料被认为有巨大的潜力。虽然其他类似的基于碳水化合物的生物材料，如聚乳酸/

聚乙醇酸、琼脂糖和藻酸盐等已被用于许多研究，但是大多数与壳聚糖相比都具有严重的炎症反应。因此壳聚糖被广泛地应用于水凝胶技术中[148, 169, 209-215]。Liu 等报道了一种新型的可用于三维（3D）细胞培养的可生物降解的热敏可注射羧甲基甲壳素（CMCH）水凝胶[210]，证明了热敏可注射 CMCH 水凝胶不仅可用于软骨的再生，还可用于肿瘤模型、术后粘连预防、软骨再生和中枢神经系统修复等。此外，Bichara 等合成了 PVA-聚丙烯酸（PAAc）水凝胶制剂，并在新西兰白兔模型中进行了髁骨软骨缺损修复实验。尽管经历了一些障碍，但这个实验仍取得了巨大的成功[216-220]。这些研究结果进一步表明，水凝胶可以作为有效控制释放的装置用于软骨修复。

由于水凝胶与细胞结合可以显著改善软骨修复的效果，因此它可以作为类比于支架技术的细胞载体，以便进行更好的软骨修复。一些研究报道了水凝胶系统促进骨软骨再生的细胞增殖、分化和基因表达的作用[221-223]。Fan 等报道了一种新型含有滑膜衍生的间充质干细胞（SMSC），即干细胞系的可注射水凝胶，为软骨组织工程提供了一种新的策略[224]。体外实验结果表明，该方案可以较好地促进软骨形成，为临床应用提供了可能。Schagemann 等进行了一系列体内和体外实验，以进一步表明这种水凝胶系统已经为分化组织形成创造了一个有利的条件[225, 226]。以上大量的研究表明了这种细胞植入的方式有利于软骨修复，因此这项技术展现出了良好的应用前景[227-232]。

同样类比支架技术，水凝胶体系也是搭载各种功能生长因子的良好载体。Park 等制备了由兔骨髓间充质干细胞和搭载有 TGF-β1 的软骨缺损修复明胶微粒（MPs）组成的一种可生物降解的水凝胶复合材料[233]，结果表明，兔骨髓间充质干细胞在培养期间保持活性并分化为软骨细胞样细胞，被认为是复合水凝胶技术修复软骨的关键。水凝胶复合材料显示出了作为软骨缺损修复的空间引导生长因子释放载体的潜力[155]。该技术对于软骨界面缺陷修复是有用的，它是干细胞和生物活性分子局部递送的主要进展之一[232, 234]。他们通过使用乳液交联方法将 TGF-β1 组装成壳聚糖微球，持续释放 TGF-β1，在软骨中，TGF-β1 的持续释放可抑制细胞增殖并刺激 ECM 生成，显著促进软骨再生。另外，Ansboro 等报道了由软骨相关细胞外基质分子透明质酸组成的可注射微球释放 TGF-β3 的软骨组织工程[235]。

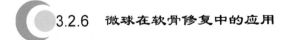

### 3.2.6　微球在软骨修复中的应用

微球是将分散或吸附在聚合物和聚合物基质上的药物作为控释或持续释放装置的颗粒分散体系，也广泛应用于软骨修复。微球是球形的微粒，并具有海绵状内部结构。Swed 等的研究表明，释放药物期间微粒会发生降解，进一步展现了该技术的优越性[236]。Lee 等[237]使用乳液交联方法将 TGF-β1 组装成壳聚糖微球，使其能够持续释放 TGF-β1。而在软骨中，TGF-β1 的持续释放可抑制细胞增殖、刺激 ECM 生成并显著促进软骨再生[238]。所有测试结果表明，控制药物释放和组织工程软骨修复相组合是可行的治疗策略[239-245]。

 ### 3.2.7　纳米复合材料技术在软骨修复中的应用

作为新技术，纳米复合材料技术被广泛应用于软骨修复工程中[236]。超高分子量聚乙烯（UHMWPE）是共同假体研究的常用材料[246]。Senatov 等使用机械激活制备的 UHMWPE/Al$_2$O$_3$ 纳米复合材料进行体外研究，通过大鼠原位移植进行体内研究[130]，测试显示了创建软骨缺损替换生物体的理想结果。Brix 等报道了纳米复合材料在膝关节软骨修复中的临床和后续观察结果[150]。尽管后续结果显示膝关节在术后 18 个月内修复软骨组织程度有限，但是纳米复合材料仍然提供了成功的骨传导和软骨填充效果[247]。总而言之，纳米复合技术也是软骨修复的途径之一。

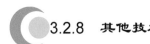 ### 3.2.8　其他技术

近年来，许多研究人员整合了两种或多种技术来寻求更好的软骨缺损修复技术。Kinneberg 等设计了一种新型生物材料，其由双层水凝胶组成，双层水凝胶与纤维胶原支架相互渗透，用于修复软组织和骨骼之间的界面[248]。该技术能够结合水凝胶技术与支架技术的优势，将相对较弱的纤维支架整合到相当弱的水凝胶中，使其机械性能大大改善，其中每种材料的结构性质有助于提高抗压缩性。此外，微粒技术和支架技术也可以同时整合应用，微粒技术作为支架中的控释或持续释放装置，支架则起到支撑作用[203, 204]。同时使用两种或多种技术是使用聚合物材料进行软骨修复的新方向。

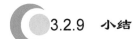 ### 3.2.9　小结

尽管在过去几十年中，人们对软骨修复进行了大量研究，但依旧未完全成功实现缺损软骨的修复。本节总结了聚合物材料在软骨修复中的应用。支架技术为软骨细胞的吸附和增殖提供了空间，也为软骨修复提供了支撑结构。水凝胶显示出了良好的互连性、孔径、溶胀比及压缩机械性能，表现出水凝胶中表层至深层的梯度转变[211]。虽然生长因子和细胞在软骨组织工程中起着重要的作用，但是许多没有采用生长因子和细胞的研究也得到了良好的成果。

当然这些技术仍然有一些局限性。支架植入体内的部位仍然会有轻微的异物反应。而且水凝胶易受流体影响，不易整合到周围的骨组织中，这也是软骨损伤

修复的主要挑战。缝合治疗需要考虑的是两种或多种技术的优化组合。最有临床前景的技术不仅可以修复软骨表面，还可以整合软骨和软骨下骨来实现结构重建。

## 3.3　神　　经

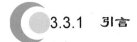

### 3.3.1　引言

临床治疗中的另一个重大难题是外伤或疾病引起的神经损伤，由于成熟神经元缺乏再生能力，神经损伤常导致严重的后果。组织工程治疗在神经损伤领域有着独特的优势，是解决这一医学难题的重要途径之一。

在周围神经领域，神经损伤常导致烧灼样疼痛、局部运动障碍和感觉障碍[249]；在中枢神经系统，脑神经损伤可引起视觉、嗅觉、平衡、记忆、认知和人格功能异常障碍或不可逆转的瘫痪[250]；脊髓损伤则可导致脊髓节段以下的感觉和运动功能完全丧失[251]。由于成熟神经元的不可再生性，中枢神经系统的神经损伤导致的功能丧失往往是不可逆的。

在中枢神经系统和周围神经系统中，神经损伤的再生能力有所差别。周围神经系统因其适宜的内环境和诸如巨噬细胞、施万细胞和星形胶质细胞等再生相关细胞的共同作用，更有可能再生或重建神经功能[252, 253]。然而，中枢神经系统特别是脊髓损伤，在再生领域有着更多障碍。其再生受限于缺乏神经营养因子（如神经生长因子和神经营养因子-3）、不合适的内环境和由炎症细胞、细胞碎屑和胶质细胞组成的胶质疤痕等因素[254]。同时，脊髓缺乏神经束膜，这也加大了脊髓损伤的治疗难度。这些因素使得中枢神经的修复比外周神经更为困难[255]。

目前对于神经损伤的治疗主要集中于外科缝合、药物、干细胞、基因治疗、外周神经移植术和组织工程支架等方法。其中，组织工程支架有着独特优势，因为移植的组织工程支架可以桥接损伤缺损、阻止胶质疤痕的形成并为从损伤处到远端组织的轴突再生提供接触性引导，同时理想的支架也可以使局部炎症反应最小化、抑制细胞凋亡或坏死、调节局部神经化学或呈递神经营养药物到损伤部位。因此组织工程在神经再生领域大有可为。

本节总结了理想神经支架的必要条件和神经医学领域的主要高分子支架材料[256, 257]。生物可降解高分子材料，如 PCL、PLGA、PLA 和 PEG，在神经再生领域扮演着重要角色。随后介绍了材料加工过程中的技术，这些技术可提升神经修复中神经支架的治疗效果。三维结构化、静电纺丝技术和微球化是组织工程在神经再生领域中最有价值的技术。

### 3.3.2　理想支架的必要条件

通常而言，理想的神经支架需具备以下性质。

（1）因支架与周围组织直接接触，支架需具有卓越的生物相容性。较差的生物相容性会引起毒性反应和人体的免疫应答，对于神经再生来说会导致灾难性的后果。而适宜的生物相容性可调节局部神经化学、缩短周围损伤组织的再生时间、提升神经损伤的修复效果[258-260]。

（2）理想的生物支架应在机体中降解为无害产物，为神经再生提供空间，并可避免取出支架的二次手术所带来的伤害。生物可降解支架的降解速率应该基于神经再生速率而谨慎调节[261, 262]，支架过快降解就不能为神经损伤起到足够的支持效果，过慢的降解则会阻碍损伤神经的再生重构[263-265]。

（3）支架的机械性质，如强度、拉伸性和柔韧性应与缺损神经和宿主组织接近。组织工程产物需承受周围组织带来的重复压缩力作用而不产生明显形变。另外，支架应具备适宜的柔韧度以适应人体的移动，避免位置不正带来的物理损伤。目前化学交联、复合材料混合或静电纺丝技术等多种方法已被应用于组织工程领域，提升了支架的机械性质[266]。

（4）理想的神经支架也应该具有三维空间架构来促进伤口愈合，并为细胞在组织工程支架表面的吸附提供空间。此外，三维多孔结构可模拟神经细胞外基质的作用，促进细胞连通，这对于细胞的存活和生长来说意义重大[266-268]。

（5）理想的神经支架还可充当药物呈递的载体。生物活性分子，如抗炎性药物、抑制剂和神经营养因子等可借助支架的呈递取得最佳治疗效果。组织工程支架还可实现被呈递药物的长期和可控释放，以满足神经再生的需要。

### 3.3.3　高分子支架的主要材料

生物可降解高分子材料因具有生物降解性和可调节的机械性质，在神经再生领域中扮演着重要的角色。目前在神经再生领域，对于高分子支架的研究主要集中于 PCL、PLGA、PLA 和 PEG 这四种材料身上。

PCL 是一种理想的脂肪族高分子材料，有着良好的生物相容性、生物降解性、温度稳定性、化学稳定性和优秀的机械性能，被应用于许多医学和生物学产物中[269]，如心脏补丁、防粘连膜、神经支架和药物载体等[270-275]。研究表明，PCL 有促进轴突再生的髓鞘化过程的作用，这对于神经再生有着重要意义（图 3.3）[276]。

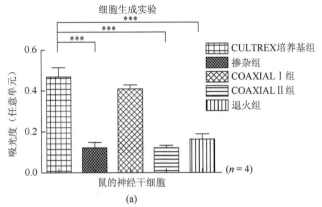

(a)

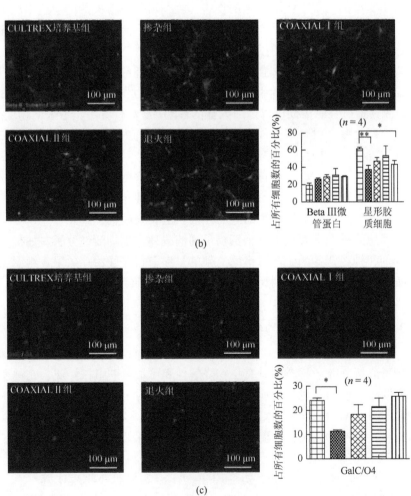

(b)

(c)

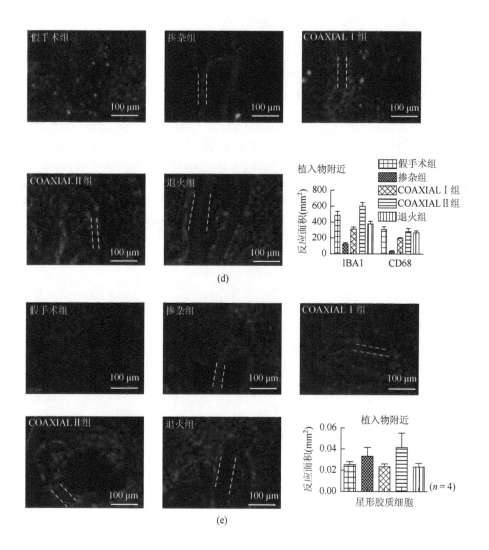

(d)

(e)

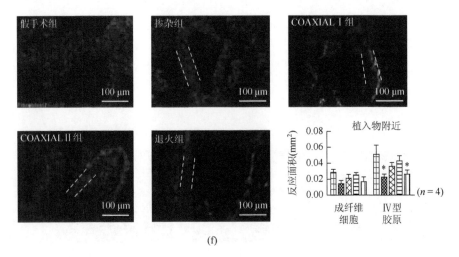

(f)

图 3.3  （a）在体外培养 7 天后，CULTREX 培养组、掺杂组、COAXIAL Ⅰ 组、COAXIAL Ⅱ 组和退火组的细胞生存率（MTS 实验，\*\*\*$p<0.001$）；（b）体外的神经星形细胞分化实验的激光扫描共聚焦显微镜图及定量分析（\*$p<0.05$，\*\*$p<0.01$）；（c）体外的少突神经胶质分化实验的激光扫描共聚焦显微镜图及定量分析；（d）体内的 IBA1 阳性细胞（红色）和 CD68 阳性细胞（绿色）在植入物附近区域细胞密度的激光扫描共聚焦显微镜图及定量分析；（e）GFAP 阳性细胞（红色）在植入物附近区域细胞密度的激光扫描共聚焦显微镜图及定量分析；（f）成纤维细胞（绿色）和Ⅳ型胶原阳性细胞（红色）在植入物附近区域细胞密度的激光扫描共聚焦显微镜图及定量分析

　　PLGA 是乳酸与乙醇酸单体通过共聚作用所形成的聚合产物。PLGA 的降解速率可以通过改变聚乳酸和乙醇酸的比例得到精确调节。通过调节这一比例，也可以实现对其物理和化学性质的调整，如形变、弯曲度、膨胀性和渗透性等方面。这一特点使得 PLGA 成为组织工程支架的理想材料[277-282]。而且，PLGA 支架也可作为药物载体，广泛应用于医药领域[283-287]。然而，也有文献表明 PLGA 的降解产物可能对人体有着负面影响[288]。

　　PLA 是在机体中有着广泛分布的乳酸聚合产物，可以从生物中非常简便地获得。在医药用途中，PLA 有着独到的性能优势，如降解产物无毒性、无刺激性、良好的可塑性和卓越的生物相容性等，这使得 PLA 成为组织工程支架的理想材料[289-292]。同时，细胞实验和动物实验证实 PLA 和其代谢产物对施万细胞、神经元和脊髓组织有着良好的生物适性。因此，PLA 是充当神经再生中药物和生物大分子载体的理想材料[293]。

　　PEG 作为一种水溶性高分子，有着抗脂质过氧化作用，并可抑制神经损伤组织中的活性氧自由基增多。这使得 PEG 也成为神经组织工程的绝佳材料[294-296]，此外，PEG 可以作为诱导剂诱导如氨基酸等大分子发生聚合反应，为组织工程的材料选择增添更多可能[297]。

如前所述，非降解性高分子材料并不是组织工程支架的理想材料，因为它在完成神经再生过程后需要进行取出手术，同时也有阻碍轴突从损伤近端长入远端的风险。丙烯酸高分子是非降解性高分子材料的代表，包括聚甲基丙烯酸-2-羟乙酯（PHEMA）、聚甲基丙烯酸-$\beta$-烃丙酯（PHPMA）和 PAN/PVC[298, 299]。

导电聚合物（conductive polymers，CPs）是一类电活性高分子的总称，可将电机械信号或电化学信号传导到细胞或组织中[300-303]。在这一领域，聚吡咯（polypyrrole，PPy）[304, 305]、聚乙烯二氧噻吩［poly（3, 4-ethyl-enedioxythiophene），PEDOT］[306-308]和聚苯胺（polyaniline，PAN）[309, 310]是典型代表。虽然对于 CPs 的研究尚处于初级阶段，但电活性神经支架和电刺激的协同治疗或可为神经再生治疗带来光明前景。CPs 可将电刺激集中到高分子材料周围组织中，以此精确调控神经相关细胞的再生。同时，CPs 的机械性能可以通过混入不同的离子来改变，以满足神经再生的需要。

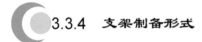

### 3.3.4　支架制备形式

为满足神经修复的需要，高分子材料需进行加工和调整结构来提高治疗效果。建立 3D 支架结构、静电纺丝技术和微球化是组织工程在神经再生领域中最有价值的技术。

如前所述，3D 空间结构对于理想的神经支架而言是必要的，3D 空间结构可以通过最小化疤痕形成，为材料交换或细胞在支架表面的黏附提供必要的空间。此外，3D 多孔结构可模拟神经细胞外基质的作用，促进细胞连通，这对于细胞的存活和生长意义重大[266-268]。基于这种构想，研究者已进行了许多 3D 神经支架的尝试，并取得了良好效果。Silva 等将由淀粉和 PCL 构成的 3D 支架移植到大鼠 T8～T9 脊髓半切损伤模型中，12 周后，运动功能评估和病理切片表明损伤侧的运动功能得到了明显提升[268]。Zamani 等制备了 3D 芯-鞘支架，该支架由粗糙纳米鞘和有序性芯组成，并证实这一支架对于脊髓横断损伤的轴突再生和肢体运动功能重建有着促进作用[267]。近年来，Kriebel 等制成了由亚微米级 PCL 纤维和胶原/PCL 混合纤维构成的脱细胞 3D 支架，并为 15 mm 长的大鼠坐骨神经离断伤提供轴突再生引导。这对于 3D 神经支架取代临床治疗的自体神经移植有着里程碑式的意义[266]。

静电纺丝是神经支架领域最有价值的技术之一。通过静电纺丝技术加工的纳米纤维支架在细胞黏附、功能化和增殖中可发挥重要作用，也可以为神经再生和新生轴突提供方向性的引导功能[311-314]。Gelain 等制备了包含 PCL 纳米纤维、自组装多肽和生物活性因子的复合支架。该支架可引导轴突穿过支架孔径再生，进而提高运动功能[315]。Entekhabi 等使用透明质酸和 PCL 制备了多孔静电纺丝支架，并将 SH-SY5Y 人神经母细胞瘤细胞种植在纳米纤维支架上。PCL：HA 质量比为

95：5 的纳米纤维支架上的细胞表现出最佳的行为特性，这一支架有在神经组织工程中获得更多应用的潜力[313]。

此外，搭载诸如间充质干细胞、人牙囊细胞和嗅神经鞘细胞等神经相关细胞的纳米纤维支架可显著提升神经再生的效果[316-319]。Xue 等将骨髓间充质干细胞种植到由壳聚糖管和 PLGA 纤维构成的复合支架中，并将支架移植到狗的 60 mm 长坐骨神经缺损部位。12 个月后，复合支架取得了与自体神经移植类似的治疗效果，显著优于无细胞支架组[319]。Li 等制成了静电纺丝化 PCL/PLGA 支架，并将人牙囊细胞种植在这一支架中。形态学分析证实细胞实验中人牙囊细胞可沿着方向性纤维进行黏附和增殖并表达 Olig2。这对于轴突再生的重髓鞘化过程有着重要意义[317]。

生物活性分子，如抗炎类制剂和神经营养因子可以搭载到高分子材料中，从而实现在神经再生区域的长效和局部可控释放[320, 321]。微球化是延长药物半衰期的最佳方法，可以使组织工程治疗取得更好的治疗效果[283-287]。例如，Wood 等制备了包含胶质细胞源性神经营养因子（glial cell line-derived neurotrophic factor，GDNF）的 PLGA 微球，用来治疗大鼠延迟性神经损伤。研究证实，GDNF 微球具有更长的半衰期，可以取得比单纯 GDNF 药物治疗更好的治疗效果[286]。近来，Wen 等制备了由透明质酸水凝胶、抗 Nogo 受体抗体和包含血管内皮生长因子（VEGF）的 PLGA 微球组成的复合支架。该支架被移植到 T9～T10 背部脊髓半切损伤模型上，并表现出对神经损伤修复的良好促进效果，如与周围组织的良好相容性、抑制炎症细胞聚集和疤痕形成等[283]。这些实验证实了微球化在神经再生领域的优越之处。

## 3.4　食管、胆管、气管、输尿管等

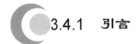

### 3.4.1　引言

空腔脏器如气管、血管、食管、胃肠道、胆管、膀胱和输尿管是人体的重要组成部分。这类器官的重要特征是：①具有中空管腔；②这种中空管腔是一种内膜-肌-外膜解剖结构。当这种器官由于创伤、恶性肿瘤或炎症而造成功能障碍时，传统的临床治疗方法主要是自体组织移植。然而，这种自体移植的临床策略的主要缺点是会造成不同组织之间的自体继发损伤和异质性。因此，目前组织工程领域迫切需要更有效的空腔脏器临床再生方法。在这种背景下，生物相容性高分子聚合物支架应运而生。一批优秀的高分子材料如 PLGA、PCL 和壳聚糖等表现出巨大的潜力。这些高分子材料具有生物相容性好、改性能力强、对再生细胞具有良好的支撑功能等优点。以下部分重点综述了高分子聚合物支架在管状中空器官组织中的进展。

## 3.4.2　血管内高分子支架

血管系统是体内最重要的空腔脏器。近年来，随着心血管疾病在世界范围内呈高发趋势，血管重建成为一个普遍的临床问题。在这里，理想的支架材料应具有适当的机械性能、能与原来的血管相匹配、无形成血栓的能力和优秀的生物相容性[322]。应用于血管重建的聚合物支架可以通过三维结构加载促进血管再生或抑制血栓形成的药物，起到更好的稳定血管的作用。此外，高分子聚合物血管支架还可以负载干细胞，从而获得更好的重建效果。

目前，随着化学科学的发展，一些新型高分子材料在支架领域逐渐显示出潜在的应用前景。如上所述，载药高分子支架比传统支架具有更好的重建和抗凝效果。Wang等设计了肝素明胶纳米纤维双层聚氨酯血管支架[322]。支架外层厚度约为 5 µm，由纳米纤维双层聚氨酯构成，平均孔径约为 1.34 µm。而内层是由肝素明胶纳米纤维构成，平均厚度为 0.4 mm。内层和外层的直径分别为 590 nm 和 1080 nm。在这种高分子纳米聚合血管支架材料中，肝素含量分别为 1 或 5（肝素：明胶质量比），从而在体外释放实验中表现出优异的控制释放能力。阿司匹林作为治疗非心源性缺血性卒中或短暂性脑缺血发作的常用药物，也可以装在电纺管支架中起到次级预防的作用[323]。

此外，促进血管重建的细胞因子也可以嵌入聚合物支架中，从而提高血管支架促进血管再生的功能。Du 等研发出一种梯度可降解壳聚糖/聚己内酯（CS/PCL）的高分子纳米纤维血管支架，并在其中包被有血管内皮生长因子（VEGF）和肝素（图 3.4）[324]。这种梯度可降解壳聚糖/聚己内酯纳米纤维支架的平均直径为（315±86）nm，均匀纳米纤维支架的平均直径为（610±159）nm。通过检测活化部分凝血酶的时间来判断纳米纤维支架在肝素化前后的抗凝血特性。在肝素化之前，均相的壳聚糖/聚己内酯纳米纤维与梯度可降解壳聚糖/聚己内酯纳米纤维活化部分凝血酶的时间分别是（29.7±4.5）s 和（36.7±3.2）s。然而，肝素化后的梯度和均相壳聚糖/聚己内酯纳米纤维活化部分凝血酶的时间都在 180 s 以上。与均相壳聚糖/聚己内酯纳米纤维支架相比，梯度壳聚糖/聚己内酯纳米纤维支架中血管内皮生长因子的释放更加稳定、持续，在最初 12 h 内，血管内皮生长因子的突释量下降了 42.5%。同时在体外实验中作者也发现，梯度可降解壳聚糖/聚己内酯纳米纤维支架能够促进人脐静脉上皮细胞的黏附与增殖。此外，Zhang 等提出了VEGF 和血小板衍生生长因子（PDGF）双载药聚合物支架[325]，其中壳聚糖/聚乙二醇同轴电纺膜装载 VEGF 作为内层，乳剂聚乙二醇-聚乳酸同轴电纺膜装载PDGF 作为外层。这种血管支架的主要优点是，血管内皮生长因子和血小板衍生生长因子可以在体内促进血管平滑肌细胞（VSMC）的生长。Freeman 等设计了一种装载血管内皮生长因子、血小板衍生生长因子和 TGF-β1 的海藻酸钠硫酸基聚合物支架，以促进血管生成[326]。这些细胞因子已被证明可以与硫酸藻酸盐支架特异结合，并能在较长时间内被控制释放。硫酸藻酸盐支架的平均孔径是（120±30）μm。VEGF、PDGF-BB 和 TGF-β1 表现出不同的释放特性，在支架植入开始时，VEGF 就处于较高水平，接着是 PDGF，而在实验结束时大量的 TGF-β1 可以在培养基中被检测到。接下来的大鼠体内实验进一步证实了三因子海藻酸钠支架的血管化能力。不同促进血管生长因子的有效释放可以刺激移植后血管功能的改善。

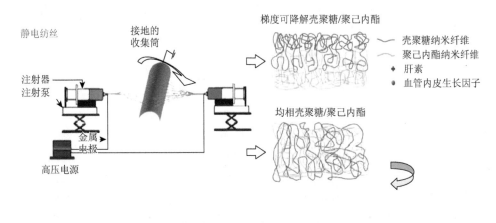

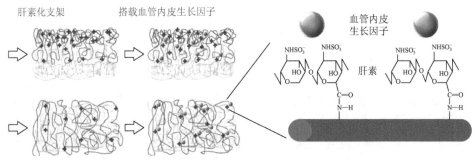

图 3.4　梯度可降解及均相的纳米纤维支架用于血管组织工程的示意图

装载血管生长因子的聚合物支架具有巨大的血管重建潜能。在此基础上，高分子纳米支架装载运输 DNA 编码血管生长因子具有替代蛋白质直接运输的作用[327,328]。He 等开发的皮芯纤维装载 VEGF 和碱性成纤维细胞生长因子（bFGF）基因表达质粒，并将其应用于血管重构中[329]。这种纳米纤维是由聚丙交酯-聚乙二醇（PELA）、聚乙二醇（PEG）和聚（乙烯亚胺）（PEI）联合聚合形成的。装载质粒 DNA 后的纳米纤维复合物的平均直径为（288±52）nm，电势均值为（4.2±0.4）mV，包被之后纤维平均粒径为（712±84）nm。体外实验表明，质粒 DNA 能有效转染到纤维垫上的细胞中，并且稳定地表达。

综上所述，聚合物三维支架可以提高血管再生的效率。同时，支架作为载体也能传递药物、细胞因子或干细胞。未来，越来越多的血管聚合物支架将用于临床前和临床试验。

 ### 3.4.3　支架在胆管修复中的应用

胆管支架修复重建术是胆管疾病的主要外科治疗方法，在外科手术过程中，胆管损伤的可能性很大，因此如何更好地进行胆管重建是基础医学和临床研究的重点。传统的塑料胆管支架会导致胆管阻塞和黄疸或胆管炎的复发。因此，可降解高分子支架作为重建胆管的材料有着极大的应用潜力。

单纯高分子胆管支架可促进胆管壁细胞再生，聚乳酸可裂解为乳酸和乙醇酸，与正常代谢通路具有良好的生物相容性，因此聚乳酸支架适合于重建胆管、胆汁引流、减少黄疸或胆管炎的复发。Xu 等研究了单纯可降解聚乳酸（PLA）支架用于胆管修复[330, 331]，将其应用于狗和小鼠胆总管损伤模型中得到了很好的实验结果。

此外，医用聚 L-乳酸（PLLA）也用于胆管修复。Meng 等研究并设计了 PLLA 胆管组织工程支架[332]，这种 PLLA 支架不仅可以重建胆管，还可以清除附着在支架上的污泥。为了进一步证实聚乳酸支架的体内特性，作者使用了狗的胆管损伤模型，可生物降解的 PLLA 支架表现出很大的可扩展性（相比于体外在 5 min 后延伸到 5.8 mm，它被移植到狗胆管中可以扩大到约 3 mm）。总而言之，PLLA 支架在胆管修复和重建中具有巨大的临床前价值。对于聚合物胆管的临床使用，Mauri 等将高分子生物可降解材料聚对二氧环己酮（PPDO）置入胆管支架作为治疗良性胆管狭窄的耐火材料，并且将这种材料应用于体内治疗[333]。这项工作的研究结果表明，高分子纳米聚合材料可以成为以良性胆管狭窄为代表的难治性胆管整形治疗的新选择。

为了进一步提高支架的重建和修复能力，可以在支架中引入干细胞。Zong 等设计了人骨髓间充质干细胞加载 PCL/PLGA 胆管修复双层支架[334]，双层支架具有一个厚度为 130 μm 和压缩模量约 0.06 MPa 的内层，这种材料可以更好地适应体内模型，然后将人骨髓间充质干细胞嵌在支架中来提高胆管修复的效果。此外，聚合物支架在猪胆总管梗阻模型中显示出了巨大的修复潜力。

对于聚合物胆管支架的临床使用，Mauri 等对聚对二氧环己酮生物可降解胆管支架的临床疗效进行了相应评估[333]。在这项实验中，10 例复发性胆管炎术后胆管狭窄患者接受了聚合支架置入胆管内的治疗。在所有患者中，未显示出明显的胆管狭窄，并且可以确定支架的定位。本次实验共随访 16.5 个月，无须进一步的二次手术治疗，术后 6 个月胆管位置无支架可见。这些实验结果证实了聚合物胆管支架在临床应用中的潜力。

总之，从基础实验到临床研究，聚合物支架显示出胆管重建的巨大潜力。不同的可降解纳米材料，如 PLLA、PLGA、PCL、PLGA 或 PPDO 等高分子材料都显示出促进胆管再生的潜力。随着胆管损伤的增加，聚合物在未来将展示出其更为重要的功能，并越来越被胆管疾病患者所接受。

###  3.4.4 支架在气管重建中的应用

弹性是气管的重要特征之一，然而临床缝合总会造成很大的张力和伤口破裂。在这种情况下，高分子聚合物支架在气管重建中显示了巨大的应用潜力，如对气管的修复和临床重建。聚合物支架在气管重建领域有许多优点：①生物相容性好。②支架可嵌入细胞促进气管重建；③聚合物支架的自降解保证了其前处理效果。随着组织工程技术的发展，用于气管组织修复的高分子支架也得到了迅速发展。

为了提高修复效果，气管组织工程中细胞因子的潜在能力受到了广泛关注。一些促进气管修复的细胞因子被嵌入聚合物支架中。例如，碱性成纤维细胞生长因子（bFGF）能促进气管软骨再生，这个结论已经在狗支气管模型中得到证实[335]，可明显地发现碱性成纤维细胞生长因子可诱导气管软骨再生。Tatekawa 等设计了生物可降解共聚物水凝胶与碱性成纤维细胞生长因子共载[336]，在这项工作中，高分子己内酯共聚物与聚乙醇酸（PGA）增强海绵片制备成纤维网，然后将聚合物片碱性成纤维细胞生长因子加载到纤维网上。为了进一步研究其性能，作者使用另一种聚混合支架 [聚乳酸-乙醇酸（PLGA）] 编织网和装载有碱性成纤维细胞生长因子的胶原海绵[337]，将这种支气管支架应用于家兔模型进行体内气管修复实验，得到了很好的修复效果。

正如前面提到的，机械强度是气管支架的重要特性。Ajalloueian 等开发的静电纺丝高分子聚合物气管支架具有较高的强度，从而可以很好地适用于气管重建[338]，这种支架能够有效地支持细胞黏附和增殖，实验结果表明，气管支架在体内外均有良好的临床效果。Ng 等展示了研究气管支架体内外降解聚合物的可能性[339]，采用聚（L-丙交酯-$co$-$\varepsilon$-己内酯）（PLC）、PLGA 和 PEG 合成高分子气管支架，一般亲水聚合物 PLGA 和 PLC 在实际中表现出不同的降解模式。

为了提高气管的修复能力，在支架中使用干细胞辅助支气管的再生是另外一种提高修复效率的方法。Zhao 等设计了一种装载细胞的复合材料气管支架（TBST）[340]，他们将同种或异种的平滑肌细胞与聚乙醇酸聚合物支架共培养，他们在 11 只大鼠和 3 只非人类的灵长类动物体内进行了实验，结果证实这种复合材料支气管支架有着很好的修复和支撑作用。为了进一步研究如何提高支气管支架的修复能力，作者将具有再生能力的干细胞装入气管支架以最大限度地实现重建潜能。Teoh 等采用多面体低聚倍半硅氧烷聚 $\varepsilon$-己内酯脲氨基甲酸酯（POSS-PCL）[341]，在这项工作中，骨髓间充质干细胞（MSC）和人支气管上皮细胞被装载到高分子 POSS-PCL 支气管支架中进行培养，体内体外实验都证实这种装载活体细胞的 POSS-PCL 支气管支架材料具有良好的力学性能，并能稳定地加速两种类型细胞的增殖。

　　此外，聚合物气管还可以嵌入药物和细胞，用于进一步的抗肿瘤作用或重建。Chao 等设计了聚乳酸-聚乙二醇共聚物气管支架装载顺铂用于治疗恶性气管梗阻[342]。体外实验结果表明，聚合物气管支架能稳定释放顺铂 4 周以上，并且体内实验结果显示，兔气管模型中顺铂水平能维持 5 周以上，这种抗肿瘤药物的缓释具有很好的临床应用前景。

　　总之，从实验室到临床，聚合物支架用于气管重建已被广泛地研究，几种高分子材料如 PCL、POSS、PLGA 或 PLC 被用作气管支架材料。此外，良好的生物相容性和生物可降解性使支架得以应用。未来越来越多的高分子材料将被探索，同时，聚合物气管支架的功能也将得到进一步的研究和发展。

### 3.4.5　支架在食管再生中的应用

　　食管疾病，如食管癌、巴雷特食管和食管功能障碍等疾病常引起食管闭锁。传统的食管切除手术在术后需要对其他胃肠道组织进行替代重建，常可导致严重的术后并发症。为了修复食管，可设计用于食管组织工程的高分子支架，然而高分子食管支架应具有适当的机械强度和生物相容性，从而对食管起到很好的支撑重建功能。下面主要综述了近年来食管高分子支架材料的研究进展，并对未来高分子食管支架的应用进行了展望。

　　单聚合物食管支架有着悠久的发展历史。Kuppan 等利用 PCL 和明胶纳米纤维研发出一种食管组织支架[343]。PCL 和 PCL 明胶支架平均直径分别为（324±50）nm 和（242±30）nm。细胞黏附实验结果表明，人食管上皮细胞在支架上能很好地黏附和增殖。由此说明，聚合物支架在食管重建中具有巨大的应用前景。Aikawa 等还设计了生物可吸收聚合物贴片（BAP），并将这种生物可吸收贴片用于猪食管模型中[344]，BAP 被移植于食管壁切口 4～10 cm 的椭圆形部分中，重建 12 周后，可以检测到正常黏膜和肌层的重建。Chung 等设计了三层的聚 $\varepsilon$-己内酯（PCL）-丝素（SF）食管组织工程支架[345]，在实验动物体内植入这种支架 2 周后，可观察到食管重建无瘘管、穿孔、脓肿、血肿或周围软组织坏死等现象。在这项工作中，三层 PCL-SF 食管支架可以提供完美的临时支撑作用从而诱导食管再生。Yu 等将形状记忆 PCLA 共聚物食管支架用于食管狭窄的治疗[346]，这种 PCLA 食管支架由 $\varepsilon$-己内酯与丙交酯以 10∶90 的质量比制得，其内径 28 mm、外径 30 mm，聚合物支架在狗食管狭窄模型中有良好的重塑食管形态的能力。

　　此外，聚合物支架可以装载抗食管肿瘤药物[347]。食管支架可以起到类似墙体材料的作用，来维持抗癌药物 5-FU 的释放。在食管支架表面涂覆 PLGA 纳米纤维，用于抗癌药物的缓释。该药物递送支架在吞咽困难的食管癌恶性肿瘤患者的长期治疗中具有广阔的应用前景。

其他的空腔脏器的细胞因子或干细胞也可用于食管重建。Fan 等设计了对猪小肠黏膜下层（SIS）食管重建的加载聚合物支架[348]。合成聚酯混合支架聚3-羟基丁酸-3-羟基己酸（PHBHHx）和聚（乳酸-乙醇酸）（PLGA）被用来进行SIS 食管重建。研究发现，在释放 30 天后，内容物 VEGF 和 TGF-β 在 SIS/PHBHHx-PLGA 中的浓度分别为（$657 \pm 18$）ng/mL 和（$130 \pm 4$）pg/mL，而在 SIS 中的浓度分别为（$811 \pm 12$）ng/mL 和（$161 \pm 3$）pg/mL。结果证实了 SIS/PHBHHx-PLGA 具有良好的控释性能、力学性能和体外降解能力。Jensen 等将分离的细胞装载至 PCL/PLGA 食管支架中并植入食管[349]，将大鼠上皮细胞和平滑肌细胞分离并植入静电纺丝高分子支架材料中，然后构建植入体内的模型，证实其具有在临床组织工程中的应用潜力。Grikscheit 等也用此方法重建食管[350]，在这项工作中，将生物可降解聚合物与食管上皮细胞植入宿主体内共生，4 周后免疫组织化学和组织学结果表明这种组织工程食管复合物具有很好的重建效果。

高分子食管支架的临床应用已经有很长一段时间了。例如，Repici 等评价了一种埃拉商品化生物可降解食管支架的临床应用[351]。这种埃拉支架是一种基于聚二氧环己酮的安全生物可降解食管支架，并且得到了临床疗效的认可。

总而言之，聚合物食管支架在进入临床前已经被研究了很多年，在这一领域出现了各种各样的高分子材料，其效果各不相同。此外，目前大量的临床试验也表明，聚合物食管支架可以很好地用于食管重建，有着广阔的临床应用前景。

### 3.4.6  输尿管支架材料

由创伤、狭窄和肿瘤导致的尿路损伤一直屡见不鲜，因此泌尿系统重建也是泌尿外科的重要任务。传统的组织修复，包括膀胱或肠肌代替不能避免尿路结石、尿路狭窄和恶性转化。近年来研究者们开发了多种输尿管支架材料。

生物可降解支架可提高输尿管再生效果。Wang 等设计了一种管状 PCL-PLGA支架用于输尿管的重建[281]。与传统的输尿管支架相比，这种 PCL-PLGA 输尿管支架在猪体内具有更好的生物相容性和稳定性，并且与商品化的输尿管支架相比会降低炎症的发生。Kim 等开发的聚合物输尿管支架可以应用于膀胱输尿管反流模型[352]。另外，Barros 等设计了一种基于天然多糖的生物可吸收输尿管支架[353]。上述研究表明，高分子聚合物输尿管支架对细菌黏附的抑制作用明显优于商用输尿管支架。

此外，干细胞和其他具有修复功能的细胞可以被装载到聚合物输尿管支架中，以提高输尿管重建的效果。McManus 等将人膀胱平滑肌细胞植入静电纺丝纤维蛋白原输尿管支架中[354]，在这项工作中，人膀胱平滑肌细胞以每个支架 50000 个的密度植入输尿管支架中，然后人膀胱平滑肌细胞可以在支架上迁移，并且诱导输尿管的重建。

Barros 等在高分子可降解输尿管支架中负载抗癌药物，形成膀胱内药物输送系统，用于泌尿系统癌症的治疗[355]。其设计思路是利用生物可降解的输尿管支架来增加抗癌药物在体内的释放时间，如将紫杉醇、阿霉素、表阿霉素和吉西他滨负载于生物可降解输尿管支架中。与人脐静脉内皮细胞相比，载药支架可将人源膀胱癌 T24 细胞的存活率降低 75%，72 h 后的结果表明，聚合物输尿管支架可以作为控制释放药物的递送系统，其对泌尿系统肿瘤的处理效果明显优于传统的药物递送系统。

在临床上，高分子输尿管支架已获得广泛应用。Kim 等设计了高分子聚合物 J 型输尿管支架，用于治疗恶性疾病导致的输尿管梗阻[356]。他们选取了 40 个输尿管梗阻患者，用聚合物 J 型输尿管支架进行治疗。结果表明，这种高分子聚合物 J 型输尿管支架对恶性输尿管障碍具有长期的临床疗效。目前，大量的体内和体外实验证实，聚合物泌尿系统支架的应用对输尿管再生有着极大的促进作用。

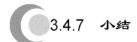

### 3.4.7　小结

随着高分子化学的发展，高分子聚合的空腔脏器支架在组织工程领域引起了极大的关注。但也存在一些困惑，包括如何提高聚合物支架的生物相容性、如何提高支架中细胞因子或相关药物的疗效、干细胞植入后如何提高分化的准确性、如何使重建后的支架具有与器官相适应的降解性能。

未来，高分子支架将得到进一步发展，越来越多的新方法和聚合物材料将应用于组织工程领域。与此同时，高分子支架的临床应用也在迅速发展。相信在不久的将来，随着相关问题的解决，高分子聚合的空腔脏器支架将得到更广泛的应用。

## 3.5　心肌、肝脏等脏器

在内脏器官中，组织工程通过多种方式利用活细胞来恢复、维持或提高组织和器官功能[358]，因此合适的材料是组织工程所必需的。组织工程在内脏器官中的应用主要集中在心脏和肝脏。心脏是人体中形成的第一个有功能的器官，心血管疾病仍然是在世界范围内致死的主要原因，这促使研究者们去探索有效的心脏修复新方法[359]。心肌组织工程的目标是在体外重建健康的心脏，用于代替或修复受损的心肌组织，并设计出能用于临床治疗的心肌替代产物[360]。在心脏组织工程中，高分子材料主要用于恢复或替代丧失的心脏功能。此外，如图 3.5 所示，通常情况下，干细胞的引入是提高修复效果的必要因素[361]。在 Madden 等的研究工作中，微型凝胶被用于聚（2-羟乙基甲基丙烯酸酯-*co*-甲基丙烯酸）水凝胶塑形，使其能够形成促使心脏组织整合结构的组织工程支架。接种的心肌细胞在支架中存活并增殖两周就可以达到成人的心脏密度。功能性心脏组织工程为支架中的心肌细胞和基质提供了独立的腔室，以增强血管的形成和整合，同时控制炎症反应发生[360]。另外，高分子材料的电生理特性对于心脏组织工程是必要的。Papadaki 开发了直径为 5 mm 的聚乙醇酸（PGA）网状支架，然后将心肌细胞植入支架中，并详细研究了其整体的分子量、结构和电生理学特性。这项研究表明，PGA 是一种有潜力的组织工程支架材料。Chen 等阐述了一种应用于肝脏的组织工程学方法。具体来说就是，通过席夫碱反应氧化藻酸盐共价交联半乳糖基化壳聚糖，得到肝组织工程支架，这一过程不使用任何额外的化学交联剂[362]。结果表明，支架上培养的肝细胞具有典型的球形形态，可形成多细胞聚集体，并与支架完美结合，这表明这种支架可能是肝组织工程的潜在候选者。

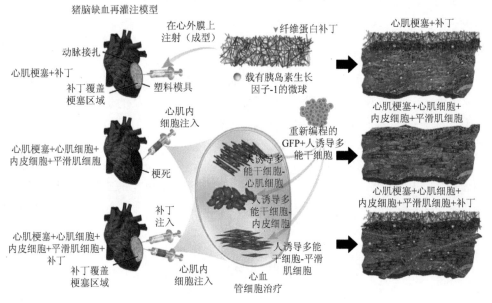

图 3.5    有无组织工程修复的心血管细胞存活的对比示意图[357]

## 3.6　角　　膜

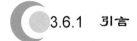 ### 3.6.1　引言

全世界数以百万计的人由于角膜疾病而失明，角膜移植是治疗角膜盲的最佳标

准，但由于供体组织的缺乏而受限制。因此制造生物替代品来代替供体角膜组织是很重要的，在过去几年也取得了很大的成就。本节首先讨论了人类角膜的解剖结构，然后对高分子材料用作角膜组织工程支架进行了综述，其中高分子材料范围从合成聚合物到天然生物衍生材料（包括胶原蛋白、纤维蛋白凝胶、透明质酸、几丁质及天然细胞外基质等）。本节讨论了最常用材料的局限性及面临的挑战，目的是更好地理解它们的属性，进而为我们带来一些启发，以解决当前角膜修复的困难。

　　角膜是覆盖于眼睛前部最外层的透明无血管层，具有三个最基本的功能：①化学性和机械性地保护眼内组织；②光传输；③光折射[363, 364]。疾病、创伤等是导致角膜盲的主要原因[365-367]。据估计，全球数以百万计的人患有双侧角膜盲，因此迫切需要功能治疗策略的发展[368, 369]。角膜移植可能是最成功的治疗方法，且绝大多数的角膜临床病例将会受益于适当的角膜置换。然而目前面临的一个最大问题是角膜供体的缺乏，因此当务之急是开发组织工程移植替代品[368, 370-374]。最近，生物工程角膜替代物已经取得了显著的进步，然而仍然需要做大量的工作以提高它们的性能。本节将叙述用作角膜组织工程支架的不同聚合物材料，并且讨论它们的优、缺点。这些聚合物材料包括合成聚合物和天然生物衍生材料。首先，概述人类角膜的解剖结构及其对生物组织工程的优势；然后，专注于现阶段的一些研究，即用不同的高分子材料创建新的角膜组织的研究，并讨论使用这些高分子材料的优点和重大挑战。

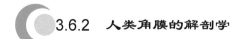

## 3.6.2　人类角膜的解剖学

　　成人角膜横径为 12 mm，垂直径为 13 mm，中央部最薄，厚度为 0.5 mm，周边逐渐增厚直至巩膜[375]。角膜从结构上分为 5 层：上皮细胞层、前弹力层、基质层、后弹力层及内皮细胞层[376]。健全的角膜上皮由 5～7 层细胞组成，共有 3 种高度分化和自我更新的细胞类型：基底细胞、翼状细胞及扁平细胞。上皮细胞层的主要作用是通过限制异物进入眼睛来保护基质层免受侵害。前弹力层是一层透明组织，位于上皮细胞层下面，较其他层相对简单，仅由随机排列的胶原纤维组成，当前弹力层受损时会形成疤痕，此外，如果疤痕较大且集中会导致视力丧失[377]。基质层是致密的结缔组织层，占角膜厚度的 90%，由 300～500 层胶原纤维均匀、规则地交织组成。每一层都是 1～2 mm 厚，具有一致的胶原纤维尺寸和间隙。这种独特、一致的小胶原纤维直径和整齐间隙可以保证角膜的光学透明度[378]。后弹力层是一层薄而强大的屏障，可阻挡感染和损伤，维持角膜曲率，它来源于内皮细胞的分泌物，感染后可以再生[379, 380]。内皮细胞层很薄，位于角膜最内层，由一层六角形内皮细胞构成，这些内皮细胞以镶嵌形式相互交叉排列。角膜内皮细胞具有防水屏障作用，对于角膜保持透明性是极其重要的[381, 382]，它防止了基质的肿胀、被侵犯及最终不透明基质层的产生。内皮细胞的损伤可能会导致邻近细胞的扩大和伸展，以致覆盖内皮细胞缺陷区域。因此内皮细胞损伤是永久性的破坏，进而可导致角膜水肿（肿胀）和失明。

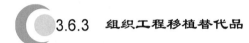

### 3.6.3　组织工程移植替代品

角膜组织工程基质基于各种不同的生物材料，如合成聚合物和天然衍生材料。这些生物材料必须具有透光性、生物相容性及机械稳定性，且允许细胞黏附、增殖和迁移。许多研究人员将焦点放在由天然生物衍生材料制作的支架上以模拟天然角膜的构成。理想的角膜组织替代品应具有与天然角膜相当的生物相容性，以便适应眼球形状并平铺于眼球表面。替代品还应有运送氧气和营养的能力，且前表面特性应该允许角膜上皮细胞的形成和生存[381, 383]。

一些具备自我修复性能的预装基质细胞支架或者脱细胞支架，被应用于动物模型且已获得令人满意的结果。全功能角膜移植组织在体外重建是一个长期的目标。已经证实在体外可以利用胶原蛋白支架创建三个主要的角膜层，天然基质内整齐排列的胶原纤维正交层支架的建立，对生物工程角膜移植的发展将具有重大的价值。Torbet 等利用磁定向原理创建了类似角膜基质的支架，包含多重的、定向的胶原蛋白 I 型交织层。蛋白聚糖的加入大幅度改善了凝胶的透明度，其最可能是通过减小原纤维直径和消除横向融合纤维。种植在支架上的人类角膜基质细胞通过接触引导在大多数正交胶原模板表面和内部进行对齐[384]。

细胞外基质是细胞的天然支架，它为细胞提供了机械支持并为细胞应答创建了微环境[385]。胶原蛋白作为天然角膜基质的主要成分，被广泛用于模拟角膜细胞外基质环境。第一个体外全层角膜替代品是在一个三维胶原凝胶模型中重建的。重建的角膜包括复层上皮细胞层、基质层和内皮细胞层，其为我们提供了一个研究角膜的生理病理学和疾病的模型系统，并为角膜疾病的发病机制提供了新的线索[386]。Rafat 等研制了新的复合胶原水凝胶，用其作为移植物来修复角膜的透明度，进而用作细胞和药物的一种可能的储备源。复合胶原水凝胶在中心有个透明的核心，外围镶嵌着调节透明度和降解度的边缘，且边缘在体外降解更快。在体外，核心和边缘支撑着人类上皮细胞，且边缘材料和核心材料一并顺利地分担机械负荷。对兔眼角膜进行体内移植超过三个月后，复合材料仍保持整体的角膜形状和完整性，而在体内，边缘降解可以被追踪到，且由于部分不透明边缘降解为非侵袭性的[368]。

胶原水凝胶机械性能差且在体内迅速降解。研究者试图通过探索不同的交联方法来提高胶原水凝胶的机械性能。Liu 等曾报道过一种仿生角膜替代品，它是通过碳化二亚胺（EDC）和 N-羟基丁二酰亚胺（NHS）催化猪胶原蛋白交联而形成的，这种交联方法可以提供强健的、可植入且具有角膜形状的支架[387]。随后，他们将这种交联策略应用于制备基于重组人胶原蛋白Ⅰ型或者Ⅲ型的交联支架，该支架能够实现宿主-移植集成的猪角膜细胞和神经的再生[388]。这种交联策略有许多例子，为了角膜组织工程，人们也做了相当大的努力来创建和优化各种支架，这些支架分别由交联胶原蛋白[389, 390]、重组人胶原蛋白[391-393]及生物功能化胶原蛋白[394]制备而成。这些水凝胶表现出强大的机械性能和稳定性。它们促进角膜细胞、神经和泪膜的再生，同时也保留光学清晰度。虽然目前许多方法正在进行测试，但没有一种新颖的组织移植的方法取得成功且被广泛接受。总之，造成这种差距的原因可能是用于生产生物工程组织的策略不同，尤其是在角膜替代物方面。

这些组织的生物功能在很大程度上归因于其他的细胞外成分的存在，因此将生物分子如多肽和生长因子接枝到水凝胶中，将进一步增强这些材料作为组织工程支架的潜力。在角膜细胞外基质的大分子中，层粘连蛋白是一种复杂的三聚体糖蛋白，也是基底膜的主要成分，它对角膜上皮细胞黏附有重要作用，并且能通过促进突触活化来刺激施万氏细胞的有丝分裂[395]。YIGSR，一个在β1链发现的层粘连蛋白-1-衍生肽，因用于多肽修饰表面对细胞生长影响的效用研究而受到关注[396]。在角膜的应用中，YIGSR 接枝到以胶原-*N*-异丙基丙烯酰胺的共聚物为基础的支架上，已在体外研究中被证明能促进人角膜上皮分化和轴突的内生长。将其植入猪角膜中成功地促进了宿主角膜上皮和基质的体内再生[397]。Duan 等通过使用树状大分子交联剂将 YIGSR 结合进胶原支架，然后检测结合肽对角膜上皮细胞的行为和神经再生的影响。结果发现，加入的 YIGSR 能促进角膜上皮细胞在胶原凝胶表面上的黏附和增殖，同时提高了轴突延伸性和神经细胞的密度[394]。纤连蛋白是存在于正常角膜上皮基底膜的一种大糖蛋白，在伤口愈合的过程中及大分子出现在伤口部位时均有所增加，其作用是作为细胞迁移的一个临时基质[398]。纤连蛋白分子及其生物活性肽衍生物精氨酸-甘氨酸-天门冬氨酸（RGD）和脯氨酸-组氨酸-丝氨酸-精氨酸-天冬酰胺（PHSRN）在临床试验中已被报道用来加速角膜上皮伤口的愈合[399]。Islam 等设计的 500 μm 厚的 RHCⅢ-MPC 支架中包含超过 85% 的水，适用于微接触印刷，与裸 RHCⅢ-MPC 水凝胶不同，由此产生的纤连蛋白微接触印刷法将会进一步促进细胞的黏附和生长（图 3.6）[400]。

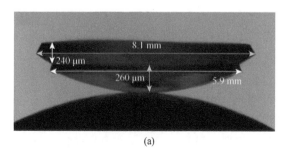
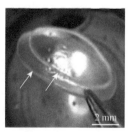

(a)　　　　　　　　　　　　　(b)

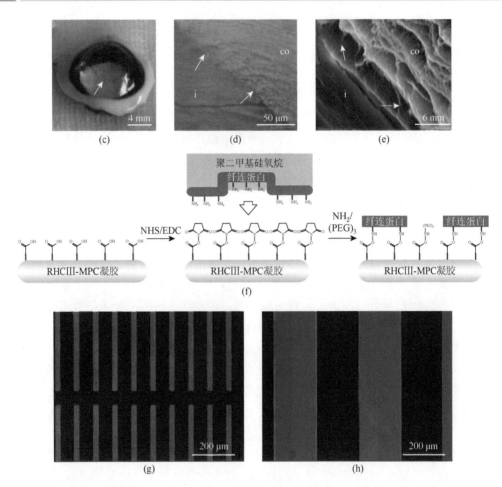

图 3.6 （a）飞秒激光切割后的重组人胶原蛋白Ⅲ型-2-甲基丙烯酰氧乙基磷酸胆碱（RHCⅢ- MPC）植入物；（b）激光切割植入物形成一种顶帽状的水凝胶（箭头指示精准切割的边缘）；（c）通过 UV 交联将组织焊接到离体的猪角膜中（箭头指示连接的边缘）；（d）角膜（co）和植入物（i）在偏振光下的观测图（箭头指示植入物和宿主组织间紧密的连接处）；（e）"焊接"植入物-角膜接口的 SEM 图（箭头指示植入物和邻近角膜间已存在小的纤维交联）；（f）微接触印刷程序示意图；（g）RHCⅢ-MPC 水凝胶表面的 30 μm 条纹图；（h）RHCⅢ-MPC 水凝胶表面的 200 μm 条纹图

动物源性胶原可能传播疾病或诱发免疫反应，因此为了临床应用，更昂贵的重组人胶原蛋白（RHC）Ⅰ型和Ⅲ型正在进一步研究中。在临床研究中角膜植入碳化二亚胺交联的 RHC 水凝胶促进上皮、间质细胞和神经再生。多年来，再生的新角膜结合稳定、无排斥反应，移植角膜患者不需要长期免疫抑制[401, 402]。Liu 等此前制作的 RHCⅢ植入物，通过引入 2-甲基丙烯酰氧基乙基磷酰胆碱（MPC）使二级网络结构增强，形成具有互相贯通网络的 RHCⅢ-MPC[390]，这些水凝胶在兔碱烧伤的具有严重病理变化的角膜模型中显示出可刺激其再生同时阻止植入物对血管的不必要侵入的特性[403]。增加这些水凝胶的机械强度，使它们适合于制备后改性，从而规避以往 RHCⅢ和 RHCⅢ-MPC 植入物产生的问题。研究人员用超高速飞秒激光评估了 RHCⅢ-MPC 水凝胶眼科手术移植[404]。

关于静电纺丝用于角膜修复的研究很少。Wray 等[405]及 Wu 等[406]用静电纺丝连接排列的胶原和聚酯聚氨酯尿素纤维来培养角膜基质细胞，但这些研究仅限于一个致密的纳米纤维薄片，并没有建立类似于自然组织的完整组织。

### 1. 薄膜

因为具有良好的生物相容性、生物可降解性和生物活性，胶原蛋白被广泛用于水凝胶的制备。最近，以胶原蛋白为基础的薄膜被用作角膜修复材料，该材料具有优异的物理、化学和生物性质，但由于胶原薄膜力学强度较低，术后操作和护理时缝合困难。柠檬酸（CA）是三羧酸（TCA）循环的一种典型物质，它有三个羧基。柠檬酸的生物材料对人体无害[407, 408]。柠檬酸可以很容易地和胶原蛋白上的氨基反应并且发生交联来提高机械强度。Zhao 等报道了利用 1-乙基-3-(3-二甲氨基丙基)碳二亚胺盐酸盐（EDC）和 N-羟基琥珀酰亚胺（NHS）来交联胶原（Col）-柠檬酸（CA）的薄膜。结果表明，Col-CA 薄膜具有基本的光学性能和水含量。细胞实验表明，CA5 薄膜无细胞毒性，且人角膜上皮细胞在薄膜上增殖良好。板层角膜移植表明，CA5 薄膜在兔眼中可被缝合，10 天左右完全上皮化，透光度在（30±5）天迅速恢复，且在 6 个月内没有观察到炎症和角膜新生血管[409]。透明质酸是细胞外基质的一个重要组成部分，它能促进角膜上皮细胞的黏附和增殖[410]。由于其在创伤愈合及细胞生长中的重要作用，Liu 等报道了以 EDC 和 NHS 作为交联剂交联的胶原（Col）-明胶（Gel）-透明质酸（HA）薄膜[411]。物理和生物学性能的测试结果表明，CGH631 薄膜（Col：Gel：HA 的质量比 = 6：3：1）有适当的光学性能、亲水性和机械性能。此外，细胞存活率的研究表明，CGH631 薄膜具有良好的生物相容性，对人角膜上皮细胞的黏附和增殖作用良好。Liu 等提出了通过简单离子浸出技术制备具有适当的光学性能和力学性能的多孔胶原薄膜。在体外实验中，多孔胶原薄膜具有良好的生物相容性，可在一周内被 2～3 层角膜上皮细胞覆盖[412]。

### 2. 生物膜

生物相容性膜移植是促进角膜伤口愈合和治疗角膜疾病的一个很好的治疗方式。Calderon-Colon 等报道了生物功能膜材料的新产物——胶原玻璃（CV）膜，它提供了一个简单且廉价的角膜修复手段[413]。CV 膜已被证明对眼睛的功能重建是非常有用的，但透明度和机械强度应增加[414]。在 Calderon-Colon 的研究中，通过系统地改变玻璃化温度、相对湿度和时间，CV 膜的合成条件可优化到生产出高透明度和高机械强度的最佳配比。CV 膜的透光率高达 90%，抗拉强度可达

12 MPa，变性温度明显超过眼睛/身体的温度，可在 40℃和 40%相对湿度下持续一周[413]。壳聚糖（CTS）是自然界中第二大丰富的聚合物，具有生物相容性、生物可降解性、止血活性和创伤愈合等生物学特性，可应用于生物医学领域。Yeh 等评估了合成的壳聚糖膜（CM）上角膜上皮细胞体外培养的表型。他们发现，CM 毒性极小，可以支持培养的角膜上皮细胞在良好的条件下生长[415]。然而，因 CTS 在生理溶液中的溶解性较差，进一步的生物医学应用受到极大的限制，为提高 CTS 的水溶性和生物相容性，CTS 羟乙基壳聚糖（HECTS）衍生物被成功制备。Liang 等筛选出基于 HECTS 的混合膜并研究了混合膜的性能，即其对细胞的附着和生长的影响和在体内的生物降解性和生物相容性。结果显示，HECTS 是一种可用作组织工程角膜功能重建的载体的合适材料[416, 417]。

　　总之，由于角膜疾病引起的失明增多和角膜供体来源有限，角膜组织工程的发展和临床应用已经亟待解决。回顾过去几年的研究，虽然已经取得了一些成绩，但仍有许多障碍有待突破。

# 3.7　皮　　肤

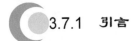

## 3.7.1　引言

　　皮肤是人体最大的器官，皮肤面积为 $1.5\sim2$ m$^2$，占总体重的 5%～15%。皮肤有许多至关重要的作用，如能够保护深层的器官，保护身体免受热量、微生物或病原体的侵害。皮肤完整性的损伤或丧失都可能会影响皮肤的功能，进而导致严重的残疾甚至死亡。因此，伤口的愈合对人体而言是至关重要的。其中，组织工程学将为皮肤的重建提供一个三维的矩阵。组织工程的皮肤重建是伤口愈合领域的一个重要进展[418]。在本节，我们将回顾组织工程支架在皮肤领域中的应用。

## 3.7.2　水凝胶

　　在 1960 年，Wichterle 等研制出了具有亲水网络结构的交联聚羟乙基丙烯酸甲酯水凝胶[419]。Peppas 等定义了水凝胶：水凝胶是亲水的、3D 网络结构的、能够吸收大量的水和生物液且类似于生物组织的材料[420]。该水凝胶具有良好的亲水性及生物相容性，具有优秀的生物医用材料的应用潜能。

　　水凝胶非常适合医药行业的各种应用，它柔软且具有弹性的结构使其能够保持大量的水分。水凝胶就像活组织一样，它的高含水量使其具有良好的生物相容性。因此水凝胶作为组织工程的基质被越来越多的研究者所探究。

　　多种水凝胶被合成出来用于皮肤的组织工程。为了进一步提高水凝胶支架的治愈性能，研究者致力于探究不同的结构和方法对其治愈能力的影响，如水凝胶的材料、材料的合成方法，甚至于培育细胞的方法。Boucard 等探究了生物激发的双层物理水凝胶是否被宿主生物所接受并在体内重建皮肤[421]。他们用壳聚糖来制作组织工程的水凝胶。在他们的研究中，第一层是一种坚硬的防护凝胶，这种凝胶用来保持良好的机械性能和进行气体交换。第二层通过柔软性确保材料遵循伤口的几何形状，并且有一个很好的表面接触。与单一材料相比，复合材料具有更加优越的性能，其应用更为广泛。Sanka 等报道了采用一种简单的技术合成大孔隙的水凝胶混合支架，其由甲壳素和聚羟基丁酸戊酯（PHBV）组成[422]。他们使用 SEM、红外光谱和 TG/DTA 来描绘支架的特征。HDF 细胞被用于细胞实验以证明其更加优越的效果。Peng 等报道了用戊二醛作为交联剂的明胶-壳聚糖凝胶[423]。Li 等使用了一种可注射的由羧甲基（CMC）和氧化葡聚糖（Odex）反应生成的多糖混合水凝胶[424]。他们用一个二级烧伤的老鼠模型对水凝胶的治疗效果进行评估，与未治疗组相比，治疗后伤口在 21 天内几乎完全愈合。因此该水凝胶具有制备组织支架的优越潜力。Deepthi 等开发了一种宏观多孔三元复合水凝胶支架[425]，它以甲壳素为基础，与聚酯（聚丁二酸乙二醇酯）和软骨素结合在一起。聚酯（丁烯琥珀酸）是一种生物可降解和生物相容性良好的合成聚合物，具有非凡的机械性能，软骨素可很好地支持细胞黏附。他们使用人类皮肤成纤维细胞来进行细胞毒性、细胞黏附和细胞增殖研究。这项工作报告了一项开发皮肤组织工程支架的简单技术。Renò 等报道了两种不同离子型凝胶，带正电的明胶-聚赖氨酸（HG1）和带负电荷的明胶-聚谷氨酸（HG2）[426]。阴离子水凝胶 HG2 已经被证明是一种利于人类细胞增殖的更好的支架。实验中，HG2 可以使细胞黏附和增殖，从而形成稳定和分层的上皮细胞，因此可通过改变凝胶甲基丙烯酰胺聚合物溶液的浓度，来控制合成水凝胶的物理和生物特性，从而满足表皮形成的要求。Zhao 等报道了一种可光交联的明胶（图 3.7）[427]。高浓度的水凝胶显示了改善细胞黏附的刚度并利于单层角质细胞形成的性能，以及对胶原酶降解的支持。当使用的材料用于组织工程的动物或人体组织时，仍然存在潜在的致病风险。即使这些材料看起来很安全，但一些污染仍然难以被发现。因此一些研究人员着手开发新的合成材料以应对这些情况。Kao 等利用生物相容性肽水凝胶作为支架，这种自组装肽支架可以促进人的纤维细胞增殖，并在合成的皮肤中建立成纤维细胞之间的相互作用[428]。Hunt 等成功制备了一种具有双层结构的海藻酸水凝胶，用来分别包载成纤维细胞和角化细胞，并证实了该水凝胶可加快皮肤伤口的愈合过程[429]。Wong 等使用盐诱导相逆技术为皮肤工程设计了一个结构柔软的支架[430]。因为水凝胶的孔隙度是由盐的加入量所决定的，通过加入氯化钾，该技术实现了脉冲-冷却复合水凝胶的快速干燥，并且可以建立开放的支架矩阵，这种水凝胶支架加速了伤口的愈合。

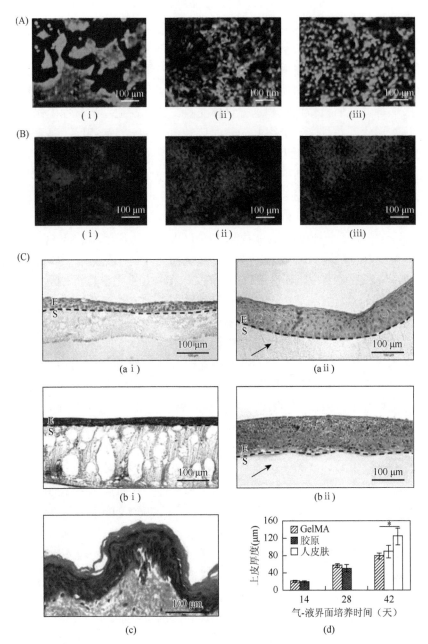

图 3.7 （A）5%（ⅰ）、10%（ⅱ）、20%（ⅲ）的甲基丙烯酰胺明胶（GelMA）表面的 HaCaT 细胞的活/死染色的荧光图像。（B）5%（ⅰ）、10%（ⅱ）、20%（ⅲ）的 GelMA 表面的 HaCaT 细胞的鬼笔环肽（红色）/DAPI（蓝色）染色的荧光图像。（C）水凝胶支架上重建上皮细胞组织：2 周（ⅰ）和 6 周（ⅱ）的气-液界面（ALI）GelMA（a）和胶原（b）支架及人皮肤（c）的 H&E 染色图（E 代表上皮细胞组织，S 代表支架）；（d）ALI 和人上皮细胞不同孵育时间对重建上皮细胞组织的厚度的量化分析（*代表 $P < 0.05$）

　　除了水凝胶支架外，一些研究者对不断增长的细胞进行改进以提高最终的性能。Natesan 等展示了脱皮后从皮肤中提取出来的自体干细胞[431]，被去除的皮肤脂肪干细胞（dsASC）被用于胶原蛋白和聚乙二醇（PEG）纤维蛋白的双层水凝胶支架中。Garg 等报道了一种植入细胞的新方法[432]，他们利用毛细管力植入，与其他先前被报道过的支架播种的方法，如注入、离心和轨道培养等相比，毛细管力植入具有更加优越的性能。Houdek 等报道了一种包含胶原蛋白和分离的等离子体的复合支架[433]，该支架有可能从邻近的皮肤中聚集皮肤干细胞和角化细胞，也可以为这些细胞提供一个合适的环境来使其分化成真皮组织。采用这种方法可以在植入前把干细胞植入支架。

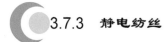

### 3.7.3　静电纺丝

　　在过去的 10 多年里，静电纺丝作为一种能产生从纳米到微米尺度的聚合物纤维的有效手段，使这种聚合物纤维成为一种类似于原生细胞外基质的聚合纤维。

　　静电纺丝纳米纤维的固有优点包括：具有高表面积与体积比、精确控制材料的机械性能以及由于孔内相互连接而具有加速细胞生长的优点[434, 435]。此外，静电纺丝工艺为在与天然细胞外基质相似的纳米级微环境中进行结构设计提供了一个机会。重要的组织工程研究是以模拟人体细胞外基质的支架为基础的，细胞外基质是一种复杂的蛋白质和多糖的排列，如胶原蛋白、透明质酸、蛋白聚糖、糖胺聚糖和弹性蛋白，这些细胞外基质组件是由它们所支持的细胞组件不断地合成、分泌、导向和修改的。原生细胞外基质的功能是作为组织结构的一个框架。然而，通过与细胞表面受体的相互作用，细胞外基质可以直接参与促进细胞黏附、迁移、生长、分化和凋亡等过程。细胞外基质也在细胞因子的活动和细胞内信号传导中发挥作用，而细胞因子和信号传导都在细胞调控和激活中发挥了许多作用。

　　支架材料应该与植入人体的其他生物材料一样，即支架不应该引发任何组织不良或免疫反应。对于许多应用来说，支架材料应该是生物可降解的或生物可吸收的，这样就能使它们在不含纤维的情况下逐渐融入周围的组织中并且没有任何残留。为了达到理想的效果，这种细胞外基质需要模拟能影响细胞对支架的反应的微环境特征和几何形状，如宏观、微观甚至纳米级别的微环境。材料制造技术的进步使更准确地复制原位的皮肤环境成为可能，这为合成支架提供了一个机会。一些天然的和合成的聚合物对皮肤工程有贡献并且可以促进皮肤修复。

　　在这个章节，通过对纳米纤维制造过程中各种参数的控制，如聚合物溶液参数（黏度、表面张力、导电性等）、静电纺丝工艺参数（电压、正负电极间的距离等）、环境条件（湿度）等，能够使得各种类型的纳米纤维具有不同的厚度、图案和形式，因此可以用来制造各种类型的支架。这项技术的一个非常重要的特点是它所制得的纳米纤维具有很大的表面积与体积比，这有助于细胞的吸收和营养的扩散。此外，纤维的直径可以被控制以模拟细胞外基质的纤维结构。同时，静电纺丝技术以随机或排列的形式产生纳米结构的纤维，它们极大地影响了细胞的定位和功能。

由于功能化的纳米纤维支架具有可调控的物理和生物特性，其在生物医学领域具有很大的应用潜力。其生物参数是由聚合物的化学成分决定的，利用物理混合、化学混合和物理-化学混合来组合不同的聚合物可以产生新的材料特性。此外，理想的 3D 模式是通过调整纳米纤维的直径和形态来进一步控制静电纺丝纤维支架的性能；通过静电纺丝工艺技术可以调整纳米纤维的分层结构和孔隙度。因此，通过选择合适的部件和调整元件的比例，可以根据需要对静电纺丝支架的性能进行调整以产生新功能，使得各种各样的由静电纺丝制作的皮肤支架能够用作皮肤组织工程的真皮替代品。

这种材料可以分为天然材料、合成材料和复合材料。Gomes 等比较了三种不同的静电纺丝纳米纤维垫的性能：聚合物（聚己酯）、蛋白质（来自冷水鱼皮、凝胶）和多糖（壳聚糖）[436]。明胶纳米纤维与戊二醛的气相交联克服了在室温下它们的水溶性。这些支架的特点是用人类的胎成纤维细胞进行播种，在体外培养细胞使其黏附和增殖，支架在老鼠的伤口模型中被用作皮肤的替代品，与单一材料相比，复合材料的应用最为广泛。大量的实验都集中在不同的普通材料的混合物中，如胶原蛋白和 PCL[437-439]、壳聚糖和明胶[440]。还有人则试图寻找新的材料，使用自己的材料或与其他材料混合以组合属性，如聚己内酯[441-444]、聚乳酸-己内酯[445]、聚乙烯醇[446]、醋酸纤维素[447]、聚羟基丁酸戊酯[448]、普朗尼克[449,450]、聚氨酯[451,452]、羟基纤维素[453]、透明质酸[454]、木聚糖[455]、螺旋藻提取物[456]、聚乙交酯-丙交酯[457-459]。Blackwood 等研究了六种不同的实验性静电纺丝聚合物支架：聚乳酸、聚乳酸＋10%寡丙交酯、聚乳酸＋罗丹明、聚乙交酯-丙交酯（丙交酯与乙交酯摩尔比为 85∶15，75∶25，50∶50）[460]。他们评估了这六种支架在体外和体内的降解，并测试了它们作为细胞外基质产生的属性，结论是比例为 85∶15和 75∶25 较好。Pan 等报道了一种高度多孔的静电纺丝支架，通过将葡萄糖和聚乳酸混合在一起，可以作为培养细胞和/或生物活性因子的载体来加速伤口愈合[461]。作为初步研究，Nagiah 等选择多聚（3-羟基丁酸）与明胶混合[462]。Asran 等证明了三羟基丁酸酯（PHB）是一种生物可降解和生物相容性良好的聚合物[463]，并评估了其包括作为皮肤替代材料在内的各种医疗应用。但 PHB 具有高结晶度和脆性，为了克服 PHB 的缺点他们将 PHB 与聚乙烯醇（PVA）混合。表面改性也能够改善电纺丝的性能[464]。Oktay 等使用了 1,1-碳酸二咪唑（CDI）来激活聚乙烯醇，并与胶原蛋白反应[465]。Gautam 等还通过胶原蛋白 I 嫁接来改变聚己酯/

凝胶复合支架的性能[466]。Jeong 等用一种细胞黏蛋白（GRGDSP）来修饰藻酸盐（RA），然后将其与 PEO 混合以提供最好的属性[467]。

为了提高材料性能需要对材料进行加工以获得高孔隙度，孔隙大小、孔隙度和孔间连通性是支架的重要特征。它们可以为细胞的适应和迁移提供结构空间，并且能够促进细胞的黏附、生长和渗透[468]。Kim 等用化学吹气剂制造微孔支架，他们成功地让电纺丝产生了高孔隙度的微孔[469]。制备有更大孔隙的材料的常用方法是增加静电纺丝纤维的直径。几个实验中通过对聚合物的浓度和各种工艺参数的控制，已经可以改变材料的直径[470-474]。与纤维尺寸相比，孔隙大小似乎对细胞增殖有更大的影响[475]。

Zhu 等报道了一种缓慢旋转的框架柱体，可增大孔的尺寸、增加支架的孔隙度，最终可获得 92.4%的孔隙度和 132.7 μm 的平均孔径[476]。Kim 等使用了一种静电纺丝技术和一种化学吹气剂（BA）来制造高孔隙度，并引入了一个辅助的圆柱形电极来控制不稳定的静电纺丝过程[469]。Wright 等用氯化钠来制备大孔[477]。Mei 等使用了不局限于支架的二氧化硅粒子作为致孔剂[478]。新的种子细胞的方法也很重要，Mahjour 采用一层一层（l-b-l）的方式，用静电纺丝支架组装[439]，把成纤维细胞和角化细胞迅速组装在一起。在目前的条件下，皮肤替代品存在着免疫排斥的风险，易出现来自同种异体或异源遗传源的疾病转移、不匹配的机械性能、不良的再吸收概况、由于血管化的不完善和高成本而导致的不良整合等问题，对更先进的生物支架的研究可能有助于克服这些问题。

# 3.8　其　　他

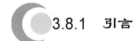

## 3.8.1　引言

组织工程支架材料是指能与组织活体细胞结合，能植入生物体的不同组织中并根据具体替代组织所具备的功能而制得的材料。为了使种子细胞增殖和分化，需要提供一个由生物材料所构成的细胞支架，支架材料相当于人工细胞外基质。组织工程支架材料除了上述几种外，还包括韧带、肌肉等组织支架材料。

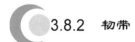

## 3.8.2　韧带

前交叉韧带（ACL）断裂是膝盖受伤时最常见的韧带损伤之一。每年都有超过 20 万的病例遭受韧带损伤。由于韧带位于关节内，损伤后不能自主重建，所以大部分患者需要进行手术治疗，花费巨大。现在的手术治疗主要包括自体和异体移植重建。尽管自体移植韧带有很好的效果，但是需要从患者的另一个健康膝盖中切除韧带，这样会导致移植部位的不健全进而引发其他的病痛。异体移植韧带虽然不用从患者自身移植，但是由于供体有限以及免疫反应的存在等问题，异体移植韧带受到很大的限制。

科学家们很早就开始了进行合成韧带的研究。由聚芳酰胺纤维和乙烯聚合物组成的四氟乙烯均聚物得到了 FDA 的批准，作为韧带的替代物已经进入韧带重建的市场，随后合成韧带成为研究热点。但是事实上这些韧带都存在一些缺点，它们都会出现由颗粒物引起的滑膜炎，导致与膝关节颗粒磨屑类似的问题，使移植失败。基于上述原因以及生物学和材料科学领域的进步，重建组织工程韧带替代物受到进一步重视，研究者们注重在生物和机械性质方面模拟天然韧带。这一节将介绍组织工程韧带替代物的发展。

ACL 支架要作为理想的组织工程支架必须满足以下要求。首先它必须是生物相容的，能够让种子细胞增殖和分化，然后再生新的 ACL；其次应该具有与本机 ACL 相似的机械强度。

胶原、丝素蛋白、透明质酸、壳聚糖和海藻酸盐都是生物相容的[479-482]，特别是胶原和丝素蛋白是 ACL 的主要组成成分。此外，胶原和丝素蛋白具有良好的拉伸强度，但是它们的细胞黏附性不是很好，并且还会引起免疫应答。透明质酸、壳聚糖和海藻酸盐可以是海绵状或水凝胶形式，因此它们非常柔软，但是缺乏机械强度。为了解决上述问题，科学家开始使用聚合物制备具有一定机械强度的组织工程支架，如聚 ε-己内酯（PCL）、聚二氧戊环（PDS）、聚乙醇酸（PGA）、聚乳酸-乙醇酸（PLGA）和聚 L-乳酸（PLLA）等，其中许多已被 FDA 批准[483]。这些材料合成简单并且可以被降解，但具有略低或略高的降解速率，这可能会影响临床效果。更重要的是，它们并不容易引起骨骼组织反应。为了解决这些问题，科学家开始研究以下各种支架。

### 1. 纤维支架

为了获得良好的效果，以纤维形式组成的支架由于具有足够的机械强度和其他性能，作为组织工程韧带出现在研究人员的视线。Majima 等报道的藻酸盐和壳聚糖聚离子混合纤维可用作工程韧带或腱替代品[482]。在该研究中，作者比较了海藻酸盐聚合物纤维和藻酸盐基壳聚糖混合聚合物纤维对兔腱成纤维细胞的黏附行为，结果表明，藻酸盐基壳聚糖混合聚合物纤维对成纤维细胞的黏附性明显好于藻酸盐聚合物纤维。此外，他们还研究了这些纤维的机械性能，尽管藻酸盐基壳聚糖混合聚合物纤维的机械强度略低于藻酸盐聚合物纤维，但它的机械强度（220 MPa）足以保持植入支架的初始形状。此外，SEM 结果显示在 14 天后藻酸盐基壳聚糖混合聚合物纤维对培养物的细胞形态没有影响。

以纤维形式存在的支架也包括壳聚糖包覆的纤维[484]、聚 L-乳酸纤维[485]、

PLGA 纤维等[486]。此外，还有另一种技术是将人 ACL 或内侧副韧带（MCL）细胞或其他细胞接种在纤维支架上[487-489]。例如，Liu 等报道了组合的针织丝支架和微孔丝海绵与人间充质干细胞的相互作用，显示它可以促进细胞增殖和分化[490]。Vivtor 等报道了具有 ACL 和 MCL 细胞的合成生物可吸收聚合物纤维支架[491]。首先，细胞附着和组织形成实验显示，ACL 和 MCL 细胞及其分泌的基质会很快转移到纤维支架上，然后桥接纤维之间的间隙，甚至与纤维对准，最后形成不透明组织的球。其次，机械和生物化学刺激对细胞增殖的影响表明，机械刺激可以改善增殖速度,其是静止培养 4 天后培养物增殖速度的两倍。生长因子也改善了 ACL 培养物的增殖，在 TGF 或 TGF/EGF（表皮生长因子）组合存在的条件下生长的 ACL 和 MCL 培养物的标准化增殖值为 0.05，显著高于对照组。

## 2. 复合材料

出于同样的目的，复合生物材料也被广泛地研究[492-494]。有报道指出复合聚 L-乳酸/羟基磷灰石（PLLA/HAP）与 PLLA 相比，可引起更大的细胞和组织反应，并表现出更好的治疗效果。PLLA/HAP 加快了骨形成并增加了紧密的骨骼内螺旋螺距，重建效果远优于 PLLA。Hunt 等研究了用聚（苯乙烯磺酸钠）（polyNaSS）接枝的聚对苯二甲酸乙二酯人造韧带[495]，得到的复合物的实验结果表明，它可以大大改善细胞反应和蛋白质吸附，甚至选择性进行蛋白质吸附[496]。

## 3. 其他

除了上述所提及的内容外，Vaquette 等报道了一种基于定向聚（L-乳酸-co-己内酯）静电纺丝的针织结构的新型静电纺丝支架[497]。生物学评价结果表明，该材料具有生物相容性并改善了细胞黏附性。Murray 等报道了基于胶原-PRP 水凝胶的富含胶原-血小板的血浆支架[498]，研究表明，富含胶原-血小板的血浆支架在关节外侧韧带伤口中的填充效果比在关节内侧韧带伤口中的填充效果要好，并且修复组织和外关节韧带伤口之间的蛋白质表达和生长因子的概况相似，同时改善了愈合关节外韧带伤口和非愈合关节内韧带伤口之间的差异。Cristino 等报道了一种接种了 MSC 的基于透明质酸的三维原型韧带支架[499]。研究结果表明，MSC 可以良好地存活，甚至在透明质酸的三维原型韧带支架中表达 CD44、胶原Ⅰ、胶原Ⅲ、肌动蛋白、纤连蛋白和层粘连蛋白等，证明了韧带结构与功能的恢复。虽然我们已经在韧带的组织工程中取得了很多成就，但是若要应用于临床还有很长的路要走。

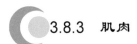

## 3.8.3　肌肉

人体的肌肉按结构和功能的不同可分为平滑肌、心肌和骨骼肌三种。平滑肌主要构成内脏和血管，具有收缩缓慢、持久且不易疲劳等特点，心肌构成心壁，两者都不随人的意志收缩。骨骼肌分布于头、颈、躯干和四肢，通常附着于骨，骨骼肌收缩迅速、有力且容易疲劳，可随人的意志舒缩。外部和内部的各种因素都可导致肌肉的损伤，以骨骼肌为例，接触毒性试剂、被尖锐的物品损伤、移植时缺血、接触过高或过低的温度等都会导致骨骼肌的损伤。

成熟的骨骼肌主要由有丝分裂后的多核肌纤维构成，损伤后不再生，占成熟肌肉细胞 1%～5%的静态生肌祖细胞和卫星细胞是可再生的。卫星细胞基本不再分裂，但是在特殊情况下被刺激可增殖，能够迁移到损伤部位，然后和已经存在损伤的纤维融合形成新的肌管。卫星细胞再生的潜能被耗尽时将不再再生和增殖，而会被结缔组织所取代。当肌肉结构发生不可逆的损害或个别肌肉已经被切除时，通过卫星细胞的再生来修复是个很好的选择。

构建肌肉组织工程支架的关键因素是要设计能够支持细胞融合并能够形成长的、连续的肌纤维的支架，这对肌肉的成型是至关重要的。Park 等[500]将人体平滑肌和内皮细胞接种在生物可降解的聚乙醇酸聚合物支架上，以重建体外平滑肌。实验结果表明，植入 7 天后，在内皮细胞附近形成多层平滑肌细胞，14 天后，平滑肌组织和衬里结构的内皮明显增加。最后，形成良好的组织结构。但是，在对照组中没有组织形成，所以这种材料在重建平滑肌中是成功的。类似地，Saxena等[501]将成肌细胞种在合成的生物可降解聚合物上得到类似的结果。此外，Ma 等[502]将成肌细胞种在三维胶原支架中用于修复骨骼肌缺损，如预期的那样，这种支架可以在体外形成 3D 肌肉移植物，并可以用于体内肌肉组织缺损的重建。

此外，还有合成肌肉支架，如 PLA、PGA、PLGA、PLA-PGA、聚酯、共聚物和改性聚合物等。但是它们并不完美，科学家们试图找到其他材料作为更有效的替代品。例如，Cronin 等[503]报道了一种蛋白质包被的聚 L-乳酸纤维，蛋白质的存在改善了细胞黏附性，聚 L-乳酸纤维支架为肌肉细胞分化提供了底物。实验结果表明，与未涂布的聚 L-乳酸纤维相比，蛋白质包被的聚 L-乳酸纤维具有更好的修复效果。Riboldi 等研究了电纺可降解聚酯聚氨酯[504]，该材料显示出无有毒残留物特性并满足机械性能的要求。此外，它还能引起更好的细胞反应，以及细胞黏附、增殖和分化。因此，它可能为骨骼肌修复提供有效的替代方案。

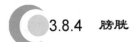 ### 3.8.4　膀胱

膀胱是用于储存尿液的器官。在哺乳动物中，它是由平滑肌组成的胶囊状结构，位于骨盆内，其末端连接到尿道。在膀胱和尿道交界处是括约肌，括约肌可以控制排尿。内外因素均可导致膀胱损伤，包括创伤、感染、炎症、先天性疾病、癌症、医源性损伤等[505]。大多数膀胱损伤需要通过重建手术来恢复膀胱的功能。

除手术外，天然非泌尿组织、异源组织或合成的、人造的、可生物降解的支架可诱导天然膀胱的再生。本节将重点介绍膀胱重建组织工程支架。

正如上面所提到的，胶原、藻酸盐和其他天然材料是生物相容的，但是它们太柔软且不能固定，因此合成设计了混合组织工程支架。PGA、PLA、PLGA 是简单的合成支架，它们易制备并具有一定的强度、降解速率和微结构，但因不具有生物相容性而不被认可。因此合成聚合物与天然材料或细胞结合的混合支架是不错的选择[506-508]。

Drewa 等将细胞种植在 PGA 支架上用于大鼠膀胱的再生研究[506]。在 8 只大鼠中，4 只使用细胞种子支架，其余 4 只使用无细胞支架。结果表明，接种细胞支架的大鼠出现了与其天然尿路上皮相似的多层上皮，并且 PGA 也具有高的降解率。Engelhardt 等报道了用于膀胱再生的胶原-聚（乳酸-*co*-己内酯）（PLAC）混合支架[507, 508]。通过组织学、免疫组织化学、阿尔玛蓝（Alamar Blue）等分析，证实了胶原-PLAC 复合支架具有良好的机械性能以及细胞黏附和增殖能力（图 3.8）。

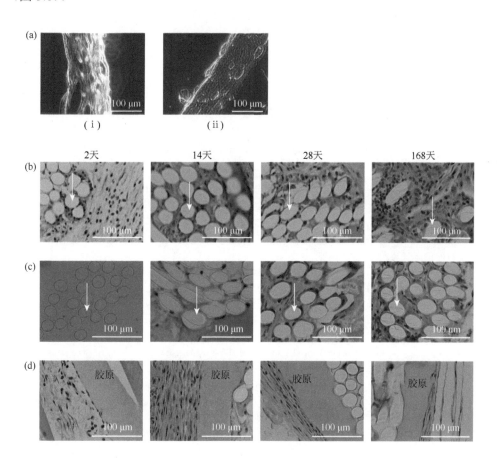

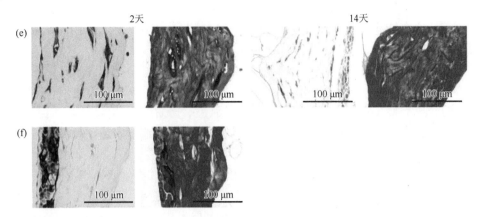

图 3.8 （a）14 天体外培养后，PC 胶原混合支架上的免疫组织学分析：（i）FITC 共轭的二次抗体与抗平滑肌 α 抗体结合；（ii）Alexa-Fluor-548 nm 共轭的二次抗体结合抗角质蛋白。聚合物网络（b）、非细胞混合支架内的 PLAC 聚合物网络（c）、非细胞混合支架的胶原层（d）在不同时间的 H&E 染色照片；复合支架的抗平滑肌 α-肌动蛋白抗体染色（e）和抗角蛋白染色（f）

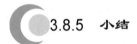 **3.8.5  小结**

组织工程支架是一个有着光明未来的研究领域。这个领域的潜力是无限的，大家需要继续学习。如果有一天，组织工程支架可以用于临床的各个领域，对于医生和患者来说都有巨大的价值。

## 参考文献

[1]  Hunziker E B. Articular cartilage repair: basic science and clinical progress. Osteoarthritis and Cartilage, 2002, 10: 432-463.

[2]  Laurencin C T, Khan Y, Kofron M, et al. Tissue engineering of bone and ligament. Clinical Orthopaedics and Related Research, 2006, 447: 221-236.

[3]  Lee S H, Shin H. Matrices and scaffolds for delivery of bioactive molecules in bone and cartilage tissue engineering. Advanced Drug Delivery Reviews, 2007, 59: 339-359.

[4]  Ma P X. Biomimetic materials for tissue engineering. Advanced Drug Delivery Reviews, 2008, 60: 184-198.

[5]  Zhang X H, Reagan M R, Kaplan D L. Electrospun silk biomaterial scaffolds for regenerative medicine. Advanced Drug Delivery Reviews, 2009, 61: 988-1006.

[6]  Ferreira A M, Gentile P, Chiono V, et al. Collagen for bone tissue regeneration. Acta Biomaterialia, 2012, 8: 3191-3200.

[7]  Stevens M M, George J H. Exploring and engineering the cell surface interface. Science, 2005, 310: 1135-1138.

[8]  Griffith L G, Swartz M A. Capturing complex 3D tissue physiology *in vitro*. Nature Reviews Molecular Cell Biology, 2006, 7: 211-224.

[9]  Hynes R O. The extracellular matrix: not just pretty fibrils. Science, 2009, 326: 1216-1219.

[10]　Wade R J, Burdick J A. Advances in nanofibrous scaffolds for biomedical applications: from electrospinning to self-assembly. Nano Today, 2014, 9: 722-742.

[11]　Mountziaris P M, Tzouanas S N, Mikos A G. Dose effect of tumor necrosis factor-alpha on *in vitro* osteogenic differentiation of mesenchymal stem cells on biodegradable polymeric microfiber scaffolds. Biomaterials, 2010, 31: 1666-1675.

[12]　Sikavitsas V I, Temenoff J S, Mikos A G. Biomaterials and bone mechanotransduction. Biomaterials, 2001, 22: 2581-2593.

[13]　Yang S F, Leong K F, Du Z H, et al. The design of scaffolds for use in tissue engineering. Part II. Rapid prototyping techniques. Tissue Engineering, 2002, 8: 1-11.

[14]　Hutmacher D W, Schantz J T, Lam C X F, et al. State of the art and future directions of scaffold-based bone engineering from a biomaterials perspective. Journal of Tissue Engineering and Regenerative Medicine, 2007, 1: 245-260.

[15]　Li X M, Wang L, Fan Y B, et al. Nanostructured scaffolds for bone tissue engineering. Journal of Biomedical Materials Research Part A, 2013, 101: 2424-2435.

[16]　Salgado A J, Coutinho O P, Reis R L. Bone tissue engineering: state of the art and future trends. Macromolecular Bioscience, 2004, 4: 743-765.

[17]　Hutmacher D W. Scaffolds in tissue engineering bone and cartilage. Biomaterials, 2000, 21: 2529-2543.

[18]　Agrawal C M, Ray R B. Biodegradable polymeric scaffolds for musculoskeletal tissue engineering. Journal of Biomedical Materials Research, 2001, 55: 141-150.

[19]　Leong K F, Cheah C M, Chua C K. Solid freeform fabrication of three-dimensional scaffolds for engineering replacement tissues and organs. Biomaterials, 2003, 24: 2363-2378.

[20]　Hench L L. Bioactive materials: the potential for tissue regeneration. Journal of Biomedical Materials Research, 1998, 41: 511-518.

[21]　McQuigg M, Brown J E, Broom J, et al. The counterweight programme: prevalence of CVD risk factors by body mass index and the impact of 10% weight change. Obesity Research & Clinical Practice, 2008, 2: 15-27.

[22]　Girlich C, Scholmerich J. Topical delivery of steroids in inflammatory bowel disease. Current Drug Delivery, 2012, 9: 345-349.

[23]　Murugan R, Huang Z M, Yang F, et al. Nanofibrous scaffold engineering using electrospinning. Journal of Nanoscience and Nanotechnology, 2007, 7: 4595-4603.

[24]　Abdelkader H, Alany R G. Controlled and continuous release ocular drug delivery systems: pros and cons. Current Drug Delivery, 2012, 9: 421-430.

[25]　Trachtenberg J E, Mountziaris P M, Kasper F K, et al. Fiber-based composite tissue engineering scaffolds for drug delivery. Israel Journal of Chemistry, 2013, 53: 646-654.

[26]　Freyman T M, Yannas I V, Gibson L J. Cellular materials as porous scaffolds for tissue engineering. Progress in Materials Science, 2001, 46: 273-282.

[27]　Johal H S, Garg T, Rath G, et al. Advanced topical drug delivery system for the management of vaginal candidiasis. Drug Delivery, 2016, 23: 550-563.

[28]　Chung H J, Park T G. Surface engineered and drug releasing pre-fabricated scaffolds for tissue engineering. Advanced Drug Delivery Reviews, 2007, 59: 249-262.

[29]　Li W J, Laurencin C T, Caterson E J, et al. Electrospun nanofibrous structure: a novel scaffold for tissue engineering. Journal of Biomedical Materials Research, 2002, 60: 613-621.

[30]　Matthews J A, Wnek G E, Simpson D G, et al. Electrospinning of collagen nanofibers. Biomacromolecules, 2002, 3: 232-238.

[31]　Murugan R, Ramakrishna S. Design strategies of tissue engineering scaffolds with controlled fiber orientation. Tissue Engineering, 2007, 13: 1845-1866.

[32]　Madurantakam P A, Rodriguez I A, Garg K, et al. Compression of multilayered composite electrospun scaffolds: a

novel strategy to rapidly enhance mechanical properties and three dimensionality of bone scaffolds. Advances in Materials Science and Engineering, 2013, 2013: 1-9.

[33] Martins A, Araujo J V, Reis R L, et al. Electrospun nanostructured scaffolds for tissue engineering applications. Nanomedicine, 2007, 2: 929-942.

[34] Wang X F, Ding B, Li B Y. Biomimetic electrospun nanofibrous structures for tissue engineering. Materials Today, 2013, 16: 229-241.

[35] Chen V J, Smith L A, Ma P X. Bone regeneration on computer-designed nano-fibrous scaffolds. Biomaterials, 2006, 27: 3973-3979.

[36] Liu X H, Ma P X. Phase separation, pore structure, and properties of nanofibrous gelatin scaffolds. Biomaterials, 2009, 30: 4094-4103.

[37] Chen V J, Smith L A, Ma P X. Collagen-inspired nano-ribrous poly(L-lactic acid) scaffolds for bone tissue engineering created from reverse solid freeform fabrication. Biological and Bioinspired Materials and Devices, 2004, 823: 213-218.

[38] Zhang Z P, Hu J, Ma P X. Nanofiber-based delivery of bioactive agents and stem cells to bone sites. Advanced Drug Delivery Reviews, 2012, 64: 1129-1141.

[39] Nam Y S, Park T G. Biodegradable polymeric microcellular foams by modified thermally induced phase separation method. Biomaterials, 1999, 20: 1783-1790.

[40] Huang Z M, Zhang Y Z, Kotaki M, et al. A review on polymer nanofibers by electrospinning and their applications in nanocomposites. Composites Science and Technology, 2003, 63: 2223-2253.

[41] Xu T, Miszuk J M, Zhao Y, et al. Electrospun polycaprolactone 3D nanofibrous scaffold with interconnected and hierarchically structured pores for bone tissue engineering. Advanced Healthcare Materials, 2015, 4: 2238-2246.

[42] Kim H W, Kim H E, Knowles J C. Production and potential of bioactive glass nanofibers as a next-generation biomaterial. Advanced Functional Materials, 2006, 16: 1529-1535.

[43] Zhang S G. Fabrication of novel biomaterials through molecular self-assembly. Nature Biotechnology, 2003, 21: 1171-1178.

[44] Horii A, Wang X M, Gelain F, et al. Biological designer self-assembling peptide nanofiber scaffolds significantly enhance osteoblast proliferation, differentiation and 3-D migration. PLoS One, 2007, 2: 1-9.

[45] Xia Z M, Wei M. Biomimetic fabrication and freeze-casting of collagen-apatite hydrogels for bone tissue engineering. Boston: Annual Northeast Bioengineering Conference(NEBEC), 2014: 1-2.

[46] Amler E, Filova E, Buzgo M, et al. Functionalized nanofibers as drug-delivery systems for osteochondral regeneration. Nanomedicine, 2014, 9: 1083-1094.

[47] Guimaraes A, Martins A, Pinho E D, et al. Solving cell infiltration limitations of electrospun nanofiber meshes for tissue engineering applications. Nanomedicine, 2010, 5: 539-554.

[48] Luu Y K, Kim K, Hsiao B S, et al. Development of a nanostructured DNA delivery scaffold via electrospinning of PLGA and PLA-PEG block copolymers. Journal of Controlled Release, 2003, 89: 341-353.

[49] Luong-Van E, Grondahl L, Chua K N, et al. Controlled release of heparin from poly(epsilon-caprolactone) electrospun fibers. Biomaterials, 2006, 27: 2042-2050.

[50] Zeng J, Aigner A, Czubayko F, et al. Poly(vinyl alcohol) nanofibers by electrospinning as a protein delivery system and the retardation of enzyme release by additional polymer coatings. Biomacromolecules, 2005, 6: 1484-1488.

[51] Szentivanyi A, Chakradeo T, Zernetsch H, et al. Electrospun cellular microenvironments: understanding controlled release and scaffold structure. Advanced Drug Delivery Reviews, 2011, 63: 209-220.

[52] Pal J, Singh S, Sharma S, et al. Emulsion electrospun composite matrices of poly(epsilon-caprolactone)-hydroxyapatite: strategy for hydroxyapatite confinement and retention on fiber surface. Materials Letters, 2016, 167: 288-296.

[53] Chakraborty S, Liao I C, Adler A, et al. Electrohydrodynamics: a facile technique to fabricate drug delivery systems. Advanced Drug Delivery Reviews, 2009, 61: 1043-1054.

[54]  Song T, Zhang Y Z, Zhou T J, et al. Encapsulation of self-assembled FePt magnetic nanoparticles in PCL nanofibers by coaxial electrospinning. Chemical Physics Letters, 2005, 415: 317-322.

[55]  Shao W L, He J X, Sang F, et al. Coaxial electrospun aligned tussah silk fibroin nanostructured fiber scaffolds embedded with hydroxyapatite-tussah silk fibroin nanoparticles for bone tissue engineering. Materials Science & Engineering C： Materials for Biological Applications, 2016, 58: 342-351.

[56]  Yoo H S, Kim T G, Park T G. Surface-functionalized electrospun nanofibers for tissue engineering and drug delivery. Advanced Drug Delivery Reviews, 2009, 61: 1033-1042.

[57]  Filova E, Rampichova M, Litvinec A, et al. A cell-free nanofiber composite scaffold regenerated osteochondral defects in miniature pigs. International Journal of Pharmaceutics, 2013, 447: 139-149.

[58]  Bock N, Dargaville T R, Woodruff M A. Electrospraying of polymers with therapeutic molecules: state of the art. Progress in Polymer Science, 2012, 37: 1510-1551.

[59]  Sakina R, Ali M. An appraisal of the efficacy and effectiveness of nanoscaffolds developed by different techniques for bone tissue engineering applications: electrospinning a paradigm shift. Advances in Polymer Technology, 2014, 33: 1-8.

[60]  Li C M, Vepari C, Jin H J, et al. Electrospun silk-BMP-2 scaffolds for bone tissue engineering. Biomaterials, 2006, 27: 3115-3124.

[61]  Hosseinkhani H, Azzam T, Kobayashi H, et al. Combination of 3D tissue engineered scaffold and non-viral gene carrier enhance in vitro DNA expression of mesenchymal stem cells. Biomaterials, 2006, 27: 4269-4278.

[62]  Zhu H Y, Yu D, Zhou Y, et al. Biological activity of a nanofibrous barrier membrane containing bone morphogenetic protein formed by core-shell electrospinning as a sustained delivery vehicle. Journal of Biomedical Materials Research Part B: Applied Biomaterials, 2013, 101B: 541-552.

[63]  Srouji S, Ben-David D, Lotan R, et al. Slow-release human recombinant bone morphogenetic protein-2 embedded within electrospun scaffolds for regeneration of bone defect: in vitro and in vivo evaluation. Tissue Engineering Part A, 2011, 17: 269-277.

[64]  Su Y, Su Q Q, Liu W, et al. Controlled release of bone morphogenetic protein 2 and dexamethasone loaded in core-shell PLLACL-collagen fibers for use in bone tissue engineering. Acta Biomaterialia, 2012, 8: 763-771.

[65]  Stoppato M, Stevens H Y, Carletti E, et al. Influence of scaffold properties on the inter-relationship between human bone marrow derived stromal cells and endothelial cells in pro-osteogenic conditions. Acta Biomaterialia, 2015, 25: 16-23.

[66]  Lee H, Dellatore S M, Miller W M, et al. Mussel-inspired surface chemistry for multifunctional coatings. Science, 2007, 318: 426-430.

[67]  Ryu J, Ku S H, Lee H, et al. Mussel-inspired polydopamine coating as a universal route to hydroxyapatite crystallization. Advanced Functional Materials, 2010, 20: 2132-2139.

[68]  Chien C Y, Tsai W B. Poly(dopamine)-assisted immobilization of Arg-Gly-Asp peptides, hydroxyapatite, and bone morphogenic protein-2 on titanium to improve the osteogenesis of bone marrow stem cells. ACS Applied Materials & Interfaces, 2013, 5: 6975-6983.

[69]  Nielsen S R, Besenbacher F, Chen M L. Mussel inspired surface functionalization of electrospun nanofibers for bio-applications. Physical Chemistry Chemical Physics, 2013, 15: 17029-17037.

[70]  Cho H J, Perikamana S K M, Lee J H, et al. Effective immobilization of BMP-2 mediated by polydopamine coating on biodegradable nanofibers for enhanced in vivo bone formation. ACS Applied Materials & Interfaces, 2014, 6: 11225-11235.

[71]  Ma L, Qin H, Cheng C, et al. Mussel-inspired self-coating at macro-interface with improved biocompatibility and bioactivity via dopamine grafted heparin-like polymers and heparin. Journal of Materials Chemistry B, 2014, 2: 363-375.

[72]  Perikamana S K M, Lee J, Ahmad T, et al. Effects of immobilized BMP-2 and nanofiber morphology on in vitro osteogenic differentiation of hMSCs and in vivo collagen assembly of regenerated bone. ACS Applied Materials &

Interfaces, 2015, 7: 8798-8808.

[73]    Sahoo S, Ang L T, Goh J C H, et al. Bioactive nanofibers for fibroblastic differentiation of mesenchymal precursor cells for ligament/tendon tissue engineering applications. Differentiation, 2010, 79: 102-110.

[74]    Casper C L, Yang W D, Farach-Carson M C, et al. Coating electrospun collagen and gelatin fibers with perlecan domain I for increased growth factor binding. Biomacromolecules, 2007, 8: 1116-1123.

[75]    Li X Q, Su Y, Liu S P, et al. Encapsulation of proteins in poly(L-lactide-*co*-caprolactone) fibers by emulsion electrospinning. Colloids and Surfaces B: Biointerfaces, 2010, 75: 418-424.

[76]    Man Z T, Yin L, Shao Z X, et al. The effects of co-delivery of BMSC-affinity peptide and rhTGF-beta 1 from coaxial electrospun scaffolds on chondrogenic differentiation. Biomaterials, 2014, 35: 5250-5260.

[77]    Place L W, Sekyi M, Taussig J, et al. Two-phase electrospinning to incorporate polyelectrolyte complexes and growth factors into electrospun chitosan nanofibers. Macromolecular Bioscience, 2016, 16: 371-380.

[78]    Lee J H, Lee Y J, Cho H J, et al. The incorporation of bFGF mediated by heparin into PCL/gelatin composite fiber meshes for guided bone regeneration. Drug Delivery and Translational Research, 2015, 5: 146-159.

[79]    Liu S, Qin M, Hu C, et al. Tendon healing and anti-adhesion properties of electrospun fibrous membranes containing bFGF loaded nanoparticles. Biomaterials, 2013, 34: 4690-4701.

[80]    Yang D J, Chen F, Xiong Z C, et al. Tissue anti-adhesion potential of biodegradable PELA electrospun membranes. Acta Biomaterialia, 2009, 5: 2467-2474.

[81]    Liu S, Zhao J W, Ruan H J, et al. Biomimetic sheath membrane via electrospinning for antiadhesion of repaired tendon. Biomacromolecules, 2012, 13: 3611-3619.

[82]    Ji W, Sun Y, Yang F, et al. Bioactive electrospun scaffolds delivering growth factors and genes for tissue engineering applications. Pharmaceutical Research, 2011, 28: 1259-1272.

[83]    Liu S, Hu C M, Li F, et al. Prevention of peritendinous adhesions with electrospun ibuprofen-loaded poly(L-lactic acid)-polyethylene glycol fibrous membranes. Tissue Engineering Part A, 2013, 19: 529-537.

[84]    Kisiel M, Martino M M, Ventura M, et al. Improving the osteogenic potential of BMP-2 with hyaluronic acid hydrogel modified with integrin-specific fibronectin fragment. Biomaterials, 2013, 34: 704-712.

[85]    Azami M, Moztarzadeh F, Tahriri M. Preparation, characterization and mechanical properties of controlled porous gelatin/hydroxyapatite nanocomposite through layer solvent casting combined with freeze-drying and lamination techniques. Journal of Porous Materials, 2010, 17: 313-320.

[86]    Banerjee B, Balasubramanian K. Nanotexturing of PC/n-HA nanocomposites by innovative and advanced spray system. RSC Advances, 2015, 5: 13653-13659.

[87]    Jeffrey P G. Acidic phosphoproteins from bone matrix: a structural rationalization of their role in biomineralization. Calcified Tissue International, 1992, 50: 391-396.

[88]    Jose M V, Thomas V, Xu Y, et al. Aligned bioactive multi-component nanofibrous nanocomposite scaffolds for bone tissue engineering. Macromolecular Bioscience, 2010, 10: 433-444.

[89]    Zickler G A, Ruffoni D, Dunlop J W, et al. Finite element modeling of the cyclic wetting mechanism in the active part of wheat awns. Biointerphases, 2012, 10: 2-9.

[90]    Rong Z C, Zeng W, Kuang Y S, et al. Enhanced bioactivity of osteoblast-like cells on poly(lactic acid)/poly(methyl methacrylate)/nano-hydroxyapatite scaffolds for bone tissue engineering. Fibers and Polymers, 2015, 16: 245-253.

[91]    Fang R, Zhang E W, Xu L, et al. Electrospun PCL/PLA/HA based nanofibers as scaffold for osteoblast-like cells. Journal of Nanoscience and Nanotechnology, 2010, 10: 7747-7751.

[92]    Pasuri J, Holopainen J, Kokkonen H, et al. Osteoclasts in the interface with electrospun hydroxyapatite. Colloids and Surfaces B: Biointerfaces, 2015, 135: 774-783.

[93]    Lin C C, Fu S J, Lin Y C, et al. Chitosan-coated electrospun PLA fibers for rapid mineralization of calcium phosphate. International Journal of Biological Macromolecules, 2014, 68: 39-47.

[94]    Nandakumar A, Fernandes H, de Boer J, et al. Fabrication of bioactive composite scaffolds by electrospinning for bone regeneration. Macromolecular Bioscience, 2010, 10: 1365-1373.

[95]  Zeng L P, Cao L Y, Huang J F, et al. Effect of processing factors on flexural properties of C-*f*-HA/PMMA composites. Journal of Reinforced Plastics and Composites, 2010, 29: 1187-1194.

[96]  Park M, Lee D, Shin S, et al. Effect of negatively charged cellulose nanofibers on the dispersion of hydroxyapatite nanoparticles for scaffolds in bone tissue engineering. Colloids and Surfaces B: Biointerfaces, 2015, 130: 222-228.

[97]  Li J, Liu W, Yin A L, et al. Nano-yarns reinforced silk fibroin composites scaffold for bone tissue engineering. Textile Bioengineering and Informatics Symposium Proceedings, 2012, 1-2: 175-183.

[98]  Wakita T, Obata A, Poologasundarampillai G, et al. Preparation of electrospun siloxane-poly(lactic acid)-vaterite hybrid fibrous membranes for guided bone regeneration. Composites Science and Technology, 2010, 70: 1889-1893.

[99]  Fu S Z, Yang L L, Fan J, et al. *In vitro* mineralization of hydroxyapatite on electrospun poly(epsilon-caprolactone)-poly(ethylene glycol)-poly(epsilon-caprolactone) fibrous scaffolds for tissue engineering application. Colloids and Surfaces B: Biointerfaces, 2013, 107: 167-173.

[100]  Gao C X, Gao Q, Li Y D, et al. *In vitro* evaluation of electrospun gelatin-bioactive glass hybrid scaffolds for bone regeneration. Journal of Applied Polymer Science, 2013, 127: 2588-2599.

[101]  Persson M, Lorite G S, Kokkonen H E, et al. Effect of bioactive extruded PLA/HA composite films on focal adhesion formation of preosteoblastic cells. Colloids and Surfaces B: Biointerfaces, 2014, 121: 409-416.

[102]  Song B T, Xu Q, Wang C Y, et al. Fabrication of polymer/drug-loaded hydroxyapatite particle composite fibers for drug sustained release. Journal of Applied Polymer Science, 2016, 133: 1-6.

[103]  Zhang C J, Cao M, Lan J L, et al. Regulating proliferation and differentiation of osteoblasts on poly(L-lactide)/gelatin composite nanofibers via timed biomineralization. Journal of Biomedical Materials Research Part A, 2016, 104: 1968-1980.

[104]  Guo Y P, Guan J J, Yang J, et al. Hybrid nanostructured hydroxyapatite-chitosan composite scaffold: bioinspired fabrication, mechanical properties and biological properties. Journal of Materials Chemistry B, 2015, 3: 4679-4689.

[105]  Fischer R L, McCoy M G, Grant S A. Electrospinning collagen and hyaluronic acid nanofiber meshes. Journal of Materials Science: Materials in Medicine, 2012, 23: 1645-1654.

[106]  Kane R J, Roeder R K. Effects of hydroxyapatite reinforcement on the architecture and mechanical properties of freeze-dried collagen scaffolds. Journal of the Mechanical Behavior of Biomedical Materials, 2012, 7: 41-49.

[107]  Antunes J C, Oliveira J M, Reis R L, et al. Novel poly(L-lactic acid)/hyaluronic acid macroporous hybrid scaffolds: characterization and assessment of cytotoxicity. Journal of Biomedical Materials Research Part A, 2010, 94A: 856-869.

[108]  Gao X, Song J L, Ji P, et al. Polydopamine-templated hydroxyapatite reinforced polycaprolactone composite nanofibers with enhanced cytocompatibility and osteogenesis for bone tissue engineering. ACS Applied Materials & Interfaces, 2016, 8: 3499-3515.

[109]  Datta N, Pham Q P, Sharma U, et al. *In vitro* generated extracellular matrix and fluid shear stress synergistically enhance 3D osteoblastic differentiation. Proceedings of the National Academy of Sciences of the United States of America, 2006, 103: 2488-2493.

[110]  Theodora C, Sara P, Silvio F, et al. Platelet lysate and adipose mesenchymal stromal cells on silk fibroin nonwoven mats for wound healing. Journal of Applied Polymer Science, 2016, 133: 42942.

[111]  Kharaziha M, Fathi M H, Edris H, et al. PCL-forsterite nanocomposite fibrous membranes for controlled release of dexamethasone. Journal of Materials Science: Materials in Medicine, 2015, 26: 36.

[112]  Li X Q, Su Y, Chen R, et al. Fabrication and properties of core-shell structure P(LLA-CL) nanofibers by coaxial electrospinning. Applied Polymer Science, 2009, 5: 1564-1570.

[113]  Gheith M E, Khairy M A. Effect of simvastatin versus low level laser therapy(LLLT) on bone regeneration in rabbit's tibia. SPIE Proceedings, 2014, 8929: 89290J.

[114]  Lee J B, Park H N, Ko W K, et al. Poly(L-lactic acid)/hydroxyapatite nanocylinders as nanofibrous structure for

bone tissue engineering scaffolds. Journal of Biomedical Nanotechnology, 2013, 9: 424-429.

[115] Marolt D, Knezevic M, Novakovic G V. Bone tissue engineering with human stem cells. Stem Cell Research & Therapy, 2010, 1：1-10.

[116] Holmes B, Castro N J, Li J, et al. Enhanced human bone marrow mesenchymal stem cell functions in novel 3D cartilage scaffolds with hydrogen treated multi-walled carbon nanotubes. Nanotechnology, 2013, 24: 345102.

[117] Yoshimoto H, Shin Y M, Terai H, et al. A biodegradable nanofiber scaffold by electrospinning and its potential for bone tissue engineering. Biomaterials, 2003, 24: 2077-2082.

[118] Ruckh T T, Kumar K, Kipper M J, et al. Osteogenic differentiation of bone marrow stromal cells on poly(epsilon-caprolactone) nanofiber scaffolds. Acta Biomaterialia, 2010, 6: 2949-2959.

[119] Phipps M C, Clem W C, Grunda J M, et al. Increasing the pore sizes of bone-mimetic electrospun scaffolds comprised of polycaprolactone, collagen I and hydroxyapatite to enhance cell infiltration. Biomaterials, 2012, 33: 524-534.

[120] Jaiswal A. Nanofibrous scaffolds for tissue engineering applications. Brazilian Archives of Biology and Technology, 2016, 59：e16150644.

[121] Gupta D, Venugopal J, Mitra S, et al. Nanostructured biocomposite substrates by electrospinning and electrospraying for the mineralization of osteoblasts. Biomaterials, 2009, 30: 2085-2094.

[122] Yilgor P, Sousa R A, Reis R L, et al. 3D plotted PCL scaffolds for stem cell based bone tissue engineering. Macromolecular Symposia, 2008, 269: 92-99.

[123] Meng Y Z, Qin Y X, DiMasi E, et al. Biomineralization of a self-assembled extracellular matrix for bone tissue engineering. Tissue Engineering Part A, 2009, 15: 355-366.

[124] Shamaz B H, Anitha A, Vijayamohan M, et al. Relevance of fiber integrated gelatin-nanohydroxyapatite composite scaffold for bone tissue regeneration. Nanotechnology, 2015, 26: 1-15.

[125] Song N, Armstrong A D, Li F, et al. Multipotent mesenchymal stem cells from human subacromial bursa: potential for cell based tendon tissue engineering. Tissue Engineering Part A, 2014, 20: 239-249.

[126] Morelli S, Salerno S, Holopainen J, et al. Osteogenic and osteoclastogenic differentiation of co-cultured cells in polylactic acid-nanohydroxyapatite fiber scaffolds. Journal of Biotechnology, 2015, 204: 53-62.

[127] Jhala D, Vasita R. A review on extracellular matrix mimicking strategies for an artificial stem cell niche. Polymer Reviews, 2015, 55: 561-595.

[128] de Castro J G, Rodrigues B V M, Ricci R, et al. Designing a novel nanocomposite for bone tissue engineering using electrospun conductive PBAT/polypyrrole as a scaffold to direct nanohydroxyapatite electrodeposition. RSC Advances, 2016, 6: 32615-32623.

[129] Khajavi R, Abbasipour M, Bahador A. Electrospun biodegradable nanofibers scaffolds for bone tissue engineering. Journal of Applied Polymer Science, 2015, 133:1-19.

[130] Senatov F S, Kopylov A N, Anisimova N Y, et al. UHMWPE-based nanocomposite as a material for damaged cartilage replacement. Materials Science and Engineering A: Structural Materials Properties Microstructure and Processing, 2015, 48: 566-571.

[131] Schulze-Tanzil G. Activation and dedifferentiation of chondrocytes: implications in cartilage injury and repair. Annals of Anatomy-Anatomischer Anzeiger, 2009, 191: 325-338.

[132] Huey D J, Hu J C, Athanasiou K A. Unlike bone, cartilage regeneration remains elusive. Science, 2012, 338: 917-921.

[133] Taniyama T, Masaoka T, Yamada T, et al. Repair of osteochondral defects in a rabbit model using a porous hydroxyapatite collagen composite impregnated with bone morphogenetic protein-2. Artifocial Organs, 2015, 39: 529-535.

[134] Reinholz G G, Lu L, Saris D B, et al. Animal models for cartilage reconstruction. Biomaterials, 2004, 25: 1511-1521.

[135] Walther M, Altenberger S, Kriegelstein S, et al. Reconstruction of focal cartilage defects in the talus with

miniarthrotomy and collagen matrix. Operative Orthopadie Und Traumatologie, 2014, 26: 603-610.

[136] Harhaus L, Huang J J, Kao S W, et al. The vascularized periosteum flap as novel tissue engineering model for repair of cartilage defects. Journal of Cellular and Molecular Medicine, 2015, 19: 1273-1283.

[137] Becher C, Ettinger M, Ezechieli M, et al. Repair of retropatellar cartilage defects in the knee with microfracture and a cell-free polymer-based implant. Archives of Orthopaedic and Trauma Surgery, 2015, 135: 1003-1010.

[138] Bornes T D, Adesida A B, Jomha N M. Mesenchymal stem cells in the treatment of traumatic articular cartilage defects: a comprehensive review. Arthritis Reserch Therapy, 2014, 16: 432.

[139] Geraghty S, Kuang J Q, Yoo D, et al. A novel, cryopreserved, viable osteochondral allograft designed to augment marrow stimulation for articular cartilage repair. Journal Orthopaedic Surgery Research, 2015, 10: 3-13.

[140] Harris J D, Hussey K, Saltzman B M, et al. Cartilage repair with or without meniscal transplantation and osteotomy for lateral compartment chondral defects of the knee: case series with minimum 2-year follow-up. The Orthopaedic Journal of Sports Medicine, 2014, 2: 1-7.

[141] Niemeyer P, Uhl M, Salzmann G M, et al. Evaluation and analysis of graft hypertrophy by means of arthroscopy, biochemical MRI and osteochondral biopsies in a patient following autologous chondrocyte implantation for treatment of a full-thickness-cartilage defect of the knee. Archives of Orthopaedic and Trauma Surgery, 2015, 135: 819-830.

[142] Liu H, Ding J, Wang C, et al. Intra-articular transplantation of allogeneic BMMSCs rehabilitates cartilage injury of antigen-induced arthritis. Tissue Engineering Part A, 2015, 21: 2733-2743.

[143] Patil S, Tapasvi S R. Osteochondral autografts. Current Reviews in Musculoskeletal Medicine, 2015, 8: 423-428.

[144] Reilingh M L, van Bergen C J, Blankevoort L, et al. Computed tomography analysis of osteochondral defects of the talus after arthroscopic debridement and microfracture. Knee Surg Sports Traumatol Arthrosc, 2016, 24: 1286-1292.

[145] Ross A W, Murawski C D, Fraser E J, et al. Autologous osteochondral transplantation for osteochondral lesions of the talus: does previous bone marrow stimulation negatively affect clinical outcome? Arthroscopy, 2016, 32: 1377-1383.

[146] Wu C C, Sheu S Y, Hsu L H, et al. Intra-articular injection of platelet-rich fibrin releasates in combination with bone marrow-derived mesenchymal stem cells in the treatment of articular cartilage defects: an *in vivo* study in rabbits. Journal of Biomedical Materials Resmearch Part B: Applied Bioma Terials, 2017, 105: 1536-1543.

[147] Hunziker E B, Lippuner K, Keel M J, et al. An educational review of cartilage repair: precepts & practice-myths & misconceptions-progress & prospects. Osteoarthritis Cartilage, 2015, 23: 334-350.

[148] Gupta A, Bhat S, Jagdale P R, et al. Evaluation of three-dimensional chitosan-agarose-gelatin cryogel scaffold for the repair of subchondral cartilage defects: an *in vivo* study in a rabbit model. Tissue Engineering Part A, 2014, 20: 3101-3111.

[149] Dresing I, Zeiter S, Auer J, et al. Evaluation of a press-fit osteochondral poly(ester-urethane) scaffold in a rabbit defect model. Journal of Materials Science: Materials in Medicine, 2014, 25: 1691-1700.

[150] Brix M, Kaipel M, Kellner R, et al. Successful osteoconduction but limited cartilage tissue quality following osteochondral repair by a cell-free multilayered nano-composite scaffold at the knee. International Orthopaedics, 2016, 40: 625-632.

[151] Atesok K, Doral M N, Karlsson J, et al. Multilayer scaffolds in orthopaedic tissue engineering. Knee Surg Sports Traumatol Arthrosc, 2016, 24: 2365-2373.

[152] Li X, Ding J, Wang J, et al. Biomimetic biphasic scaffolds for osteochondral defect repair. Regenerative Biomaterials, 2015, 2: 221-228.

[153] Gomoll A H, Madry H, Knutsen G, et al. The subchondral bone in articular cartilage repair: current problems in the surgical management. Knee Surg Sports Traumatol Arthrosc, 2010, 18: 434-447.

[154] Needham C J, Shah S R, Dahlin R L, et al. Osteochondral tissue regeneration through polymeric delivery of DNA encoding for the SOX trio and RUNX2. Acta Biomaterialia, 2014, 10: 4103-4112.

[155] Lu S, Lam J, Trachtenberg J E, et al. Dual growth factor delivery from bilayered, biodegradable hydrogel composites for spatially-guided osteochondral tissue repair. Biomaterials, 2014, 35: 8829-8839.

[156] Liu S, Wu J, Liu X, et al. Osteochondral regeneration using an oriented nanofiber yarn-collagen type I /hyaluronate hybrid/TCP biphasic scaffold. Journal of Biomedical Materials Research Part A, 2015, 103: 581-592.

[157] Levingstone T J, Ramesh A, Brady R T, et al. Cell-free multi-layered collagen-based scaffolds demonstrate layer specific regeneration of functional osteochondral tissue in caprine joints. Biomaterials, 2016, 87: 69-81.

[158] Lu S, Lam J, Trachtenberg J E, et al. Technical report: correlation between the repair of cartilage and subchondral bone in an osteochondral defect using bilayered, biodegradable hydrogel composites. Tissue Engineering Part C, 2015, 21: 1216-1225.

[159] Orth P, Madry H. Advancement of the subchondral bone plate in translational models of osteochondral repair: implications for tissue engineering approaches. Tissue Engineering Part B, 2015, 21: 504-520.

[160] Ortved K F, Nixon A J. Cell-based cartilage repair strategies in the horse. Veterinary Journal, 2016, 208: 1-12.

[161] Orth P, Peifer C, Goebel L, et al. Comprehensive analysis of translational osteochondral repair: focus on the histological assessment. Progress in histochemistry and Cytochemistry, 2015, 50: 19-36.

[162] Verhaegen J, Clockaerts S, Van Osch G J, et al. TruFit plug for repair of osteochondral defects—where is the evidence? Systematic review of literature. Cartilage, 2015, 6: 12-19.

[163] Lopa S, PhD, Madry H, et al. Bioinspired scaffolds for osteochondral regeneration. Tissue Engineering Part A, 2014, 20: 2052-2076.

[164] Rodriguez-Vazquez M, Vega-Ruiz B, Ramos-Zuniga R, et al. Chitosan and its potential use as a scaffold for tissue engineering in regenerative medicine. BioMed Research International, 2015, 2015: 821279.

[165] Ho M H, Kuo P Y, Hsieh H J, et al. Preparation of porous scaffolds by using freeze-extraction and freeze-gelation methods. Biomaterials, 2004, 25: 129-138.

[166] Vande Vord P J, Matthew H W, De Silva S P, et al. Evaluation of the biocompatibility of a chitosan scaffold in mice. Journal of Biomedical Materials Research Part A, 2002, 59: 585-590.

[167] Kim I Y, Seo S J, Moon H S, et al. Chitosan and its derivatives for tissue engineering applications. Biotechnology Advances, 2008, 26: 1-21.

[168] Ravanetti F, Galli C, Manfredi E, et al. Chitosan-based scaffold modified with D-(+)raffinose for cartilage repair: an in vivo study. Journal of Negative Results in Biomedicine, 2015, 14: 2.

[169] Algul D, Sipahi H, Aydin A, et al. Biocompatibility of biomimetic multilayered alginate-chitosan/beta-TCP scaffold for osteochondral tissue. International Journal of Biological Macromolecules, 2015, 79: 363-369.

[170] Chang N J, Lin C C, Shie M Y, et al. Positive effects of cell-free porous PLGA implants and early loading exercise on hyaline cartilage regeneration in rabbits. Acta Biomaterialia, 2015, 28: 128-137.

[171] Pan Z, Duan P, Liu X, et al. Effect of porosities of bilayered porous scaffolds on spontaneous osteochondral repair in cartilage tissue engineering. Regen Biomater, 2015, 2: 9-19.

[172] Barron V, Neary M, Mohamed K M, et al. Evaluation of the early in vivo response of a functionally graded macroporous scaffold in an osteochondral defect in a rabbit model. Annals of Biomedical Engineering, 2016, 44: 1832-1844.

[173] Lv Y M, Yu Q S. Repair of articular osteochondral defects of the knee joint using a composite lamellar scaffold. Bone & Joint Research, 2015, 4: 56-64.

[174] Nogami M, Kimura T, Seki S, et al. A human amnion-derived extracellular matrix-coated cell-free scaffold for cartilage repair: in vitro and in vivo studies. Tissue Engineering Part A, 2016, 22: 680-688.

[175] Huang G X, Arany P R, Mooney D J. Modeling and validation of multilayer poly(lactide-co-glycolide) scaffolds for in vitro directed differentiation of juxtaposed cartilage and bone. Tissue Engineering Part A, 2015, 21: 2228-2240.

[176] Rosenzweig D H, Carelli E, Steffen T, et al. 3D-printed ABS and PLA acaffolds for cartilage and nucleus pulposus tissue regeneration. International Journal of Molecular Sciences, 2015, 16: 15118-15135.

[177] Vikingsson L, Claessens B, Gomez-Tejedor J A, et al. Relationship between micro-porosity, water permeability and mechanical behavior in scaffolds for cartilage engineering. Journal of the Mechanical Behavior of Biomedical Materials, 2015, 48: 60-69.

[178] Maurus P B, Kaeding C C. Bioabsorbable implant material review. Operative Techniques in Sports Medicine, 2004, 12: 158-160.

[179] Luo Z, Jiang L, Xu Y, et al. Mechano growth factor(MGF)and transforming growth factor(TGF)-beta 3 functionalized silk scaffolds enhance articular hyaline cartilage regeneration in rabbit model. Biomaterials, 2015, 52: 463-475.

[180] Gruchenberg K, Ignatius A, Friemert B, et al. In vivo performance of a novel silk fibroin scaffold for partial meniscal replacement in a sheep model. Knee Surg Sports Traumatol Arthrosc, 2015, 23: 2218-2229.

[181] Kon E, Mutini A, Arcangeli E, et al. Novel nanostructured scaffold for osteochondral regeneration: pilot study in horses. Journal of Tissue Engineering and Regenerative Medicine, 2010, 4: 300-308.

[182] Levingstone T J, Matsiko A, Dickson G R, et al. A biomimetic multi-layered collagen-based scaffold for osteochondral repair. Acta Biomaterialia, 2014, 10: 1996-2004.

[183] Nixon A J, Rickey E, Butler T J, et al. A chondrocyte infiltrated collagen type I / III membrane〔MACI(R)implant〕improves cartilage healing in the equine patellofemoral joint model. Osteoarthritis Cartilage, 2015, 23: 648-660.

[184] Chen P, Tao J, Zhu S, et al. Radially oriented collagen scaffold with SDF-1 promotes osteochondral repair by facilitating cell homing. Biomaterials, 2015, 39: 114-123.

[185] Kon E, Filardo G, Shani J, et al. Osteochondral regeneration with a novel aragonite-hyaluronate biphasic scaffold: up to 12-month follow-up study in a goat model. Journal of Orthopaedic Surgery and Research, 2015, 10: 81.

[186] Niederauer G G, Slivka M A, Leatherbury N C, et al. Evaluation of multiphase implants for repair of focal osteochondral defects in goats. Biomaterials, 2000, 21: 2561-2574.

[187] Wei B, Yao Q, Guo Y, et al. Three-dimensional polycaprolactone-hydroxyapatite scaffolds combined with bone marrow cells for cartilage tissue engineering. Journal of Biomaterials Applications, 2015, 30: 160-170.

[188] Tang C, Jin C, Du X, et al. An autologous bone marrow mesenchymal stem cell-derived extracellular matrix scaffold applied with bone marrow stimulation for cartilage repair. Tissue Engineering Part A, 2014, 20: 2455-2462.

[189] Harada N, Watanabe Y, Sato K, et al. Bone regeneration in a massive rat femur defect through endochondral ossification achieved with chondrogenically differentiated MSCs in a degradable scaffold. Biomaterials, 2014, 35: 7800-7810.

[190] Dahlin R L, Kinard L A, Lam J, et al. Articular chondrocytes and mesenchymal stem cells seeded on biodegradable scaffolds for the repair of cartilage in a rat osteochondral defect model. Biomaterials, 2014, 35: 7460-7469.

[191] Caminal M, Moll X, Codina D, et al. Transitory improvement of articular cartilage characteristics after implantation of polylactide: polyglycolic acid(PLGA) scaffolds seeded with autologous mesenchymal stromal cells in a sheep model of critical-sized chondral defect. Biotechnology Letters, 2014, 36: 2143-2153.

[192] Barron V, Merghani K, Shaw G, et al. Evaluation of cartilage repair by mesenchymal stem cells seeded on a PEOT/PBT scaffold in an osteochondral defect. Annals of Biomedical Engineering, 2015, 43: 2069-2082.

[193] Lantada A D, Iniesta H A, Garcia-Ruiz J P, et al. Composite scaffolds for osteochondral repair obtained by combination of additive manufacturing, leaching processes and hMSC-CM functionalization. Materials Science & Engineering C: Materials for Biological Applications, 2016, 59: 218-227.

[194] Kazemnejad S, Khanmohammadi M, Mobini S, et al. Comparative repair capacity of knee osteochondral defects using regenerated silk fiber scaffolds and fibrin glue with/without autologous chondrocytes during 36 weeks in rabbit model. Cell and Tissue Research, 2016, 364: 559-572.

[195] Sakata R, Iwakura T, Reddi A H. Regeneration of articular cartilage surface: morphogens, cells, and extracellular matrix scaffolds. Tissue Engineering Part B: Reviews, 2015, 21: 461-473.

[196] Hendriks J A, Moroni L, Riesle J, et al. The effect of scaffold-cell entrapment capacity and physico-chemical properties on cartilage regeneration. Biomaterials, 2013, 34: 4259-4265.

[197] Li X, Li Y, Zuo Y, et al. Osteogenesis and chondrogenesis of biomimetic integrated porous PVA/gel/V-n-HA/PA6 scaffolds and BMSCs construct in repair of articular osteochondral defect. Journal of Biomedical Materials Research, 2015, 103: 3226-3236.

[198] Araki S, Imai S, Ishigaki H, et al. Improved quality of cartilage repair by bone marrow mesenchymal stem cells for treatment of an osteochondral defect in a cynomolgus macaque model. Acta Orthopaedica, 2015, 86: 119-126.

[199] Rozlin A R, Norhamiza M S, Noorhidayah M N, et al. The potential of 3-dimensional construct engineered from poly(lactic-*co*-glycolic acid)/fibrin hybrid scaffold seeded with bone marrow mesenchymal stem cells for *in vitro* cartilage tissue engineering. Tissue Cell, 2015, 47: 420-430.

[200] Kon E, Roffi A, Filardo G, et al. Scaffold-based cartilage treatments: with or without cells? a systematic review of preclinical and clinical evidence. Arthroscopy, 2015, 31: 767-775.

[201] Erickson I E, Huang A H, Chung C, et al. Differential maturation and structure-function relationships in mesenchymal stem cell-and chondrocyte-seeded hydrogels. Tissue Engineering Part A, 2008, 15: 1041-1052.

[202] Kreuz P C, Müller S, Freymann U, et al. Repair of focal cartilage defects with scaffold-assisted autologous chondrocyte grafts: clinical and biomechanical results 48 months after transplantation. American Journal of Sports Medicine, 2011, 39: 1697-1705.

[203] Mullen L M, Best S M, Brooks R A, et al. Binding and release characteristics of insulin-like growth factor-1 from a collagen-glycosaminoglycan scaffold. Tissue Engineering Part C: Methods, 2010, 16: 1439-1448.

[204] Mullen L M, Best S M, Ghose S, et al. Bioactive IGF-1 release from collagen-GAG scaffold to enhance cartilage repair *in vitro*. Journal of Materials Science: Materials in Medicine, 2015, 26: 5325.

[205] Wang X, Wenk E, Zhang X, et al. Growth factor gradients via microsphere delivery in biopolymer scaffolds for osteochondral tissue engineering. Journal of Controlled Release, 2009, 134: 81-90.

[206] Hosseinkhani H, Hosseinkhani M, Khademhosseini A, et al. Bone regeneration through controlled release of bone morphogenetic protein-2 from 3-D tissue engineered nano-scaffold. Journal of Controlled Release, 2007, 117: 380-386.

[207] Maehara H, Sotome S, Yoshii T, et al. Repair of large osteochondral defects in rabbits using porous hydroxyapatite/collagen(HAp/Col)and fibroblast growth factor-2(FGF-2). Journal of Orthopaedic Research, 2010, 28(5): 677-686.

[208] Hou S, Wang X, Park S, et al. Rapid self-integrating, injectable hydrogel for tissue complex regeneration. Advanced Healthcare Materials, 2015, 4(10): 1491-1495, 1423.

[209] Martins E A, Michelacci Y M, Baccarin R Y, et al. Evaluation of chitosan-GP hydrogel biocompatibility in osteochondral defects: an experimental approach. BMC Veterinary Research, 2014, 10(1): 197.

[210] Liu H, Liu J, Qi C, et al. Thermosensitive injectable *in situ* forming carboxymethyl chitin hydrogel for three-dimensional cell culture. Acta Biomaterialia, 2016, 35: 228-237.

[211] Han F, Yang X, Zhao J, et al. Photocrosslinked layered gelatin-chitosan hydrogel with graded compositions for osteochondral defect repair. Journal of Materials Science: Materials in Medicine, 2015, 26(4): 160.

[212] Ghosh P, Rameshbabu A P, Dhara S. Citrate cross-linked gels with strain reversibility and viscoelastic behavior accelerate healing of osteochondral defects in a rabbit model. Langmuir, 2014, 30(28): 8442-8451.

[213] Chen Z, Zhao M, Liu K, et al. Novel chitosan hydrogel formed by ethylene glycol chitosan, 1, 6-diisocyanatohexan and polyethylene glycol-400 for tissue engineering scaffold: *in vitro* and *in vivo* evaluation. Journal of Materials Science: Materials in Medicine, 2014, 25(8): 1903-1913.

[214] Kamoun E A. *N*-succinyl chitosan-dialdehyde starch hybrid hydrogels for biomedical applications. Journal of Advanced Research, 2016, 7(1): 69-77.

[215] Muller W E, Neufurth M, Wang S, et al. Morphogenetically active scaffold for osteochondral repair(polyphosphate/ alginate/*N*, *O*-carboxymethyl chitosan). European Cells & Materials, 2016, 31: 174-190.

[216] Bichara D A, Bodugoz-Sentruk H, Ling D, et al. Osteochondral defect repair using a polyvinyl alcohol-polyacrylic acid(PVA-PAAc)hydrogel. Journal of Biomedical Materials Research Part A, 2014, 9(4): 045012.

[217] D'Este M, Sprecher C M, Milz S, et al. Evaluation of an injectable thermoresponsive hyaluronan hydrogel in a rabbit osteochondral defect model. Journal of Biomedical Materials Research Part A, 2016, 104(6): 1469-1478.

[218] Fenn S L, Oldinski R A. Visible light crosslinking of methacrylated hyaluronan hydrogels for injectable tissue repair. Journal of Biomedical Materials Research Part B, 2015, 104(6): 1229-1236.

[219] Parmar P A, Chow L W, St-Pierre J P, et al. Collagen-mimetic peptide-modifiable hydrogels for articular cartilage regeneration. Biomaterials, 2015, 54: 213-225.

[220] Chen P, Zhu S, Wang Y, et al. The amelioration of cartilage degeneration by ADAMTS-5 inhibitor delivered in a hyaluronic acid hydrogel. Biomaterials, 2014, 35(9): 2827-2836.

[221] Uchio Y, Ochi M, Matsusaki M, et al. Human chondrocyte proliferation and matrix synthesis cultured in Atelocollagen gel. Journal of Biomedical Materials Research, 2000, 50(2): 138-143.

[222] Ibusuki S, Fujii Y, Iwamoto Y, et al. Tissue-engineered cartilage using an injectable and *in situ* gelable thermoresponsive gelatin: fabrication and *in vitro* performance. Tissue Engineering Part C, 2003, 9(2): 371-384.

[223] Chaipinyo K, Oakes B W, Van Damme M P. The use of debrided human articular cartilage for autologous chondrocyte implantation: maintenance of chondrocyte differentiation and proliferation in type I collagen gels. Journal of Orthopaedic Research: Official Publication of the Orthopaedic Research Society, 2004, 22(2): 446-455.

[224] Fan J, Gong Y, Ren L, et al. *In vitro* engineered cartilage using synovium-derived mesenchymal stem cells with injectable gellan hydrogels. Acta biomaterialia, 2010, 6: 1178-1185.

[225] Schagemann J C, Mrosek E H, Landers R, et al. Morphology and function of ovine articular cartilage chondrocytes in 3-D hydrogel culture. Cells Tissues Organs, 2006, 182: 89-97.

[226] Schagemann J C, Erggelet C, Chung H W, et al. Cell-laden and cell-free biopolymer hydrogel for the treatment of osteochondral defects in a sheep model. Tissue Engineering Part A, 2009, 15: 75-82.

[227] He P, Fu J, Wang D A. Murine pluripotent stem cells derived scaffold-free cartilage grafts from a micro-cavitary hydrogel platform. Acta Biomaterialia, 2016, 35: 87-97.

[228] Costantini M, Idaszek J, Szoke K, et al. 3D bioprinting of BM-MSCs-loaded ECM biomimetic hydrogels for *in vitro* neocartilage formation. Biofabrication, 2016, 8(3): 035002.

[229] Lam J, Clark E C, Fong E L, et al. Evaluation of cell-laden polyelectrolyte hydrogels incorporating poly(L-lysine)for applications in cartilage tissue engineering. Biomaterials, 2016, 83: 332-346.

[230] Karunanithi P, Murali M R, Samuel S, et al. Three dimensional alginate-fucoidan composite hydrogel augments the chondrogenic differentiation of mesenchymal stromal cells. Carbohydrate Polymers, 2016, 147: 294-303.

[231] Yokoyama A, Sekiya I, Miyazaki K, et al. *In vitro* cartilage formation of composites of synovium-derived mesenchymal stem cells with collagen gel. Cell and Tissue Research, 2005, 322(2): 289-298.

[232] Gonzalez-Fernandez T, Tierney E G, Cunniffe G M, et al. Gene delivery of TGF-β3 and BMP2 in an MSC-laden alginate hydrogel for articular cartilage and endochondral bone tissue engineering. Tissue Engineering Part A, 2016, 22(9-10): 776-787.

[233] Park H, Temenoff J S, Tabata Y, et al. Injectable biodegradable hydrogel composites for rabbit marrow mesenchymal stem cell and growth factor delivery for cartilage tissue engineering. Biomaterials, 2007, 28(21): 3217-3227.

[234] Han F, Zhou F, Yang X, et al. A pilot study of conically graded chitosan-gelatin hydrogel/PLGA scaffold with dual-delivery of TGF-beta1 and BMP-2 for regeneration of cartilage-bone interface. Journal of Biomedical Materials Research Part B: Applied Biomaterials, 2015, 103: 1344-1353.

[235] Ansboro S, Hayes J S, Barron V, et al. A chondromimetic microsphere for *in situ* spatially controlled chondrogenic differentiation of human mesenchymal stem cells. Journal of Controlled Release: Official Journal of the Controlled Release Society, 2014, 179: 42-51.

[236] Swed A, Cordonnier T, Denarnaud A, et al. Sustained release of TGF-β1 from biodegradable microparticles

prepared by a new green process in $CO_2$ medium. International Journal of Pharmaceutics, 2015, 493: 357-365.

[237] Lee J E, Kim K E, Kwon I C, et al. Effects of the controlled-released TGF-beta 1 from chitosan microspheres on chondrocytes cultured in a collagen/chitosan/glycosaminoglycan scaffold. Biomaterials, 2004, 25(18): 4163-4173.

[238] Dinbergs I D, Brown L, Edelman E R. Cellular response to transforming growth factor-beta1 and basic fibroblast growth factor depends on release kinetics and extracellular matrix interactions. The Journal of Biological Chemistry, 1996, 271(47): 29822-29829.

[239] Sukarto A, Yu C, Flynn L E, et al. Co-delivery of adipose-derived stem cells and growth factor-loaded microspheres in RGD-grafted N-methacrylate glycol chitosan gels for focal chondral repair. Biomacromolecules, 2012, 13(8): 2490-2502.

[240] Solorio L D, Vieregge E L, Dhami C D, et al. High-density cell systems incorporating polymer microspheres as microenvironmental regulators in engineered cartilage tissues. High-density Cell Systems Incorporating Polymer Microspheres as Microenvironmental Regulators in Engineered Cartilage Tissues, 2013, 19(3): 209-220.

[241] Liu X, Jin X, Ma P X. Nanofibrous hollow microspheres self-assembled from star-shaped polymers as injectable cell carriers for knee repair. Nature Materials, 2011, 10(5): 398-406.

[242] Lin L C, Chang S J, Lin C Y, et al. Repair of chondral defects with allogenous chondrocyte-seeded hyaluronan/collagen II microspheres in a rabbit model. Artificial Organs, 2012, 36(4): E102-E109.

[243] Li Y Y, Cheng H W, Cheung K M, et al. Mesenchymal stem cell-collagen microspheres for articular cartilage repair: cell density and differentiation status. Acta Biomaterialia, 2014, 10(5): 1919-1929.

[244] Gavenis K, Heussen N, Hofman M, et al. Cell-free repair of small cartilage defects in the Goettinger minipig: the effects of BMP-7 continuously released by poly(lactic-co-glycolid acid) microspheres. Journal of Biomaterials Applications, 2014, 28(7): 1008-1015.

[245] Ahearne M, Kelly D J. A comparison of fibrin, agarose and gellan gum hydrogels as carriers of stem cells and growth factor delivery microspheres for cartilage regeneration. Biomedical Materials(Bristol, England), 2013, 8(3): 1-10.

[246] Lewis G. Polyethylene wear in total hip and knee arthroplasties. Journal of Biomedical Materials Research, 1997, 38: 55-75.

[247] Chen Y, Hallab N J, Liao Y S, et al. Antioxidant impregnated ultra-high molecular weight polyethylene wear debris particles display increased bone remodeling and a superior osteogenic: osteolytic profile vs. conventional UHMWPE particles in a murine calvaria model. Journal of Orthopaedic Research: Official Publication of the Orthopaedic Research Society, 2015, 43: 2618-2629.

[248] Kinneberg K R, Nelson A, Stender M E, et al. Reinforcement of mono-and bi-layer poly(ethylene glycol) hydrogels with a fibrous collagen scaffold. Annals of Biomedical Engineering, 2015, 43(11): 2618-2629.

[249] Li R, Liu Z, Pan Y, et al. Peripheral nerve injuries treatment: a systematic review. Cell Biochemistry & Biophysics, 2014, 68(3): 449-454.

[250] Johnson V E, Stewart W, Smith D H. Axonal pathology in traumatic brain injury. Experimental Neurology, 2013, 246: 35-43.

[251] Grahn P J, Vaishya S, Knight A M, et al. Implantation of cauda equina nerve roots through a biodegradable scaffold at the conus medullaris in rat. Spine Journal, 2014, 14(9): 2172-2177.

[252] Hung H A, Sun G, Keles S, et al. Dynamic regulation of Schwann cell enhancers after peripheral nerve injury. Journal of Biological Chemistry, 2015, 290(11): 6937-6950.

[253] Griffin M F, Malahias M, Hindocha S, et al. Peripheral nerve injury: principles for repair and regeneration. The Open Orthopaedics Journal, 2014, 8: 199-203.

[254] Sun X, Zachary B, Jones, et al. Multiple organ dysfunction and systemic inflammation after spinal cord injury: a complex relationship. Journal of Neuroinflammation, 2016, 13: 2-11.

[255] Yilmaz T, Kaptanoğlu E. Current and future medical therapeutic strategies for the functional repair of spinal cord injury. World Journal of Orthopedics, 2015, 6: 42-55.

[256] Mortazavi M M, Verma K, Harmon O A, et al. The microanatomy of spinal cord injury: a review. Clinical Anatomy, 2014, 28, 27-36.

[257] Hou S, Alexander G, Rabchevsky. Autonomic consequences of spinal cord injury. Comprehensive Physiology, 2014, 4: 1419-1453.

[258] Mikesh M, Ghergherehchi C L, Rahesh S, et al. Polyethylene glycol treated allografts not tissue matched nor immunosuppressed rapidly repair sciatic nerve gaps, maintain neuromuscular functions, and restore voluntary behaviors in female rats. Journal of Neuroscience Research, 2018, 96: 1243-1264.

[259] Hoyng S A, de Winter F, Tannemaat M R, et al. Gene therapy and peripheral nerve repair: a perspective. Frontiers in Molecular Neuroscience, 2015, 8: 1-9.

[260] Barton M J, Morley J W, Stoodley N A, et al. Nerve repair: toward a sutureless approach. Neurosurgical Review, 2014, 37: 585-595.

[261] Tohda C, Kuboyama T. Current and future therapeutic strategies for functional repair of spinal cord injury. Journal of Pharmacology and Experimental Therapeutics, 2011, 132: 57-71.

[262] Gu X, Ding F, Yang Y, et al. Construction of tissue engineered nerve grafts and their application in peripheral nerve regeneration. Progress in Neurobiology, 2011, 93: 204-230.

[263] Fan C, Li X, Xiao Z, et al. A modified collagen scaffold facilitates endogenous neurogenesis for acute spinal cord injury repair. Acta Biomaterialia, 2017, 51: 304-316.

[264] Xu Y, Zhang Z, Chen X, et al. A silk fibroin/collagen nerve scaffold seeded with a co-culture of schwann cells and adipose-derived stem cells for sciatic nerve regeneration. PLoS One, 2016, 11(1): e0147184.

[265] van Neerven S G, Haastert-Talini K, Boecker A, et al. Two-component collagen nerve guides support axonal regeneration in the rat peripheral nerve injury model. Journal of Tissue Engineeing and Regenerative Medicine, 2016, 11(12): 3349-3361.

[266] Kriebel A, Hodde D, Kuenzel T, et al. Cell-free artificial implants of electrospun fibres in a three-dimensional gelatin matrix support sciatic nerve regeneration *in vivo*. Journal of Tissue Engineeing and Regenerative Medicine, 2017, 11(2): 3289-3304.

[267] Zamani F, Amani-Tehran M, Latifi M, et al. Promotion of spinal cord axon regeneration by 3D nanofibrous core-sheath scaffolds. Journal of Biomedical Materials Research Part A, 2014, 102(2): 506-513.

[268] Silva N A, Sousa R A, Fraga J S, et al. Benefits of spine stabilization with biodegradable scaffolds in spinal cord injured rats. Tissue Engineering Part C: Methods, 2013, 19(2): 101-108.

[269] Suwantong O. Biomedical applications of electrospun polycaprolactone fiber mats. Polymers for Advanced Technologies, 2016, 27: 1264-1273.

[270] Tallawi M, Dippold D, Rai R, et al. Novel PGS/PCL electrospun fiber mats with patterned topographical features for cardiac patch applications. Materials Science and Engineering C, 2016, 69: 569-576.

[271] Bagher Z, Ebrahimi-Barough S, Azami M, et al. Cellular activity of wharton's jelly-derived mesenchymal stem cells on electrospun fibrous and solvent-cast film scaffolds. Journal of Biomedical Materials Research Part A, 2016, 104: 218-226.

[272] Diao H J, Low W C, Lu Q R, et al. Topographical effects on fiber-mediated microRNA delivery to control oligodendroglial precursor cells development. Biomaterials, 2015, 70: 105-114.

[273] Song Z, Shi B, Ding J X, et al. A comparative study of preventing postoperative tendon adhesion using electrospun polyester membranes with different degradation kinetics. Science China Chemistry, 2015, 58(7): 1159-1168.

[274] Shahriari D, Koffler J Y, Tuszynski M H, et al. Hierarchically ordered porous and high volume poly caprolactone(PCL)microchannel scaffolds enhanced axon growth in transected spinal cords. Tissue Engineering Part A, 2017, 23: 415-425.

[275] Donoghue P S, Lamond R, Boomkamp S D, et al. The development of a epsilon-polycaprolactone scaffold for central nervous system repair. Tissue Engineering Part A, 2013, 19: 497-507.

[276] Raspa A, Marchini A, Pugliese R, et al. A biocompatibility study of new nanofibrous scaffolds for nervous system

regeneration. Nanoscale, 2016, 8: 253-265.

[277] Sonomoto K, Yamaoka K, Kaneko H, et al. Spontaneous differentiation of human mesenchymal stem cells on poly-lactic-*co*-glycolic acid nano-fiber scaffold. PLoS One, 2016, 11: 1-15.

[278] Liu Y G, Sun Q Q, Wang S B, et al. Studies of silk fibroin/poly(lactic-*co*-glycolic acid) scaffold, prepared by thermally induced phase separation, as a possible wound dressing. Science of Advanced Materials, 2016, 8: 1045-1052.

[279] Li X, Ding J, Zhang Z, et al. Kartogenin-incorporated thermogel supports stem cells for significant cartilage regeneration. ACS Applied Materials and Interfaces, 2016, 8: 5148-5159.

[280] Lee S Y, Jung E, Park J H, et al. Transient aggregation of chitosan-modified poly(D, L-lactic-*co*-glycolic) acid nanoparticles in the blood stream and improved lung targeting efficiency. Journal of Colloid and Interface Science, 2016, 480: 102-108.

[281] Wang X, Shan H, Wang J, et al. Characterization of nanostructured ureteral stent with gradient degradation in a porcine model. International Journal of Nanomedicine, 2015, 10: 3055-3064.

[282] Liu C, Huang Y, Pang M, et al. Tissue-engineered regeneration of completely transected spinal cord using induced neural stem cells and gelatin-electrospun poly(lactide-*co*-glycolide)/polyethylene glycol scaffolds. PLoS One, 2015, 10: 1-19.

[283] Wen Y, Yu S, Wu Y, et al. Spinal cord injury repair by implantation of structured hyaluronic acid scaffold with PLGA microspheres in the rat. Cell and Tissue Research, 2016, 364: 17-28.

[284] Tajdaran K, Gordon T, Wood M D, et al. An engineered biocompatible drug delivery system enhances nerve regeneration after delayed repair. Journal of Biomedical Materials Research Part A, 2016, 104: 367-376.

[285] Tajdaran K, Shoichet M S, Gordon T, et al. A novel polymeric drug delivery system for localized and sustained release of tacrolimus(FK506). Biotechnology and Bioengineering, 2015, 112: 1948-1953.

[286] Wood M D, Gordon T, Kemp S W, et al. Functional motor recovery is improved due to local placement of GDNF microspheres after delayed nerve repair. Biotechnology and Bioengineering, 2013, 110: 1272-1281.

[287] Shin D A, Pennant W A, Yoon D H, et al. Co-transplantation of bone marrow-derived mesenchymal stem cells and nanospheres containing FGF-2 improve cell survival and neurological function in the injured rat spinal cord. Acta Neurochirurgica(Wien), 2014, 156: 297-303.

[288] Du B L, Zeng C G, Zhang W, et al. A comparative study of gelatin sponge scaffolds and PLGA scaffolds transplanted to completely transected spinal cord of rat. Journal of Biomedical Materials Research Part A, 2014, 102: 1715-1725.

[289] Zeng S, Cui Z X, Yang Z Q, et al. Characterization of highly interconnected porous poly(lactic acid)and chitosan-coated poly(lactic acid) scaffold fabricated by vacuum-assisted resin transfer molding and particle leaching. Journal of Materials Science, 2016, 51: 9958-9970.

[290] Chen W M, Chen S, Morsi Y, et al. Superabsorbent 3D scaffold based on electrospun nanofibers for cartilage tissue engineering. ACS Applied Materials & Interfaces, 2016, 8: 24415-24425.

[291] Bellini D, Cencetti C, Sacchetta A C, et al. PLA-grafting of collagen chains leading to a biomaterial with mechanical performances useful in tendon regeneration. Journal of the Mechanical Behavior of Biomedical Materials, 2016, 64: 151-160.

[292] Zuidema J M, Desmond G P, Rivet C J, et al. Nebulized solvent ablation of aligned PLLA fibers for the study of neurite response to anisotropic-to-isotropic fiber/film transition(AFFT) boundaries in astrocyte-neuron co-cultures. Biomaterials, 2015, 46: 82-94.

[293] Wilems T S, Sakiyama-Elbert S E. Sustained dual drug delivery of anti-inhibitory molecules for treatment of spinal cord injury. Journal of Controlled Release, 2015, 213: 103-111.

[294] Chen Y, Park Y, Noda I, et al. Influence of polyethylene glycol(PEG) chain length on the thermal behavior of spin-coated thin films of biodegradable poly(3-hydroxybutyrate-*co*-3-hydroxyhexanoate)/PEG blends. Journal of Molecular Structure, 2016, 1124: 159-163.

[295] Kutikov A B, Song J. Biodegradable PEG-based amphiphilic block copolymers for tissue engineering applications. ACS Biomaterials Science & Engineering, 2015, 1: 463-480.

[296] Fan C J, Wang D A. A biodegradable PEG-based micro-cavitary hydrogel as scaffold for cartilage tissue engineering. European Polymer Journal, 2015, 72: 651-660.

[297] Bamba R, Waitayawinyu T, Nookala R, et al. A novel therapy to promote axonal fusion in human digital nerves. Journal of Trauma and Acute Care Surgery, 2016, 81: S177-S183.

[298] Chen B, He J, Yang H, et al. Repair of spinal cord injury by implantation of bFGF-incorporated HEMA-MOETACL hydrogel in rats. Scientific Reports, 2015, 5: 9017.

[299] Pertici V, Amendola J, Laurin J, et al. The use of poly(N-[2-hydroxypropyl]-methacrylamide) hydrogel to repair a T10 spinal cord hemisection in rat: a behavioural, electrophysiological and anatomical examination. ASN Neuro, 2013, 5: 149-166.

[300] Balint R, Cassidy N J, Cartmell S H. Conductive polymers: towards a smart biomaterial for tissue engineering. Acta Biomaterialia, 2014, 10: 2341-2353.

[301] Guo B, Glavas L, Albertsson A C. Biodegradable and electrically conducting polymers for biomedical applications. Progress in Polymer Science, 2013, 38: 1263-1286.

[302] Jagur-Grodzinski J. Biomedical applications of electrically conductive polymeric systems. E-Polymers, 2012, 12: 1-19.

[303] Ghasemi-Mobarakeh L, Prabhakaran M P, Morshed M, et al. Application of conductive polymers, scaffolds and electrical stimulation for nerve tissue engineering. Journal of Tissue Engineering and Regenerative Medicine, 2011, 5: e17-e35.

[304] Hardy J G, Khaing Z Z, Xin S J, et al. Into the groove: instructive silk-polypyrrole films with topographical guidance cues direct DRG neurite outgrowth. Journal of Biomaterials Science Polymer Edition, 2015, 26: 1327-1342.

[305] Hernandez-Ferrer J, Perez-Bruzon R N, Azanza M J, et al. Study of neuron survival on polypyrrole-embedded single-walled carbon nanotube substrates for long-term growth conditions. Journal of Biomedical Materials Research Part A, 2014, 102: 4443-4454.

[306] Pires F, Ferreira Q, Rodrigues C A V, et al. Neural stem cell differentiation by electrical stimulation using a cross-linked PEDOT substrate: expanding the use of biocompatible conjugated conductive polymers for neural tissue engineering. Biochimica et Biophysica Acta(BBA): General Subjects, 2015, 1850: 1158-1168.

[307] Khan S, Ul-Islam M, Ullah M W, et al. Synthesis and characterization of a novel bacterial cellulose-poly(3, 4-ethylenedioxythiophene)-poly(styrene sulfonate) composite for use in biomedical applications. Cellulose, 2015, 22: 2141-2148.

[308] Furukawa Y, Shimada A, Kato K, et al. Monitoring neural stem cell differentiation using PEDOT-PSS based MEA. Biochimica et Biophysica Acta(BBA): General Subjects, 2013, 1830: 4329-4333.

[309] Baniasadi H, Ramazani S A A, Mashayekhan S. Fabrication and characterization of conductive chitosan/gelatin-based scaffolds for nerve tissue engineering. International Journal of Biological Macromolecules, 2015, 74: 360-366.

[310] Guarino V, Alvarez-Perez M A, Borriello A, et al. Conductive PANi/PEGDA macroporous hydrogels for nerve regeneration. Advanced Healthcare Materials, 2013, 2: 218-227.

[311] Peng S W, Li C W, Chiu I M, et al. Nerve guidance conduit with a hybrid structure of a PLGA microfibrous bundle wrapped in a micro/nanostructured membrane. International Journal of Nanomedicine, 2017, 12: 421-432.

[312] Lv Z J, Liu Y, Miao H, et al. Effects of multiwalled carbon nanotubes on electrospun poly(lactide-co-glycolide)-based nanocomposite scaffolds on neural cells proliferation. Journal of Biomedical Materials Research Part B: Applied Biomaterials, 2017, 105: 934-943.

[313] Entekhabi E, Nazarpak M h, Moztarzadeh F, et al. Design and manufacture of neural tissue engineering scaffolds using hyaluronic acid and polycaprolactone nanofibers with controlled porosity. Materials Science & Engineering

C-Materials for Biological Applications, 2016, 69: 380-387.

[314] Cartarozzi L P, Spejo A B, Ferreira R S Jr, et al. Mesenchymal stem cells engrafted in a fibrin scaffold stimulate Schwann cell reactivity and axonal regeneration following sciatic nerve tubulization. Brain Research Bulletin, 2015, 112: 14-24.

[315] Gelain F, Panseri S, Antonini S, et al. Transplantation of nanostructured composite scaffolds results in the regeneration of chronically injured spinal cords. ACS Nano, 2011, 5: 227-236.

[316] Potas J R, Haque F, Maclean F L, et al. Interleukin-10 conjugated electrospun polycaprolactone(PCL) nanofibre scaffolds for promoting alternatively activated(M2) macrophages around the peripheral nerve *in vivo*. Journal of Immunological Methods, 2015, 420: 38-49.

[317] Li X, Yang C, Li L, et al. A therapeutic strategy for spinal cord defect: human dental follicle cells combined with aligned PCL/PLGA electrospun material. Biomed Reserach International, 2015, 2015: 1-12.

[318] Tan C W, Ng M H, Ohnmar H, et al. Sciatic nerve repair with tissue engineered nerve: olfactory ensheathing cells seeded poly(lactic-*co*-glygolic acid) conduit in an animal model. Indian Journal of Orthopaedics, 2013, 47: 547-552.

[319] Xue C, Hu N, Gu Y, et al. Joint use of a chitosan/PLGA scaffold and MSCs to bridge an extra large gap in dog sciatic nerve. Neurorehabilitation and Neural Repair, 2012, 26: 96-106.

[320] Labroo P, Ho S, Sant H, et al. Controlled delivery of FK506 to improve nerve regeneration. Shock, 2016, 46: 154-159.

[321] Xu F, Zhang K, Lv P, et al. NECL1 coated PLGA as favorable conduits for repair of injured peripheral nerve. Materials Science & Engineering C: Materials for Biological Applications, 2017, 70: 1132-1140.

[322] Wang H, Feng Y, Zhao H, et al. Electrospun hemocompatible PU/gelatin-heparin nanofibrous bilayer scaffolds as potential artificial blood vessels. Macromolecular Research, 2012, 20: 347-350.

[323] Gaudio D C, Ercolani E, Galloni P, et al. Aspirin-loaded electrospun poly(ε-caprolactone) tubular scaffolds: potential small-diameter vascular grafts for thrombosis prevention. Journal of Materials Science: Materials in Medicine, 2013, 24: 523-532.

[324] Du F, Wang H, Zhao W, et al. Gradient nanofibrous chitosan/poly ε-caprolactone scaffolds as extracellular microenvironments for vascular tissue engineering. Biomaterials, 2012, 33: 762-770.

[325] Zhang H, Jia X, Han F, et al. Dual-delivery of VEGF and PDGF by double-layered electrospun membranes for blood vessel regeneration. Biomaterials, 2013, 34: 2202-2212.

[326] Freeman I, Cohen S. The influence of the sequential delivery of angiogenic factors from affinity-binding alginate scaffolds on vascularization. Biomaterials, 2009, 30: 2122-2131.

[327] Shea L D, Smiley E, Bonadio J, et al. DNA delivery from polymer matrices for tissue engineering. Nature Biotechnology, 1999, 17: 551-554.

[328] Mao Z, Shi H, Guo R, et al. Enhanced angiogenesis of porous collagen scaffolds by incorporation of TMC/DNA complexes encoding vascular endothelial growth factor. Acta Biomaterialia, 2009, 5: 2983-2994.

[329] He S, Xia T, Wang H, et al. Multiple release of polyplexes of plasmids VEGF and bFGF from electrospun fibrous scaffolds towards regeneration of mature blood vessels. Acta Biomaterialia, 2012, 8: 2659-2669.

[330] Xu X Y, Liu T J, Liu S H, et al. Feasibility of biodegradable PLGA common bile duct stents: an *in vitro* and *in vivo* study. Journal of Materials Science-Materials in Medicine, 2009, 20: 1167-1173.

[331] Xu X Y, Liu T, Zhang K, et al. Biodegradation of poly(L-lactide-*co*-glycolide) tube stents in bile. Polymer Degradation and Stability, 2008, 93: 811-817.

[332] Meng B, Wang J, Zhu N, et al. Study of biodegradable and self-expandable PLLA helical biliary stent *in vivo* and *in vitro*. Journal of Materials Science: Materials in Medicine, 2006, 17: 611-617.

[333] Mauri G, Michelozzi C, Melchiorre F, et al. Biodegradable biliary stent implantation in the treatment of benign bilioplastic-refractory biliary strictures: preliminary experience. European Radiology, 2013, 23: 3304-3310.

[334] Zong C, Wang M, Yang F, et al. A novel therapy strategy for bile duct repair using tissue engineering technique:

PCL/PLGA bilayered scaffold with hMSCs. Journal of Tissue Engineering and Regenerative Medicine, 2017, 11: 966-976.

[335] Igai H, Yamamoto Y, Chang S S, et al. Tracheal cartilage regeneration by slow release of basic fibroblast growth factor from a gelatin sponge. The Journal of Thoracic and Cardiovascular Surgery, 2007, 134: 170-175.

[336] Tatekawa Y, Ikada Y, Komuro H, et al. Experimental repair of tracheal defect using a bioabsorbable copolymer. Journal of Surgical Research, 2010, 160: 114-121.

[337] Tatekawa Y, Kawazoe N, Chen G, et al. Tracheal defect repair using a PLGA-collagen hybrid scaffold reinforced by a copolymer stent with bFGF-impregnated gelatin hydrogel. Pediatric Surgery International, 2010, 26: 575-580.

[338] Ajalloueian F, Lim M L, Lemon G, et al. Biomechanical and biocompatibility characteristics of electrospun polymeric tracheal scaffolds. Biomaterials, 2014, 35: 5307-5315.

[339] Ng A H, Ng N S, Zhu G, et al. A fully degradable tracheal stent: *in vitro* and *in vivo* characterization of material degradation. Journal of Biomedical Materials Research Part B: Applied Biomaterials, 2012, 100: 693-699.

[340] Zhao L P, Sundaram S, Le A V, et al. Engineered tissue-stent biocomposites as tracheal replacements. Tissue Engineering Part A, 2016, 22: 1086-1097.

[341] Teoh G Z, Crowley C, Birchall M A, et al. Development of resorbable nanocomposite tracheal and bronchial scaffolds for paediatric applications. British Journal of Surgery, 2015, 102: e140-e150.

[342] Chao Y K, Liu K S, Wang Y C, et al. Biodegradable cisplatin-eluting tracheal stent for malignant airway obstruction: *in vivo* and *in vitro* studies. Chest Journal, 2013, 144: 193-199.

[343] Kuppan P S, Sethuraman S, Krishnan U M. PCL and PCL-gelatin nanofibers as esophageal tissue scaffolds: optimization, characterization and cell-matrix interactions. Journal of Biomedical Nanotechnology, 2013, 9: 1540-1555.

[344] Aikawa M, Miyazawa M, Okamoto K, et al. A bioabsorbable polymer patch for the treatment of esophageal defect in a porcine model. Journal of Gastroenterology, 2013, 48: 822-829.

[345] Chung E J, Ju H W, Park H J, et al. Three-layered scaffolds for artificial esophagus using poly($\varepsilon$-caprolactone) nanofibers and silk fibroin: an experimental study in a rat model. Journal of Biomedical Materials Research Part A, 2015, 103: 2057-2065.

[346] Yu X, Wang L, Huang M, et al. A shape memory stent of poly($\varepsilon$-caprolactone-*co*-DL-lactide) copolymer for potential treatment of esophageal stenosis. Journal of Materials Science: Materials in Medicine, 2012, 23: 581-589.

[347] Park C G, Kim M H, Park M, et al. Polymeric nanofiber coated esophageal stent for sustained delivery of an anticancer drug. Macromolecular Research, 2011, 19: 1210-1216.

[348] Fan M R, Gong M, Da L C, et al. Tissue engineered esophagus scaffold constructed with porcine small intestinal submucosa and synthetic polymers. Biomedical Materials, 2014, 9: 015012.

[349] Jensen T, Blanchette A, Vadasz S, et al. Biomimetic and synthetic esophageal tissue engineering. Biomaterials, 2015, 57: 133-141.

[350] Grikscheit T, Ochoa E R, Srinivasan A, et al. Tissue-engineered esophagus: experimental substitution by onlay patch or interposition. The Journal of Thoracic and Cardiovascular Surgery, 2003, 126: 537-544.

[351] Repici A, Vleggaar F P, Hassan C, et al. Efficacy and safety of biodegradable stents for refractory benign esophageal strictures: the BEST(Biodegradable Esophageal Stent) study. Gastrointestinal Endoscopy, 2010, 72: 927-934.

[352] Kim H W, Park C J, Seo S, et al. Evaluation of a polymeric flap valve-attached ureteral stent for preventing vesicoureteral reflux in elevated intravesical pressure conditions: a pilot study using a porcine model. Journal of Endourology, 2016, 30: 428-432.

[353] Barros A A, Rita A, Duarte C, et al. Bioresorbable ureteral stents from natural origin polymers. Journal of Biomedical Materials Research Part B: Applied Biomaterials, 2015, 103: 608-617.

[354] McManus M, Boland E, Sell S, et al. Electrospun nanofibre fibrinogen for urinary tract tissue reconstruction. Biomedical Materials, 2007, 2: 257.

[355] Barros A A, Browne S, Oliveira C, et al. Drug-eluting biodegradable ureteral stent: new approach for urothelial tumors of upper urinary tract cancer. International Journal of Pharmaceutics, 2016, 513: 227-237.

[356] Kim K H, Cho K S, Ham W S, et al. Early application of permanent metallic mesh stent in substitution for temporary polymeric ureteral stent reduces unnecessary ureteral procedures in patients with malignant ureteral obstruction. Urology, 2015, 86: 459-464.

[357] Serpooshan V, Wu S M. Patching up broken hearts: cardiac cell therapy gets a bioengineered boost. Cell Stem Cell, 2014, 15: 671-673.

[358] Griffith L G, Naughton G. Tissue engineering—current challenges and expanding opportunities. Science, 2002, 295: 1009-1014.

[359] Leor J, Amsalem Y, Cohen S. Cells, scaffolds, and molecules for myocardial tissue engineering. Pharmacology & Therapeutics, 2005, 105: 151-163.

[360] Madden L R, Mortisen D J, Sussman E M, et al. Proangiogenic scaffolds as functional templates for cardiac tissue engineering. Proceedings of the National Academy of Sciences, 2010, 107: 15211-15216.

[361] Ye L, Chang Y H, Xiong Q, et al. Cardiac repair in a porcine model of acute myocardial infarction with human induced pluripotent stem cell-derived cardiovascular cells. Cell Stem Cell, 2014, 15: 750-761.

[362] Chen F, Tian M, Zhang D, et al. Preparation and characterization of oxidized alginate covalently cross-linked galactosylated chitosan scaffold for liver tissue engineering. Materials Science and Engineering, 2012, 32: 310-320.

[363] Couture, C. et al. The tissue-engineered human cornea as a model to study expression of matrix metalloproteinases during corneal wound healing. Biomaterials, 2016, 78: 86-101.

[364] Wu J, Funderburgh J L, Wagner W R. Biomaterials for refractive correction: corneal onlays and inlays. Science China: Chemistry, 2014, 57: 501-509.

[365] van Essen T H, van Zijl L, Possemiers T, et al. Biocompatibility of a fish scale-derived artificial cornea: cytotoxicity, cellular adhesion and phenotype, and in vivo immunogenicity. Biomaterials, 2016, 81: 36-45.

[366] Yuan X Y, Marcano D C, Shin C S, et al. Ocular drug delivery nanowafer with enhanced therapeutic efficacy. ACS Nano, 2015, 9: 1749-1758.

[367] Zhang Z, Niu G, Choi J S, et al. Bioengineered multilayered human corneas from discarded human corneal tissue. Biomedical Materials, 2015, 10: 1-2.

[368] Rafat M, Xeroudaki M, Koulikovska M, et al. Composite core-and-skirt collagen hydrogels with differential degradation for corneal therapeutic applications. Biomaterials, 2016, 83: 142-155.

[369] Pal-Ghosh S, Tadvalkar G, Jurjus R A, et al. BALB/c and C57BL6 mouse strains vary in their ability to heal corneal epithelial debridement wounds. Experimental Eye Research, 2008, 87: 478-486.

[370] Zhang J, Sisley A M G, Anderson A J, et al. Characterization of a novel collagen scaffold for corneal tissue engineering. Tissue Engineering Part C: Methods, 2016, 22: 165-172.

[371] Nagaraja H, Anandula V, Kugar T, et al. Evaluation of corneas from donors with septicemia for use in corneal transplant. Cornea, 2016, 35: 1132-1135.

[372] Gain P, Jullienne R, He Z G, et al. Global survey of corneal transplantation and eye banking. JAMA Ophthalmology, 2016, 134: 167-173.

[373] Drzyzga K, Krupka-Matuszczyk I, Drzyzga L, et al. Quality of life and mental state after sight restoration by corneal transplantation. Psychosomatics, 2016, 57: 414-422.

[374] Koo S, Muhammad R, Peh G S L, et al. Micro-and nanotopography with extracellular matrix coating modulate human corneal endothelial cell behavior. Acta Biomaterialia, 2014, 10: 1975-1984.

[375] Ghezzi C E, Rnjak-Kovacina J, Kaplan D L. Corneal tissue engineering: recent advances and future perspectives. Tissue Engineering Part B: Reviews, 2015, 21: 278-287.

[376] Massie I, Levis H J, Daniels J T. Response of human limbal epithelial cells to wounding on 3D RAFT tissue equivalents: effect of airlifting and human limbal fibroblasts. Experimental Eye Research, 2014, 127: 196-205.

[377] Germain L, Carrier P, Auger F A, et al. Can we produce a human corneal equivalent by tissue engineering? Progress in Retinal and Eye Research, 2000, 19: 497-527.

[378] Wu J, Du Y, Mann M M, et al. Bioengineering organized, multilamellar human corneal stromal tissue by growth factor supplementation on highly aligned synthetic substrates. Tissue Engineering Part A, 2013, 19: 2063-2075.

[379] Ahearne M, Yang Y, Then K Y, et al. An indentation technique to characterize the mechanical and viscoelastic properties of human and porcine corneas. Annals of Biomedical Engineering, 2007, 35: 1608-1616.

[380] Kaufman D S, Hanson E T, Lewis R L, et al. Hematopoietic colony-forming cells derived from human embryonic stem cells. Proceedings of the National Academy of Sciences of the United States of America, 2001, 98: 10716-10721.

[381] Bourget J M, Proulx S. Characterization of a corneal endothelium engineered on a self assembled stromal substitute. Experimental Eye Research, 2016, 145: 125-129.

[382] Bonanno J A. Molecular mechanisms underlying the corneal endothelial pump. Experimental Eye Research, 2012, 95: 2-7.

[383] Chirila T V, Hicks C R, Dalton P D, et al. Artificial cornea. Progress in Polymer Science, 1998, 23: 447-473.

[384] Torbet J, Malbouyres M, Builles N, et al. Orthogonal scaffold of magnetically aligned collagen lamellae for corneal stroma reconstruction. Biomaterials, 2007, 28: 4268-4276.

[385] Fagerholm P, Lagali N S, Carlsson D J, et al. Corneal regeneration following implantation of a biomimetic tissue-engineered substitute. Cts-Clinical and Translational Science, 2009, 2: 162-164.

[386] Minami Y, Sugihara H, Oono S. Reconstruction of cornea in 3-dimensional collagen gel matrix culture. Investigative Ophthalmology & Visual Science, 1993, 34: 2316-2324.

[387] Liu Y W, Gan L H, Carlsson D J, et al. A simple, cross-linked collagen tissue substitute for corneal implantation. Investigative Ophthalmology & Visual Science, 2006, 47: 1869-1875.

[388] Merrett K, Fagerholm P, McLaughlin C R, et al. Tissue-engineered recombinant human collagen-based corneal substitutes for implantation: performance of type I versus type III collagen. Investigative Ophthalmology & Visual Science, 2008, 49: 3887-3894.

[389] McLaughlin C R, Acosta M C, Luna C, et al. Regeneration of functional nerves within full thickness collagen-phosphorylcholine corneal substitute implants in guinea pigs. Biomaterials, 2010, 31: 2770-2778.

[390] Liu W G, Deng C, McLaughlin C R, et al. Collagen-phosphorylcholine interpenetrating network hydrogels as corneal substitutes. Biomaterials, 2009, 30: 1551-1559.

[391] Liu W, Merrett K, Griffith M, et al. Recombinant human collagen for tissue engineered corneal substitutes. Biomaterials, 2008, 29: 1147-1158.

[392] Buznyk O, Pasyechnikova N, Islam M M, et al. Bioengineered corneas grafted as alternatives to human donor corneas in three high-risk patients. Cts-Clinical and Translational Science, 2015, 8: 558-562.

[393] Griffith M, Islam M, Iakymenko S, et al. Next generation corneal implants as alternative to high risk donor transplantation. Acta Ophthalmologica, 2014, 92: 1-2.

[394] Duan X D, McLaughlin C, Griffith M, et al. Biofunctionalization of collagen for improved biological response: scaffolds for corneal tissue engineering. Biomaterials, 2007, 28: 78-88.

[395] Itoh S, Takakuda K, Samejima H, et al. Synthetic collagen fibers coated with a synthetic peptide containing the YIGSR sequence of laminin to promote peripheral nerve regeneration in vivo. Journal of Materials Science-Materials in Medicine, 1999, 10: 129-134.

[396] Meiners S, Mercado M L T. Functional peptide sequences derived from extracellular matrix glycoproteins and their receptors-Strategies to improve neuronal regeneration. Molecular Neurobiology, 2003, 27: 177-195.

[397] Li F F, Carlsson D, Lohmann C, et al. Cellular and nerve regeneration within a biosynthetic extracellular matrix for corneal transplantation. Proceedings of the National Academy of Sciences of the United States of America, 2003, 100: 15346-15351.

[398] Murakami J, Nishida T, Otori T. Coordinated appearance of beta 1 integrins and fibronectin during corneal

wound-healing. Journal of Laboratory and Clinical Medicine, 1992, 120: 86-93.

[399] Yamada N, Morishige N, Yanai R, et al. Open clinical study of eye drops containing the fibronectin-derived peptide PHSRN for treatment of persistent corneal epithelial defects. Cornea, 2012, 31: 1408-1413.

[400] Islam M M, Cepla V, He C L, et al. Functional fabrication of recombinant human collagen-phosphorylcholine hydrogels for regenerative medicine applications. Acta Biomaterialia, 2015, 12: 70-80.

[401] Fagerholm P, Lagali N S, Merrett K, et al. A biosynthetic alternative to human donor tissue for inducing corneal regeneration: 24-month follow-up of a phase 1 clinical study. Science Translational Medicine, 2010, 2: 11-13.

[402] Fagerholm P, Lagali N S, Ong J A, et al. Stable corneal regeneration four years after implantation of a cell-free recombinant human collagen scaffold. Biomaterials, 2014, 35: 2420-2427.

[403] Hackett J M, Lagali N, Merrett K, et al. Biosynthetic corneal implants for replacement of pathologic corneal tissue: performance in a controlled rabbit alkali burn model. Investigative Ophthalmology & Visual Science, 2011, 52: 651-657.

[404] Holzer M P, Rabsilber T M, Auffarth G U. Femtosecond laser-assisted corneal flap cuts: morphology, accuracy, and histopathology. Investigative Ophthalmology & Visual Science, 2006, 47: 2828-2831.

[405] Wray L S, Orwin E J. Recreating the microenvironment of the native cornea for tissue engineering applications. Tissue Engineering Part A, 2009, 15: 1463-1472.

[406] Wu J, Du Y Q, Watkins S C, et al. The engineering of organized human corneal tissue through the spatial guidance of corneal stromal stem cells. Biomaterials, 2012, 33: 1343-1352.

[407] Yang J, Zhang Y, Gautam S, et al. Development of aliphatic biodegradable photoluminescent polymers. Proceedings of the National Academy of Sciences of the United States of America, 2009, 106: 10086-10091.

[408] Yang J, Webb A R, Pickerill S J, et al. Synthesis and evaluation of poly(diol citrate) biodegradable elastomers. Biomaterials, 2006, 27: 1889-1898.

[409] Zhao X, Liu Y, Li W, et al. Collagen based film with well epithelial and stromal regeneration as corneal repair materials: improving mechanical property by crosslinking with citric acid. Materials Science & Engineering C: Materials for Biological Applications, 2015, 55: 201-208.

[410] Franco D, Silvia A, Barbara S, et al. Hyaluronic acid for anticancer drug and nucleic acid delivery. Drug Delivery Reviews, 2016, 97: 204-236.

[411] Liu Y, Ren L, Wang Y J. Crosslinked collagen-gelatin-hyaluronic acid biomimetic film for cornea tissue engineering applications. Materials Science & Engineering C: Materials for Biological Applications, 2013, 33: 196-201.

[412] Liu Y, Ren L, Yao H, et al. Collagen films with suitable physical properties and biocompatibility for corneal tissue engineering prepared by ion leaching technique. Materials Letters, 2012, 87: 1-4.

[413] Calderon-Colon X, Xia Z Y, Breidenich J L, et al. Structure and properties of collagen vitrigel membranes for ocular repair and regeneration applications. Biomaterials, 2012, 33: 8286-8295.

[414] Ambrose W M, Salahuddin A, So S, et al. Collagen vitrigel membranes for the *in vitro* reconstruction of separate corneal epithelial, etromal, and endothelial cell layers. Journal of Biomedical Materials Research Part B: Applied Biomaterials, 2009, 90B: 818-831.

[415] Yeh L K, Chen Y H, Chiu C S, et al. The phenotype of bovine corneal epithelial cells on chitosan membrane. Journal of Biomedical Materials Research Part A, 2009, 90A: 18-26.

[416] Liang Y, Liu W S, Han B Q, et al. Fabrication and characters of a corneal endothelial cells scaffold based on chitosan. Journal of Materials Science: Materials in Medicine, 2011, 22: 175-183.

[417] Liang Y, Xu W, Han B, et al. Tissue-engineered membrane based on chitosan for repair of mechanically damaged corneal epithelium. Journal of Materials Science: Materials in Medicine, 2014, 25: 2163-2171.

[418] Bottcher-Haberzeth S, Biedermann T, Reichmann, E. Tissue engineering of skin. Burns, 2010, 36: 450-460.

[419] Wichterle O, Lim D. Hydrophilic gels for biological use. Nature, 1960, 185: 117-118.

[420] Peppas N A, Bures P, Leobandung W, et al. Hydrogels in pharmaceutical formulations. European Journal of

Pharmaceutics and Biopharmaceutics, 2000, 50: 27-46.

[421] Boucard N, Viton C, Agay D, et al. The use of physical hydrogels of chitosan for skin regeneration following third-degree burns. Biomaterials, 2007, 28: 3478-3488.

[422] Sankar D, Chennazhi K P, Nair S V, et al. Fabrication of chitin/poly(3-hydroxybutyrate-*co*-3-hydroxyvalerate) hydrogel scaffold. Carbohydrate Polymers, 2012, 90: 725-729.

[423] Peng Z Y, Peng Z P, Shen Y Q. Fabrication and properties of gelatin/chitosan composite hydrogel. Polymer-Plastics Technology and Engineering, 2011, 50: 1160-1164.

[424] Li Z, Yuan B, Dong X, et al. Injectable polysaccharide hybrid hydrogels as scaffolds for burn wound healing. RSC Advances, 2015, 5: 94248-94256.

[425] Deepthi S, Viha C V S, Thitirat C, et al. Fabrication of chitin/poly(butylene succinate)/chondroitin sulfate nanoparticles ternary composite hydrogel scaffold for skin tissue engineering. Polymers, 2014, 6: 2974-2984.

[426] Reno F, Rizzi M, Cannas M. Gelatin-based anionic hydrogel as biocompatible substrate for human keratinocyte growth. Journal of Materials Science: Materials in Medicine, 2012, 23: 565-571.

[427] Zhao X, Lang Q, Yildirimer L, et al. Photocrosslinkable gelatin hydrogel for epidermal tissue engineering. Advanced Healthcare Materials, 2016, 5: 108-118.

[428] Kao B, Kadomatsu K, Hosaka Y. Construction of synthetic dermis and skin based on a self-assembled peptide hydrogel scaffold. Tissue Engineering Part A, 2009, 15: 2385-2396.

[429] Hunt N C, Shelton R M, Grover L. An alginate hydrogel matrix for the localised delivery of a fibroblast/keratinocyte co-culture. Biotechnology Journal, 2009, 4: 730-737.

[430] Wong V W, Rustad K C, Galvez M G, et al. Engineered pullulan-collagen composite dermal hydrogels improve early cutaneous wound healing. Tissue Engineering Part A, 2011, 17: 631-644.

[431] Natesan S, Zamora D O, Wrice N L, et al. Bilayer hydrogel with autologous stem cells derived from debrided human burn skin for improved skin regeneration. Journal of Burn Care & Research, 2013, 34: 18-30.

[432] Garg R K, Rennert R C, Duscher D, et al. Capillary force seeding of hydrogels for adipose-derived stem cell delivery in wounds. Stem Cells Translational Medicine, 2014, 3: 1079-1089.

[433] Houdek M T, Wyles C C, Stalboerger P G, et al. Collagen and fractionated platelet-rich plasma scaffold for dermal regeneration. Plastic and Reconstructive Surgery, 2016, 137: 1498-1506.

[434] Villarreal-Gomez L J, Cornejo-Bravo J M, Vera-Graziano R, et al. Electrospinning as a powerful technique for biomedical applications: a critically selected survey. Journal of Biomaterials Science, Polymer Edition, 2016, 27: 175-176.

[435] Ingavle G C, Leach J K. Advancements in electrospinning of polymeric nanofibrous scaffolds for tissue engineering. Tissue Engineering Part B: Reviews, 2014: 20, 277-293.

[436] Gomes S R, Rodrigues G, Martins G G, et al. *In vitro* and *in vivo* evaluation of electrospun nanofibers of PCL, chitosan and gelatin: a comparative study. Materials Science & Engineering C: Materials for Biological Applications, 2015, 46: 348-358.

[437] Powell H M, Boyce S T. Engineered human skin fabricated using electrospun collagen-PCL blends: morphogenesis and mechanical properties. Tissue Engineering Part A, 2009, 15: 2177-2187.

[438] Gumusderelioglu M, Dalkiranoglu S, Aydin R S T, et al. A novel dermal substitute based on biofunctionalized electrospun PCL nanofibrous matrix. Journal of Biomedical Materials Research Part A, 2011, 98A: 461-472.

[439] Mahjour S B, Fu X, Yang X, et al. Rapid creation of skin substitutes from human skin cells and biomimetic nanofibers for acute full-thickness wound repair. Burns, 2015, 41: 1764-1774.

[440] Dhandayuthapani B, Krishnan U M, Sethuraman S. Fabrication and characterization of chitosan-gelatin blend nanofibers for skin tissue engineering. Journal of Biomedical Materials Research Part B: Applied Biomaterials, 2010, 94B: 264-272.

[441] Venugopal J R, Zhang Y Z, Ramakrishna S. *In vitro* culture of human dermal fibroblasts on electrospun polycaprolactone collagen nanofibrous membrane. Artificial Organs, 2006, 30: 440-446.

[442] Prasad T, Shabeena E A, Vinod D, et al. Characterization and *in vitro* evaluation of electrospun chitosan/polycaprolactone blend fibrous mat for skin tissue engineering. Journal of Materials Science: Materials in Medicine, 2015, 26: 28.

[443] Duan H, Feng B, Guo X, et al. Engineering of epidermis skin grafts using electrospun nanofibrous gelatin/polycaprolactone membranes. International Journal of Nanomedicine, 2013, 8: 2077-2084.

[444] Ranjbar-Mohammadi M, Bahrami S H. Development of nanofibrous scaffolds containing gum tragacanth/poly (epsilon-caprolactone)for application as skin scaffolds. Materials Science & Engineering C: Materials for Biological Applications, 2015, 48: 71-79.

[445] Chandrasekaran A R, Venugopal J, Sundarrajan S, et al. Fabrication of a nanofibrous scaffold with improved bioactivity for culture of human dermal fibroblasts for skin regeneration. Biomedical Materials, 2011, 6: 5-8.

[446] Vashisth P, Nikhil K, Roy P, et al. A novel gellan-PVA nanofibrous scaffold for skin tissue regeneration: fabrication and characterization. Carbohydrate Polymers, 2016, 136: 851-859.

[447] Atila D, Keskin D, Tezcaner A. Cellulose acetate based 3-dimensional electrospun scaffolds for skin tissue engineering applications. Carbohydrate Polymers, 2015, 133: 251-261.

[448] Kuppan P, Vasanthan K S, Sundaramurthi D, et al. Development of poly(3-hydroxybutyrate-*co*-3-hydroxyvalerate) fibers for skin tissue engineering: effects of topography, mechanical, and chemical stimuli. Biomacromolecules, 2011, 12: 3156-3165.

[449] Pan J F, Liu N H, Shu L Y, et al. Application of avidin-biotin technology to improve cell adhesion on nanofibrous matrices. Journal of Nanobiotechnology, 2015, 13: 1-2.

[450] Liu N H, Pan J F, Miao Y E, et al. Electrospinning of poly(epsilon-caprolactone-*co*-lactide)/Pluronic blended scaffolds for skin tissue engineering. Journal of Materials Science, 2014, 49: 7253-7262.

[451] Unnithan A R, Pichiah P B T, Gnanasekaran G, et al. Emu oil-based electrospun nanofibrous scaffolds for wound skin tissue engineering. Colloids and Surfaces A: Physicochemical and Engineering Aspects, 2012, 415: 454-460.

[452] Kim J I, Pant H R, Sim H J, et al. Electrospun propolis/polyurethane composite nanofibers for biomedical applications. Materials Science & Engineering C: Materials for Biological Applications, 2014, 44: 52-57.

[453] Zulkifli F H, Hussain F S J, Rasad M S B A, et al. Nanostructured materials from hydroxyethyl cellulose for skin tissue engineering. Carbohydrate Polymers, 2014, 114: 238-245.

[454] Qian Y, Li L, Jiang C, et al. The effect of hyaluronan on the motility of skin dermal fibroblasts in nanofibrous scaffolds. International Journal of Biological Macromolecules, 2015, 79: 133-143.

[455] Krishnan R, Rajeswari R, Venugopal J, et al. Polysaccharide nanofibrous scaffolds as a model for *in vitro* skin tissue regeneration. Journal of Materials Science: Materials in Medicine, 2012, 23: 1511-1519.

[456] Jung S M, Kim D S, Ju J H, et al. Assessment of spirulina-PCL nanofiber for the regeneration of dermal fibroblast layers. In Vitro Cellular & Developmental Biology: Animal, 2013, 49: 27-33.

[457] Duan B, Wu L, Yuan X, et al. Hybrid nanofibrous membranes of PLGA/chitosan fabricated via an electrospinning array. Journal of Biomedical Materials Research Part A, 2007, 83A: 868-878.

[458] Ajalloueian F, Tavanai H, Hilborn J, et al. Emulsion electrospinning as an approach to fabricate PLGA/Chitosan nanofibers for biomedical applications. Biomed Research International, 2014, 1-2.

[459] Woo Y I, Park B J, Kim H L, et al. The biological activities of(1, 3)-(1, 6)-beta-D-glucan and porous electrospun PLGA membranes containing beta-glucan in human dermal fibroblasts and adipose tissue-derived stem cells. Biomedical Materials, 2010, 5: 1-2.

[460] Blackwood K A, McKean R, Canton I, et al. Development of biodegradable electrospun scaffolds for dermal replacement. Biomaterials, 2008, 29: 3091-3104.

[461] Pan H, Jiang H L, Chen W L. Interaction of dermal fibroblasts with electrospun composite polymer scaffolds prepared from dextran and poly lactide-*co*-glycolide. Biomaterials, 2006, 27: 3209-3220.

[462] Nagiah N, Madhavi L, Anitha R, et al. Electrospinning of poly(3-hydroxybutyric acid) and gelatin blended thin films: fabrication, characterization, and application in skin regeneration. Polymer Bulletin, 2013, 70: 2337-2358.

[463] Asran A S, Razghandi K, Aggarwal N, et al. Nanofibers from blends of polyvinyl alcohol and polyhydroxy butyrate as potential scaffold material for tissue engineering of skin. Biomacromolecules, 2010, 11: 3413-3421.

[464] Sadeghi A R, Nokhasteh S, Molavi A M, et al. Surface modification of electrospun PLGA scaffold with collagen for bioengineered skin substitutes. Materials Science & Engineering C: Materials for Biological Applications, 2016, 66: 130-137.

[465] Oktay B, Kayaman-Apohan N, Erdem-Kuruca S, et al. Fabrication of collagen immobilized electrospun poly(vinyl alcohol) scaffolds. Polymers for Advanced Technologies, 2015, 26: 978-987.

[466] Gautam S, Chou C F, Dinda A K, et al. Surface modification of nanofibrous polycaprolactone/gelatin composite scaffold by collagen type I grafting for skin tissue engineering. Materials Science & Engineering C: Materials for Biological Applications, 2014, 34: 402-409.

[467] Jeong S I, Krebs M D, Bonino C A, et al. Electrospun alginate nanofibers with controlled cell adhesion for tissue engineering. Macromolecular Bioscience, 2010, 10: 934-943.

[468] Rnjak-Kovacina J, Wise S G, Li Z, et al. Tailoring the porosity and pore size of electrospun synthetic human elastin scaffolds for dermal tissue engineering. Biomaterials, 2011, 32: 6729-6736.

[469] Kim G, Kim W. Highly porous 3D nanofiber scaffold using an electrospinning technique. Journal of Biomedical Materials Research Part B, Applied Biomaterials, 2007, 81B: 104-110.

[470] Hodgkinson T, Yuan X F, Bayat A. Electrospun silk fibroin fiber diameter influences in vitro dermal fibroblast behavior and promotes healing of ex vivo wound models. Journal of Tissue Engineering, 2014, 5: 1-2.

[471] Kumbar S G, Nukavarapu S P, James R, et al. Electrospun poly(lactic acid-co-glycolic acid)scaffolds for skin tissue engineering. Biomaterials, 2008, 29: 4100-4107.

[472] Pezeshki-Modaress M, Mirzadeh H, Zandi M. Gelatin-GAG electrospun nanofibrous scaffold for skin tissue engineering: fabrication and modeling of process parameters. Materials Science & Engineering C: Materials for Biological Applications, 2015, 48: 704-712.

[473] Pelipenko J, Kocbek P, Kristl J. Nanofiber diameter as a critical parameter affecting skin cell response. European Journal of Pharmaceutical Sciences, 2015, 66: 29-35.

[474] Powell H M, Boyce S T. Fiber density of electrospun gelatin scaffolds regulates morphogenesis of dermal-epidermal skin substitutes. Journal of Biomedical Materials Research Part A, 2008, 84A: 1078-1086.

[475] Lowery J L, Datta N, Rutledge G C. Effect of fiber diameter, pore size and seeding method on growth of human dermal fibroblasts in electrospun poly(epsilon-caprolactone) fibrous mats. Biomaterials, 2010, 31: 491-504.

[476] Zhu X L, Cui W G, Li X H, et al. Electrospun fibrous mats with high porosity as potential scaffolds for skin tissue engineering. Biomacromolecules, 2008, 9: 1795-1801.

[477] Wright L D, Andric T, Freeman J W. Utilizing NaCl to increase the porosity of electrospun materials. Materials Science & Engineering C: Materials for Biological Applications, 2011, 31(1): 30-36.

[478] Mei L Q, Hu D Y, Ma J F, et al. Preparation, characterization and evaluation of chitosan macroporous for potential application in skin tissue engineering. International Journal of Biological Macromolecules, 2012, 51(5): 992-997.

[479] Hansson A, Hashom N, Falson F, et al. In vitro evaluation of an RGD-functionalized chitosan derivative for enhanced cell adhesion. Carbohydrate Polymers, 2012, 90(4): 1494-1500.

[480] Masuko T, Iwasaki N, Yamane S, et al. Chitosan-RGDSGGC conjugate as a scaffold material for musculoskeletal tissue engineering. Biomaterials, 2005, 26(26): 5339-5347.

[481] Shao H J, Lee Y T, Chen C S, et al. Modulation of gene expression and collagen production of anterior cruciate ligament cells through cell shape changes on polycaprolactone/chitosan blends. Biomaterials, 2010, 31(17): 4695-4705.

[482] Majima T, Funakosi T, Iwasaki N, et al. Alginate and chitosan polyion complex hybrid fibers for scaffolds in ligament and tendon tissue engineering. Journal of Orthopaedic Science, 2005, 10(3): 302-307.

[483] Leong N L, Petrigliano F A, McAllister D R. Current tissue engineering strategies in anterior cruciate ligament reconstruction. Journal of Biomedical Materials Research Part A, 2014, 102(5): 1614-1624.

[484] Sarukawa J, Takahashi M, Abe M, et al. Effects of chitosan-coated fibers as a scaffold for three-dimensional cultures of rabbit fibroblasts for ligament tissue engineering. Journal of Biomaterials Science: Polymer Edition, 2011, 22(4-6): 717-732.

[485] Bourke S L, Kohn J, Dunn M G. Preliminary development of a novel resorbable synthetic polymer fiber scaffold for anterior cruciate ligament reconstruction. Tissue Engineering, 2004, 10(1-2): 43-52.

[486] Cooper J A, Lu H H, Ko F K, et al. Fiber-based tissue-engineered scaffold for ligament replacement: design considerations and in vitro evaluation. Biomaterials, 2005, 26(13): 1523-1532.

[487] Lin V S, Lee M C, O'Neal S, et al. Ligament tissue engineering using synthetic biodegradable fiber scaffolds. Tissue Engineering, 1999, 5(5): 443-451.

[488] Gentleman E, Livesay G A, Dee K C, et al. Development of ligament-like structural organization and properties in cell-seeded collagen scaffolds in vitro. Annals of Biomedical Engineering, 2006, 34(5): 726-736.

[489] Murray M M, Rice K, Wright R, et al. The effect of selected growth factors on human anterior cruciate ligament cell interactions with a three-dimensional collagen-GAG scaffold. Journal of Orthopaedic Research, 2003, 21(2): 238-244.

[490] Liu H, Fan H, Wang Y, et al. The interaction between a combined knitted silk scaffold and microporous silk sponge with human mesenchymal stem cells for ligament tissue engineering. Biomaterials, 2008, 29: 662-674.

[491] Lin V S, Lee M C, O' Neal S, et al. Ligament tissue engineering using synthetic biodegradable fiber scaffolds. Tissue Engineering, 1999, 5: 443-451.

[492] Sahoo S, Cho-Hong J G, Siew-Lok T. Development of hybrid polymer scaffolds for potential applications in ligament and tendon tissue engineering. Biomedical Materials, 2007, 2(3): 169-173.

[493] Sahoo S, Toh S L, Goh J C. A bFGF-releasing silk/PLGA-based biohybrid scaffold for ligament/tendon tissue engineering using mesenchymal progenitor cells. Biomaterials, 2010, 31(11): 2990-2998.

[494] Chen X, Qi Y Y, Wang L L, et al. Ligament regeneration using a knitted silk scaffold combined with collagen matrix. Biomaterials, 2008, 29(27): 3683-3692.

[495] Hunt J A, Callaghan J T. Polymer-hydroxyapatite composite versus polymer interference screws in anterior cruciate ligament reconstruction in a large animal model. Knee Surgery Sports Traumatology Arthroscopy, 2008, 16: 655-660.

[496] Lessim S, Oughlis S, Lataillade J J, et al. Protein selective adsorption properties of a polyethylene terephtalate artificial ligament grafted with poly(sodium styrene sulfonate)(polyNaSS): correlation with physicochemical parameters of proteins. Biomedical Materials, 2015, 10(6): 1-10.

[497] Vaquette C, Kahn C, Frochot C, et al. Aligned poly(L-lactic-co-e-caprolactone)electrospun microfibers and knitted structure: a novel composite scaffold for ligament tissue engineering. Journal of Biomedical Materials Research Part A, 2010, 94(4): 1270-1282.

[498] Murray M M, Spindler K P, Ballard P, et al. Enhanced histologic repair in a central wound in the anterior cruciate ligament with a collagen-platelet-rich plasma scaffold. Journal of Orthopaedic Research, 2007, 25(8): 1007-1017.

[499] Cristino S, Grassi F, Toneguzzi S, et al. Analysis of mesenchymal stem cells grown on a three-dimensional HYAFF 11-based prototype ligament scaffold. Journal of Biomedical Materials Research Part A, 2005, 73(3): 275-283.

[500] Park H J, Yoo J J, Kershen R T, et al. Reconstitution of human corporal smooth muscle and endothelial cells in vivo. The Journal of Urology, 1999, 162(3): 1106-1109.

[501] Saxena A K, Marler J, Benvenuto M, et al. Skeletal muscle tissue engineering using isolated myoblasts on synthetic biodegradable polymers: preliminary studies. Tissue Engineering, 1999, 5(6): 525-531.

[502] Ma J, Holden K, Zhu J, et al. The application of three-dimensional collagen-scaffolds seeded with myoblasts to repair skeletal muscle defects. Journal of Biomedicine and Biotechnology, 2011, 2011: 812135.

[503] Cronin E M, Thurmond F A, Bassel-Duby R, et al. Protein-coated poly(L-lactic acid) fibers provide a substrate for differentiation of human skeletal muscle cells. Journal of Biomedical Materials Research Part A, 2004, 69(3): 373-381.

第 3 章 组织工程支架材料 135

[504] Riboldi S A, Sampaolesi M, Neuenschwander P, et al. Electrospun degradable polyesterurethane membranes: potential scaffolds for skeletal muscle tissue engineering. Biomaterials, 2005, 26(22): 4606-4615.

[505] Atala A. Tissue engineering of human bladder. British Medical Bulletin, 2011, 97(1): 81-104.

[506] Drewa T, Sir J, Czajkowski R, et al. Scaffold seeded with cells is essential in urothelium regeneration and tissue remodeling *in vivo* after bladder augmentation using *in vitro* engineered graft. Transplantation Proceedings, 2006, 38(1): 133-135.

[507] Engelhardt E M, Micol L A, Houis S, et al. A collagen-poly(lactic acid-*co*-varepsilon-caprolactone) hybrid scaffold for bladder tissue regeneration. Biomaterials, 2011, 32(16): 3969-3976.

[508] Salem S A, Hwei N M, Bin Saim A, et al. Polylactic-*co*-glycolic acid mesh coated with fibrin or collagen and biological adhesive substance as a prefabricated, degradable, biocompatible, and functional scaffold for regeneration of the urinary bladder wall. Journal of Biomedical Materials Research Part A, 2013, 101(8): 2237-2247.

# 第 4 章

# 生物可降解水凝胶

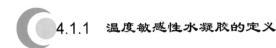

## 4.1　可注射温度敏感性高分子水凝胶

### 4.1.1　温度敏感性水凝胶的定义

高分子水凝胶是一类由亲水性或双亲性高分子构成并结合大量水分的高分子交联网络[1]。其中，通过非共价键交联形成的温度敏感性水凝胶是一类重要的刺激响应性物理交联水凝胶，其在低温条件下为低黏度的高分子水溶液，而当温度升高（如接近体温）时能够发生溶液-凝胶转变而形成半固态的水凝胶。由于其具有温和的刺激响应条件和操作简单易行等特点，是研究最多的一类响应性高分子水凝胶材料，尤其在生物医学领域受到了广泛的关注[2]。

### 4.1.2　温度敏感性水凝胶的形成机制

温度敏感性水凝胶的形成机制一般是在温度改变后由于氢键作用或疏水作用的变化而导致一种可逆高分子交联网络的形成，表现为宏观的凝胶化行为。影响温度敏感性水凝胶形成的因素有很多，其中，材料的结构参数是影响温度敏感性水凝胶相变行为和机械性能的决定性因素之一。这些参数包括材料的亲/疏水链段比例、高分子的拓扑结构及空间结构等。一般而言，形成温度敏感性水凝胶的高分子材料均含有一定的亲/疏水链段，而合理的亲/疏水比例能够使高分子溶液在适当的温度范围内发生溶液-凝胶转变。反之，过长的亲水链段会导致高分子溶液凝胶化温度偏高，甚至不能发生热致凝胶转变；而疏水链段过长可能会导致材料无法溶解，同样无法形成水凝胶。此外，材料的拓扑结构（如两嵌段、多嵌段、接枝聚合物、星形聚合物等）对其成凝胶性能也具有很大的影响。例如，多嵌段或多臂星形聚合物能够在温度刺激响应过程中，更容易与周围分子形成桥连堆积，相较于同样组分的两嵌段材料，降低了溶液-凝胶转变的阈值，可在更低温度或浓度下发生溶液-凝胶转变。另外，聚合物的二级结构、溶液中聚合物的含量等也是影响水凝胶性能的重要因素。

### 4.1.3　构建温度敏感性高分子水凝胶的材料

多年来，不同类型的高分子材料被用于开发温度敏感性水凝胶。按材料来源主要可分为天然高分子类和合成高分子类水凝胶。

#### 1. 天然高分子类

这是一类基于天然高分子及其衍生物构建的温度敏感性水凝胶，主要包括壳聚糖类、葡聚糖类（dextran）、透明质酸类、明胶/胶原类等（图 4.1）。其材料来源广泛，价格低廉，具有良好的生物相容性，因此在生物医学领域受到了广泛的关注[3]。

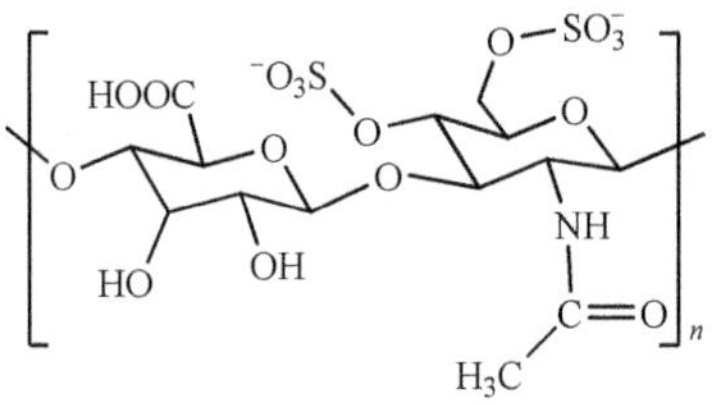

图 4.1    几种重要的天然来源高分子化学结构式[3]

（a）壳聚糖；（b）透明质酸；（c）海藻酸；（d）肝素；（e）～（h）硫酸软骨素 A～D

1）壳聚糖类

壳聚糖（CS）是一种天然的碱性多糖，在酸性条件下（$2<pH<6$），能够通过分子中氨基质子化而溶于水。壳聚糖具有抗血栓、抗菌、降血糖及促进伤口愈合等特性，因而在生物医学领域有着广泛的应用[4, 5]。近年来，壳聚糖被用于多种类型的温度敏感性水凝胶的制备，例如，$\beta$-甘油磷酸钠能够诱导壳聚糖在生理温度发生溶液-凝胶转变，形成温度敏感性壳聚糖水凝胶[6, 7]。而通过化学改性是制备壳聚糖温度敏感性水凝胶的另一方法，如通过偶联或者侧基引发聚合等方式，可以将聚乙二醇（PEG）、聚（$N$-异丙基丙烯酰胺）（PNIPAAm）或PEG-聚丙氨酸接枝到壳聚糖的侧基上，从而获得温度敏感性的壳聚糖基水凝胶材料[8]。

2）纤维素类

纤维素（cellulose）是由葡萄糖残基通过 $\beta$-1, 4-糖苷键连接而成的直链多糖，普遍存在于植物的细胞壁内，是自然界中分布最为广泛的一类天然高分子材料，占植物界碳含量的 50%以上。纤维素不溶于水及一般有机溶剂，但经过化学改性引入亲水组分后可以改善其水溶性。甲基纤维素和羟丙基纤维素是纤维素两类重要的衍生物，两者的水溶液分别可以在 40～50℃和 75～90℃形成温度敏感性水凝胶[9]。这是由于纤维素衍生物可以与水分子形成氢键，从而增加其在低温时的水溶性，但当温度升高时，氢键作用被破坏，疏水相互作用逐渐成为主导作用，分子间通过形成物理交联网络而形成水凝胶。通过加入盐或改变纤维素的亲疏水链段的比例等方法，可以将其凝胶化温度调整至体温附近，这有利于该类材料在生物医学领域的进一步应用[10]。

3）透明质酸类

透明质酸（HA）又称玻尿酸、糖醛酸等，是自然界中唯一一种不含硫的酸性黏多糖，广泛存在于上皮组织、结缔组织和神经组织中，是细胞外基质的主要成分之一，对细胞增殖和迁移有着重要作用。由于其优良的生物相容性和理化特性，在生物医药、日用化工领域都有着广泛的应用[11, 12]。由于 HA 良好的生物学特性，也被用于温度敏感性水凝胶的制备。物理混合和化学改性是制备 HA 类温度敏感性水凝胶的常用方法。例如，Jeong 等通过静电作用将 HA 和聚乙二醇-聚丙氨酸嵌段聚合物（PEG-PA）进行复合，这种复合体系的水溶液会随着温度的升高发生凝胶转变（图 4.2）[13]。此外，在 HA 上接枝 PNIPAAm 也可以制备温度敏感性水凝胶。PNIPAAm 的含量不仅能够影响其凝胶转变温度，也能够影响凝胶的溶胀率和生物相容性[14]。

### 2. 合成高分子类

虽然天然高分子材料有着诸多优点，但这类水凝胶往往力学性能较低、降解速率快，并存在一定的疾病传播风险。相对而言，合成高分子材料具有材料结构可设计、拓扑结构可调、生产重复性好等特点，能够有效调节该类水凝胶的物理化学性质。合成高分子类温度敏感性水凝胶主要包括聚烯烃类、聚醚类、聚酯类、聚氨基酸等（图 4.3）[2, 15, 16]。下面将对几类重要的合成高分子材料构建的温度敏感性水凝胶材料进行简要介绍。

1）聚烯烃类

聚（N-异丙基丙烯酰胺）（PNIPAAm）作为一种经典的温度敏感性聚丙烯酰胺衍生物，由于其结构中 N-异丙基酰胺基团在不同温度下水合作用的变化，线型的 PNIPAAm 及交联后的 PNIPAAm 水凝胶都呈现出温度响应的特性[2]。如图 4.4 所示，这类材料在较低温度时，分子中的酰胺基团能够和水分子形成较强的氢键，使得聚合物链处于伸展的卷曲构象；而当温度升高至最低临界溶解温度（LCST）以上时，酰胺基团与水分子之间的氢键被破坏，分子中疏水性的异丙基基团占主导地位，并在酰胺基团之间形成氢键作用，聚合物进而形成疏水球形聚集结构。通过调整材料的组成，能够有效调控这类材料的温度响应性能。例如，纯的 PNIPAAm 材料的 LCST 通常在 32℃左右，但通过调节共聚物或组装体系的亲疏水性能够有效改变材料的 LCST。例如，Yu 等报道的以环糊精衍生物为引发剂，通过原子转移自由基聚合（ATRP）技术制备的 PNIPAAm 嵌段聚合物材料，其 LCST 为 34℃，而当与亲水性的卟啉衍生物组装后，其 LCST 提高到 36℃左右[17]。另外，通过共聚具有不同亲水性或可电离单体也能够调控材料的凝胶化性能。例如，通过 NIPAAm 与甲基丙烯酸（MAA）、丙基烯酸（PAA）、丁基丙烯酸（BAA）进行共聚，可以制备温度与 pH 双敏感的水凝胶。Matsuda 等报道的以 PEG 为引发剂的 PNIPAAm 线型、星形聚合物材料，能够在低温时呈现为溶液状态，而当温度达到 37℃时，发生迅速的凝胶转变行为。由于该类材料中 PEG 的存在，相对于单纯的 PNIPAAm 材料，聚合物结合水的能力得到显著的改善，这有利于该类材料在细胞培养及组织工程等方面的应用[18]。

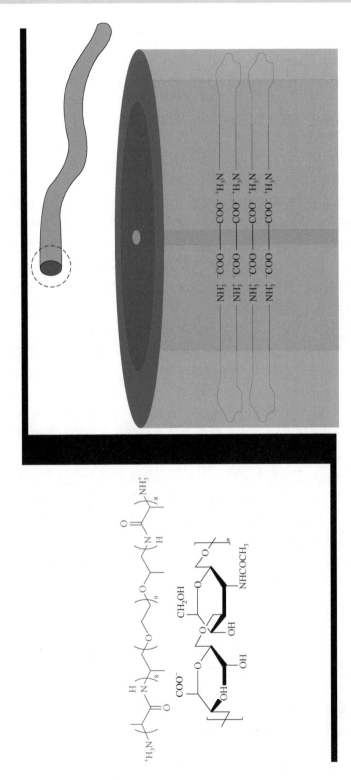

图 4.2 透明质酸和聚乙二醇-聚丙氨酸嵌段聚合物静电复合物水凝胶示意图[13]

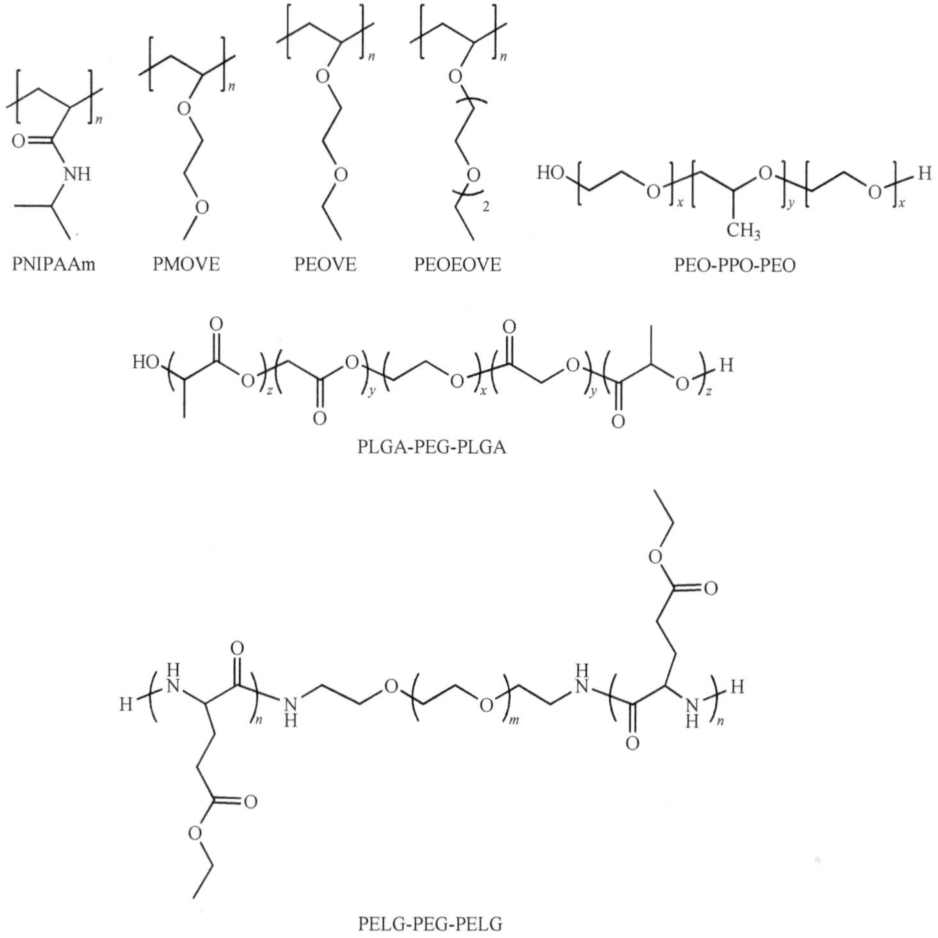

图 4.3　部分具有温度敏感性的合成高分子材料结构式

PMOVE. 聚乙烯接枝乙二醇甲醚；PEOVE. 聚乙烯接枝乙二醇乙醚；PEOEOVE. 聚乙烯接枝二乙二醇乙醚；
PLGA-PEG-PLGA. 聚（乳酸-乙醇酸）-聚乙二醇-聚（乳酸-乙醇酸）；PELG-PEG-PELG. 聚谷氨酸乙酯-聚乙二醇-
聚谷氨酸乙酯；PEO-PPO-PEO. 聚环氧乙烷-聚环氧丙烷-聚环氧乙烷

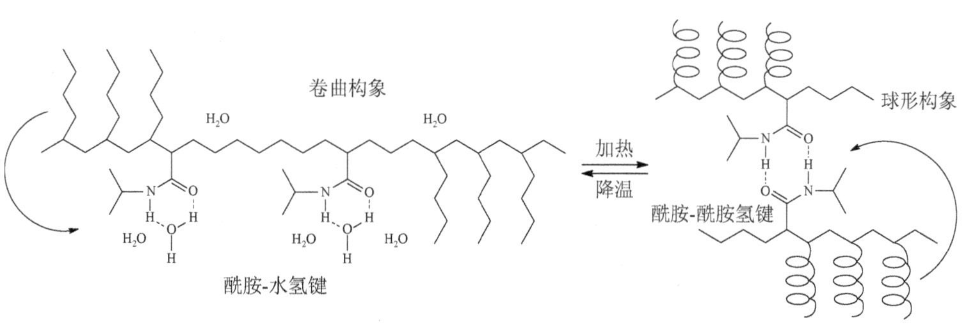

图 4.4　聚（N-异丙基丙烯酰胺）随温度变化的构象转变示意图[19]

虽然 PNIPAAm 材料已被用于多种类型的温度敏感性水凝胶材料的构建，并具有理想的 LCST 及灵敏的温度响应行为，但是其自身的非生物可降解性及显著的单体毒性，限制了其在生物医学领域的进一步应用。

聚乙烯醚类材料（PVEs）侧链的乙二醇寡聚体（OEG）能够在水溶液中随温度变化发生快速的亲疏水转变。根据其侧链 OEG 分子量的不同，其 LCST 可以在 20~60℃之间变化，具有很强的可调节性（图 4.5）[20]。

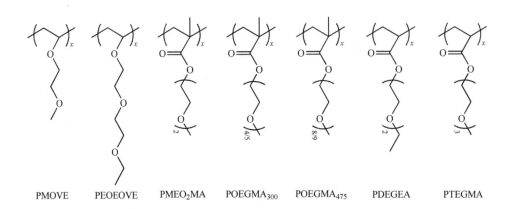

图 4.5　含有不同结构的寡聚乙二醇聚烯烃结构式[20]

PMEO₂MA. 聚甲基丙烯酸二乙二醇单甲醚酯；POEGMA₃₀₀. 聚甲基丙烯酸接枝聚乙二醇单甲醚（300）；POEGMA₄₇₅. 聚甲基丙烯酸接枝聚乙二醇单甲醚（475）；PDEGEA. 聚丙烯酸二乙二醇单乙醚酯；PTEGMA. 聚丙烯酸三乙二醇单甲醚酯

以 Suglihara 等报道的 PEOEOVE-PMOVE 两嵌段聚合物为例，该共聚物水溶液随着温度的升高可发生两次可逆的相转变，分别在 40℃左右发生溶液-凝胶转变，以及在 60~70℃时发生凝胶-沉淀的转变。首先，在 41℃时，因 PEOEOVE 链段由亲水变为疏水，聚合物通过自组装形成胶束，并通过胶束之间的堆积形成凝胶。而当温度升高到 60~70℃时，PMOVE 部分也变成疏水状态，使聚合物从水溶液中沉淀出来，从而产生相分离（图 4.6）[21]。以 PEG 作为大分子引发剂，引发 OEGMA₇₅ 和 MEO₂MA 所制备的三嵌段和星形聚合物，不仅可以调节材料的凝胶转变温度，而且能够改善材料的生物相容性[22]。

2）聚醚类

聚环氧乙烷-聚环氧丙烷-聚环氧乙烷（PEO-PPO-PEO）三嵌段共聚物是一类典型的聚醚类温度敏感性水凝胶材料。PEO-PPO-PEO（商品名为 Pluronic 或 Poloxamer）最初被用作非离子型表面活性剂，后经研究发现，该类材料在一定浓度下能够随着温度升高发生溶液-凝胶的转变，进而作为温度敏感性水凝胶被广泛研究。这类高分子材料形成凝胶的原理是 PPO 链段在 15℃左右发生由亲水向疏水

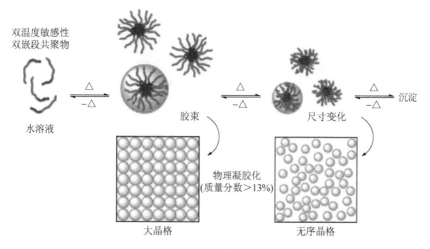

图 4.6　双重温度敏感性高分子水凝胶[21]

的转变,并与具有良好水溶性的 PEO 链段形成胶束,最终高浓度的聚合物通过胶束堆积形成温度敏感性水凝胶。通过调节材料的嵌段比例、拓扑结构及引入分子间交联结构等方法可以对该类材料形成凝胶的温度、凝胶强度、降解行为等进行调整,以实现材料在可控药物传输、细胞培养等方面的需求,并取得了良好的研究结果[23-26]。该类材料由于具有低毒、可经肾脏排出体外等优点,成为近年来受到广泛关注的生物医用水凝胶材料[27-29]。

3) 聚酯类

这类材料一般由 PEG 和聚酯(PLA、PLGA、PCL、PCLA 等)形成的嵌段共聚物组成,是近年来研究最为广泛的一类合成高分子生物医用水凝胶材料。相较于前述的 PEO-PPO-PEO 类温度敏感性水凝胶,该类水凝胶具有在体内有更长的滞留时间、可生物降解性、良好的生物相容性等优势。

第一种基于 PEG-聚乳酸嵌段聚合物的水凝胶(PEG-PLLA-PEG)是 1997 年美国犹他大学的 Kim 等报道的,该材料生物相容性良好,并能够在生物体内发生降解,因此得到了学者们的普遍关注[30]。之后 20 年间,多种类型的聚酯类温度敏感性水凝胶被相继研究和开发。例如,Fujiwara 等通过将 PLLA-PEG-PLLA 三嵌段聚合物胶束溶液与 PDLA-PEG-PDLA 溶液共混,可以在 37℃时形成透明的凝胶,而温度进一步升高该凝胶依然保持稳定的状态[31]。Fujiwara 和 Abebe 通过将不同分子结构的 $PLLA_x$-$PEG_y$-$PLLA_x$ 和 $PLLA_x$-$PEG_z$-$PLLA_x$ 胶束与 PDLA-PEG-PDLA 胶束溶液共混,可以获得温度敏感性凝胶,并且通过改变共聚物的比例可以很容易实现对凝胶转变温度的调节,这是因为 PLLA 与 PDLA 形成立体复合物导致凝胶化行为的发生。流变学研究表明,这种共混胶束形成的凝胶具有更好的力学性能[32]。为了进一步提高凝胶的强度,Hiemstra 等制备以八臂 PEG 为引发剂的聚合物 PEG(PLLA)$_8$ 和 PEG(DLA)$_8$。以这两种聚合物胶束获得的立体复合的水凝胶，在体温附近时凝胶强度可以达到 14 kPa，并且随着 PLLA 和 PDLA 分子量及溶液浓度的增大，凝胶转变温度和成凝胶时间都逐渐降低[33]。

然而，由于 PEG-PLLA-PEG 的溶液在温度变化情况下，表现为由高温溶液向低温凝胶的转变，这不利于生物活性成分的担载，因此 Kim 等用同样方法制备了 PEG-PLGA-PEG 聚合物，其溶液行为表现为低温溶液、高温凝胶，这对活性物质的担载具有重要意义[34]。之后，Lee 等进一步直接利用双羟基的 PEG 作为引发剂，引发乙交酯和丙交酯共聚，制备得到了 PLGA-PEG-PLGA，该聚合物水溶液也具有热致凝胶转变行为[35]。由于这类聚合物仅需一步开环聚合就能得到，制备工艺简单，因而被广泛研究。这类材料的凝胶转变温度和理化性能受到多种因素的影响，复旦大学的丁建东教授通过改变材料末端的封端基团的疏水性、PLGA 链段长度及乙交酯与丙交酯聚合序列等方法对 PLGA-PEG-PLGA 的凝胶性能进行了研究[36-38]，并提出了该类水凝胶的形成机理：PLGA-PEG-PLGA 分子能够在低温溶液状态下形成自组装的胶束结构，升温后通过胶束聚集形成溶胶-凝胶相转变，疏水相互作用是其内在的驱动力。当温度进一步升高时，胶束分子因疏水性增强而使凝胶网格变得粗大，导致凝胶不透明。当温度再进一步升高时，嵌段聚合物过于疏水导致胶束结构破坏，形成聚合物沉淀（图 4.7）[15]。体内降解研究结果表明，该水凝胶在体内具有良好的生物相容性和可降解性，其降解时间随 PLGA 链段长度的增加而延长，材料降解不会引起显著的炎症反应。目前，可用于制备温度敏感性水凝胶的 PLGA-PEG-PLGA 高分子材料（1500-1000-1500，商品名为 Regel®）已有上市商品在售。

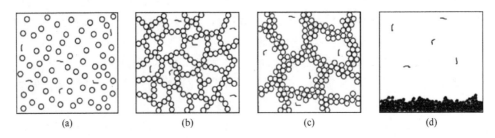

(a)　　　　　　　(b)　　　　　　　(c)　　　　　　　(d)

图 4.7　PLGA-PEG-PLGA 温度敏感性水凝胶的热致凝胶转变机理[15]

(a) PLGA-PEG-PLGA 胶束溶液；(b) 透明凝胶；(c) 不透明凝胶；(d) 聚合物沉淀

Hwang 等通过类似的方法，制备了 PEG-PCL-PEG 和 PCL-PEG-PCL 聚合物[39]。该类材料与相应的 PEG/PLGA 材料相比，具有临界凝胶转变浓度和温度低、模量高及凝胶窗口温度宽等优点。这些特点可能是由于 CL 与 LA 和 GA 相比具有更强的疏水性。而 PCL-PEG-PCL 相较于拓扑结构不同的 PEG-PCL-PEG 材料，具有更好的凝胶性能，这是因为 PCL-PEG-PCL 的拓扑结构在形成胶束后更容易在胶束间形成桥连结构。以上两种聚合物具有室温下为粉末状固体、水中易溶解的特点，这使其在应用过程中更加简便。不过对于这类材料而言，PCL 部分在水溶液中的结晶行为导致聚合物溶液直接凝胶化是影响其应用的重要因素。为了解决上述问题，Jeong 等通过引入对苯二酰的方法制备多嵌段的 PEG/PCL 聚合物。但这一方法不仅工艺复杂，并且在一定程度上降低了凝胶的模量[40]。

为了克服 PEG/PLGA 水凝胶在体内降解产生较多的乳酸和羟基乙酸易引起无菌性炎症，以及 PCL 在水溶液中容易结晶的缺点，研究人员又通过 PEG 引发 LA 和 CL 共聚获得了 PEG/PCLA 嵌段聚合物水凝胶，不但克服了 PCL 结晶带来的问题，而且降解产物酸效应的降低减轻了炎症反应。因此这些材料在某些领域的应用可能具有优势[41, 42]。

4）聚氨基酸类

聚氨基酸是一类由氨基酸分子经肽键连接而成的具有良好生物相容性和可降解性的高分子材料。由于具有与天然蛋白质类似的构成，聚氨基酸能够在水溶液中组装成稳定的二级结构，如 α 螺旋、β 折叠等。而聚氨基酸材料的降解产物为氨基酸单体，为机体内所必需的、可利用和可代谢的有机小分子。以上特点使得聚氨基酸材料在生物医用材料领域具有其他材料不可比拟的优势，在药物传输、组织工程支架、基因载体、抗菌抗炎等领域被广泛地研究和开发[43, 44]。

作为一类性能优异的合成高分子材料，聚氨基酸材料已被用于制备多种不同类型的温度敏感性水凝胶材料[45-47]。这类水凝胶材料主要以 PEG、聚乙烯吡咯烷酮（PVP）及 Pluronic（PLX）等作为亲水链段，以疏水性的聚丙氨酸/聚（丙氨酸-co-苯丙氨酸）等作为疏水链段构建[48-50]。Jeong 等基于对所制备的氨基酸温度敏感性水凝胶的研究，提出了该类水凝胶材料的成胶机理：β 折叠结构是影响该类水凝胶形成的关键因素。当温度升高时，材料的亲水链段逐渐脱水，同时氨基酸链段 β 折叠结构增加，导致分子间形成氢键而加速聚集，从而形成水凝胶。而亲/疏水链段的长度和比例是影响该类型氨基酸水凝胶材料的重要因素。例如，材料结构中的氨基酸疏水链段增加，会提高聚合物中的 β 折叠结构的相对含量，导致凝胶转变温度降低；相反，当材料中的亲水链段分子量增加时，会导致 α 螺旋结构的相对含量增高，从而使凝胶转变温度升高。最近，Cheng 等通过氨基化 PEG 引发 L-谷氨酸-γ-烷基酯-NCA（ALG）开环聚合，制备了一类聚乙二醇/聚（L-谷氨酸-γ-烷基酯）（PEG-PALG，烷基为甲基、乙基、丙基、丁基等）温度敏感性水凝胶材料（图 4.8）[51]。研究发现，该材料是通过 PEG 链段升温脱水和氨基酸链段 β 折叠增多引发胶束聚集而形成的水凝胶，而侧基疏水性的增加不仅能够降低材料的临界胶束浓度（CMC）值，同时能够明显影响材料的凝胶化行为。研究发现，以乙基为侧链的聚合物材料表现出最为理想的凝胶化行为。同时，该材料具有良好的体内生物相容性和可降解性，使得该材料具有良好的生物医用前景。

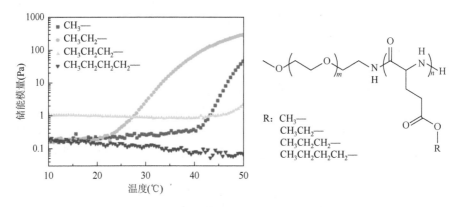

图 4.8    聚乙二醇/聚谷氨酸烷基酯结构及其水溶液（6.0%，质量分数）的温度-储能模量的变化曲线[51]

5）其他材料类

除上述典型的几类材料外，研究人员还发展了多种其他类型的高分子材料用于温度敏感性水凝胶的开发。例如，Song 等通过在 PEG/聚磷腈材料的侧链修饰异亮氨酸乙酯，获得了具有温度敏感性的聚磷腈水凝胶[52, 53]。由于磷腈基团的可修饰性，其主链可以引入不同的功能分子，得到不同生物活性的温度敏感性水凝胶[54]。Lee 等通过在以 PEG 为亲水链段的高分子材料中引入哌嗪/哌啶基团，制备了一系列具有温度和 pH 双重敏感性的水凝胶材料，并能够通过调节疏水链段的长度及 pH 来调整材料溶液的凝胶转变行为[55, 56]。此外，PEG/聚碳酸酯类材料、PEG/聚氨酯、聚（2-乙基-噁唑啉）/聚乳酸等材料也被用于温度敏感性水凝胶的制备，并用于药物传输、细胞培养等方面的研究[57, 58]。

 **4.1.4    温度敏感性可注射水凝胶的应用**

温度敏感性可注射水凝胶具有操作简易、注射靶点易于控制、手术创伤少、不引入有机溶剂等显著优点，这些特点使其有利于保持所担载物质的活性，在药物传输、三维（3D）细胞培养、组织工程、创伤修复等领域均具有良好的应用前景（图 4.9）[46]。

**1. 药物传输**

作为局部药物传输载体，温度敏感性可注射水凝胶能够在体外以液体状态

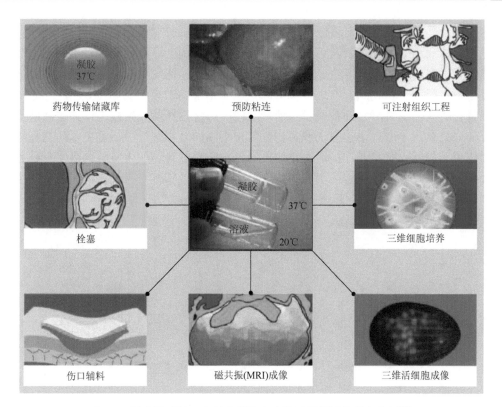

图 4.9　温度敏感性可注射水凝胶在生物医用领域的潜在应用[46]

任意加载不同性质的药物，而注射后能够在一定的生理条件下原位发生凝胶转变，并形成一个药物储库。水凝胶对药物的缓释作用，有效地延长了药物在用药部位的滞留时间，提高了药物的生物利用度。这种局部给药的方式，使药物可以与病变部位直接接触，不需要经过血液循环，这很大程度上降低了药物的毒副作用。多年来，科学家们发展了不同类型的可注射性水凝胶材料，并应用到药物传输领域。例如，Dass 等通过壳聚糖/磷酸二氢钾温度敏感性可注射水凝胶包载阿霉素，对小鼠骨肉瘤模型治疗的研究表明：相比于腹腔注射给药方式，载药水凝胶在抑制肿瘤生长、转移及降低药物副作用方面效果明显[59]。在国内，钱志勇等制备的聚乙二醇-聚 ε-己内酯-聚乙二醇（PEG-PCL-PEG）温度敏感性水凝胶包载紫杉醇用于预防乳腺癌肿瘤复发的研究结果表明：术后 50 天内，该剂型相对于静脉或者局部注射紫杉醇溶液，能明显降低肿瘤的复发率[60]。Chang 等通过 PLGA-PEG-PLGA 温度敏感性水凝胶对羟基喜树碱（HCPT）及其衍生物等的担载，制备了不同形式的温度敏感性载药水凝胶剂型，在实体瘤抑制方面取得了显著的治疗效果[61]。Cheng 等开发了一类新型的聚乙二醇/聚（L-谷氨酸-γ-乙酯）三嵌段（PELG-PEG-PELG）温度敏感性水凝胶材料。该水凝胶材料在大鼠体内三周左右基本完全降解，并且具有较低的组织炎症。而该水凝胶材料包载紫杉醇对荷瘤裸鼠的长达三周的肿瘤抑制实验表明：抑制效果明显优于商品化的紫杉醇制剂，并且没有引起明显的机体毒性（图 4.10）[62]。近年来，研究者们将药物联合治疗与可注射水凝胶材料相结合，进一步提高了疾病治疗的效果。例如，Wong 等通过将紫杉醇和阿霉素分别制备成载药纳米颗粒，再通过水凝胶担载进行肿瘤局部治疗的研究。这一联合治疗方法将药物分装在不同的"小室"中，避免了药物释放过程中的相互干扰，并在提高治疗效果和降低药物的毒副作用方面取得了良好的效果[63]。此外，由于独特的类生理组织特性，温度敏感性水凝胶还被用于多种生物活性类药物的传输，如胰岛素[64]、白介素 2（IL-2）[65]、维生素 $B_{12}$[66]、贝伐单抗[67]、睾丸素[68]等，以及用于不同类型疾病的治疗，均取得了良好的治疗效果。

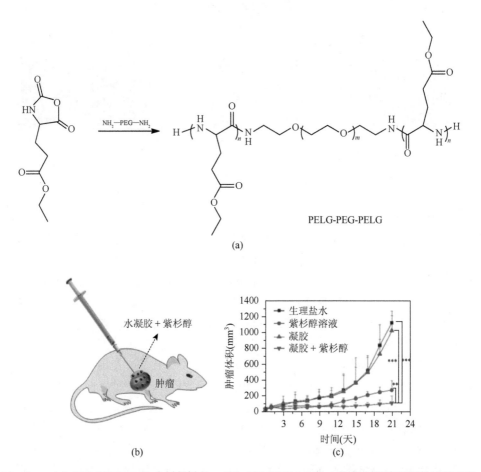

图 4.10　（a）PELG-PEG-PELG 材料结构；（b）PELG-PEG-PELG 载药水凝胶用于肿瘤局部治疗示意图；（c）PELG-PEG-PELG 载药水凝胶肿瘤抑制曲线（** $P<0.01$，*** $P<0.001$）[62]

## 2. 三维细胞培养

在三维细胞培养方面，温度敏感性可注射水凝胶也得到了广泛的研究（图 4.11）。例如，Jeong 等研究发现，所制备的聚丙氨酸-Pluronic-聚丙氨酸（PA-PLX-PA）水凝胶中能够形成类似于软骨细胞外基质中的纳米纤维结构，可为软骨细胞的增殖提供力学和空间的支持。体外的研究结果表明，软骨细胞在 PA-PLX-PA 凝胶中经过 28 天的培养，其增殖行为、II 型胶原的表达量以及硫酸黏多糖的分泌均明显优于商品化的 Matrigel[TM][69]。Jeong 等还以聚碳酸酯/聚己内酯-PEG-聚碳酸酯/聚己内酯（PCTC-PEG-PCTC）三嵌段聚合物水凝胶作为软骨细胞的三维细胞支架，进行了研究。结果表明，28 天培养后，软骨细胞有明显增殖，并且细胞中有明显的 II 型胶原表达和蛋白聚糖的分泌，证明了软骨基质的形成[70]。此外，PEG-L-PA 凝胶培养脂肪干细胞（ADSC）的研究表明，ADSC 可以很好地在该凝胶中增殖，并且在培养 14 天后，ADSC 在凝胶中高度表达 II 型胶原及少量的肌分化因子和 $\beta$-微管蛋白III等。而体内实验研究表明，ADSC 在 PEG-L-PA 凝胶中有向软骨分化的趋势[71]。

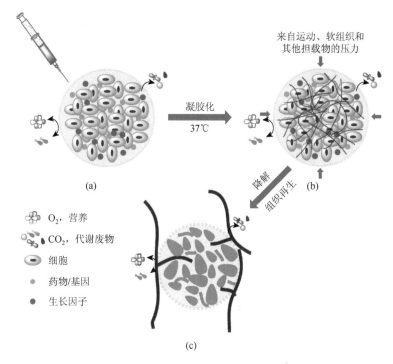

图 4.11　温度敏感性可注射水凝胶用于三维细胞培养示意图[3]

（a）细胞和药物/基因/生物活性因子等的混合溶胶前体液；（b）体温下原位形成凝胶；（c）凝胶降解及细胞生长、重排和新组织形成

### 3. 组织工程

温度敏感性可注射水凝胶在组织工程方面的应用也得到了较为深入的研究。例如，Han 等将键合有软骨生长因子 TGF-β 的肝磷脂改性 F127 与 HA 混合制备的温度敏感性水凝胶，可以实现对 TGF-β 长达 21 天的持续释放。对兔软骨的缺损修复实验发现，4 周后有明显软骨基质的形成[72]。Kim 等将 PEG/PCL 两嵌段聚合物水凝胶用于人脂肪干细胞（hADSC）的培养。研究发现，在成骨因子的诱导下，hADSC 可以定向向骨组织分化，并且由于 hADSC 的免疫调节作用，可以降低凝胶注射至体内后宿主的免疫反应，因而该方法在骨组织工程方面具有广阔的应用前景[73]。

### 4. 创伤修复

可注射温度敏感性水凝胶在创伤组织修复方面也有着广泛的应用前景。例如，将 PEG-L-PA 水凝胶担载成纤维细胞注射到大鼠皮肤缺损部位，不仅可以加速伤口的愈合，还可以促进皮肤上层组织、表层毛囊及皮脂腺的恢复[74]。丁建东等将聚（己内酯-乳酸）-聚乙二醇-聚（己内酯-乳酸）嵌段聚合物（PCLA-PEG-PCLA）水凝胶用于术后防粘连膜的开发（图 4.12）。研究表明，因该凝胶表面富含 PEG，其具有优良的抗细胞和蛋白黏附的特点。体内实验研究发现，其效果优于市售的 PLA 防粘连膜材料。而该材料通过注射使用，操作更加简便，因而具有良好的实用价值[75]。

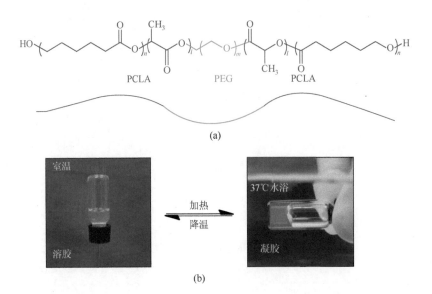

(a)

(b)

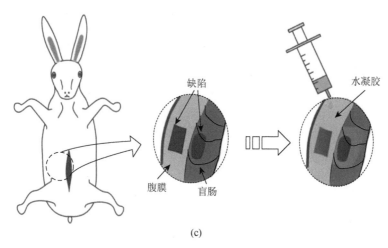

图 4.12　（a）PCLA-PEG-PCLA 的结构式；（b）PCLA-PEG-PCLA 的溶胶-凝胶转换；（c）PCLA-PEG-PCLA 水凝胶术后防粘连示意图[75]

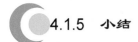 ### 4.1.5　小结

　　经过多年的研究，温度敏感性可注射水凝胶已经成为一种重要的生物医用材料类型，并在药物传输、三维细胞培养、组织工程等领域的应用研究方面取得了较大的进展。研究者们也在不断地探索和改善这类水凝胶的性能与应用领域，以期能够更好地为人类的健康事业服务。特别在药物传输领域，由于对水凝胶材料的机械性能要求不高，温度敏感性水凝胶材料具有广泛的应用领域。当然需要指出的是，温度敏感性可注射水凝胶领域依然存在许多问题，需要后续的研究者进一步地改进和解决。例如，①如何实现低黏度（低浓度）下溶胶-凝胶的理想转变温度；②如何控制合理的凝胶化时间，以发挥该类水凝胶材料在实际应用中的最佳功效；③如何突破温度敏感性水凝胶材料在强度和孔隙度等方面的限制，以改善在细胞培养和组织工程领域的应用；④如何实现将更多功能基团有效引入该类水凝胶材料中，并消除活性基团对凝胶化行为的影响；⑤如何通过对凝胶材料的改变，减少药物"爆释"，实现药物的"按需供给"等。上述问题的存在也正是研究者们前进的动力。但我们相信，随着科技的发展，多元化的跨学科融合必将给研究者们带来新的灵感与创新的动力，使这一技术为人类的健康事业做出更大的贡献。

## 4.2　化学交联水凝胶

　　化学交联水凝胶通常具有良好的稳定性、持久性和力学性质。但是，化学交联水凝胶在制备过程中通常需要引入引发剂,因此具有潜在的生物毒性。同时,对于专一性较差的化学反应,底物还可能与药物、蛋白甚至细胞发生副反应。

近些年,点击化学成为制备化学交联水凝胶的一种强有力的途径。点击化学具有较高的反应活性、选择性和温和的反应条件等特点,使得所获得的水凝胶与负载的活细胞、蛋白质或药物分子间具有高度的相容性。特别地,无铜点击反应的发展使得水凝胶的制备完全不需要有毒的催化剂,如环张力驱动的炔基-叠氮环加成反应、巯基-烯的自由基加成反应、第尔斯-阿尔德(Diels-Alder)反应、四唑-烯光化学反应、成肟反应等[76]。

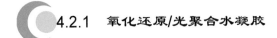

## 4.2.1 氧化还原/光聚合水凝胶

考虑到生物医用水凝胶需要保证生物活性分子和细胞的活性,凝胶的制备通常是在水相中进行,并且需要避免高温或重金属等不利因素。因此,利用水溶性引发剂的氧化还原聚合反应或利用光产生自由基的光聚合反应成为制备生物医用水凝胶的常用手段。人工合成的亲水性大分子单体或天然聚合物经过丙烯酸、甲基丙烯酸基团修饰后即可通过氧化还原/光聚合反应来制备水凝胶。可降解链段如聚乳酸(PLA)、聚 $\varepsilon$-己内酯(PCL)的引入,赋予了凝胶的可降解能力,而 Arg-Gly-Asp(精-甘-天冬氨酸序列,RGD)短肽可以为凝胶提供细胞黏附的功能,这些对于三维细胞培养都是至关重要的。

在水溶液中,由氧化还原反应产生的自由基可以引发丙烯酸或甲基丙烯酸修饰的大分子单体聚合形成水凝胶。过硫酸铵/四甲基乙二胺(APS/TEMED)或过硫酸铵/抗坏血酸是常用的氧化还原引发体系。Mikos 等将聚丙烯富马酸酯(PPF)与甲氧基 PEG 通过酯交换反应合成了聚(丙烯富马酸酯-co-乙二醇)共聚物 P(PF-co-EG)[77-79]。P(PF-co-EG)可以形成温度敏感性水凝胶。将 P(PF-co-EG)与两端为丙烯酸基团的 PEG 在 APS/抗坏血酸引发下共聚,凝胶强度显著提高,而溶胀率和模量可以通过 PEG 的分子量进行调节。RGD 基团的引入有利于聚合过程中包载的成骨细胞的黏附。在聚合过程中,将含有转化生长因子 TGF-β1 的微粒与间充质干细胞(MSC)同时包裹在凝胶内部,缓慢释放的 TGF-β1 诱导 MSC 的软骨形成。为了模拟关节软骨邻近软骨下骨的结构,MSC 和含有 TGF-β1 的微粒被包裹在一层水凝胶中,而成骨细胞被包裹在另一层水凝胶中。结果显示,Ⅱ型胶原、聚集蛋白聚糖、Ⅰ型胶原、硫酸软骨素和钙沉积都有显著提高。Hong 等将丙烯酸修饰的壳聚糖经过 APS/TEMED 引发进行交联[80],包裹的软骨细胞呈球形,交联的壳聚糖可以被溶菌酶在 8 天内降解掉,而在 PBS 中可以一直稳定存在 18 天。Chien 等通过 APS/TEMED 引发低毒性的单体 CBMA（甲基丙烯酸羧基甜菜碱酯）和含二硫键的交联剂制备水凝胶（图 4.13）[81]。结果表明，包载的细胞存活率高达 80%，并聚集形成球体，通过添加含有半胱氨酸的培养介质，凝胶可以被降解而获得细胞聚集体。在聚合过程中，添加 RGD 修饰的 CBMA 单体，可以促进凝胶表面的细胞黏附和内部的细胞增殖。

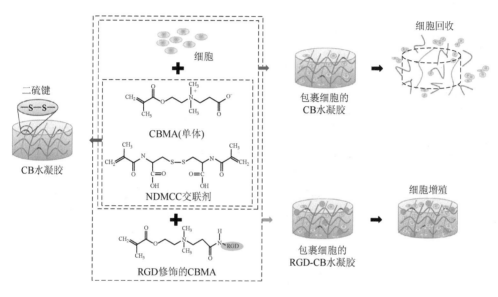

图 4.13　细胞包载在通过氧化还原聚合反应制备的可降解羧基甜菜碱水凝胶中的反应示意图[81]

CB. 甜菜碱；NDMCC. N, N′-二（甲基丙烯酰）胱氨酸

　　紫外/可见光照下的聚合反应也被广泛用于制备水凝胶，曙红/三乙醇胺或 Igacure 2959 是常用的光引发剂。Nicodemus 等在光聚合时将软骨细胞包载在 PEG 凝胶中，研究在三维细胞培养环境中细胞增殖、蛋白多糖合成及胶原、基质中金属蛋白酶（MMP）表达等问题[82]。结果发现，在较软的凝胶中，糖胺聚糖（GAG）的表达较多，而在较硬的凝胶中，II 型胶原和 MMP 的表达较多。这个结果强调了三维细胞培养过程中基质的力学强度对细胞代谢的影响。Xu 等通过 N-丙烯酰-L-赖氨酸与双键修饰的透明质酸（HA）制备水凝胶，来模拟乳腺癌的细胞外基质（图 4.14）[83]。凝胶力学性质、溶胀率和降解行为可以通过双键的接枝率来调节。凝胶具有良好的生物相容性，可以支持乳腺癌细胞 MCF-7 的黏附、增殖。与传统的二维（2D）细胞培养方式相比，在三维水凝胶中培养的 MCF-7 具有更强的迁移和侵袭的能力，促血管生成生长因子 VEGF、bFGF 和 IL-8 的表达也更多。经过在水凝胶中培养的 MCF-7 在裸鼠体内表现出更强的肿瘤生成的能力。

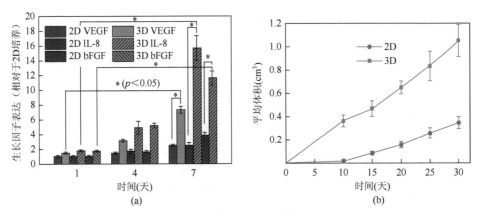

图 4.14    二维和三维培养条件下 MCF-7 细胞 VEGF、bFGF 和 IL-8 的表达水平（a）和裸鼠体
内成瘤的平均体积随时间的变化曲线（b）[83]

 **4.2.2    铜催化的炔基-叠氮点击水凝胶**

自 2002 年 Sharpless 和 Meldal 首次报道后[84, 85]，铜催化的炔基-叠氮点击反应（CuAAC）在化学合成、药物研发、生物偶联和生物化学中得到了广泛的应用[86-88]。炔基与叠氮基在生物体内不是天然存在的，因此与各种药物分子、蛋白质和细胞是相容的。在生理条件下，CuAAC 具有很高的反应速率，使得在数秒至数分钟之内即可完成溶液-凝胶转变。

2006 年，Ossipov 和 Hilborn 首次报道了通过叠氮基和炔基修饰的聚乙烯醇（PVA）来制备水凝胶[89]。以硫酸铜和抗坏血酸钠作为催化剂，凝胶的弹性模量可以达到 2～18.8 kPa。Malkoch 等通过双炔基和四叠氮基功能化的聚乙二醇（PEG）来制备 PEG 水凝胶[90]。与光交联凝胶相比，点击水凝胶具有更高的拉伸强度（2.39 MPa）和应变。同时，炭黑、二氧化钛纳米粒子的掺杂对凝胶的形成都没有明显的影响，说明了 CuAAC 的专一性和对其他物质的耐受性。Liu 等通过四炔基修饰的 PEG 和双叠氮基功能化的 RGD，在 $CuSO_4$ 和抗坏血酸钠的催化作用下制备 RGD 功能化的 PEG 水凝胶[91]。通过改变聚合物浓度、温度和催化剂浓度，成凝胶时间可以在 2～30 min 内调节。RGD 浓度的提高有利于原代人真皮成纤维细胞的黏附和增殖。van Dijk 等通过炔基修饰的星形 PEG 和蛋白酶敏感、双叠氮基修饰的肽来制备酶催化降解的 PEG 水凝胶[92]。得到的水凝胶在胰蛋白酶和血纤维蛋白溶酶中是可降解的，而且其溶胀率和储能模量可以通过改变聚合物浓度和分子量来调节。

Crescenzi 等以 HA 为原料通过 CuAAC 来制备天然水凝胶[93]。体外释放实验显示，苄达明和阿霉素可以从 HA 凝胶中缓慢释放出来，缓释时间可以通过改变交联密度在数小时至数周内调节。细胞培养实验显示，凝胶内包裹的酵母细胞在 24 h 后仍可保持 80% 的活性。

限制 CuAAC 在生物医学领域应用的主要问题是铜离子的细胞毒性，由铜离子产生的活性氧（ROS）可能导致生物活性分子，如蛋白质、核酸、多糖和脂质结构上的破坏[94]。尽管可以使用 EDTA 来去除已成型凝胶中的部分铜离子，但这种方式对于注射型凝胶不适用，因此利用无铜催化剂的点击反应制备水凝胶更能满足生物医用的要求。

 ### 4.2.3　环张力驱动的炔基-叠氮环加成点击水凝胶

在过去的几年里，数种具有环张力和吸电子的氟原子取代基的环辛炔分子被发现可以在没有铜催化剂的条件下与叠氮基团快速发生反应[95, 96]。Anseth 等制备了叠氮化的四臂 PEG 和氟原子取代的环辛炔功能化的多肽，两者可以在生理条件下通过环张力驱动的炔基-叠氮环加成（SPAAC）反应形成酶催化可降解水凝胶（图 4.15）[97]。接着，巯基-烯光偶联反应被用于对凝胶内部进行实时的、微米尺度的修饰。凝胶的模量、内部的化学基团可以通过改变叠氮基/环辛炔摩尔比、PEG分子量或者光照剂量来独立、精确地调节。同样利用 SPAAC，如果多肽链中引入了烯丙氧羰基，由巯基-烯光偶联反应引入的生物化学活性分子还可以通过紫外光照来脱除，实现了凝胶内部生物化学活性分子引入和脱除的时空可控性[98]。

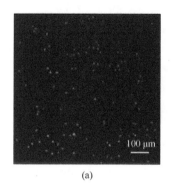 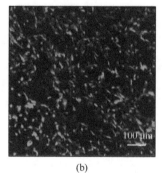 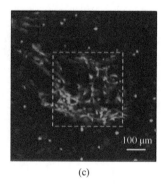

|  |  |  |
|---|---|---|
| (a) | (b) | (c) |

图 4.15　凝胶特定区域修饰的 RGD 有利于 NIH 3T3 细胞的伸展，经过染色后在共聚焦显微镜下成像，细胞在有 RGD 的区域呈现伸展的形态[97]

（a）无 RGD；（b）有 RGD；（c）图案化 RGD

Ashley 等通过叠氮化的四臂 PEG 和环辛炔修饰的八臂 PEG 制备药物释放速率和降解速率可控的水凝胶（图 4.16）[99]。$\beta$ 位可消除的链接基团（Mod）被用来键合药物分子以控制释放速率。结果显示，原先需要每日两次注射的艾塞那肽，偶联在水凝胶中只需每月注射一次。Su 等以 PEG 作为大分子引发剂，分别引发带有环辛炔基团的环氧基单体和带有叠氮基团的碳酸酯单体的开环聚合，得到环辛炔和叠氮基团修饰的 PEG, 然后通过 SPAAC 制备水凝胶[100]。将混合后的溶液注射到兔耳中央动脉, 迅速形成的凝胶阻断了血液流动, 而随着凝胶在两天内逐渐降解, 注射凝胶的血管又可以恢复其功能, 表明了水凝胶作为栓塞设备或止血材料的潜力。

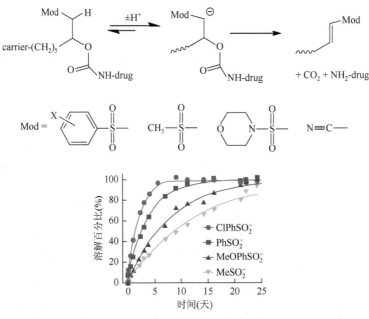

图 4.16    不同结构的 $\beta$ 位可消除的链接基团控制药物释放速率[99]

SPAAC 的主要缺点在于环辛炔分子的制备比较困难, 合成路线通常包含十几个化学反应, 而且总产率很低, 因此目前仍难以实现大规模生产。

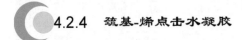 ### 4.2.4    巯基-烯点击水凝胶

巯基-烯点击反应是在光照条件下硫醇与双键的加成反应, 具有效率高、不与其他官能团反应的特点[101, 102]。Lin 等通过降冰片烯（Norb）修饰的四臂 PEG（PEG-Norb）与二巯基多肽来制备水凝胶, 其溶液-凝胶转变时间不超过 3 min, 而且凝胶的力学性质和生物化学性质可以通过改变巯基和双键的摩尔比、PEG 的分子量和结构、聚合物浓度和多肽序列来调节[103, 104]。同时, 通过引入酶敏感的多肽序列使凝胶降解行为可由本体降解转变为表面溶蚀。表面溶蚀的凝胶被用于感染部位牛血清蛋白和碳酸酐酶的释放, 而且释放的蛋白几乎可以 100%维持其生物活性[105]。另外, 糖皮质激素地塞米松（Dex）类的药物可以被偶联在可由金属蛋白酶（MMP）降解的多肽链的氮末端, 再与功能化的 PEG 通过降冰片烯-巯基反应制备水凝胶, 实现细胞调节的药物释放行为[106]。偶联的 Dex 被局部地包裹

在凝胶内部,只有与可以分泌 MMP 的 hMSC(人间充质干细胞)一起培养时才可以释放出来,进而刺激细胞产生应答。

　　Anseth 等将由四臂 PEG-Norb 和含有两个半胱氨酸残基的多肽制备的水凝胶用于研究 hMSC 在三维空间环境里的迁移、增殖和分化[107-109]。包载的细胞在培养 24 h 后仍可以达到 95% 以上的存活率,通过免疫组化染色的肌动蛋白纤维和 β1 整合素表明细胞与网络具有强的黏附作用。经过 CRGDS 短肽修饰的水凝胶用于研究 hMSC 在三维空间中的迁移,发现细胞的迁移和伸展与交联密度和 CRGDS 的浓度有关。Lin 等用四臂 PEG-Norb 和胰凝乳蛋白酶敏感的含有两胱氨酸残基的多肽制备水凝胶包载胰岛 β 细胞[110]。在凝胶中,细胞自发地形成球状聚集体,经过胰凝乳蛋白酶处理后,收集到的细胞球可以在葡萄糖的刺激下分泌胰岛素。在另一项研究中,人胰腺导管上皮细胞(PANC-1)在巯基-烯交联的 PEG 水凝胶中经过 4 天培养可以形成聚集体,这与二维培养条件下形成的单层细胞形态是不同的[111]。在 MMP 敏感或者 RGDS 修饰的水凝胶中培养 10 天,PANC-1 细胞形成导管囊肿状的结构,而在非 MMP 敏感或者 YIGSR 修饰的水凝胶中,细胞为上皮细胞形态。MMP 敏感的水凝胶还被用于研究三维环境中瓣膜间质细胞(VIC)的伸展、增殖和迁移[112]。VIC 的形态和行为与凝胶性质直接相关,$\alpha$ 平滑肌动蛋白和细胞外基质(如胶原)的表达受凝胶的力学性质(如模量)和生物化学功能(如多肽序列、生长因子)的影响。

## 4.2.5　Diels-Alder 点击水凝胶

　　Diels-Alder 反应(以下简称 DA 反应)是二烯与亲二烯体之间发生的[4 + 2] 环加成反应,具有较高的选择性,不需要催化剂的参与,并且没有副产物的产生,在水相中因疏水相互作用,反应活性反而更高。Wei 等用 N, N-二甲基丙烯酰胺与甲基丙烯酸糠醇酯的共聚物和马来酰亚胺修饰的 PEG 通过 DA 反应制备了温度敏感性水凝胶[113]。成凝胶时间和凝胶溶胀率随温度的升高而降低。Marra 等通过 DA 反应制备了透明质酸水凝胶[114]。凝胶在 40 min 内形成,包载的带负电的胰岛素或带正电的溶菌酶可以在 21 天内持续释放出来。

　　DA 反应在较高温度下可以向逆反应方向发生,这个性质被用于药物的可控释放[115]。Bowman 等将呋喃修饰的短肽 RGDS 或地塞米松偶联在含有过量马来酰亚胺基团的 PEG 水凝胶中,通过改变温度实现不同的释放行为[116]。释放出来的地塞米松刺激 hMSC 发生成骨分化,显著提高了碱性磷酸酶活性和矿物质沉积。Shoichet 等将呋喃修饰的 HA 和 PEG-马来酰亚胺通过 DA 反应制备 HA 水凝胶[117, 118]。通过改变聚合物浓度、呋喃基团的取代度,凝胶剪切模量可以在 275~680 Pa 范围内变化,通过光化学技术可将生物活性分子键合到凝胶内部形成浓度梯度,调节细胞功能。Fisher 等通过呋喃修饰的 HA 与含有两个马来酰亚胺基团的多肽制备水凝胶，然后改变交联密度或者多肽序列以评价力学性质和化学性质这两个不同因素对乳腺癌细胞 MDA-MB-231 的侵袭能力的影响（图 4.17）[119]。结果表明，细胞侵袭能力受 MMP 调控，在高交联密度（较硬）的水凝胶中较弱，而不受黏附位点的浓度影响。

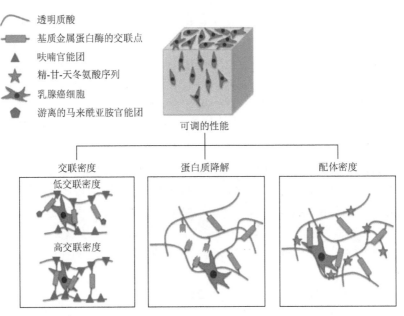

图 4.17 　 通过改变交联密度、酶降解链段和黏附位点调节凝胶性质[119]

## 4.2.6 巯基-迈克尔加成反应水凝胶

巯基参与的迈克尔加成反应（Michael addition reaction）是巯基与丙烯酸酯、乙烯基砜或马来酰亚胺基团的双键间发生的反应，可以用碱作为反应的催化剂，具有反应速率和转化率高、不与其他多种基团反应的特点[120]。

Hubbell 等通过聚乙二醇丙烯酸酯和巯基修饰的聚乙二醇或含有巯基的多肽间的 Michael 加成反应来制备水凝胶[121-123]。成凝胶时间可以通过改变聚合物浓度、pH 和温度来调节。当多肽链中带正电荷的氨基酸（如精氨酸）与半胱氨酸接近时，反应速率提高，而带负电荷的氨基酸（如天冬氨酸）起到相反的作用。体外释放实验表明，PEG 凝胶内部的白蛋白的释放速率满足零级动力学方程。Young 和 Engler 通过巯基修饰的 HA 与聚乙二醇丙烯酸酯反应制备水凝胶，凝胶的力学性质可以随时间变化，从而可能模拟心肌形成过程中组织力学强度的改变[124]。结果表明，在成凝胶后的 456 h 内，凝胶的力学强度从 1.9 kPa 增加到 8.2 kPa。与静态的聚丙烯酰胺水凝胶相比，在这种动态凝胶中生长的心肌细胞表现出更多的成熟心肌特异性标记物的表达和成熟肌纤维的生成。

在巯基的 Michael 加成反应中，由于吸电子效应，乙烯基砜（vinyl sulfone，VS）比丙烯酸酯活性更高[125]。Qiu 等通过巯基和乙烯基砜修饰的 PEG 制备可注射水凝胶[126]。体内释放实验表明，红细胞生成素、趋化因子 RANTES 和 PEG-RANTES 衍生物可以在 2～4 周内从凝胶中持续释放出来。Hubbell 等通过 PEG-4VS（乙烯基砜改性的四臂聚乙二醇）、含有一个半胱氨酸的细胞黏附肽和 MMP 敏感的含有两个半胱氨酸的多肽制备了具有细胞响应性的可降解 PEG 水凝胶[127-130]。细胞培养实验证明成纤维细胞可以在凝胶网络中伸展和迁移，迁移速率与黏附位点的密度和多肽序列的可降解能力有关。凝胶包载重组人骨生成蛋白（rhBMP-2）后，可被植入鼠颅骨缺损部位以促进骨的再生。

马来酰亚胺与巯基之间的 Michael 加成反应是定量的，且具有很高的选择性[131]。Kiick 等通过马来酰亚胺修饰的肝素和巯基修饰的 PEG 来制备可降解的水凝胶[132, 133]。由于肝素与生长因子的相互作用，体外释放实验显示，7 天内包载的 15%～30% 的碱性成纤维生长因子（bFGF）可以缓慢地从凝胶中释放出来。而细胞黏附肽 RGD 和纤连蛋白的引入，促进了人主动脉外膜成纤维细胞的黏附和伸展。

Phelps 等将可酶降解的多肽作为交联剂，与丙烯酸酯、乙烯基砜和马来酰亚胺修饰的 PEG 反应制备了一系列基于巯基-Michael 加成反应的水凝胶（图 4.18）[134]。

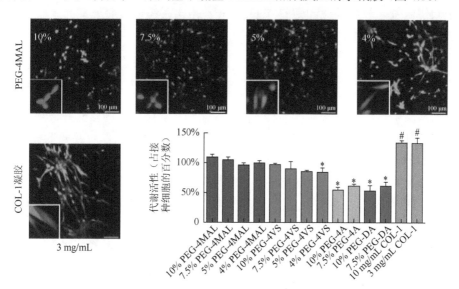

图 4.18　在不同浓度的凝胶中培养 3 天的 C2C12 鼠成肌细胞的活-死细胞染色和 MTS 测试[134]

PEG-4MAL. 马来酰亚胺改性的四臂聚乙二醇；COL-1 凝胶. Ⅰ型胶原凝胶；PEG-4A. 丙烯酸改性的四臂聚乙二醇；PEG-DA. 聚乙二醇二丙烯酸酯

结果显示，马来酰亚胺衍生物在形成凝胶过程中所需的三乙醇胺比其他两种低两个数量级，具有更快的交联速率（1～5 min）和更致密的网络结构。该凝胶在低聚合物浓度（4%，$W/V$）的情况下，有利于凝胶内部负载的鼠成肌细胞（C2C12）的伸展，与天然的细胞外基质（如胶原）发挥同样的作用。在离体的鼠心包膜上，注射的水凝胶也可以很好地与组织结合起来，表明该凝胶有望被用作心肌组织补片。

 **4.2.7 醛基-酰肼点击水凝胶**

醛基与酰肼生成腙键的点击反应具有简单、多样的特点，反应产物为水，而且具有可逆性，因此在水凝胶的制备中也受到了广泛的关注。这类水凝胶大多通过多糖的己二酰肼和醛基的衍生物来形成。例如，透明质酸的己二酰肼衍生物（HA-ADH）可以通过 HA 与过量的 ADH 在 EDC 和 1-羟基苯并三唑（HOBt）存在的条件下制备，而 HA 的醛基衍生物（HA-CHO）可以通过 HA 与等物质的量的高碘酸钠反应获得。

Kohane 等通过 HA-ADH 和 HA-CHO 制备的 HA 水凝胶来释放布比卡因，以实现较长时间的局部麻醉。结果显示，浓度为 2%（$W/V$）的 HA 水凝胶可以使对坐骨神经的麻醉时间延长一倍，但没有显著地增加肌肉毒性。在组织工程方面，Prestwich 等通过 HA-ADH 与末端为醛基的 PEG 反应制备 HA 水凝胶并用于创伤修复。与商品化的敷料 Tegaderm$^{TM}$ 相比，经过凝胶处理的皮肤伤口再生出更多的皮肤胶原。

## 4.3 酶交联水凝胶

酶是由生物体产生的具有特定结构的催化剂，除极少数的核酶外，绝大多数的酶是蛋白质。酶催化具有以下特征：①高效性。酶的催化效率一般是非酶催化剂的 $10^7$～$10^{13}$ 倍，如过氧化氢酶催化过氧化氢分解的效率是铁离子的 $10^{10}$ 倍。②专一性。酶催化的专一性又分为相对专一性和绝对专一性。相对专一性指一种酶可以催化结构类似的一类底物，如葡萄糖苷酶可以催化由葡萄糖构成的糖苷键的水解，脂肪酶可以催化含有酯键的化合物的水解。绝对专一性指一种酶只能催化某一特定结构的底物，如延胡索酸酶只能催化延胡索酸生成苹果酸，而对顺丁烯二酸不起作用。③反应条件温和。酶催化反应一般在室温、常压的条件下进行，具有绿色化学的特点[135]。

正是由于酶催化反应的特征，酶交联水凝胶受到了广泛关注。酶交联水凝胶采用天然的酶作为催化剂，不引入有机溶剂，包载药物、细胞和生物活性分子时不会对细胞造成损伤，能够避免药物或生物活性分子的失活，具有良好的生物相容性。酶交联水凝胶的反应速率容易控制，可通过调节酶的催化活性进行有效调节，能够有效地防止水凝胶前体溶液的扩散，确保药物载体的局部固定，还可以原位注射，适用于修复形状复杂的组织缺损部位，不仅弥补了预塑型支架材料难以与修复部位吻合的缺陷，还避免了植入型支架材料带来的手术创伤及并发炎症，实现微创治疗。因此酶交联水凝胶在局部药物释放、三维细胞培养及原位组织缺损修复等方面具有广泛的应用前景。目前，制备酶交联水凝胶主要采用谷氨酰胺转氨酶、酪氨酸酶、赖氨酰氧化酶、辣根过氧化物酶等，每种酶催化反应及其水凝胶各有特点。

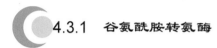

### 4.3.1  谷氨酰胺转氨酶

谷氨酰胺转氨酶（transglutaminase，TG）发现于 1968 年，是一种由 331 个氨基酸残基组成的分子质量约 38000 Da 的具有活性中心的单体蛋白质，可以催化蛋白质或多肽发生分子内或分子间的酰基转移反应，导致蛋白质或多肽发生共价键交联，从而改变蛋白质的结构和功能[136]。谷氨酰胺转氨酶广泛存在于人体、高级动物、植物和微生物中，有助于纤维蛋白凝集和形成角质化的表皮层，生物体内缺少这种酶会严重阻碍伤口愈合。在工业生产中，谷氨酰胺转氨酶是一种新型的食品添加剂，广泛应用于肉制品、水产品、豆制品、面制品、米制品和乳制品等食品加工中。例如，在肉制品的加工中，谷氨酰胺转氨酶可以催化蛋白质分子之间发生交联，改善其口感、风味、质地和外观。它还可以将某些人体必需氨基酸共价交联到蛋白质上，提高蛋白质的营养价值。经谷氨酰胺转氨酶交联过的酪蛋白脱水后制备的薄膜可用作食品包装材料，还可以被胰凝乳蛋白酶分解。

谷氨酰胺转氨酶具有良好的 pH 稳定性，其最适 pH 为 6.0，但在 pH 为 5.0～8.0 的范围内均具有较高的活性。酶的热稳定性强，最适温度是 50℃，但在 45～55℃的范围内都有较高的活性。

Davis 等通过谷氨酰胺转氨酶将含有谷氨酰胺和赖氨酸的蛋白质交联，制备酶交联水凝胶（图 4.19）[137]。在生理条件下，溶液-凝胶转变可以在 2 min 内完成，水凝胶的强度、微观结构和溶胀性质可以通过改变水凝胶的组成进行调节。将鼠成纤维细胞 NIH 3T3 和人成纤维细胞在凝胶中进行培养，细胞能够保持良好的活性。Ehrbar 等对多臂 PEG 的端基进行改性，分别键合上谷氨酰胺和带有 MMP酶切位点的短肽，同时引入端基为谷氨酰胺的 RGD 片段，在谷氨酰胺转氨酶的催化作用下制备水凝胶[138, 139]。谷氨酰胺转氨酶温和的催化条件和高度专一性不会破坏酶切位点和 RGD 的生物活性。通过调控 RGD 的含量，人表皮成纤维细胞在水凝胶表面具有不同的伸展行为。水凝胶能够被细胞分泌的 MMP 降解，从而调控细胞在凝胶内部的铺展、增殖和迁移等行为。通过改变聚合物浓度，发现鼠胚胎成骨细胞 MC3T3-E1 在凝胶内部的迁移行为强烈依赖于凝胶的强度，在低强度 [（94±25）Pa] 的凝胶中细胞主要以非蛋白酶水解的模式进行迁移，而在较高强度 [（482±77）Pa] 的凝胶中，细胞不断分泌蛋白酶降解凝胶基质并进行迁移。Tan 等通过谷氨酰胺转氨酶制备明胶水凝胶[140]。通过改变明胶浓度控制水凝胶的力学强度，然后包载鼠成肌细胞 C2C12，考察水凝胶强度对细胞成骨分化的影响。结果表明，较高强度 [（32.32±1.9）kPa] 的水凝胶有利于细胞黏附和向成骨分化，而较低强度 [（1.58±0.42）kPa] 的水凝胶有利于细胞的增殖。

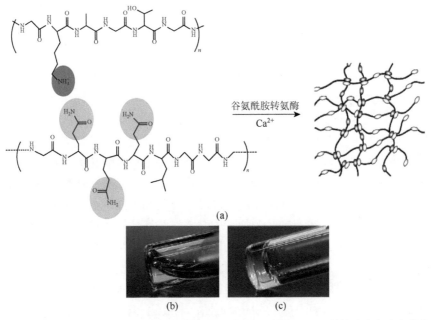

图 4.19　通过谷氨酰胺转移酶交联的蛋白质聚合物水凝胶示意图（a）及前体溶液在酶交联前（b）和酶交联后（c）的照片[137]

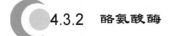
### 4.3.2　酪氨酸酶

酪氨酸酶（tyrosinase）是含铜的氧化还原酶，广泛存在于微生物、动植物及人体中，与生物体合成色素直接相关。哺乳动物酪氨酸酶常见于黑色素细胞中，它催化产生的黑色素进入表皮和毛发的角质细胞中使体表着色，从而保护皮肤抵御紫外线的辐射。酪氨酸酶的功能减退或缺失时，会影响黑色素的代谢，从而产生疾病，如白癜风和白化病等。不同生物体中酪氨酸酶的氨基酸序列差异很大，虽然它们具有相似的生理功能，但理化性质有不同程度的差异。

酪氨酸酶是一种单酚氧化酶，催化反应时不需要添加其他小分子，在 $O_2$ 的存在下能够催化氧化苯酚结构。例如，酪氨酸和多巴胺形成苯醌，进而能够与羟基或氨基进行 Michael 加成形成共价键[135]。

聚环氧乙烷-聚环氧丙烷-聚环氧乙烷三嵌段共聚物（PEO-PPO-PEO，商品名 Pluronic 或 Poloxamer）是一种温度敏感性材料，其中 PPO 嵌段在 15℃左右会发生亲水-疏水转变。Pluronic 在 16%～40%的浓度（质量分数）下可以形成温度敏感性水凝胶，并且随着温度升高发生溶胶-凝胶-溶胶相转变。其成凝胶机理为温度升高导致 PPO 转变为疏水链段，共聚物组装成胶束，胶束之间发生聚集形成凝胶。这种凝胶的临界成胶浓度大，容易被溶蚀，体内降解速率快，极大地限制了其在生物医用领域的应用。Lee 等将酪胺（tyramine）键合到 Pluronic 三嵌段共聚物的末端，这种线型聚合物可以在酪氨酸酶的存在下进行酶催化反应，在 LCST 以上得到水凝胶[141]。末端的酶催化交联显著降低了 Pluronic 的临界成凝胶浓度，提高了水凝胶的强度，同时凝胶仍存在快速可逆的溶液-凝胶转变，其降解时间明显延长。由于水凝胶网络中存在未反应的邻苯二酚残基，该水凝胶还具有良好的组织黏附性能。

Chen 等分别用谷氨酰胺转氨酶和酪氨酸酶交联明胶和壳聚糖制备复合水凝胶，并对比了两种酶催化形成的水凝胶的性能（图 4.20）[142]。谷氨酰胺转氨酶只催化明胶时可以快速形成水凝胶，壳聚糖存在时形成的明胶-壳聚糖复合凝胶具有更高的强度，并且复合凝胶丧失了明胶的温度敏感性可逆溶液-凝胶转变。而酪氨酸酶单独催化明胶时不能够形成水凝胶，催化明胶和壳聚糖的混合物时能够形成复合水凝胶，降低温度时明胶由无规构象转变为螺旋结构，凝胶强度增大。Jin 等将酪胺键合到硫酸软骨素的侧链上，在酪氨酸酶的催化下制备得到酶交联水凝胶[143, 144]。水凝胶的力学性质可以通过改变聚合物浓度、酪胺的取代度和酪氨酸酶的浓度等进行调控。在软骨素酶的存在下，水凝胶的降解时间从 6 天到 11 周不等。将鼠成纤维细胞 NIH 3T3 在凝胶内部培养，细胞能够较好地存活。Mishra 等用酪氨酸酶交联羧甲基壳聚糖/明胶/羟基磷灰石制备复合水凝胶，成骨细胞能够在凝胶内部较好地增殖和分化，在大鼠背部皮下注射表明，这种酪氨酸酶交联水凝胶可以应用于细胞载体，填充形状复杂的组织缺损部位，实现微创治疗[145]。

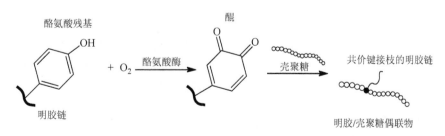

图 4.20　通过酪氨酸酶制备明胶-壳聚糖水凝胶[142]

###  4.3.3　磷酸泛酰巯基乙胺基转移酶

磷酸泛酰巯基乙胺基转移酶（phosphopantetheinyl transferase，PPTase）可以修饰脂肪酸合成酶、聚酮合成酶和非核糖体多肽合成酶复合体中的载体蛋白，它将辅酶 A 上的 4'-磷酸泛酰巯基乙胺转移到载体蛋白的丝氨酸残基的羟基上，使载体蛋白产生活性。载体蛋白作为 PPTase 的底物，是一类分子质量为 8～10 kDa 的蛋白质，负责酰基的转移，对脂肪酸、聚酮及非核糖体多肽等的合成至关重要。载体蛋白经过 PPTase 的修饰，其磷酸泛酰巯基乙胺的巯基与脂肪酸合成酶或聚酮合成酶中的酰基辅酶 A 或非核糖体多肽合成酶中的氨酰基发生酰化反应，形成链延伸复合物。PPTase 催化形成水凝胶的机制是将辅酶 A 修饰的大分子单体上的 4'-磷酸泛酰巯基乙胺基转移到另一个含有丝氨酸残基的蛋白质上，从而形成交联结构[135]。

###  4.3.4　赖氨酰氧化酶或二胺氧化酶

赖氨酰氧化酶（lysyl oxidase，LOX）是一种分子质量为 32 kDa 的糖蛋白，它是一种具有铜结合部位的胺氧化酶，能将伯胺氧化成醛基，活性醛基能够进一步与伯胺反应形成席夫碱。LOX 是一个多功能酶，在细胞外基质的形成和修复过程中发挥着十分重要的作用。它不仅可以氧化细胞外基质中胶原蛋白和弹性蛋白上的赖氨酸残基，形成分子间交联，还可以稳定细胞外基质，保持细胞外基质内环境稳定，使其免受金属蛋白酶的降解[135]。

二胺氧化酶（amine oxidase）与 LOX 的催化反应机理相同，能够催化组胺、腐胺、乙烯二胺等氧化生成醛。二胺氧化酶广泛存在于动物组织、植物组织和微生物中，它是在人类和哺乳动物小肠黏膜上层绒毛中具有高度活性的胞内酶，在组胺和多种多胺（polyamines）代谢中起作用，其活性与黏膜细胞的核酸和蛋白合成密切相关。该酶除能分解组胺外，在肠黏膜中还能分解由氨基酸脱羧所产生的胺，起着解毒作用[135]。

Bakota 等采用 LOX 或二胺氧化酶催化多肽上的赖氨酸残基，制备得到具有纳米纤维结构的多肽水凝胶[146]。当用作组织工程支架材料时，凝胶可与天然组织中的赖氨酸残基形成共价键，从而在组织缺损部位实现水凝胶的有效固定[147]。

###  4.3.5　磷酸酶、磷酸激酶及 $\beta$-内酰胺酶

磷酸酶（phosphatase）是一类能够将底物去磷酸化的酶，即通过水解底物分

子上的磷酸酯基生成磷酸根离子和自由的羟基，在许多生物体中都普遍存在的一种磷酸酶是碱性磷酸酶。磷酸激酶（phosphokinase）与磷酸酶的作用相反，磷酸激酶是磷酸化酶，可以利用能量分子，如 ATP，将磷酸基团键合到对应的底物分子上。磷酸化或去磷酸化对于信号转导的控制至关重要，它可以使一些酶被激活或失活，如果磷酸化是激活作用，则去磷酸化就是抑制作用。通过磷酸酶或磷酸激酶催化底物分子进行去磷酸化或磷酸化，能够改变底物分子的两亲性，使底物分子进行自组装，从而形成水凝胶。例如，磷酸酶催化底物分子去除磷酸基团而变得疏水，疏水性底物分子在水溶液中能够通过非共价键作用，如氢键、$\pi$-$\pi$ 堆积、静电相互作用等聚集形成纳米纤维网络，进而得到水凝胶[148-150]。

此外，$\beta$-内酰胺酶或酯酶也能够催化小分子的亲疏水性转变，从而自组装形成超分子水凝胶[135]。$\beta$-内酰胺酶由细菌产生，能够破坏抗生素分子结构中的四元环，水解 $\beta$-内酰胺类抗生素，如青霉素等，降低抗生素的杀菌作用，使细菌具备抗抗生素的能力。

碱性磷酸酶涉及骨骼组织的矿化作用，常被用于制备酶交联水凝胶。Schnepp 等采用碱性磷酸酶催化芴甲氧羰基修饰的酪氨酸磷酸盐脱去磷酸基团，使材料疏水性增强，能够通过芴基的 $\pi$-$\pi$ 堆积作用和酪氨酸末端羟基的氢键相互作用等组装形成纳米纤维，从而制备超分子水凝胶[151]。去除磷酸根基团有利于钙沉积，形成钙化的纳米纤维，增强水凝胶的热稳定性、强度及断裂强度等，可用于骨组织工程领域。

多数的酶交联反应是不可逆的，常常导致水凝胶网络中多肽的不可逆修饰。Yang 等采用磷酸激酶和磷酸酶控制小分子肽的磷酸化和去磷酸化作用，调控自组装纳米纤维结构的形成和解离，使酶交联的超分子水凝胶能够发生可逆的溶液-凝胶转变（图 4.21）[152]。在磷酸酶的催化下，多肽脱去磷酸基团转变为疏水分子，进而组装形成纳米纤维得到水凝胶。向水凝胶中加入磷酸激酶，在 ATP 存在下，多肽又发生磷酸化而转变为亲水性分子，诱导发生由凝胶向溶胶的转变。将此溶液注射到大鼠皮下或腹腔，在体内磷酸酶的催化作用下，多肽仍能够原位形成超分子水凝胶，实现了多肽的可逆修饰和超分子水凝胶可逆的溶液-凝胶转变。

## 4.3.6　过氧化物酶

过氧化物酶（peroxidase）是由微生物或植物产生的一类氧化还原酶。过氧化物酶以铁卟啉为辅基，以过氧化氢为电子受体催化氧化酚类和胺类化合物，具有消除 $H_2O_2$ 和酚类、胺类毒性的双重作用。植物体中含有大量过氧化物酶，它与呼吸作用、光合作用及生长素的氧化等都有关系。在植物生长发育过程中，它的活性不断发生变化，一般老化组织中活性较高，幼嫩组织中活性较弱。在医学上，过氧化物酶也可作为工具酶用于检验尿糖和血糖，此外，它还具有一定的抗衰老作用。

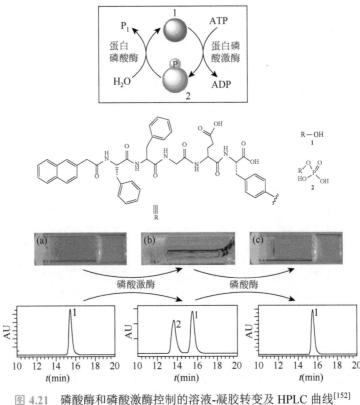

图 4.21    磷酸酶和磷酸激酶控制的溶液-凝胶转变及 HPLC 曲线[152]

（a）水凝胶；（b）加入磷酸激酶后形成的溶液；（c）加入磷酸酶后形成的水凝胶

在水凝胶的制备中，最常见的过氧化物酶是辣根过氧化物酶（horseradish peroxidase，HRP）和大豆过氧化物酶（soybean peroxidase，SBP）。辣根过氧化物酶广泛分布于植物界，通常辣根中含量高，它是由无色的酶蛋白和棕色的铁卟啉结合而成的糖蛋白，分子质量约 40 kDa。HRP 的比活性高，热稳定性及酸碱稳定性好，容易制备，其催化反应的最适 pH 因供氢体的不同而稍有差异，但多在 5 左右。HRP 能够催化 $H_2O_2$ 氧化苯酚或苯胺及其衍生物，其作用机理分以下几步进行：①HRP 与 $H_2O_2$ 先形成活性的酶-底物复合物 I；②酶-底物复合物 I 能够氧化氢供体，转变成有活性的复合物 II；③复合物 II 继续被氢供体还原并释放出酶。此外，在一定程度上复合物 II 可自发地分解成 HRP 和副产物，也可与过量的 $H_2O_2$ 形成无活性的复合物 III。大豆过氧化物酶是从大豆中提取出来的一种过氧化物酶，结构和催化机理与 HRP 相似。此外，目前还没有哺乳动物的过氧化物酶被用于制备酶交联水凝胶[135]。

　　文献报道的 HRP 催化的酶交联水凝胶主要集中在天然的多糖和蛋白质上，如葡聚糖、透明质酸、壳聚糖、海藻酸钠、纤维素及明胶等，通过侧链接枝含有苯酚基团的小分子如酪胺、根皮酸等，在 HRP 和 $H_2O_2$ 存在下，苯酚基团能够相互反应形成 C—C 键或 C—O—C 键，从而形成分子间的交联，原位快速形成水凝胶。Sakai 等将酪胺分别接枝到海藻酸钠、明胶、白蛋白等的侧链上，通过 HRP 催化制备蛋白质-多糖复合水凝胶[153-155]。这些复合水凝胶呈现出不同于单独的蛋白质或多糖水凝胶的性质，如成凝胶时间、机械强度、细胞黏附行为等。相比于海藻酸钠酶交联水凝胶，L929 细胞在明胶-海藻酸钠复合水凝胶的表面能够较好地黏附和铺展。Ogushi 等将酪胺接枝到羧甲基纤维素（CMC）的侧链上，在 HRP 和 $H_2O_2$ 的存在下制备酶交联水凝[156-158]。鼠成纤维细胞 L929 在酪胺接枝率高的水凝胶表面可以较好地黏附和增殖，培养 7 天后通过纤维素酶能够在 5 min 内降解水凝胶，获得的细胞具有较高的活性，仍可以在培养板上重新黏附和增殖。Jin 等分别通过氨酯键和酯键将酪胺接枝到葡聚糖的侧链上，在 HRP 和 $H_2O_2$ 的存在下制备酶交联水凝胶（图 4.22）[159-163]。水凝胶可以在 10 min 内形成，成凝胶时间可以通过改变聚合物浓度、HRP/TA 及 $H_2O_2$/TA 摩尔比进行调节。水凝胶具有优异的力学性质，储能模量随着聚合物浓度、HRP/TA 及 $H_2O_2$/TA 比例的改变而变化，能够从 3 kPa 增大至 41 kPa。在生理条件下，通过氨酯键接枝酪胺的水凝胶（Dex-TA）具有优异的稳定性，5 个月内的质量损失小于 25%，而通过酯键接枝酪胺的水凝胶（Dex-DG-TA）在 4～10 天内完全降解。用 Dex-TA 水凝胶包载软骨细胞，体外培养 2 周后，软骨细胞仍具有较高的活性，呈圆形，细胞能够分泌软骨特异性细胞外基质，如糖胺多糖和 II 型胶原等。他们将葡聚糖-酪胺共聚物进一步接枝到透明质酸的侧链上，在 HRP 和 $H_2O_2$ 的存在下制备酶交联水凝胶（HA-g-Dex-TA）。凝胶具有和天然软骨组织的细胞外基质蛋白多糖类似的分子结构，可用作仿生的软骨组织工程支架。凝胶的物理化学性质，如溶胀率、强度等，能够通过改变酪胺的取代度和聚合物的浓度进行调节。将 HA-g-Dex-TA 水凝胶用

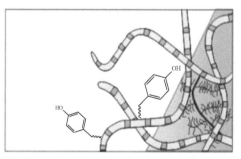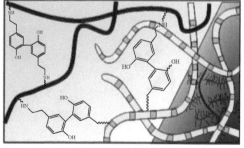

图 4.22　Dex-TA 与软骨中胶原通过酶交联形成的水凝胶[163]

于软骨细胞培养，与 Dex-TA 水凝胶相比，软骨细胞在 HA-*g*-Dex-TA 凝胶内部能够更好地增殖和表达软骨特异性细胞外基质。

除了天然的蛋白质，由 *α*-氨基酸 *N*-羧基环内酸酐（NCA）开环聚合得到的聚氨基酸材料也可以通过 HRP 催化制备水凝胶（图 4.23）[164-166]。Ren 等采用侧链功能化的方法合成了一种糖聚肽材料。另外，通过 HRP 和 $H_2O_2$ 催化形成酶交联聚（L-谷氨酸）水凝胶，研究了凝胶性质对骨髓间充质干细胞（BMSC）的三维细胞形貌、增殖及向软骨细胞分化的影响。结果表明，低浓度的水凝胶有利于 BMSC 的铺展和增殖，维持软骨细胞表型，表达并分泌软骨特异性细胞外基质（Ⅱ型胶原、糖胺多糖等）。

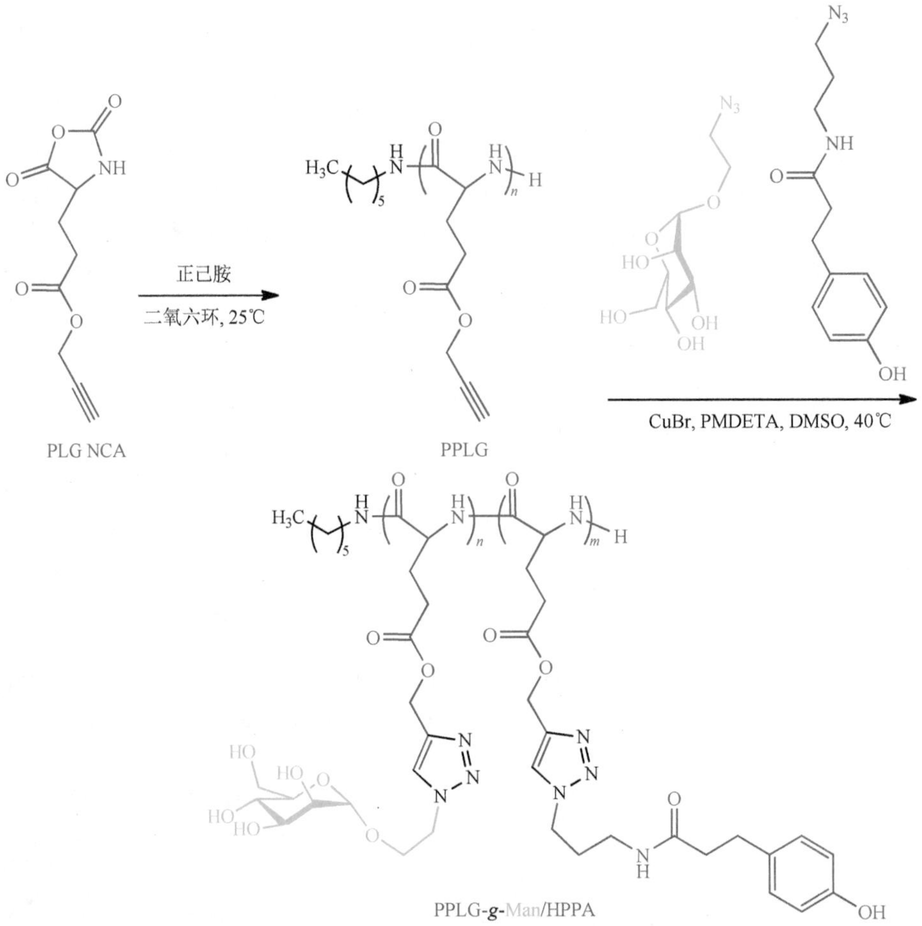

图 4.23　可以通过 HRP 和 $H_2O_2$ 交联的类糖肽材料[165]

PMDETA. 五甲基二乙烯基三胺；DMSO. 二甲基亚砜；PLG NCA. 谷氨酸丙炔酯 *N*-羧基内酸酐；
PPLG. 聚谷氨酸丙炔酯；Man. 甘露糖；HPPA. 3-(4-羟苯基)丙酰胺

# 参考文献

[1] Seliktar D. Designing cell-compatible hydrogels for biomedical applications. Science, 2012, 336: 1124-1128.

[2] He C L, Kim S W, Lee D S. *In situ* gelling stimuli-sensitive block copolymer hydrogels for drug delivery. Journal of Controlled Release, 2008, 127: 189-207.

[3] Li Y, Rodrigues J, Tomas H. Injectable and biodegradable hydrogels: gelation, biodegradation and biomedical applications. Chemical Society Reviews, 2012, 41: 2193-2221.

[4] Kumar M N, Muzzarelli R A, Muzzarelli C, et al. Chitosan chemistry and pharmaceutical perspectives. Chemical Reviews, 2004, 104: 6017-6084.

[5] Kean T, Thanou M. Biodegradation, biodistribution and toxicity of chitosan. Advanced Drug Delivery Reviews, 2010, 62: 3-11.

[6] Chenite A, Chaput C, Wang D, et al. Novel injectable neutral solutions of chitosan form biodegradable gels *in situ*. Biomaterials, 2000, 21: 2155-2161.

[7] Jang J H, Choi Y M, Choi Y Y, et al. pH/temperature sensitive chitosan-g-(PA-PEG) aqueous solutions as new thermogelling systems. Journal of Matierials Chemistry, 2011, 21: 5484-5491.

[8] Ganji F, Abdekhodaie M J. Synthesis and characterization of a new thermosensitive chitosan-PEG diblock copolymer. Carbohydrate Polymers, 2008, 74: 435-441.

[9] Sarkar N. Thermal gelation properties of methyl and hydroxypropyl methylcellulose. Journal of Appllied Polymer Science, 1979, 24: 1073-1087.

[10] Liang H F, Hong M H, Ho R M, et al. Novel method using a temperature-sensitive polymer (methylcellulose) to thermally gel aqueous alginate as a pH-sensitive hydrogel. Biomacromolecules, 2004, 5: 1917-1925.

[11] Duranti F, Salti G, Bovani B, et al. Injectable hyaluronic acid gel for soft tissue augmentation. Dermatologic Surgery, 1998, 24: 1317-1325.

[12] Allison D D, Grande-Allen K J. Review. Hyaluronan: a powerful tissue engineering tool. Tissue Engineering, 2006, 12: 2131.

[13] Park M H, Choi B G, Jeong B. Complexation-induced biomimetic long range fibrous orientation in a rigid-flexible block copolymer thermogel. Advanced Functional Materials, 2012, 22: 5118-5125.

[14] Tan H, Ramirez C M, Miljkovic N, et al. Thermosensitive injectable hyaluronic acid hydrogel for adipose tissue engineering. Biomaterials, 2009, 30: 6844-6853.

[15] Yu L, Ding J. Injectable hydrogels as unique biomedical materials. Chemical Society Reviews, 2008, 37: 1473-1481.

[16] Park M H, Joo M K, Choi B G, et al. Biodegradable thermogels. Accounts of Chemical Research, 2012, 45: 424-433.

[17] Yu S, Yin Y, Zhu J, et al. A modulatory bifunctional artificial enzyme with both SOD and GPx activities based on a smart star-shaped pseudo-block copolymer. Soft Matter, 2010, 6: 5342-5350.

[18] Kwon I K, Matsuda T. Photo-iniferter-based thermoresponsive block copolymers composed of poly(ethylene glycol) and poly (N-isopropylacrylamide) and chondrocyte immobilization. Biomaterials, 2006, 27: 986-995.

[19] Rzaev Z M O, Dinçer S, Pişkin E. Functional copolymers of N-isopropylacrylamide for bioengineering applications. Progress in Polymer Science, 2007, 32: 534-595.

[20] Lutz J F. Polymerization of oligo (ethylene glycol) (meth) acrylates: toward new generations of smart biocompatible materials. Journal of Polymer Science Part A: Polymer Chemistry, 2008, 46: 3459-3470.

[21] Aoshima S, Sugihara S. Syntheses of stimuli-responsive block copolymers of vinyl ethers with side oxyethylene groups by living cationic polymerization and their thermosensitive physical gelation. Journal of Polymer Science Part A: Polymer Chemistry, 2000, 38: 3962-3965.

[22] Sugihara S, Kanaoka S, Aoshima S. Double thermosensitive diblock copolymers of vinyl ethers with pendant oxyethylene groups: unique physical gelation. Macromolecules, 2005, 38: 1919-1927.

[23] Sosnik A, Cohn D. Reverse thermo-responsive poly(ethylene oxide) and poly(propylene oxide) multiblock copolymers. Biomaterials, 2005, 26: 349-357.

[24] Loh X J, Tan Y X, Li Z, et al. Biodegradable thermogelling poly(ester urethane)s consisting of poly (lactic acid)—thermodynamics of micellization and hydrolytic degradation. Biomaterials, 2008, 29: 2164-2172.

[25] Loh X J, Nam Nguyen V P, Kuo N, et al. Encapsulation of basic fibroblast growth factor in thermogelling copolymers preserves its bioactivity. Journal of Matierials Chemistry, 2011, 21: 2246-2254.

[26] Chung H J, Lee Y, Park T G. Thermo-sensitive and biodegradable hydrogels based on stereocomplexed Pluronic multi-block copolymers for controlled protein delivery. Journal of Controlled Release, 2008, 127: 22-30.

[27] Wenzel J G W, Balaji K S S, Koushik K, et al. Pluronic F127 gel formulations of Deslorelin and GnRH reduce drug degradation and sustain drug release and effect in cattle. Journal of Controlled Release, 2002, 85: 51-59.

[28] Vashi A V, Keramidaris E, Abberton K M, et al. Adipose differentiation of bone marrow-derived mesenchymal stem cells using Pluronic F-127 hydrogel *in vitro*. Biomaterials, 2008, 29: 573-579.

[29] West J L, Hubbell J A. Comparison of covalently and physically cross-linked polyethylene glycol-based hydrogels for the prevention of postoperative adhesions in a rat model. Biomaterials, 1995, 16: 1153-1156.

[30] Jeong B, Bae Y H, Lee D S, et al. Biodegradable block copolymers as injectable drug-delivery systems. Nature, 1997, 388: 860-862.

[31] Fujiwara T, Mukose T, Yamaoka T, et al. Novel thermo-responsive formation of a hydrogel by stereo-complexation between PLLA-PEG-PLLA and PDLA-PEG-PDLA block copolymers. Macromolar Bioscience, 2001, 1: 204-208.

[32] Abebe D G, Fujiwara T. Controlled thermoresponsive hydrogels by stereocomplexed PLA-PEG-PLA prepared via hybrid micelles of pre-mixed copolymers with different PEG lengths. Biomacromolecules, 2012, 13: 1828-1836.

[33] Hiemstra C, Zhong Z, Li L, et al. *In situ* formation of biodegradable hydrogels by stereocomplexation of PEG-(PLLA) 8 and PEG-(PDLA)8 star block copolymers. Biomacromolecules, 2006, 7: 2790-2795.

[34] Jeong B, Bae Y H, Kim S W. Drug release from biodegradable injectable thermosensitive hydrogel of PEG-PLGA-PEG triblock copolymers. Journal of Controlled Release, 2000, 63: 155-163.

[35] Lee D S, Shim M S, Kim S W, et al. Novel thermoreversible gelation of biodegradable PLGA-block-PEO-block-PLGA triblock copolymers in aqueous solution. Macromolar Rapid Communications, 2001, 22: 587-592.

[36] Yu L, Zhang Z, Ding J. Influence of LA and GA sequence in the PLGA block on the properties of thermogelling PLGA-PEG-PLGA block copolymers. Biomacromolecules, 2011, 12: 1290-1297.

[37] Yu L, Zhang H, Ding J. A subtle end-group effect on macroscopic physical gelation of triblock copolymer aqueous solutions. Angewandte Chemie International Edition, 2006, 45: 2232-2235.

[38] Chen L, Ci T, Li T, et al. Effects of molecular weight distribution of amphiphilic block copolymers on their solubility, micellization, and temperature-induced sol-gel transition in water. Macromolecules, 2014, 47: 5895-5903.

[39] Hwang M J, Suh J M, Bae Y H, et al. Caprolactonic poloxamer analog: PEG-PCL-PEG. Biomacromolecules, 2005, 6: 885-890.

[40] Bae S J, Joo M K, Jeong Y, et al. Gelation behavior of poly(ethylene glycol) and polycaprolactone triblock and multiblock copolymer aqueous solutions. Macromolecules, 2006, 39: 4873-4879.

[41] Kang Y M, Lee S H, Lee J Y, et al. A biodegradable, injectable, gel system based on MPEG-*b*- (PCL-*ran*-PLLA) diblock copolymers with an adjustable therapeutic window. Biomaterials, 2010, 31: 2453-2460.

[42] Zhang Z, Lai Y, Yu L, et al. Effects of immobilizing sites of RGD peptides in amphiphilic block copolymers on efficacy of cell adhesion. Biomaterials, 2010, 31: 7873-7882.

[43] Deming T J. Synthetic polypeptides for biomedical applications. Progress in Polymer Science, 2007, 32: 858-875.

[44] He C, Zhuang X, Tang Z, et al. Stimuli-sensitive synthetic polypeptide-based materials for drug and gene delivery. Advanced Healthcare Materials, 2012, 1: 48-78.

[45] Park M H, Joo M K, Choi B G, et al. Biodegradable thermogels. Accouts of Chemical Research, 2012, 45: 424-433.

[46] Moon H J, Ko D Y, Park M H, et al. Temperature-responsive compounds as *in situ* gelling biomedical materials. Chemical Society Reviews, 2012, 41: 4860-4883.

[47] Ko D Y, Shinde U P, Yeon B, et al. Recent progress of *in situ* formed gels for biomedical applications. Progress in Polymer Science, 2013, 38: 672-701.

[48] Park S H, Choi B G, Moon H J, et al. Block sequence affects thermosensitivity and nano-assembly: PEG-*l*-PA-*dl*-PA and PEG-*dl*-PA-*l*-PA block copolymers. Soft Matter, 2011, 7: 6515-6521.

[49] Han J O, Joo M K, Jang J H, et al. PVPylated poly (alanine) as a new thermogelling polymer. Macromolecules, 2009, 42: 6710-6715.

[50] Kang E Y, Moon H J, Joo M K, et al. Thermogelling chitosan-*g*-(PAF-PEG) aqueous solution as an injectable scaffold. Biomacromolecules, 2012, 13: 1750-1757.

[51] Cheng Y, He C, Xiao C, et al. Decisive role of hydrophobic side groups of polypeptides in thermosensitive gelation. Biomacromolecules, 2012, 13: 2053-2059.

[52] Lee B H, Lee Y M, Sohn Y S, et al. A thermosensitive poly (organophosphazene) gel. Macromolecules, 2002, 35: 3876-3879.

[53] Lee B H, Song S C. Synthesis and characterization of biodegradable thermosensitive poly (organophosphazene) gels. Macromolecules, 2004, 37: 4533-4537.

[54] Park M R, Chun C, Ahn S W, et al. Cationic and thermosensitive protamine conjugated gels for enhancing sustained human growth hormone delivery. Biomaterials, 2010, 31: 1349-1359.

[55] Huynh C T, Nguyen M K, Lee D S. Injectable block copolymer hydrogels: achievements and future challenges for biomedical applications. Macromolecules, 2011, 44: 6629-6636.

[56] Nguyen M K, Park D K, Lee D S. Injectable poly (amidoamine)-poly (ethylene glycol)-poly (amidoamine) triblock copolymer hydrogel with dual sensitivities: pH and temperature. Biomacromolecules, 2009, 10: 728-731.

[57] Loh X J, Goh S H, Li J. New biodegradable thermogelling copolymers having very low gelation concentrations. Biomacromolecules, 2007, 8: 585-593.

[58] Kim S Y, Kim H J, Lee K E, et al. Reverse thermal gelling PEG-PTMC diblock copolymer aqueous solution. Macromolecules, 2007, 40: 5519-5525.

[59] Ta H T, Dass C R, Larson I, et al. A chitosan-dipotassium orthophosphate hydrogel for the delivery of Doxorubicin in the treatment of osteosarcoma. Biomaterials, 2009, 30: 3605-3613.

[60] Lei N, Gong C, Qian Z Y, et al. Therapeutic application of injectable thermosensitive hydrogel in preventing local breast cancer recurrence and improving incision wound healing in a mouse model. Nanoscale, 2012, 4: 5686-5693.

[61] Chang G, Ci T, Yu L, et al. Enhancement of the fraction of the active form of an antitumor drug topotecan via an injectable hydrogel. Journal of Controlled Release, 2011, 156: 21-27.

[62] Cheng Y, He C, Ding J, et al. Thermosensitive hydrogels based on polypeptides for localized and sustained delivery of anticancer drugs. Biomaterials, 2013, 34: 10338-10347.

[63] Wang W, Song H, Zhang J, et al. An injectable, thermosensitive and multicompartment hydrogel for simultaneous encapsulation and independent release of a drug cocktail as an effective combination therapy platform. Journal of Controlled Release, 2015, 203C: 57-66.

[64] Huynh D P, Nguyen M K, Pi B S, et al. Functionalized injectable hydrogels for controlled insulin delivery. Biomaterials, 2008, 29: 2527-2534.

[65] Samlowski W E, McGregor J R, Jurek M, et al. ReGel® polymer-based delivery of interleukin-2 as a cancer treatment. Journal of Immunotherapy, 2006, 29: 524-535.

[66] Pisal S S, Paradkar A R, Mahadik K R, et al. Pluronic gels for nasal delivery of vitamin B$_{12}$. Part I : preformulation study. International Journal of Pharmaceutics, 2004, 270: 37-45.

[67] Wang C H, Hwang Y S, Chiang P R, et al. Extended release of bevacizumab by thermosensitive biodegradable and

biocompatible hydrogel. Biomacromolecules, 2012, 13: 40-48.

[68] Chen S, Singh J. Controlled delivery of testosterone from smart polymer solution based systems: *in vitro* evaluation. International Journal of Pharmaceutics, 2005, 295: 183-190.

[69] Choi B G, Park M H, Cho S H, et al. *In situ* thermal gelling polypeptide for chondrocytes 3D culture. Biomaterials, 2010, 31: 9266-9272.

[70] Park S H, Choi B G, Joo M K, et al. Temperature-sensitive poly (caprolactone-*co*-trimethylene carbonate)-poly (ethylene glycol)-poly (caprolactone-*co*-trimethylene carbonate) as *in situ* gel-forming biomaterial. Macromolecules, 2008, 41: 6486-6492.

[71] Yeon B, Park M H, Moon H J, et al. 3D culture of adipose-tissue-derived stem cells mainly leads to chondrogenesis in poly (ethylene glycol)-poly (L-alanine) diblock copolymer thermogel. Biomacromolecules, 2013, 14: 3256-3266.

[72] Jung H H, Park K, Han D K. Preparation of TGF-β1-conjugated biodegradable pluronic F127 hydrogel and its application with adipose-derived stem cells. Journal of Controlled Release, 2010, 147: 84-91.

[73] Ahn H H, Kim K S, Lee J H, et al. *In vivo* osteogenic differentiation of human adipose-derived stem cells in an injectable in situ-forming gel scaffold. Tissue Engineering Part A, 2009, 15: 1821-1832.

[74] Yun E J, Yon B, Joo M K, et al. Cell therapy for skin wound using fibroblast encapsulated poly (ethylene glycol)-poly (L-alanine) thermogel. Biomacromolecules, 2012, 13: 1106-1111.

[75] Zhang Z, Ni J, Chen L, et al. Biodegradable and thermoreversible PCLA-PEG-PCLA hydrogel as a barrier for prevention of post-operative adhesion. Biomaterials, 2011, 32: 4725-4736.

[76] Jiang Y J, Chen J, Deng C, et al. Click hydrogels, microgels and nanogels: emerging platforms for drug delivery and tissue engineering. Biomaterials, 2014, 35: 4969-4985.

[77] Behravesh E, Zygourakis K, Mikos A G. Adhesion and migration of marrow-derived osteoblasts on injectable *in situ* crosslinkable poly (propylene fumarate-*co*-ethylene glycol)-based hydrogels with a covalently linked RGDS peptide. Journal of Biomedical Materials Research Part A, 2003, 65A: 260-270.

[78] Park H, Guo X, Temenoff J S, et al. Effect of swelling ratio of injectable hydrogel composites on chondrogenic differentiation of encapsulated rabbit marrow mesenchymal stem cells *in vitro*. Biomacromolecules, 2009, 10: 541-546.

[79] Guo X, Park H, Liu G P, et al. *In vitro* generation of an osteochondral construct using injectable hydrogel composites encapsulating rabbit marrow mesenchymal stem cells. Biomaterials, 2009, 30: 2741-2752.

[80] Hong Y, Song H Q, Gong Y H, et al. Covalently crosslinked chitosan hydrogel: properties of *in vitro* degradation and chondrocyte encapsulation. Acta Biomaterialia, 2007, 3: 23-31.

[81] Chien H W, Tsai W B, Jiang S Y. Direct cell encapsulation in biodegradable and functionalizable carboxybetaine hydrogels. Biomaterials, 2012, 33: 5706-5712.

[82] Nicodemus G D, Skaalure S C, Bryant S J. Gel structure has an impact on pericellular and extracellular matrix deposition, which subsequently alters metabolic activities in chondrocyte-laden PEG hydrogels. Acta Biomaterialia, 2011, 7: 492-504.

[83] Xu W J, Qian J M, Zhang Y P, et al. A double-network poly (*N*-epsilon-acryloyl L-lysine)/hyaluronic acid hydrogel as a mimic of the breast tumor microenvironment. Acta Biomaterialia, 2016, 33: 131-141.

[84] Rostovtsev V V, Green L G, Fokin V V, et al. A stepwise Huisgen cycloaddition process: copper (Ⅰ)-catalyzed regioselective "ligation" of azides and terminal alkynes. Angewandte Chemie International Edition, 2002, 41: 2596-2599.

[85] Tornoe C W, Christensen C, Meldal M. Peptidotriazoles on solid phase: 1, 2, 3-triazoles by regiospecific copper (Ⅰ)-catalyzed 1, 3-dipolar cycloadditions of terminal alkynes to azides. Journal of Organic Chemistry, 2002, 67: 3057-3064.

[86] Lutz J F, Zarafshani Z. Efficient construction of therapeutics, bioconjugates, biomaterials and bioactive surfaces using azide-alkyne "click" chemistry. Advanced Drug Delivery Reviews, 2008, 60: 958-970.

[87]　Meldal M, Tornoe C W. Cu-catalyzed azide-alkyne cycloaddition. Chemical Reviews, 2008, 108: 2952-3015.

[88]　Amblard F, Cho J H, Schinazi R F. Cu（Ⅰ）-catalyzed Huisgen azide-alkyne 1, 3-dipolar cycloaddition reaction in nucleoside, nucleotide, and oligonucleotide chemistry. Chemical Reviews, 2009, 109: 4207-4220.

[89]　Ossipov D A, Hilborn J. Poly (vinyl alcohol)-based hydrogels formed by "click chemistry" Macromolecules, 2006, 39: 1709-1718.

[90]　Malkoch M, Vestberg R, Gupta N, et al. Synthesis of well-defined hydrogel networks using click chemistry. Chemical Communications, 2006, 26 (26): 2774-2776.

[91]　Liu S Q, Ee P L R, Ke C Y, et al. Biodegradable poly (ethylene glycol)-peptide hydrogels with well-defined structure and properties for cell delivery. Biomaterials, 2009, 30: 1453-1461.

[92]　van Dijk M, van Nostrum C F, Hennink W E, et al. Synthesis and characterization of enzymatically biodegradable PEG and peptide-based hydrogels prepared by click chemistry. Biomacromolecules, 2010, 11: 1608-1614.

[93]　Crescenzi V, Cornelio L, Di Meo C, et al. Novel hydrogels via click chemistry: synthesis and potential biomedical applications. Biomacromolecules, 2007, 8: 1844-1850.

[94]　Lallana E, Riguera R, Fernandez-Megia E. Reliable and efficient procedures for the conjugation of biomolecules through Huisgen azide-alkyne cycloadditions. Angewandte Chemie International Edition, 2011, 50: 8794-8804.

[95]　Prescher J A, Dube D H, Bertozzi C R. Chemical remodelling of cell surfaces in living animals. Nature, 2004, 430: 873-877.

[96]　Laughlin S T, Baskin J M, Amacher S L, et al. *In vivo* imaging of membrane-associated glycans in developing zebrafish. Science, 2008, 320: 664-667.

[97]　DeForest C A, Polizzotti B D, Anseth K S. Sequential click reactions for synthesizing and patterning three-dimensional cell microenvironments. Nature Materials, 2009, 8: 659-664.

[98]　Deforest C A, Anseth K S. Photoreversible patterning of biomolecules within click-based hydrogels. Angewandte Chemie International Edition, 2012, 51: 1816-1819.

[99]　Ashley G W, Henise J, Reid R, et al. Hydrogel drug delivery system with predictable and tunable drug release and degradation rates. Proceedings of the National Academy of Sciences of the United States of America, 2013, 110: 2318-2323.

[100]　Su X, Bu L L, Dong H, et al. An injectable PEG-based hydrogel synthesized by strain-promoted alkyne-azide cycloaddition for use as an embolic agent. RSC Advances, 2016, 6: 2904-2909.

[101]　Hoyle C E, Lee T Y, Roper T. Thiol-enes: chemistry of the past with promise for the future. Journal of Polymer Science Part A: Polymer Chemistry, 2004, 42: 5301-5338.

[102]　Campos L M, Killops K L, Sakai R, et al. Development of thermal and photochemical strategies for thiol-ene click polymer functionalization. Macromolecules, 2008, 41: 7063-7070.

[103]　Shih H, Lin C C. Cross-linking and degradation of step-growth hydrogels formed by thiol-ene photoclick chemistry. Biomacromolecules, 2012, 13: 2003-2012.

[104]　Gould S T, Darling N J, Anseth K S. Small peptide functionalized thiol-ene hydrogels as culture substrates for understanding valvular interstitial cell activation and de novo tissue deposition. Acta Biomaterialia, 2012, 8: 3201-3209.

[105]　Aimetti A A, Machen A J, Anseth K S. Poly (ethylene glycol) hydrogels formed by thiol-ene photopolymerization for enzyme-responsive protein delivery. Biomaterials, 2009, 30: 6048-6054.

[106]　Yang C, Mariner P D, Nahreini J N, et al. Cell-mediated delivery of glucocorticoids from thiol-ene hydrogels. Journal of Controlled Release, 2012, 162: 612-618.

[107]　Fairbanks B D, Schwartz M P, Halevi A E, et al. A versatile synthetic extracellular matrix mimic via thiol-norbornene photopolymerization. Advanced Materials, 2009, 21: 5005-5010.

[108]　Kyburz K A, Anseth K S. Three-dimensional hMSC motility within peptide-functionalized PEG-based hydrogels of varying adhesivity and crosslinking density. Acta Biomaterialia, 2013, 9: 6381-6392.

[109]　Anderson S B, Lin C C, Kuntzler D V, et al. The performance of human mesenchymal stem cells encapsulated in

cell-degradable polymer-peptide hydrogels. Biomaterials, 2011, 32: 3564-3574.

[110] Lin C C, Raza A, Shih H. PEG hydrogels formed by thiol-ene photo-click chemistry and their effect on the formation and recovery of insulin-secreting cell spheroids. Biomaterials, 2011, 32: 9685-9695.

[111] Raza A, Ki C S, Lin C C. The influence of matrix properties on growth and morphogenesis of human pancreatic ductal epithelial cells in 3D. Biomaterials, 2013, 34: 5117-5127.

[112] Benton J A, Fairbanks B D, Anseth K S. Characterization of valvular interstitial cell function in three dimensional matrix metalloproteinase degradable PEG hydrogels. Biomaterials, 2009, 30: 6593-6603.

[113] Wei H L, Yang Z, Zheng L M, et al. Thermosensitive hydrogels synthesized by fast Diels-Alder reaction in water. Polymer, 2009, 50: 2836-2840.

[114] Tan H P, Rubin J P, Marra K G. Direct synthesis of biodegradable polysaccharide derivative hydrogels through aqueous diels-alder chemistry. Macromolecular Rapid Communications, 2011, 32: 905-911.

[115] Gandini A. The furan/maleimide Diels-Alder reaction: a versatile click-unclick tool in macromolecular synthesis. Progress in Polymer Science, 2013, 38: 1-29.

[116] Koehler K C, Anseth K S, Bowman C N. Diels-Alder mediated controlled release from a poly (ethylene glycol) based hydrogel. Biomacromolecules, 2013, 14: 538-547.

[117] Nimmo C M, Owen S C, Shoichet M S. Diels-Alder click cross-linked hyaluronic acid hydrogels for tissue engineering. Biomacromolecules, 2011, 12: 824-830.

[118] Owen S C, Fisher S A, Tam R Y, et al. Hyaluronic acid click hydrogels emulate the extracellular matrix. Langmuir, 2013, 29: 7393-7400.

[119] Fisher S A, Anandakumaran P N, Owen S C, et al. Tuning the microenvironment: click-crosslinked hyaluronic acid-based hydrogels provide a platform for studying breast cancer cell invasion. Advanced Functional Materials, 2015, 25: 7163-7172.

[120] Mather B D, Viswanathan K, Miller K M, et al. Michael addition reactions in macromolecular design for emerging technologies. Progress in Polymer Science, 2006, 31: 487-531.

[121] Elbert D L, Pratt A B, Lutolf M P, et al. Protein delivery from materials formed by self-selective conjugate addition reactions. Journal of Controlled Release, 2001, 76: 11-25.

[122] Lutolf M P, Tirelli N, Cerritelli S, et al. Systematic modulation of Michael-type reactivity of thiols through the use of charged amino acids. Bioconjugate Chemistry, 2001, 12: 1051-1056.

[123] Lutolf M P, Hubbell J A. Synthesis and physicochemical characterization of end-linked poly (ethylene glycol) -co-peptide hydrogels formed by Michael-type addition. Biomacromolecules, 2003, 4: 713-722.

[124] Young J L, Engler A J. Hydrogels with time-dependent material properties enhance cardiomyocyte differentiation in vitro. Biomaterials, 2011, 32: 1002-1009.

[125] Chatani S, Nair D P, Bowman C N. Relative reactivity and selectivity of vinyl sulfones and acrylates towards the thiol-Michael addition reaction and polymerization. Polymer Chemistry, 2013, 4: 1048-1055.

[126] Qiu B, Stefanos S, Ma J L, et al. A hydrogel prepared by in situ cross-linking of a thiol-containing poly (ethylene glycol)-based copolymer: a new biomaterial for protein drug delivery. Biomaterials, 2003, 24: 11-18.

[127] Lutolf M R, Weber F E, Schmoekel H G, et al. Repair of bone defects using synthetic mimetics of collagenous extracellular matrices. Nature Biotechnology, 2003, 21: 513-518.

[128] Lutolf M P, Lauer-Fields J L, Schmoekel H G, et al. Synthetic matrix metalloproteinase-sensitive hydrogels for the conduction of tissue regeneration: engineering cell-invasion characteristics. Proceedings of the National Academy of Sciences of the United States of America, 2003, 100: 5413-5418.

[129] Lutolf M P, Raeber G P, Zisch A H, et al. Cell-responsive synthetic hydrogels. Advanced Materials, 2003, 15: 888-892.

[130] Patterson J, Hubbell J A. Enhanced proteolytic degradation of molecularly engineered PEG hydrogels in response to MMP-1 and MMP-2. Biomaterials, 2010, 31: 7836-7845.

[131] Pounder R J, Stanford M J, Brooks P, et al. Metal free thiol-maleimide 'click' reaction as a mild functionalisation

strategy for degradable polymers. Chemical Communications, 2008, 5158-5160.

[132] Nie T, Baldwin A, Yamaguchi N, et al. Production of heparin-functionalized hydrogels for the development of responsive and controlled growth factor delivery systems. Journal of Controlled Release, 2007, 122: 287-296.

[133] Nie T, Akins R E Jr, Kiick K L. Production of heparin-containing hydrogels for modulating cell responses. Acta Biomaterialia, 2009, 5: 865-875.

[134] Phelps E A, Enemchukwu N O, Fiore V F, et al. Maleimide cross-linked bioactive PEG hydrogel exhibits improved reaction kinetics and cross-linking for cell encapsulation and *in situ* delivery. Advanced Materials, 2012, 24: 64-70.

[135] Teixeira L S M, Feijen J, van Blitterswijk C A, et al. Enzyme-catalyzed crosslinkable hydrogels: emerging strategies for tissue engineering. Biomaterials, 2012, 33: 1281-1290.

[136] Yung C W, Wu L Q, Tullman J A, et al. Transglutaminase crosslinked gelatin as a tissue engineering scaffold. Journal of Biomedical Materials Research Part A, 2007, 83A: 1039-1046.

[137] Davis N E, Ding S, Forster R E, et al. Modular enzymatically crosslinked protein polymer hydrogels for *in situ* gelation. Biomaterials, 2010, 31: 7288-7297.

[138] Ehrbar M, Rizzi S C, Schoenmakers R G, et al. Biomolecular hydrogels formed and degraded via site-specific enzymatic reactions. Biomacromolecules, 2007, 8: 3000-3007.

[139] Ehrbar M, Sala A, Lienemann P, et al. Elucidating the role of matrix stiffness in 3D cell migration and remodeling. Biophysical Journal, 2011, 100: 284-293.

[140] Tan S, Fang J Y, Yang Z, et al. The synergetic effect of hydrogel stiffness and growth factor on osteogenic differentiation. Biomaterials, 2014, 35: 5294-5306.

[141] Lee S H, Lee Y, Lee S W, et al. Enzyme-mediated cross-linking of Pluronic copolymer micelles for injectable and *in situ* forming hydrogels. Acta Biomaterialia, 2011, 7: 1468-1476.

[142] Chen T H, Embree H D, Brown E M, et al. Enzyme-catalyzed gel formation of gelatin and chitosan: potential for *in situ* applications. Biomaterials, 2003, 24: 2831-2841.

[143] Jin R, Lou B, Lin C. Tyrosinase-mediated *in situ* forming hydrogels from biodegradable chondroitin sulfate-tyramine conjugates. Polymer International, 2013, 62: 353-361.

[144] Jin R, Lin C, Cao A N. Enzyme-mediated fast injectable hydrogels based on chitosan-glycolic acid/tyrosine: preparation, characterization, and chondrocyte culture. Polymer Chemistry, 2014, 5: 391-398.

[145] Mishra D, Bhunia B, Banerjee I, et al. Enzymatically crosslinked carboxymethyl-chitosan/gelatin/nano-hydroxyapatite injectable gels for *in situ* bone tissue engineering application. Materials Science & Engineering C: Materials for Biological Applications, 2011, 31: 1295-1304.

[146] Bakota E L, Aulisa L, Galler K M, et al. Enzymatic cross-linking of a nanofibrous peptide hydrogel. Biomacromolecules, 2011, 12: 82-87.

[147] Grieshaber S E, Nie T, Yan C Q, et al. Assembly properties of an alanine-rich, lysine-containing peptide and the formation of peptide/polymer hybrid hydrogels. Macromolecular Chemistry and Physics, 2011, 212: 229-239.

[148] Toledano S, Williams R J, Jayawarna V, et al. Enzyme-triggered self-assembly of peptide hydrogels via reversed hydrolysis. Journal of the American Chemical Society, 2006, 128: 1070-1071.

[149] Place E S, George J H, Williams C K, et al. Synthetic polymer scaffolds for tissue engineering. Chemical Society Reviews, 2009, 38: 1139-1151.

[150] Williams R J, Mart R J, Ulijn R V. Exploiting biocatalysis in peptide self-assembly. Biopolymers, 2010, 94: 107-117.

[151] Schnepp Z A C, Gonzalez-McQuire R, Mann S. Hybrid biocomposites based on calcium phosphate mineralization of self-assembled supramolecular hydrogels. Advanced Materials, 2006, 18: 1869-1872.

[152] Yang Z M, Liang G L, Wang L, et al. Using a kinase/phosphatase switch to regulate a supramolecular hydrogel and forming the supramoleclar hydrogel *in vivo*. Journal of the American Chemical Society, 2006, 128: 3038-3043.

[153] Sakai S, Kawakami K. Synthesis and characterization of both ionically and enzymatically cross-linkable alginate. Acta Biomaterialia, 2007, 3: 495-501.

[154]  Sakai S, Kawakami K. Both ionically and enzymatically crosslinkable alginate-tyramine conjugate as materials for cell encapsulation. Journal of Biomedical Materials Research Part A, 2008, 85A: 345-351.

[155]  Sakai S, Hirose K, Moriyama K, et al. Control of cellular adhesiveness in an alginate-based hydrogel by varying peroxidase and $H_2O_2$ concentrations during gelation. Acta Biomaterialia, 2010, 6: 1446-1452.

[156]  Ogushi Y, Sakai S, Kawakami K. Synthesis of enzymatically-gellable carboxymethylcellulose for biomedical applications. Journal of Bioscience and Bioengineering, 2007, 104: 30-33.

[157]  Ogushi Y, Sakai S, Kawakami K. Phenolic hydroxy groups incorporated for the peroxidase-catalyzed gelation of a carboxymethylcellulose support: cellular adhesion and proliferation. Macromolecular Bioscience, 2009, 9: 262-267.

[158]  Sakai S, Ogushi Y, Kawakami K. Enzymatically crosslinked carboxymethylcellulose-tyramine conjugate hydrogel: cellular adhesiveness and feasibility for cell sheet technology. Acta Biomaterialia, 2009, 5: 554-559.

[159]  Jin R, Hiemstra C, Zhong Z Y, et al. Enzyme-mediated fast *in situ* formation of hydrogels from dextran-tyramine conjugates. Biomaterials, 2007, 28: 2791-2800.

[160]  Jin R, Teixeira L S M, Dijkstra P J, et al. Enzymatically-crosslinked injectable hydrogels based on biomimetic dextran-hyaluronic acid conjugates for cartilage tissue engineering. Biomaterials, 2010, 31: 3103-3113.

[161]  Jin R, Teixeira L S M, Dijkstra P J, et al. Enzymatically crosslinked dextran-tyramine hydrogels as injectable scaffolds for cartilage tissue engineering. Tissue Engineering Part A, 2010, 16: 2429-2440.

[162]  Jin R, Teixeira L S M, Dijkstra P J, et al. Chondrogenesis in injectable enzymatically crosslinked heparin/dextran hydrogels. Journal of Controlled Release, 2011, 152: 186-195.

[163]  Teixeira L S M, Bijl S, Pully V V, et al. Self-attaching and cell-attracting *in situ* forming dextran-tyramine conjugates hydrogels for arthroscopic cartilage repair. Biomaterials, 2012, 33: 3164-3174.

[164]  Ren K X, He C L, Cheng Y L, et al. Injectable enzymatically crosslinked hydrogels based on a poly (L-glutamic acid) graft copolymer. Polymer Chemistry, 2014, 5: 5069-5076.

[165]  Ren K X, He C L, Xiao C S, et al. Injectable glycopolypeptide hydrogels as biomimetic scaffolds for cartilage tissue engineering. Biomaterials, 2015, 51: 238-249.

[166]  Ren K, Cui H, Xu Q, et al. Injectable polypeptide hydrogels with tunable microenvironment for 3D spreading and chondrogenic differentiation of bone-marrow-derived mesenchymal stem cells. Biomacromolecules, 2016, 17: 3862-3871.

# 第5章

# 抗肿瘤纳米药物载体

## 5.1 概　　述

### 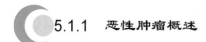 5.1.1　恶性肿瘤概述

　　肿瘤通常是指机体在各种致瘤因素作用下，局部组织的细胞在基因水平上失去对其生长的正常调控，导致异常增生与分化而形成的新生物[1, 2]，广义上可分为良性和恶性。一般情况下，良性肿瘤生长缓慢，手术切除后发病率较低，不转移。恶性肿瘤生长较快，形状不规则，与正常细胞和组织差异较大（图 5.1），可以从原发部位转移到周边组织，或者经由血液系统或淋巴系统转移到其他部位继续生长。浸润和转移是恶性肿瘤最主要的特征[3, 4]。

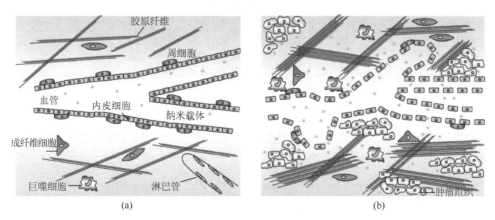

图 5.1　正常组织（a）和肿瘤组织（b）的差别对比示意图[5]

　　分子生物学认为，肿瘤的发生是多种基因联合、循序地发生变异的结果，包括癌基因和抑癌基因[1, 2]。其中，癌基因是指在细胞内发生变异，并诱导细胞的异

常增殖和参与肿瘤的发生与形成的一系列过程的基因。抑癌基因是细胞内存在的一类抑制肿瘤细胞增殖的基因，但是由于种种原因，抑癌基因在恶性肿瘤细胞中丢失或丧失了抑癌功能。绝大多数的肿瘤属于慢性疾病，在中国，大多数发现症状的肿瘤多属于中晚期，这种情况的发生主要是由于肿瘤发生受到多种因素的作用（如环境、遗传等），而且从其形成到在临床上可以检测出来往往需要一个较长的潜伏期。癌基因和抑癌基因的发现，不仅为肿瘤的发生提供了依据，也对肿瘤的早期诊断与治疗具有重要的意义。

肿瘤细胞是变异的人体细胞，因此具有和人体正常细胞不同的特征。在 2000 年，D. Hanahan 和 R. A. Weinberg 在 *Cell* 杂志上发表了综述性论文 *The hallmarks of cancer*，总结了肿瘤细胞的六大基本特征：能够无止境地复制增殖、逃避抗生长因子、持续地增殖信号、抵抗细胞凋亡、持续不断地血管生成、组织浸润和转移[6]。

2011 年，Hanahan 和 Weinberg 两位教授在发表的第一篇综述的基础上又发表了升级版综述 *Hallmarks of cancer: the next generation*，在原有的肿瘤六大特征的基础上，又增加了另外四个特征，分别为解除对细胞内能量代谢的控制、引发肿瘤部位的炎症、逃避免疫摧毁，以及基因组不稳定和变异（图 5.2）[7]。

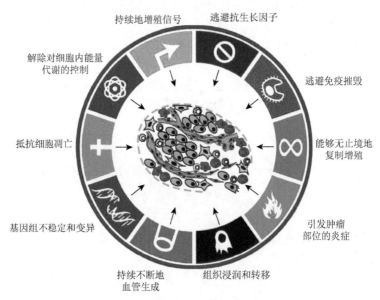

图 5.2　肿瘤细胞具有的十个特征

纳米技术的发展对化疗药物的输送方式产生了深远的影响。纳米药物载体是指具有纳米尺度的可用于药物输送的载体，通常尺寸在 10~200 nm。这类载体主要是可生物降解的天然或合成的高分子材料，以不同的形式与抗肿瘤小分子药物通过化学键合、物理吸附或包埋构成纳米载药体系。其中天然高分子包括较早应用的血清蛋白、壳聚糖以及胶原蛋白等，常用的合成高分子材料包括脂肪族聚酯、聚原酸酯、聚氨基酸等。

 ### 5.1.2　纳米载药体系的优势

纳米载药体系在近些年逐步发展起来。广义地说，纳米药物是指利用纳米技术将药物的活性成分装载于纳米材料的内部，制备出尺度为纳米级的药物。这些纳米药物可以将药物活性成分输送至体内靶点位置，进而释放药物达到治疗的效果。其中使用的纳米材料可以是有机材料，也可以是无机材料或者有机-无机复合材料。药物的活性成分在高分子键合药中既可以通过共价键结合，又可以通过弱相互作用结合[8-12]。由于纳米药物主要是将药物中的活性成分输送到体内靶点位置，因此又可以称为纳米药物输送体系，使用的纳米材料称为纳米载体。目前在抗肿瘤治疗方面，人们已经研制出多种不同类型的纳米药物。相对于小分子药物，纳米药物具有如下优势：

（1）提高难溶性药物的溶解性。

（2）药代动力学和组织分布可调控。

（3）通过逃避内网状上皮系统的清除达到在血液内部的长循环。

（4）通过增强渗透和滞留（EPR）效应提高药物在肿瘤组织处的富集。

（5）减少化疗药物对正常组织的副作用。

（6）实现药物的细胞内传输。

（7）可整合成像与治疗，实现药物传输的实时跟踪和疗效评价。

纳米药物最明显的优势是改善疏水药物的溶解性。大部分疏水药物（如紫杉醇、喜树碱、多西他赛等）都可以通过纳米沉淀法制备胶束来大大提高水溶性，从而避免使用毒性的有机溶剂。已经上市的 Genexol-PM[13]高分子纳米胶束和临床试验中的 NK105 都是这种形式的纳米药物。

根据经典被动靶向理论，肿瘤组织中的血管内皮细胞间隙大，淋巴回流缺失，高分子键合药虽然无法进入正常组织内（内皮细胞间隙≤8 nm），但是可选择性地穿过肿瘤组织的内皮细胞间隙（40 nm～1 μm）并富集在肿瘤部位，这就是常说的 EPR 效应[14-17]。由于纳米药物在血液中的长循环优势，它可以选择性地在肿瘤部位蓄积，继而在肿瘤组织中释放药物或者被肿瘤细胞内吞并在细胞内释放药物，从而发挥抗肿瘤疗效。

因此，设计合成合适的纳米载体是研究的核心问题和关键。目前研究的纳米载体大致上有脂质体（liposome）、树枝状（聚合物）（dendrimer）、高分子胶束（polymeric micelle）、高分子囊泡（polymersome）、高分子纳米粒子（polymeric nanoparticle）、高分子键合药（polymer-drug conjugate）、碳纳米管（carbon nanotube）、二氧化硅纳米粒子（silica nanoparticle）、氧化铁纳米粒子（iron-oxide nanoparticle）、金纳米粒子（gold nanoparticle）等。其中常用的是脂质体、高分子胶束和高分子键合药，它们都可以归类于自组装的纳米载体。

根据美国材料与试验协会（ASTM）的定义，生物可降解高分子是指在生物化学作用过程中或生物环境中可发生降解的高分子。根据来源不同，生物可降解高分子可分为以下三类：微生物合成生物可降解高分子、天然来源生物可降解高分子和化学合成生物可降解高分子。微生物合成生物可降解高分子是指由淀粉经微生物直接发酵合成的高分子，主要是聚羟基烷酸酯类（PHAs）。天然来源的生物可降解高分子包括淀粉、纤维素、植物纤维、木质素、壳聚糖等。化学合成生物可降解高分子主要包括脂肪族聚酯（PLA、PLGA、PCL等）、聚碳酸酯（PPC）、聚氨基酸（PAA）等。其中，脂肪族聚酯聚乙交酯-丙交酯（PLGA）已被FDA批准用于体内生物医学，而聚乙二醇-聚酯的两亲性嵌段共聚物则被广泛用于纳米胶束的制备和体内药物传输。

## 5.2    常见的纳米载体类型

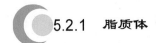 5.2.1    脂质体

脂质体类纳米载体通常具备较好的可降解性和生物相容性，其结构中有一个或几个脂分子双层，而且内部具有一个空腔，可以方便地担载亲水性或疏水性药物[18]。第一个经FDA批准的纳米脂质体药物DOXIL在1995年面世[19]。DOXIL是一种担载阿霉素（DOX）的聚乙二醇化的脂质体，和纯药DOX比起来，它在多种癌症上的治疗效果更显著，目前主要用于卵巢癌和转移性乳腺癌的临床治疗（图5.3）。

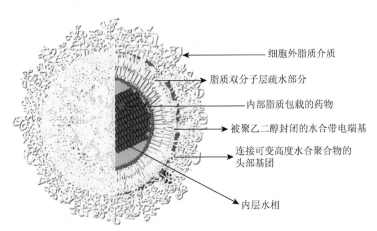

细胞外脂质介质
脂质双分子层疏水部分
内部脂质包载的药物
被聚乙二醇封闭的水合带电端基
连接可变高度水合聚合物的头部基团
内层水相

图 5.3    FDA 批准的第一个纳米药物 DOXIL 结构[19]

　　脂质体具有和生物体细胞相类似的结构，具有很好的生物相容性。脂质体的主要成分是磷脂和胆固醇，它们是哺乳动物细胞膜的天然成分，因此毒性很低，无免疫原性，无致热原性，能正常代谢和消除。此外，小分子抗癌药物包裹在脂质体内可以降低其在组织中的扩散速度而缓慢向组织中释放药物，从而延长了小分子抗癌药物在体内的循环时间。脂质体这种特殊的结构，使其成为抗肿瘤药物理想的载体。

　　鉴于脂质体作为载体的抗肿瘤药物在增强抗肿瘤疗效、降低毒副作用方面的明显效果，多种包覆小分子化疗药物的脂质体已经进入临床癌症治疗阶段，如盐酸多柔比星脂质体（Doxil 或者 Caelyx）、枸橼酸柔红霉素脂质体（DaunoXome）以及注射用紫杉醇脂质体（力扑素，Lipusu）。

　　脂质体作为药物载体的优势有：①增强包裹药物的溶解性；②在试剂储存或患者注射时可以防止化学和生物降解；③降低小分子药物的非特异性副作用和毒性，从而增强药物的疗效和治疗指数；④表面化学修饰特定靶向配体获得多功能脂质体纳米药物；⑤与可生物降解、无毒性的材料具有相容性。由于脂质体载体具有如此多的优势，许多脂质体药物已成功应用于临床疾病治疗，并有一些仍在临床试验中。表 5.1 为 Torchilin 等总结的目前被批准应用于临床疾病治疗的脂质体药物制剂，表 5.2 为其总结的正在临床试验中的脂质体为载体的载药剂型[20]。

表 5.1　被批准应用于临床疾病治疗的脂质体药物制剂[20]

| 产品名称 | 递送药物 | 适应证 | 参考文献 |
| --- | --- | --- | --- |
| 阿霉素脂质体（Myocet） | 阿霉素 | 转移性乳腺癌 | [21] |
| 阿霉素脂质体（Doxil） | 阿霉素 | 卡波西肉瘤、卵巢癌、乳腺癌 | [22-24] |
| 多柔比星脂质体注射剂（Lipodox） | 阿霉素 | 卡波西肉瘤、卵巢癌、乳腺癌 | [25] |
| 柔红霉素脂质体注射剂（DaunoXome） | 柔红霉素 | 恶性血液病 | [26] |
| 硫酸长春新碱注射液（Marqibo） | 长春新碱硫酸盐 | 急性淋巴细胞性白血病 | [27] |
| 两性霉素 B 制剂（Ambisome、Abelcet、Amphotec） | 两性霉素 B | 真菌感染 | [28-30] |
| 阿糖胞苷脂质体注射剂（DepoCyt） | 阿糖胞苷 | 肿瘤性脑膜炎和淋巴瘤性脑膜炎 | [31] |
| 维替泊芬注射粉剂（Visudyne） | 维替泊芬 | 年龄相关性黄斑变性 | [32-34] |
| 硫酸吗啡长效脂质体注射剂（DepoDur） | 吗啡硫酸盐 | 疼痛 | [35, 36] |
| 甲肝疫苗脂质体（Epaxal） | 甲型肝炎灭活病毒株 RG-SB | 甲型肝炎 | [37] |
| 因福舒流感疫苗（Inflexal V） | 流感病毒株 A 和 B 灭活血凝素 | 流行性感冒 | [38] |

表 5.2    正在临床试验中的脂质体为载体的载药剂型[20]

| 产品名称 | 递送药物 | 适应证 | 试验阶段 | 参考文献 |
|---|---|---|---|---|
| LEP-ETU | 紫杉醇 | 卵巢癌、乳腺癌和肺癌 | I / II 期 | [39, 40] |
| EndoTAG-I | 紫杉醇 | 具有抗血管增生特性的乳腺癌和胰腺癌 | II 期 | [41-43] |
| ThermoDox | 阿霉素 | 不可切除的肝细胞癌和乳腺癌 | II /III期 | [44] |
| anti-EGFR immunoliposomes | 阿霉素 | 实体瘤 | I 期 | [45] |
| MM-398 | 伊立替康 | 复发的实体瘤、结直肠癌、乳腺癌、胰腺癌、卵巢癌 | I /III期 | [46-48] |
| Liposomal Grb-2 | Grb2 的反义寡核苷酸 | 急性髓性白血病、慢性髓性白血病 | I 期 | [49] |
| SPI-077 | 顺铂 | 肺癌、头颈部癌 | I / II 期 | [50, 51] |
| Lipoplatin | 顺铂 | 胰腺癌、乳腺癌、非小细胞肺癌、头颈部癌 | III期 | [52-56] |
| LEM-ETU | 米托蒽醌 | 乳腺癌、胃癌、肝癌、卵巢癌、白血病 | I 期 | [57] |
| Stimuvax | BLP25 脂肽 | 非小细胞肺癌 | III期 | [58] |
| Liposome-annamycin | annamycin | 乳腺癌、急性淋巴细胞性白血病 | I / II 期 | [59, 60] |
| INX-0076 | 拓扑替康 | 晚期实体瘤 | I 期 | [61] |
| INX-0125 | 长春瑞滨 | 晚期实体瘤 | I 期 | [62] |
| Arikace | 阿米卡星 | 肺部感染 | III期 | [63] |
| 2B3-101 | 阿霉素 | 实体瘤、复发性恶性胶质瘤 | I 期 | [64] |
| Pulmaquin/Lipoquin | 环丙沙星 | 非囊性纤维化支气管扩张 | II /III期 | [65] |

1. 脂质体的制备方法[66]

1）薄膜分散法

将磷脂和胆固醇等类脂及脂溶性药物溶于有机溶剂，然后将此溶液置于一大圆底烧瓶中，再旋转减压蒸干，磷脂在烧瓶内壁上会形成一层很薄的膜，然后加入一定量的缓冲溶液，充分振荡烧瓶使脂质膜水化脱落，即可得到脂质体。这种方法对水溶性药物可获得较高的包封率，但是脂质体粒径在 0.2~5 μm 之间，可进行超声波处理或者挤压使脂质体通过固定粒径的聚碳酸酯膜，在一定程度上降低脂质体的粒径。

2）超声分散法

将磷脂、胆固醇和待包封药物一起溶解于有机溶剂中，混合均匀后旋转蒸发去除有机溶剂，将剩下的溶液再经超声波处理，分离即得脂质体。超声波法可分为水浴超声波法和探针超声波法，本法是制备小脂质体的常用方法，但是超声波易引起药物的降解。

3）冷冻干燥法

脂质体混悬液在储存期间易发生聚集、融合及药物渗漏，且磷脂易氧化、水解，难以满足药物制剂稳定性的要求。1978 年 Vanleberghe 等首次报道采用冷冻干燥法提高脂质体的储存稳定性。目前，该法已成为较有前途的改善脂质体制剂长期稳定性的方法之一。脂质体冷冻干燥包括预冻、初步干燥及二次干燥三个过程。冻干脂质体可直接作为固体剂型，如药物喷雾剂型使用，也可用水或其他溶剂重建成脂质体混悬液使用，但预冻、干燥和复水化等过程均不利于脂质体结构和功能的稳定。如果在冻干前加入适宜的冻干保护剂，采用适当的工艺，则可大大减轻甚至消除冻干过程对脂质体的破坏，复水化后脂质体的形态、粒径及包封率等均无显著变化。单糖、二糖、寡聚糖、多糖、多元醇及其他水溶性高分子物质都可以用作脂质体冻干保护剂，其中二糖是研究最多也是最有效的，常用的有海藻糖、麦芽糖、蔗糖及乳糖。本法适于热敏型药物前体脂质体的制备，但成本较高。

4）冻融法

此法首先制备包封有药物的脂质体，然后冷冻。在快速冷冻过程中，由于冰晶的形成，所形成的脂质体膜破裂，冰晶的片层与破碎的膜同时存在，此状态不稳定，在缓慢融化过程中，暴露出的脂质体膜互相融合重新形成脂质体。该制备方法适于较大量的生产，尤其适合不稳定的药物。

5）复乳法

此法首先将磷脂溶于有机溶剂，加入待包封药物的溶液，乳化得到油包水（W/O）初乳，然后将初乳加入其 10 倍体积的水中混合，乳化得到 W/O/W 乳液，最后在一定温度下去除有机溶剂即可得到脂质体。

6）注入法

将类脂质和脂溶性药物溶于有机溶剂（油相）中，然后把油相匀速注射到水相（含水溶性药物）中，搅拌挥尽有机溶剂，再乳匀或超声得到脂质体。根据溶剂的不同，注入法可分为乙醇注入法和乙醚注入法。

乙醚注入法制备的脂质体大多为单室脂质体，粒径绝大多数在 2 μm 以下，操作过程中温度比较低（40℃），因此该方法适用于在乙醚中有较好溶解度和对热不稳定的药物。同时，通过调节乙醚中不同磷脂的浓度，可以得到粒径不同且分布均匀的脂质体混悬液。

7）反相蒸发法

反相蒸发法最初由 Szoka 提出，一般的制法是将磷脂等膜材溶于有机溶剂中，短时超声振荡直至形成稳定的 W/O 乳液，然后减压蒸发去除有机溶剂，达到胶态后滴加缓冲液，旋转蒸发使器壁上的凝胶脱落，之后在减压条件下继续蒸发，制得水性混悬液，除去未包入的药物，即得大单层脂质体。此法可包裹较大体积的水，一般适用于包封水溶性药物、大分子生物活性物质等。

8）超临界法

传统的脂质体制备方法必须使用氯仿、乙醚、甲醇等有机溶剂，这对环境和人体都是有害的。超临界二氧化碳是一种无毒、惰性且对环境无害的反应介质。

2. 脂质体在应用中遇到的问题

脂质体在血浆蛋白和巨噬细胞的作用下可以被快速地清除，这种清除主要发生在肝脏和脾脏处，进而导致脂质体不能在体内进行长循环。另外，体外注射脂质体后药物的滞留时间也很短。因此，亟须研究长循环脂质体纳米药物，以此延长药物在体内的循环时间和滞留时间。

第一种延长循环时间的策略为调整脂质体的理化性质，包括组成和尺寸。研究发现，脂质体尺寸在 100 nm 左右时适合纳米药物在肿瘤细胞间传递[67]。此外，当脂质体由具有较高相转变温度的饱和磷脂层构成时，其循环时间和药物滞留时间都比由不饱和磷脂层构成的脂质体有较大的增加量[68, 69]。

表面修饰是避免脂质体被网状内皮系统摄取而达到长循环的另一种方法。最初，利用神经节苷脂和唾液酸衍生物如 GM₁（单唾液酸神经节苷脂）修饰脂质体来模拟红细胞膜表面[70]，现在多数利用聚合物（如 PEG）为脂质体提供长循环的特性[71, 72]。这些延长循环时间的方法都是通过建立脂质体的空间边界从而避免与血浆蛋白结合和被网状内皮系统摄取[73, 74]。

另外，一些脂质体可以通过主动靶向策略来提高疗效，主动靶向是指通过在脂质体表面修饰特异性靶向肿瘤组织的配体和抗体[75]，从而提高脂质体在肿瘤组织处的选择性富集。靶向配体和抗体在介导主动靶向过程中起关键作用的因素具体包括：①配体或抗体附着于脂质体的方式；②相比于正常组织，肿瘤组织的靶向受体或抗原的表现形式；③靶向配体的内吞行为；④负载配体部分脂质体的长循环能力。目前，表面修饰抗体的脂质体在主动靶向研究中占据着主导地位。

## 5.2.2　脂质体纳米粒子

脂质体纳米粒子（lipid nanoparticles）是一种有由天然或者合成的脂质体组装成的纳米载药体系。固体脂质体纳米粒子（solid lipid nanoparticles，SLNs）和纳米结构的脂质体载体（nanostructured lipid carriers，NLCs）是两种常见的类型，这两种脂质体纳米粒子作为有前景的抗肿瘤药物载体已经获得较多的关注[76]。

SLNs 是以天然的或人工合成的高熔点固体脂质体（如饱和脂肪酸甘油酯、硬脂酸、混合脂质体）为载体，将药物吸附或包裹于脂质体核中制成的纳米载药体系。和脂质体相似，SLNs 以毒性低、生物相容性好的脂质体材料作为载体。同时，SLNs 具有控制药物释放、避免药物降解或泄漏以及良好的靶向性等优点。另外有研究表明，相比于 SLNs，NLCs 表现出更优异的稳定性[77]。Wong 等研究发现相比于纯药阿霉素，SLNs 包载阿霉素在人乳腺癌细胞（MDA435/LCC6/MDR1）上表现出较高的包载率、体外较快的释放效率及增强细胞内吞的特点，明显地增强了细胞毒性[78]。单纯的脂质体显示出无特异靶向功能，但是通过在纳米载药体系表面修饰多种配体如叶酸、抗体等，则可以获得具有靶向能力的多功能抗肿瘤载体。

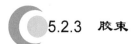

## 5.2.3 胶束

聚合物胶束是由两亲性嵌段共聚物在水相溶液中组成的球形纳米颗粒。两亲性的两嵌段或三嵌段聚合物在临界胶束浓度以上主要通过疏水作用自组装获得具有核壳结构的纳米颗粒[79-81]。疏水性核可以包裹水溶性较差的抗癌药物，亲水性壳与水相环境连接。常用的亲水嵌段为聚乙二醇（PEG），疏水链段则可以有多种选择，如聚酯类、聚氨基酸类等[82, 83]。聚 $\varepsilon$-己内酯（PCL）是熔点（$T_m$）为 55℃ 的部分结晶聚合物，而聚乳酸（PLA）是玻璃化转变温度为 50℃ 的无定形聚合物。因此，相比于 PEG-$b$-PLA 胶束来说，PEG-$b$-PCL 胶束是一种类固体、具有较低核极性的胶束，可以实现非极性抗肿瘤药物的增容及较缓慢的药物释放[84]。

聚合物胶束作为抗癌药物载体，主要是由于它们可以增强许多具有较差的水溶性及可安全静脉注射的疏水性抗癌药物的水溶性。聚合物胶束担载抗肿瘤药物的关键因素包括纳米尺寸、药物担载量、释放动力学及担载药物的物理稳定性。聚合物胶束的物理化学特性可以通过调节疏水链段/亲水链段的质量比或者疏水链段的化学性质（如侧链修饰或者可逆交联）来进行调控。

1. 胶束载药制备方法[85]

1）化学结合法

化学结合法是将药物分子通过一定的官能团键合到聚合物的疏水链段上，从而控制药物的释放。但此种方法受到一定限制，就是药物与聚合物之间相连接的官能团应具有一定的活性，使其能控制药物的释放。这些将在聚合物纳米粒子一节讲到。

2）物理包埋法

物理包埋法是胶束疏水内核与难溶疏水药物通过疏水相互作用或者氢键等，将药物增溶于聚合物胶束内部。此法又包括以下几种方法：

（1）空白胶束载药法。将嵌段共聚物先制备成空白胶束溶液，再将药物用合适的溶剂溶解后加入空白胶束溶液中，一段时间后，药物进入胶束中，有机相挥发，从而制备出聚合物胶束。

（2）透析-冻干法。将嵌段共聚物和药物溶解在与水混溶的有机溶液中，装入透析袋，用水透析，然后冻干。

（3）乳化法。将药物溶解在与水不混溶的有机溶剂中，聚合物可以溶解在有机相或者水相中，在搅拌的条件下将有机相加入水相，然后抽真空将有机相挥发。

（4）溶剂挥发法。将药物和聚合物溶解于易挥发的有机溶剂中，再将有机溶剂挥发除去，形成聚合物药物膜，然后通过剧烈搅拌将膜重新分散在水中。这种方法适合于大量生产。

（5）冻干法。将药物和聚合物溶于可冻干的有机溶剂中，再与水混合。冻干后聚合物分散于等渗的水性介质中。此法也适用于大量生产，但仅限于可溶于叔丁醇的聚合物和药物。

3）静电作用法

利用药物与带相反电荷的聚合物疏水部分通过静电作用而紧密结合，制备获得胶束。此法获得的胶束稳定性较高。

## 2. 胶束的应用

Genexol®-PM 是一种载有紫杉醇（paclitaxel，PTX）的聚乙二醇单甲醚-聚（D，L-丙交酯）嵌段共聚物（mPEG-PDLLA）胶束，由韩国 Samyang 公司开发，目前已在韩国等多个国家上市，也是世界上第一个成功上市的高分子胶束被动靶向制剂，其具有核壳结构，效果远远优于目前市售的主要紫杉醇药物制剂——泰素®（Taxol®）[86-88]。

PEG 具有阻抗非特异性蛋白吸附的作用，常被作为纳米粒子的外层"保护壳"，可大大增强载药粒子在血液中的稳定性并延长药物的循环时间。因此，以PEG-聚氨基酸嵌段共聚物作为药物载体的研究也非常广泛，东京大学的 Kataoka 教授的研究工作最为系统。他们通过氨基化的 PEG 引发 NCA 开环聚合制备了一系列的 PEG-聚氨基酸嵌段共聚物，聚合物的分子量可以由单体和引发剂的投料比调节，聚合过程基本为定量反应，因此得到的嵌段共聚物有非常窄的分子量分布（$M_w/M_n<1.1$），其中最常用的如 PEG-聚天冬氨酸（PAsp）、PEG-聚谷氨酸（PGA）、PEG-聚赖氨酸（PLL）等。所制备的嵌段共聚物能够在水溶液中自组装成纳米胶束，并具备两个截然不同的区域——亲水壳层和药物担载核层，各种小分子药物、影像试剂、核酸等都可以通过疏水作用、配位作用及静电作用担载到聚合物胶束的内部[81]。基于这一思路开发的多种聚乙二醇-聚氨基酸载药胶束已经进入临床试验阶段。表 5.3 为 Tang 等总结的应用于临床试验中癌症治疗的聚合物胶束制剂[89]。

表 5.3　应用于临床试验中癌症治疗的聚合物胶束制剂[89]

| 商品名 | 辅料 | 担载药物 | 担载形式 | 直径（nm） | 载药率（%，质量分数） | 适应证 | 临床试验阶段 | 参考文献 |
|---|---|---|---|---|---|---|---|---|
| SP1049C | Pluronic®L61, F127 | 多西紫杉醇 | 物理包埋 | 30 | 8.2 | 晚期胃癌和食道癌 | II 期（加拿大） | [90] |
| Genexol®-PM | PEG-b-PDLLA | 紫杉醇 | 物理包埋 | <50 | 16.7 | 非小细胞肺癌、卵巢癌、乳腺癌、胃癌 | 被批准（韩国）和 II 期（美国和俄罗斯） | [91, 92] |
| BIND-014 | PEG-b-PDLLA 或者 PEG-b-PLGA | 多西紫杉醇 | 物理包埋 | 100 | 10 | 晚期或者转移性实体瘤 | II 期（美国） | [93] |
| NC-4016 | PEG-b-PGA | 奥沙利铂 | 配位结合 | 40 | — | 各种实体瘤 | I 期（日本） | [94] |
| NC-6004 | PEG-b-PGA | 顺铂 | 配位结合 | 30 | 39.0 | 晚期实体瘤 | II/III期（东亚地区） | [95] |
| NK105 | PEG-b-PPBA | 紫杉醇 | 物理包埋 | 85 | 23.0 | 晚期胃癌 | III 期（日本） | [96] |

注：PPBA. 4-苯基丁醇修饰的聚天冬氨酸。

　　提高组成纳米粒子的双亲性聚合物的疏水性,可以使纳米粒子的稳定性增加,增强纳米粒子的细胞摄取,进而提高其总体抗肿瘤效果[97-99]。Lv 等利用氨基酸无规共聚设计了聚(乙二醇)-*b*-聚(L-谷氨酸-*co*-L-苯丙氨酸)[mPEG-*b*-P(Glu-*co*-Phe)],利用嵌段共聚物中的谷氨酸静电高效担载阿霉素形成 DOX-NP,而苯丙氨酸提供强的 π-π 堆积效应及疏水作用来稳定纳米粒子的组装,防止纳米粒子在血液循环中过快解体(图 5.4)。释放研究表明,该载体担载阿霉素具有 pH 敏感的释放行为。体外实验表明,载药纳米粒子比游离药物有更强的进入细胞的能力和细胞抑制作用。进一步研究发现,载药粒子可以大大提高担载药物的耐受性,使其具有更好的治疗效果。体内抑瘤实验证明,载药粒子在发挥更好的抗肿瘤效果的同时,没有明显的机体毒副作用。这些结果表明,mPEG-*b*-P(Glu-*co*-Phe)是一种简单高效的抗癌药物载体[100]。

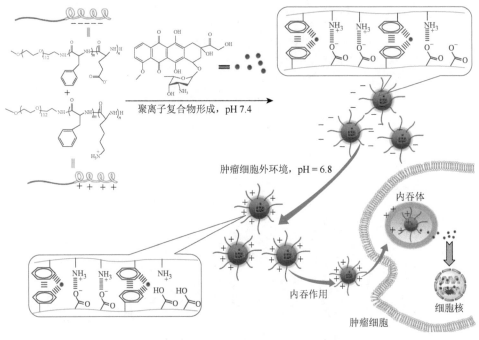

图 5.4　DOX-NP 的合成和相互作用机理示意图[100]

　　Li 等设计制备了两亲性阴离子聚合物 mPEG-*b*-PLG 包载阳离子抗癌药物盐酸阿霉素纳米载药体系,用于治疗非小细胞肺癌(NSCLC)(图 5.5)。这种复合物在水溶液中通过静电相互作用自发组装成为球形纳米胶束,并具有很高的载药率(几乎为 100%),且表面带有负电荷。从释放数据中可以看出,阿霉素在正常生理环境下释放较为缓慢,但是在模拟溶酶体/内吞体的酸性环境下释放速率明显增加。在小鼠身上的药代动力学实验表明,这种聚合物胶束可以延长在血液中的循环时间。另外，通过组织学和免疫组化分析可以得出，在荷瘤裸鼠体内 mPEG-*b*-PLG-DOX·HCl 相比纯药阿霉素增强了治疗效果，加快了肿瘤组织的细胞凋亡并且降低了系统毒性。综上可以看到，mPEG-*b*-PLG 可以将阿霉素有效地输送到肿瘤组织中，是一种简单有效的聚合物纳米载体[101]。

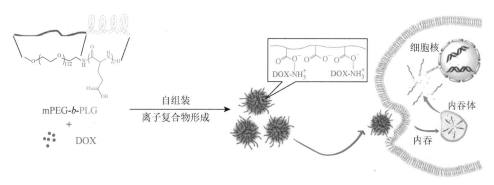

图 5.5　聚合物胶束 mPEG-*b*-PLG-DOX·HCl 的合成、细胞内吞以及 pH 响应的胞内释放示意图[101]

Song 等制备了一系列基于一级胺和二丙烯酸酯的聚 $\beta$-胺酯，通过对其碱解离常数 $pK_b$ 的考察，发现单体烷基链长的增加能够使 $pK_b$ 向更低 pH 偏移，而亲水侧链则会使 $pK_b$ 向高 pH 偏移，并且具有 pH 响应的快速亲疏水转变。据此，Song 等利用正丙胺和 1,4-丁二醇二丙烯酸酯制备了具有内吞体 pH 响应区间的聚 $\beta$-胺酯 PolyA3（$pK_b = 6.4$），并合成了聚乙二醇-聚 $\beta$-胺酯嵌段共聚物 PEG-PolyA3。该共聚物能够在中性条件下组装为均匀的球形胶束，粒径在 80 nm 左右，而当 pH 降低时会发生“去胶束化转变”，在 pH = 5.5 时成为完全亲水的聚合物。在对尼罗红和化疗药物 DOX 的包覆及释放中，载药胶束在 pH 为 7.4 和 6.8 时能够稳定包覆，而在 pH 降至 5.5 时快速释放药物。体外细胞实验显示，该共聚物具有良好的肿瘤细胞增殖抑制效果（$IC_{50} = 1.29$ μg/mL）。因此，此类基于一级胺的聚 $\beta$-胺酯材料，由于具有易调的 pH 响应区间、快速的 pH 响应转变，在新型细胞内靶向药物传输体系的设计中具有广阔的应用前景[102]。

 ### 5.2.4　聚合物纳米粒子

聚合物纳米粒子已经成为控制、靶向输送抗肿瘤药物的多功能性纳米技术平台。可输送的抗肿瘤药物包括小分子药物和类似基因和蛋白的大分子药物。纳米载体与药物之间的相互作用可以广义地分为两大类，即化学共价键合和非共价作用，其中前者对应的纳米载体可以称为高分子键合药。“高分子键合药/分子前药”的概念最先由 Ringsdorf 在 1975 年提出，经过 40 多年的发展，目前已有大量基础研究结果得以报道。表 5.4 为 Tang 等总结的在临床试验中的高分子键合药[89]。

表 5.4　在临床试验中的高分子键合药[89]

| 商品名 | 辅料 | 担载药物 | 直径(nm) | 载药率(%,质量分数) | 适应证 | 临床试验阶段 | 参考文献 |
|---|---|---|---|---|---|---|---|
| AP5280 | HPMA 共聚物 | 卡铂丙二酸·铂酸盐 | — | 8.5 (7) | 各种癌症 | I/II期(荷兰) | [103] |
| MAG-CPT, PNU166148 | HPMA 共聚物 | 喜树碱 | — | 10 | 各种癌症 | I期(英国,已停止) | [104, 105] |
| AP5346, ProLindac™ | HPMA 共聚物 | 环己二胺铂酸盐 | — | — | 各种癌症,尤其是卵巢癌和结直肠癌 | II期(法国) | [106] |
| PK1, FCE28068 | HPMA 共聚物 | 阿霉素 | — | 8.5 | 各种癌症,尤其是肺癌和乳腺癌 | II期(英国) | [107] |
| PK2, FCE28069 | HPMA 共聚物-半乳糖胺 | 阿霉素 | 8.4 | 7.5 | 特别是肝细胞癌 | I/II期(英国,已停止) | [108] |
| PNU166945 | HPMA 共聚物 | 紫杉醇 | — | 5 | 各种癌症 | I期(荷兰,已停止) | [109] |
| Pegamotecan, Prothecan™ | PEG | 喜树碱 | — | 1.7 | 各种癌症 | II期(美国,已停止) | [110] |
| NKTR-105 | PEG | 多西紫杉醇 | — | — | 各种癌症 | I期(美国) | [111] |
| NKTR-102 | PEG | 伊立替康 | — | — | 卵巢癌和结直肠癌 | III期(美国) | [112] |
| NKTR-118 | PEG | 纳洛酮 | — | — | 阿片类药物引起的便秘(OIC) | II期(美国) | [113] |
| EZN-2208 | PEG | 7-乙基-10-羟基喜树碱 | — | — | 各种癌症 | I期(美国) | [114] |
| CT-2106 | PGA | 喜树碱 | — | 33~35 | 各种癌症,尤其是卵巢癌和结直肠癌 | I/II期(美国) | [115] |
| CT-2103, Xyotax™, Opaxio® | PGA | 紫杉醇 | — | 37 | 各种癌症,尤其是对非小细胞肺癌和卵巢癌(可作为单一治疗制剂或者用于联合治疗) | III期(美国) | [116, 117] |
| DE-310 | 羧甲基葡聚糖 | 依喜替康 | — | 6.6 | 各种癌症 | I期(荷兰) | [118] |
| AD-70, DOX-OXD | 葡聚糖 | 阿霉素 | — | — | 各种癌症 | I期(德国) | [119] |
| XMT-1001, PHF-CPT | 聚缩醛树脂 | 喜树碱 | — | 5~7 | 各种癌症 | I期(美国) | [120, 121] |
| NK012 | PEG-b-PGA | 7-乙基-10-羟基喜树碱 | 20 | 20.0 | 结直肠癌、晚期转移性三阴性乳腺癌、复发性小细胞肺癌和小细胞肺癌 | II期(日本和美国) | [122, 123] |
| NK911 | PEG-b-PAA | 阿霉素 | 40 | — | 转移性胰腺癌 | II期(日本) | [124, 125] |

近些年，肿瘤细胞生存的"土壤"，即肿瘤微环境引起了科学工作者们的极大关注。与肿瘤细胞和正常细胞的巨大差别一样，肿瘤组织的微环境同样和正常组织存在巨大的差别[126-130]。对于肿瘤内部复杂的微环境，研究人员制备了各种刺激响应性的聚合物来靶向肿瘤组织，典型的生物刺激包括 pH、温度、氧化还原和酶等[131]。可以将其中两种或者多种生物刺激结合起来制备具有双重或者多重刺激响应的聚合物纳米粒子，并应用于肿瘤的治疗。多种刺激响应的结合有以下优势：①应用组织外部的刺激如温度或 pH 温和地制备聚合物纳米粒子；②应用外部刺激如磁场、超声波、光和温度使药物靶向释放；③在肿瘤微酸性环境下使聚合物纳米粒子去屏蔽或电荷翻转，增强纳米药物的内吞，并使得药物靶向释放；④在溶酶体 pH 或者细胞质基质的还原条件下使药物达到胞内释放，以降低副作用[132]。基于肿瘤细胞内的多重微环境的特点，可以将聚合物纳米粒子分为以下几个部分进行阐述。

### 1. pH 刺激响应性纳米载体

身体内正常组织和病变组织的 pH 是不同的。正常组织的生理 pH 约为 7.4，而肿瘤组织处的 pH 变化范围为 6~7[133, 134]。这主要是由于肿瘤组织内肿瘤细胞快速地增殖和转移扩散，肿瘤血管生成系统不能及时供给细胞快速分裂所需的营养物质，从而导致肿瘤组织的 pH 较低。肿瘤组织缺氧，其细胞在能量代谢中通过无氧呼吸产生大量糖酵解产物乳酸，使肿瘤组织通常表现为一定的微酸性（pH = 6.0~7.0）。肿瘤细胞内吞过程中也要经历通过内吞进入肿瘤细胞的纳米载体面临的 pH 的一个梯度变化，首先是细胞内吞体（endosome）pH 为 5~6，而最后在溶酶体中达到更低的 pH，为 4~5。可以利用肿瘤组织的 pH 特点，设计合成一系列 pH 敏感的纳米载体。

Li 等设计合成 pH 响应的顺铂交联葡聚糖纳米粒子，用于阿霉素的体内传输。一个顺铂分子可与两个羧基形成 pH 敏感的金属配位交联结构[135]。此外，顺铂和阿霉素无交叉耐药性，具有协同的抗肿瘤效果[136]。具体说来，以丁二酸修饰的葡聚糖（Dex-SA）作为载体材料，通过静电吸附方式担载阿霉素，而后使用少量顺铂原位交联载药纳米粒子 Dex-SA-DOX-CDDP（CDDP 为顺铂）（图 5.6）。Dex-SA-DOX-CDDP纳米药物能有效地抑制皮下结肠癌和原位乳腺癌的肿瘤生长（相对于 DOX + CDDP、Dex-SA-DOX-CDDP 可分别将肿瘤质量抑制率提高 40.5%、22.6%），抑制原发性结肠癌的肿瘤病理发展并显著延长小鼠生存期（相比对照组，延长生存期达 13.7%）。此外，相对纳米药物单独治疗，iRGD 与 Dex-SA-DOX-CDDP 的协同治疗可进一步有效抑制 4T1 原位肿瘤的生长（相对于 Dex-SA-DOX-CDDP，iRGD + Dex-SA-DOX-CDDP将肿瘤质量抑制率提高 10.4%）以及向肺、淋巴结和肝脏的转移。综上，Dex-SA-DOX-CDDP 作为一种制备简单、载体安全、对多种模型有效的纳米药物，是一种极具临床开发价值的纳米药物[137]。

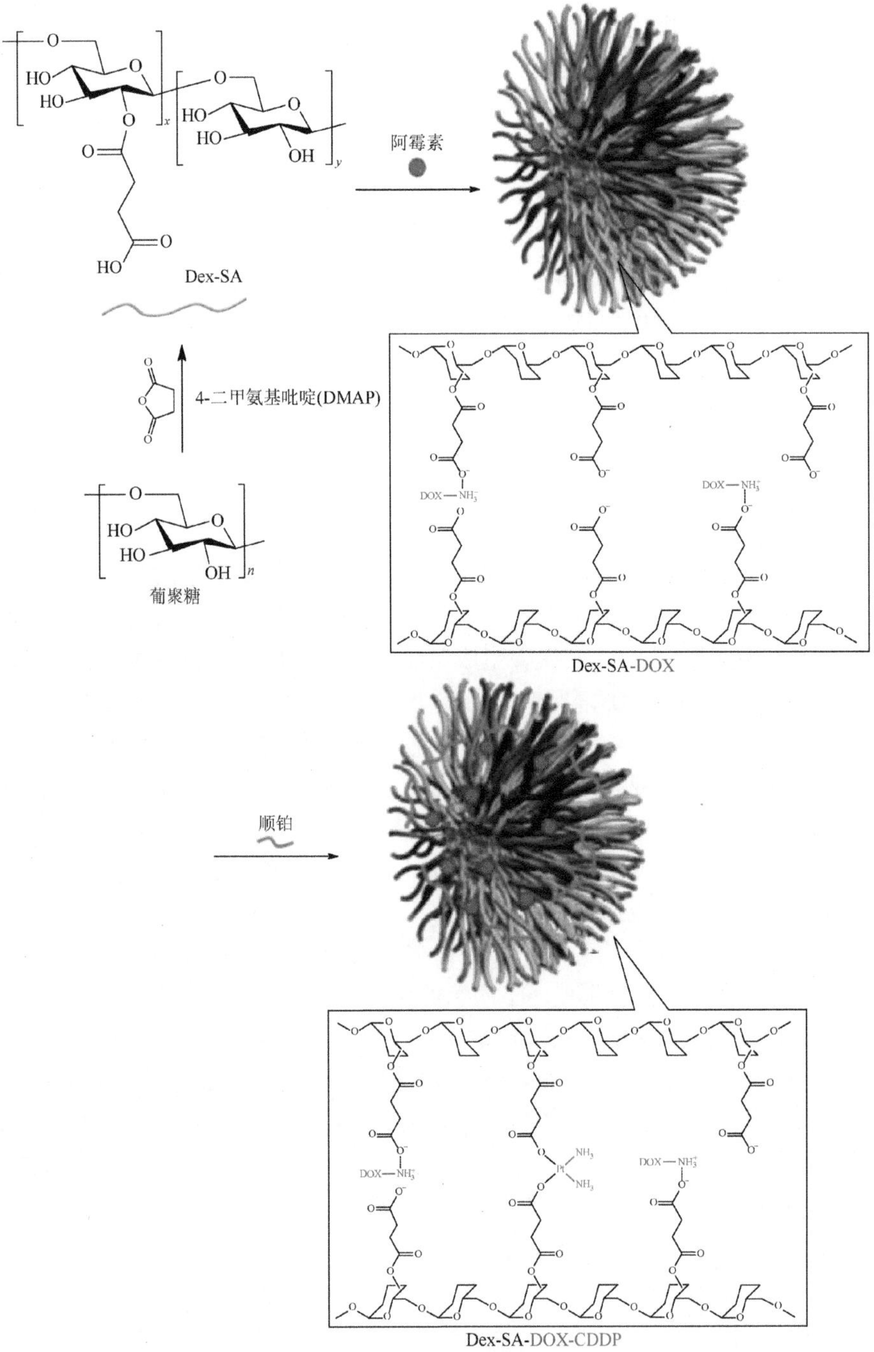

图 5.6    Dex-SA、Dex-SA-DOX 和 Dex-SA-DOX-CDDP 的结构和制备示意图[137]

图 5.7 为 Xiong 等设计的一个很好的 pH 响应的体内外克服多药耐药性（MDR）

的纳米载药体系。这项研究的目标是制备合成出一种综合的、可追踪的、多功能的、靶向的和高效的纳米载药体系,以此来克服 MDR 并有效地将阿霉素和小干扰 RNA（small interfering RNA, siRNA）传输到肿瘤细胞处[138]。

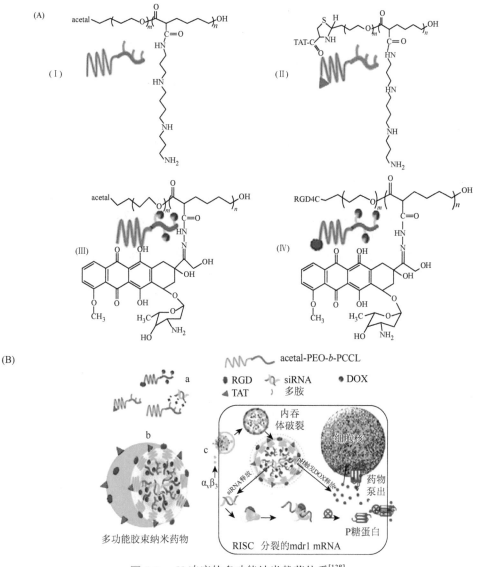

图 5.7　pH 响应的多功能纳米载药体系[138]

PCCL. 聚（α-羧基己内酯）

这个纳米载药体系以 **PEO-*b*-PCL** 为纳米载体,将小分子化疗药阿霉素通过 pH 敏感的腙键键合到 PCL 链段上。此外,在共聚物上通过加入靶向基团对其进行修饰,其中一个为靶向在肿瘤细胞处过表达的 $\alpha_v\beta_3$ 整合素的 RGD4C 多肽，另一个修饰上 TAT 穿膜多肽促进系统的胞质传递，最后利用荧光素标记追踪该纳米载药体系的体内外活动。图 5.7(A)中为合成的多种功能性共聚物，分别为 acetal(乙缩醛)-PEO-*b*-P(CL-*g*-SP) 和 TAT-PEO-*b*-P（CL-*g*-SP）[（Ⅰ）和（Ⅱ）]及 acetal-PEO-*b*-P（CLHyd-DOX）和 RGD4C-PEO-*b*-P（CLHyd-DOX）[（Ⅲ）和（Ⅳ）]；图 5.7（B）中为含有各种官能团的嵌段共聚物自组装成的胶束示意图，其中胶束核内为阿霉素和 siRNA（小干扰 RNA），在胶束外表面为 RGD 或者 TAT。这个多功能纳米载药体系在 pH 诱发下成功释放阿霉素。这项研究结果显示，该体系明显地增强了细胞内吞，促进了细胞内阿霉素的传输，增强了阿霉素在耐阿霉素肿瘤细胞上的毒性效果。

### 2. 酶敏感纳米载体

生物体内错综复杂的代谢反应，必须有酶的参与才能有条不紊地进行，因此酶在生物化学过程中起着至关重要的作用。酶在不同的组织处有不同的表达和组成方式，蛋白酶、磷脂酶、糖苷酶等在病变组织（如发炎或癌变组织）处的特异性表达浓度通常要比正常组织处高[139-143]。

Chen 等利用肿瘤组织微环境中低 pH 和 MMP-2 过表达的特性，制备了可激活细胞穿膜肽（dtACPP）修饰的智能纳米载药体系（图 5.8）。这种纳米载药体系

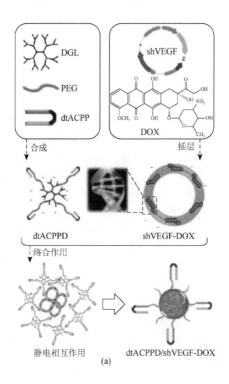

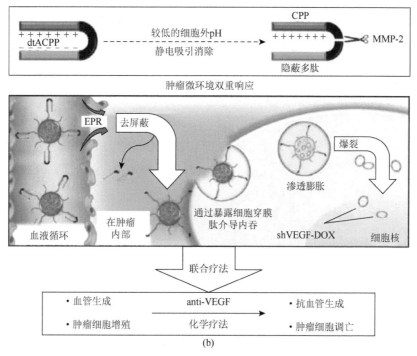

图 5.8　(a) 构建肿瘤靶向纳米载药体系 dtACPPD/shVEGF-DOX；(b) dtACPPD/shVEGF-DOX 的肿瘤靶向、内吞以及联合治疗策略[144]

可同时担载基因药物和小分子化疗药物，全身用药之后，首先，dtACPP 修饰的纳米载药体系可以通过 EPR 效应实现被动靶向；然后，dtACPP 被激活暴露出细胞穿膜肽（cell penetrating peptide，CPP），推动高分子键合药内吞进入肿瘤细胞；最后，dtACPP 修饰的智能纳米载药体系同时担载靶向血管内皮生长因子（VEGF）的基因药物 shVEGF 和小分子化疗药物 DOX，可有效地阻止肿瘤内血管生成及细胞凋亡[144]。

### 3. 还原敏感性纳米载体

细胞内的还原环境的存在是由于在细胞质基质中谷胱甘肽（GSH）浓度较高，为 2～10 mmol/L，为细胞外 GSH 浓度（2～20 μmol/L）的 100～1000 倍[145, 146]。并且，相比于正常细胞质基质，肿瘤细胞的细胞质基质中的 GSH 浓度更高，可利用这种差异性制备还原敏感的肿瘤靶向载药体系[147-150]。通常，还原响应性的纳米载体中存在二硫键，它们在细胞外基质中是稳定的，但是在细胞内还原剂如 GSH 存在下会发生二硫键的快速断裂。

Salazano 等制备了一种可以同时担载紫杉醇和生存素 siRNA 的纳米载药体系，可以抑制在肿瘤细胞中过表达的生存素蛋白。他们以 PEG2000-PE 聚合物胶束（PM）为载体，将生存素 siRNA 通过二硫键键合到磷脂酰乙醇胺（PE）上形成 siRNA-SS-PE, 在甲醇溶液中将紫杉醇包载在胶束中（图 5.9）。结果表明, 利用 siRNA-SS-PE 进行预处理的 PM 在肿瘤细胞的还原条件下释放 siRNA, 并使得肿瘤细胞对紫杉醇治疗敏感[151]。

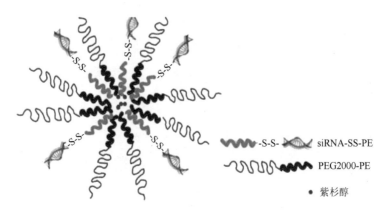

图 5.9　在还原条件下, 形成的 siRNA-SS-PE/PEG2000-PE 胶束中二硫键断裂, 释放 siRNA[151]

### 4. 多重刺激响应的药物载体

Lv 等以简单的 mPEG-*b*-PLL 材料为基础, 通过和二硫二丙酸酐反应制备了 mPEG-*b*-P(LL-DTPA)。mPEG-*b*-P(LL-DTPA) 携带二硫键官能化的羧基, 通过酯化反应简单地将紫杉醇（PTX）键合到 mPEG-*b*-P(LL-DTPA) 的侧链, 从而方便地制备了含二硫键的紫杉醇高分子键合药 P(L-SS-PTX)（图 5.10）。设计合成的这种键合药同时具备 pH 敏感性和氧化还原敏感性。P(L-SS-PTX) 有理想的粒径分布, 其能够通过 EPR 效应在肿瘤中富集。P(L-SS-PTX) 在正常的体内条件下基本不释放药物, 而在肿瘤细胞内高还原性和低 pH 值条件下则可以快速地释放药物。体外实验证实, 该键合药相比对照组（直接酯键键合）在癌细胞生长抑制效果上有显著提升。C57BL/6 荷瘤鼠体内实验表明, P(L-SS-PTX) 相比纯药和不敏感的对照组有更好的抑瘤效果, 且不显示明显的机体毒性[152]。

### 5. 其他

血管阻断剂（vascular disrupting agents, VDAs）是近年来发现的一类靶向肿瘤血管的安全高效的抗肿瘤药物。VDAs 本身是一类血管靶向抗肿瘤药物, 其能够快速且选择性地作用于肿瘤新生血管内皮细胞, 造成血管基底暴露、渗漏性增强及出血, 从而阻断肿瘤深部毛细血管的血液及养分供应, 达到抑制肿瘤的目的[153, 154]。目前, 多种 VDAs（如 DMXAA、CA4P 等）已进入临床试验阶段, 由于其主要作用于肿瘤的深层, 与纳米药物（主要作用于供氧充足的肿瘤表层）互补。

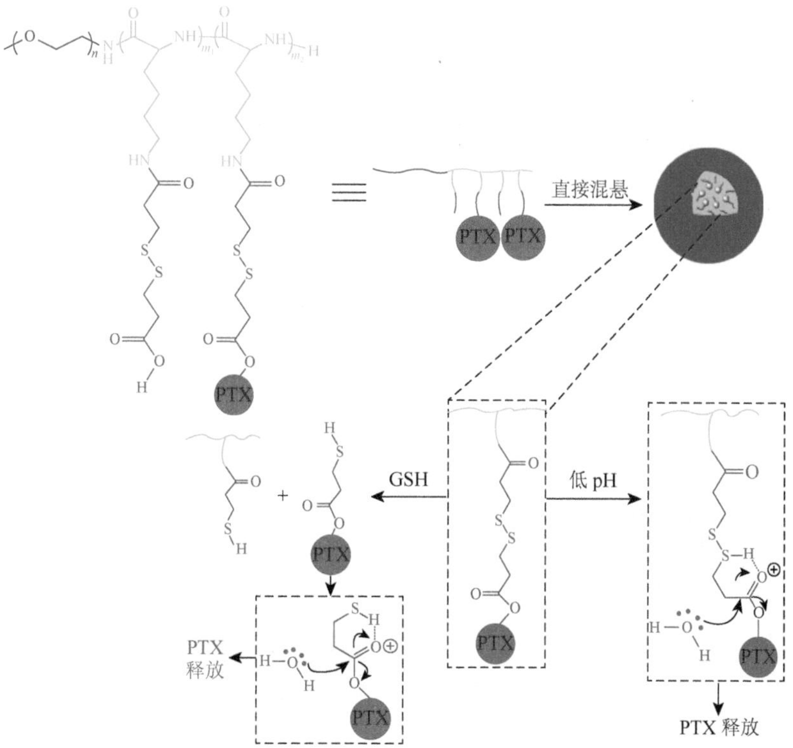

图 5.10　高分子键合药 P(L-SS-PTX)的自组装以及双重响应释放 PTX 示意图[152]

Song 等以聚谷氨酸接枝聚乙二醇为药物载体，顺铂通过与聚谷氨酸的羧基进行络合形成CDDP-NPs（图 5.11）。将担载 IR830 的 CDDP-NPs 注射到含有 MDA-MB-435肿瘤细胞的 BALB/C 裸鼠体内。通过光声成像发现，纳米药物主要富集在肿瘤的边缘区域，在肿瘤中心区域分布得很少。通过光学成像还可以看到，在肿瘤边缘血管丰富，而肿瘤内部血管分布较少，这表明纳米药物在实体肿瘤内的分布是依赖血管网络的。CA4P 与顺铂纳米药物联用 72 h 后，造成 MDA-MB-435 肿瘤细胞 92.8%的区域发生坏死，远高于单独使用顺铂纳米药物的 15.0%和单独使用 CA4P 的 62.2%。由此可以看出，纳米药物与小分子血管阻断剂联合应用可以提高纳米药物对实体肿瘤的治疗效果并降低副作用。这一联合策略为肿瘤治疗提供了新思路[155]。

## 5.2.5　树枝状聚合物

树枝状聚合物是人工合成的具有树枝状结构的高度支化聚合物，其作为药物输送载体具有一定的稳定性，表面可以很容易地与靶向配体或者小分子叶酸等结合。以聚酰胺-胺（PAMAM）型树枝状聚合物为例，由于具有大量的反应基团，

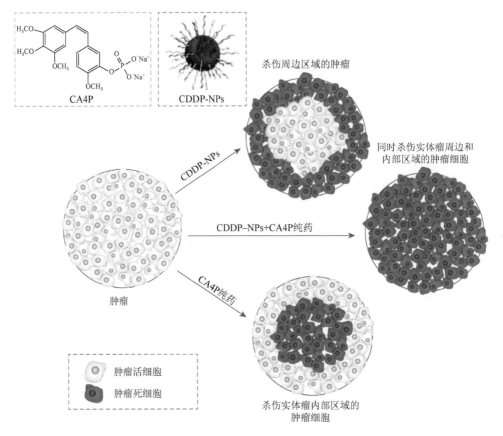

图 5.11    血管阻断剂 CA4P 与纳米药物 CDDP-NPs 联合作用机制示意图[155]

它可以方便地与靶向配体、造影分子及各种抗肿瘤药物进行键合，化学结构清晰，同时具有较好的水溶性和生物相容性。由于其尺寸较小（<5 nm），可以经肾脏从体内排出，因此不需考虑其生物降解问题[156, 157]。将树枝状聚合物与喜树碱、甲氨蝶呤等进行键合，形成的键合物在水中呈单分子胶束形态，与使用单一小分子药物相比能够更加显著地抑制肿瘤生长，并降低药物毒性[158]。Abraxane® 是首个获得 FDA 批准的白蛋白结合型化疗药物，由于肿瘤在生长过程中具有最大限度结合白蛋白的生物特性，因此吸附有紫杉醇的白蛋白微粒 Abraxane® 能够显著降低毒副作用并提高药效。目前 Abraxane® 已成为转移性乳腺癌及晚期非小细胞肺癌（NSCLC）的一线治疗药物[159, 160]。

Wei 等设计合成了一种新颖的纳米胶束载药体系，这种载药体系以两亲性的树枝状聚合物（AmDM）为载体，AmDM 可以产生超分子胶束，并以较高的担载率担载抗肿瘤药物阿霉素（图 5.12）。产生这种现象的原因是这种特殊的树枝状结构可以产生较大的孔隙空间，阿霉素能够大量地装填进入孔隙结构中。获得的纳米胶束 AmDM/DOX 可以增强药效，并且通过增加细胞内吞量避免药物的流出，从而克服阿霉素在乳腺癌模型中的耐药性[161]。

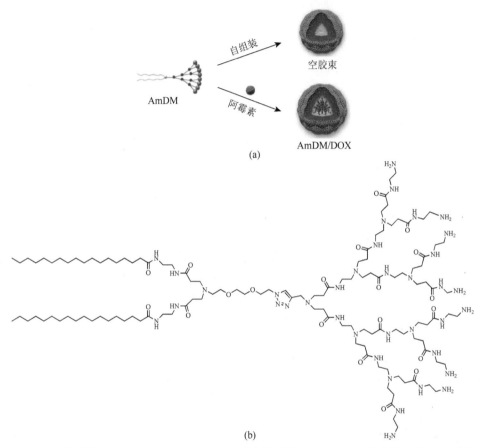

图 5.12　纳米胶束 AmDM/DOX 的合成（a）及树枝状聚合物 AmDM 的分子结构（b）[161]

　　Yang 等将靶向分子生物素（biotin）及异硫氰酸荧光素（FITC）键合到树枝状聚合物 PAMAM 上，这种具有双重功能的树枝状聚合物键合体系（dendrimer-biotin-FITC）相比于没有键合生物素的 PAMAM 在 HeLa 细胞系上表现出较高的细胞内吞量。这种内吞具有能量依赖性和剂量依赖性。将靶向配体如糖类、叶酸、多肽、蛋白、抗体等键合到树枝状聚合物上，可以使聚合物优先富集到靶向肿瘤细胞上，提高肿瘤细胞治疗效果，是一种有前景的抗肿瘤纳米载体[162]。

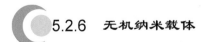 ### 5.2.6　无机纳米载体

　　应用于癌症治疗的无机纳米粒子包括量子点、碳纳米管、硅纳米粒子、金纳

米粒子、氧化铁磁性纳米粒子和陶瓷纳米粒子。最初在纳米医药领域应用的无机纳米粒子是一些具有单分散性质的金属纳米粒子，尤其是应用在磁共振成像及超导量子干涉仪的研究上。如今，科研工作者将各种药物及靶向配体分子整合到无机纳米粒子上，以此来进行药物输送。

Kievit 等将阿霉素通过 pH 敏感腙键共价结合到聚乙烯亚胺（PEI）上，之后键合到聚乙二醇功能化的氧化铁纳米粒子上，相比于纯药，显著抑制了鼠神经胶质瘤 C6 细胞的增殖[163]。将阿霉素与磁性纳米粒子联合在磁场下作用于乳腺癌细胞系 MDA-MB-468，其表现出优于单独使用阿霉素的细胞杀伤效果，研究表明，在高热情况下细胞致死率达到 80%以上[164]。

目前应用较为广泛的无机纳米载体是金纳米粒子，其合成方法较为简单、容易操控，并且可以在近红外波段产生热量，因此可以应用于肿瘤的热疗，有些已经进入临床试验阶段[165, 166]。金纳米粒子通过硫辛酸-PEG 与阿霉素共价结合，在肿瘤细胞内吞体的酸性环境下释放药物，提高了药物在肿瘤细胞中的浓度，以此抑制耐药的乳腺癌细胞的生长[167]。但是，由于无机纳米粒子不可降解，进入体内后不容易清除，因此会造成在体内的聚积，从而引发长期毒性。

量子点是无机荧光纳米晶体，它们具有小且均一的尺寸（1~20 nm），具有较高的比表面积，表面可以结合多种配体并且具有生物相容性[168, 169]。水溶性碲化镉（CdTe）量子点表面修饰带有负电荷的 3-巯基丙酸（MPA）并结合生物标记物柔红霉素，可以同时进行细胞成像和抑制耐药白血病细胞系 K562/A02 的多药耐药性。研究结果表明，量子点 MPA-CdTe 可以有效地促进抗肿瘤药物的内吞以及增强生物标记的效率[170]。

Kuo 等制备了 PLGA 担载紫杉醇并键合到量子点上，研究其与纯药紫杉醇在紫杉醇敏感的 KB 细胞系以及耐紫杉醇的 KB paclitaxel-50 宫颈癌细胞系中的细胞毒性。研究发现，PLGA 担载紫杉醇量子点在耐紫杉醇的 KB paclitaxel-50 宫颈癌细胞系中的细胞毒性明显强于纯药紫杉醇。PLGA 量子点作为抗肿瘤药物的载体，可以抑制药物因多药耐药引起的加速流出[171]。

## 5.3 基于被动靶向的纳米载体

肿瘤组织中的血管与正常组织中的血管之间存在很大的差别。正常组织的血管内皮细胞之间的间隙较小（≤8 nm），结构完整，而实体瘤组织的血管更加丰富，并且血管内皮细胞之间的间隙较宽（40 nm~1 μm）[172]，结构完整性差。这使得纳米颗粒通过血液循环可以很容易地进入肿瘤组织而很难进入正常组织，表现出一种靶向效果，这种靶向称为被动靶向。另外，肿瘤部位的淋巴回流缺失使得进入肿瘤组织的纳米颗粒可以长时间滞留。上述现象被学术界称为实体瘤组织的增强渗透和滞留效应，简称 EPR 效应。

使纳米载体能有效地输送抗肿瘤药物的关键因素有两方面：①纳米载体具备在血液中长循环的能力；②靶向特定的组织和细胞[173]。另外，纳米载体的长循环、靶向以及克服生物屏障的能力也依赖于纳米载体的尺寸、形状和表面特性。

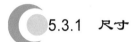 ## 5.3.1 尺寸

纳米粒子的尺寸对纳米载体与其所处环境的相互作用有极其重要的影响。由于被动靶向完全依靠扩散介导传输到肿瘤组织，因此尺寸在被动靶向传输中起着重要的作用。Dreher 等的研究表明，直径在数百纳米数量级的纳米粒子可以有效富集到肿瘤组织处。利用葡聚糖分子作为模型分子，研究发现葡聚糖的分子质量从 3.3 kDa 增加到 2 MDa，纳米粒子的渗透性降低了两个数量级。较大的分子可以富集到肿瘤组织中，但主要是在肿瘤组织内部的血管表面。相反地，小分子可以较容易地渗透到肿瘤组织较深的间隙处，并可以均匀分布[174]。20～200 nm 的抗肿瘤纳米载体具有较大的应用前景，过大容易被网状内皮系统捕获，过小容易被肾脏清除，且容易穿过肝窦内皮细胞造成在肝脏中的聚集[175-178]。

## 5.3.2 形状

新型纳米粒子制备方法的发展为精确控制纳米粒子的形状和尺寸及研究纳米粒子的形状对纳米粒子的生物分布和细胞内吞的影响提供了便利。Chan 等研究表明，14 nm 和 75 nm 的球形纳米粒子被细胞内吞的数量是杆形纳米粒子的 3.75～5 倍。研究人员强调，两种形状的纳米粒子在内吞量上的显著差异可能是由于粒子曲率的不同影响粒子与细胞膜受体的接触面积及纳米粒子表面靶向配体的分布，进而影响内吞数量[179]。Gratton 等研究了不同形状、不同尺寸的纳米粒子在 HeLa 细胞中的内吞情况，结果发现，圆柱形纳米粒子具有最高的内吞量。另外，他们发现纳米粒子的纵横比也影响着内吞效果[180]。然而，这项研究发现，具有同样长径比的直径为 100 nm 的粒子相比于直径为 150 nm 的粒子具有较低的内吞量。另外，他们发现直径为 500 nm 或者 1μm、高都为 1μm 的圆柱体形状的纳米粒子相比于小尺寸的纳米粒子降低了细胞的内吞量，但是却高于微米尺寸的方形截面粒子。因此，这些结果表明，纳米粒子的内吞行为是纳米粒子尺寸和形状共同作用的结果。

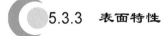 ## 5.3.3 表面特性

纳米粒子表面是纳米粒子与它所处环境相联系的主要媒介。纳米粒子的表面特性

在被动靶向传输中显得尤为重要，因为纳米粒子具有较大的比表面积以及相对大的表面积[181]。纳米粒子的表面可以通过修饰聚合物或者功能化聚合物束影响肿瘤微环境对待纳米粒子的"态度"。已经确定的是，在纳米粒子表面修饰亲水聚合物，可以降低被网状内皮系统（RES）清除的速率。目前常用的亲水聚合物为聚乙二醇（PEG）。PEG链段的形状、密度及长度可以调节，并且可以通过多方面因素来影响被 RES 的清除速率。有研究表明，PEG 链段的分子质量增加到 2 kDa 以上时可以延长 PEG 化的聚合物的半衰期[182]。这种性质可以被称为"隐身性"，即利用亲水的柔性聚合物对纳米粒子进行表面修饰，可防止血浆蛋白非特异性吸附、逃避单核巨噬细胞系统的识别，并有利于延长血液循环和通过 EPR 效应在肿瘤中富集。PEG 和两性离子是最常用的表面修饰材料。但这种"隐身性"修饰也会影响细胞内吞和内吞体逃逸[175, 183, 184]。

图 5.13 为纳米药物各种参数对其体内活动的影响示意图。但是在讨论其中某

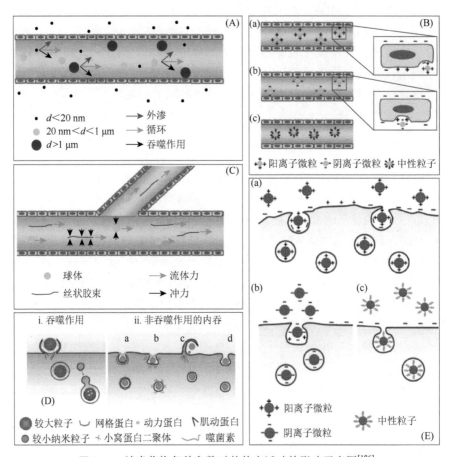

图 5.13　纳米药物各种参数对其体内活动的影响示意图[186]

（A）粒径对体内清除的作用；（B）表面电位对高分子键合药体内清除的影响；（C）高分子键合药形状对循环的影响；（D）粒子大小对细胞摄取的影响；（E）电位对细胞内吞的作用

一种因素对抗肿瘤效果的影响时，需要做的工作很复杂，往往需要控制其他变量，只要其中一种因素发生改变，抗肿瘤效果就可能发生改变。例如，Kataoka 课题组研究不同粒径（30 nm、50 nm、70 nm 和 100 nm）的 mPEG-PLG 担载奥沙利铂胶束在肿瘤内部的蓄积情况，发现对于高渗透能力的肿瘤模型，粒径对载药粒子的肿瘤蓄积和抑瘤效果影响不大；而在低渗透能力的肿瘤模型中，粒径在 30 nm 的载药粒子的肿瘤蓄积和抑瘤效果都很好[185]。

由于影响纳米载体性能的因素众多且复杂，加上肿瘤本身的情况更为复杂，在设计纳米药物时，选取的理想载体材料应具有如下性质：①良好的生物相容性和体内安全性；②简单明确的结构和组成，易于控制和表征；③良好的水溶性以及生物可降解性；④优良的可调控性，方便调节纳米药物各项参数。

 ### 5.3.4　被动靶向的局限性

首先，基于被动靶向的纳米载体过分依赖于肿瘤病态血管的形成及血管增生的程度，所以对肿瘤并不存在普遍的适用性；其次，在实体瘤中，组织间质渗透压普遍较高，不利于纳米载体在肿瘤部位的扩散，减少了细胞对药物载体的摄取；最后，肿瘤细胞固有的多药耐药机制同样限制了这类载体对耐药细胞的药物输送[187, 188]。

## 5.4　基于主动靶向的纳米载体

基于肿瘤细胞表面过表达的某些生物大分子受体可特异性结合相关配体，将配体键合到纳米药物表面，可得到具有主动靶向性能的药物传递系统。靶向配体可发挥导向作用，有利于提高纳米药物在肿瘤部位的选择性富集，从而增强药效（图 5.14）。典型的在肿瘤部位特异性过度表达的蛋白包括 $\alpha_v$ 整联蛋白、人表皮生长因子受体（EGFR/HER1）、人表皮生长因子受体 2（HER2）、核仁素蛋白、叶酸受体、内皮糖蛋白（CD105）、前列腺特异性膜抗原（PSMA）、上皮细胞黏附分子（EpCAM）、CD20、CD44、CD90 和 CD133 等。靶向纳米药物可同时通过被动靶向和主动靶向途径实现肿瘤聚集，并借助肿瘤部位的淋巴回流缺陷实现增强的滞留效果[189]。

总的来说，主动靶向策略可分为四种（图 5.15）：①靶向肿瘤细胞。相对于非靶向系统，靶向系统在肿瘤部位的聚集略有提高。②靶向肿瘤血管。靶向系统能够识别肿瘤血管并在肿瘤部位蓄积，但肿瘤组织的穿透主要依赖被动扩散机制。③同时靶向肿瘤血管和肿瘤细胞。同时识别肿瘤血管和肿瘤细胞的靶向策略可进一步提高肿瘤的靶向传输效果。④靶向肿瘤血管和肿瘤细胞并促进肿瘤组织穿透。能靶向肿瘤血管和细胞，并促进载药体系的肿瘤穿透能力。

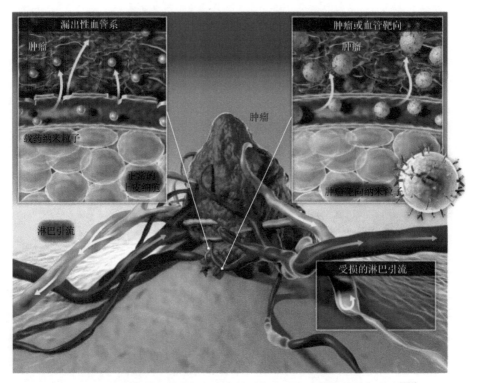

图 5.14　纳米载体在肿瘤组织中的被动靶向和主动靶向传输示意图[189]

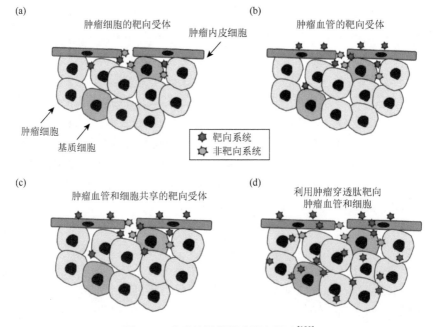

图 5.15　典型的四类肿瘤靶向策略[190]

目前已报道的靶向配体主要可分为以下五类：小分子、糖类、多肽和蛋白、抗体、适配体。表 5.5 根据上述分类列举了典型的靶向配体、相应的靶点和代表性的细胞系。多数肿瘤新生血管和部分癌细胞表面过表达 $\alpha_v$ 整联蛋白，因此选用 RGD 类配体或 DI17E6 单克隆抗体可同时靶向肿瘤血管和肿瘤细胞。最近，针对肿瘤血管和肿瘤细胞的多级或逐级靶向策略也取得了一定进展。Wu 等通过化学键合及自组装技术，将 cRGDfK 和转铁蛋白同时键合到纳米药物表面，可实现载药系统的血管和宫颈癌细胞（HeLa 细胞）逐级靶向调控。Gao 等报道了一种转铁蛋白和叶酸共修饰的阿霉素脂质体，转铁蛋白有助于脂质体穿透血脑屏障，而叶酸有助于脂质体在脑胶质瘤中聚集[191]。

表 5.5　典型的用于抗肿瘤纳米药物的靶向配体分类

| 分类 | 名称 | 靶点（受体） | 典型细胞系 | 参考文献 |
|---|---|---|---|---|
| 小分子 | 叶酸（维生素 $B_9$） | 叶酸受体 | KB、Hela、SKOV3 | [192, 193] |
| | 生物素（维生素 $B_7$） | 生物素受体 | MCF-7、M109 | [194] |
| 多肽和蛋白 | LHRH（促黄体素释放素）类似物 | LHRH 受体 | A2780、4T1、MCF-7 94-96 | [195-197] |
| | CRGDKGPDC（iRGD） | $\alpha_v\beta_3$ 和 NRP-1 | BT474、22Rv1、4T1、C6 | [198, 199] |
| | c(RGDyK) | $\alpha_v\beta_3$ | U87MG | [200, 201] |
| | c(RGDfK) | $\alpha_v\beta_3$ | B16F1、T-24、B16F10、U87MG | [202-204] |
| | Lyp-1 肽 | p32/gC1q 受体 | SPC-A1、C6 | [205, 206] |
| | EGF | 表皮生长因子受体 | MDA-MB-468、MCF-7、SKOV3 | [207-209] |
| | 转铁蛋白（Tf） | 转铁蛋白受体 | SCC-7、B16F10、SGC-7901、Neuro2A | [210-212] |
| 抗体 | 赫赛汀（Herceptin） | 人表皮生长因子受体 2（HER2） | SK-BR-3、BT-474 | [213-215] |
| | EGFR 单克隆抗体 | 表皮生长因子受体 | SMMC-7721、PC-3、SiHa | [216-218] |
| | 抗 HER2 抗体 | 人表皮生长因子受体 2（HER2） | SKOV-3 | [219] |
| 适配体 | A10RNA | PMSA | LNCaP | [220] |
| | XEO2 微型核酸适配体 | PMSA | LNCaP | [221] |
| | AS1411 DNA 核酸适配体 | 核仁素蛋白 | Huh7、MDA-MB-231、MCF-7 | [222, 223] |

单克隆抗体（mAb）属于一组被称为免疫球蛋白的防御性蛋白质，其专一性

强，因此可以用于特异性鉴别癌抗原并产生抑制作用。单克隆抗体作为主动靶向由 Milstein 于 1981 年提出[224]，在接下来的 30 多年里，大量的单克隆抗体类靶向药物被开发出来并进入临床应用，且有 17 种不同的单克隆抗体被 FDA 批准[225, 226]。其中最著名的是，利妥昔单抗（Rituxan）于 1997 年被批准用于治疗非霍奇金式淋巴瘤[227]，曲妥珠单抗（Herceptin）于 1998 年被批准用于进行乳腺癌的治疗[228]。2004 年，第一个血管抑制剂类单抗贝伐单抗（Avastin）被批准上市[229]。此外，为了进一步增加单抗的治疗效果，单抗键合治疗药物也被开发出来并用于实现对药物的靶向输送。截至目前，超过 200 种基于单抗及单抗片段的药物传输体系已经进入临床和临床前试验研究[230]。

核酸适配体是通过指数级富集的配体系统进化技术（systematic evolution of ligands by exponential enrichment，SELEX），从合成的大容量单链随机寡核苷酸文库中筛选并富集的，对某些靶点具有高特异性和高结合率的小分子 DNA 或 RNA 片段。2004 年，FDA 批准 Pfizer 公司和 Eyetech 公司的第一个核酸适配体药物哌加他尼钠（pegaptanib sodium）注射液（商品名为 Macugen，用于治疗年龄相关性黄斑变性）上市并在临床上取得了肯定疗效，首次显示了核酸适配体在靶向治疗方面的实用性和优越性。核酸适配体靶点广泛，能够选择性地与细胞内蛋白、透膜蛋白、可溶性蛋白、多糖及其他小分子作用，此外，核酸适配体具有直接抑制肿瘤细胞增殖的作用。与抗体相比，核酸适配体具有分子量小、成本低、批间差异小、易于生产和结构修饰、无毒等性质。核酸适配体尺寸小，易内化进入细胞。内化过程需要靶蛋白介导，这使得核酸适配体扮演双重角色，除了识别功能外，还具有协助药物内化的作用，且其靶向结合性能可通过修饰来改善[231]。将核酸适配体与药物直接键合或修饰到载药纳米粒子表面可以实现对药物的靶向输送。例如，Kolishetti 等将核酸适配体键合在载有四价铂的纳米粒子表面，其能够与前列腺癌细胞表面的抗原结合，体内实验显示具有很高的选择性和靶向效率[232]。

生长因子和维生素代表另一类常用的肿瘤细胞靶向受体。肿瘤细胞为了满足其过快增殖的能量代谢需求，会过表达生长因子及营养物质的受体。表皮生长因子受体（EGFR）在很多肿瘤细胞如乳腺癌、喉舌癌表面都有过表达，而表皮生长因子（EGF）被证明能够减少或阻断这一受体的过表达[233]。同样，叶酸（维生素 $B_9$）也被用于靶向叶酸受体过表达的卵巢癌、子宫内膜癌和肾癌等[234-236]。而转铁蛋白受体（TfRs）被发现过表达于胰腺癌、结肠癌、肺癌、膀胱癌等表面，因此转铁蛋白（Tf）具备这些肿瘤细胞的靶向作用[237]。此外，转铁蛋白还被尝试用于突破血脑屏障的[211]。

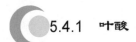

## 5.4.1　叶酸

叶酸是一种小分子质量（441Da）分子，是真核生物所需的一种维生素并参与嘌呤和嘧啶的合成。叶酸受体在大多数人体肿瘤细胞表面过表达，而在正常细胞中的存在很少，甚至检测不到，这就使叶酸受体介导的抗肿瘤药物可以靶向性地作用于对叶酸受体呈阳性的肿瘤细胞，减少传统抗癌药物对正常细胞的毒副作用，提高药物的选择性。叶酸受体是一种跨膜单链糖蛋白，它含有 3 种亚型：$\alpha$-FR、$\beta$-FR 和 $\gamma$-FR。叶酸受体之所以适合于作为抗肿瘤药物的靶点，是因为其在大部分人体肿瘤细胞中都过表达，而在正常的器官中很少表达，甚至不表达。例如，$\alpha$-FR 主要在卵巢癌、肺癌、子宫癌和睾丸癌等上皮组织的恶性肿瘤细胞中过表达；$\beta$-FR 在胎盘、粒单核细胞系中成熟的粒细胞、被激活的单核或巨噬细胞及超过半数以上的髓系白血病细胞中过表达；而 $\gamma$-FR 主要在恶性白血病细胞中过表达[238]。

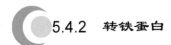

## 5.4.2　转铁蛋白

转铁蛋白是一种血清糖蛋白，通过血液传输铁，随后通过绑定细胞表面的转铁蛋白受体将铁转运到细胞中，因此是通过受体介导的内吞使铁内吞进入细胞中。转铁蛋白受体在转移性较好的耐药肿瘤细胞中过表达，有些可能达到高于正常细胞表达量的 100 倍，因此转铁蛋白在癌症治疗方面的地位日渐凸显，这使其成为主动靶向的配体之一。

研究者以转铁蛋白为靶向配体设计合成了多种脂质体载体担载阿霉素，实现了阿霉素的胞内输送[239-241]。这些研究结果表明，键合转铁蛋白的脂质体可以将药物输送到表达转铁蛋白受体的不同肿瘤细胞中。细胞机理研究表明，这些靶向纳米药物与转铁蛋白受体特异性结合，通过受体依赖的内吞途径内吞进入细胞[240,242]，由此可以克服因 P 糖蛋白介导的药物流出所产生的多药耐药性。由于转铁蛋白受体在肝癌细胞中的表达量高于肺泡部分，转铁蛋白键合脂质体阿霉素载药体系被认为是通过可吸入治疗方法治疗肺癌的潜在方法[243]。转铁蛋白也被用来作为脂质体顺铂的靶向基团，控制胃癌的腹膜传播。腹腔内注射转铁蛋白功能化的脂质体，结果在转移性癌细胞内发现有较高的内吞量，而通过肝脏和脾脏吸收的量相对较低，这种差异导致裸鼠的存活率升高。这些结果表明，转铁蛋白受体靶向的脂质体顺铂可作为有效治疗腹膜转移胃癌的纳米粒子[244]。

Suzuki 等研究发现奥沙利铂是一种低毒性的顺铂衍生物，然而它较低的生物相容性限制了它的治疗效率。利用转铁蛋白键合的脂质体担载药物可以明显促进脂质体渗透进入肿瘤细胞，最终明显地抑制肿瘤组织的生长[245]。除了用于化疗药物的输送上，转铁蛋白键合脂质体也被用于基因治疗[246]。

另外一些研究表明，转铁蛋白作为靶向配体键合在聚合物纳米粒子 PLGA 担载紫杉醇上靶向肿瘤细胞，可获得较好的治疗效果[247-249]。体内外研究表明，类似结构的聚合物纳米粒子可以明显提高抗肿瘤药物的活性，结果显著增加了前列腺癌小鼠的存活率。这种增强的治疗效果归功于增强的细胞内吞和减少通过 P 糖蛋白通道溢出的紫杉醇。因此转铁蛋白键合的纳米粒子为解决多药耐药性提供了新方法，这是先前紫杉醇作为抗肿瘤化疗药物的一个主要缺点[250, 251]。

金纳米粒子作为治疗和诊断试剂，已经被广泛应用于肿瘤治疗中。研究发现，转铁蛋白键合的金纳米粒子相比于对照组在过表达转铁蛋白受体的细胞中表现出显著的细胞内吞[252]。以上研究表明，转铁蛋白受体靶向的纳米粒子可以显著地增强抗肿瘤药物在细胞内传输。含转铁蛋白的纳米粒子可以作为提高癌症治疗效果的靶向载药体系[253]。

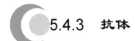

### 5.4.3　抗体

抗体是在核医学领域得到确认的特异性靶向试剂，用来达到诊断和治疗的目的。作为靶向试剂，抗体具有极其高的选择性，并凭借两个抗原表位结合位点的存在紧密结合在一个分子上[254]。第一个单克隆抗体（mAb）在 1975 年被发现可以用于结合特定的肿瘤抗原，但是在近 20 年单克隆抗体在肿瘤治疗上的潜在应用才得以研究发展[255, 256]。非结合抗体已经被证明在淋巴瘤、乳腺癌、非霍奇金淋巴瘤、结直肠癌和慢性淋巴细胞性白血病上表现出抗肿瘤效果[225, 226]。以抗体靶向为基础的治疗是通过抗体与在肿瘤细胞表面的特定抗原结合，进而产生多种机制进行抗肿瘤治疗，这些机制包括妨碍配体和受体的结合或者抑制蛋白的表达[225]。

表皮生长因子受体（EGFR）在很多肿瘤细胞中过表达，它可以结合两个单独的配体：表皮生长因子和转化生长因子-$\alpha$（TGF-$\alpha$）[257]。当配体结合到表皮生长因子受体上时，就会刺激细胞的生长并在一些肿瘤中使细胞快速地增殖。通过抗体干预配体与受体的结合可以降低或者终止细胞的这种增殖行为。Hoffmann 等研究人员发现，将抗表皮生长因子受体的抗体与顺铂和阿霉素结合可以增强药物的毒性，甚至在一些肿瘤中可以消灭肿瘤细胞[258]。

研究发现，单克隆抗体也可作为主动靶向型抗肿瘤载体键合到纳米粒子上。Alléman 等研究了两种不同的可生物降解的纳米粒子 PLA 剂型，其中一种剂型键合曲妥珠单抗（HER2 抗原），另一种剂型键合利妥昔单抗（CD20 抗原）。键合的纳米粒子结合到表达各自抗原的细胞中的频率相比于非键合的纳米粒子要高出 10 倍[259]。

然而，以抗体靶向为基础的治疗策略仍然存在一些限制。抗体的修饰和发展是一个很复杂且昂贵的过程，这使其不能扩大到大规模的制造生产[260]。即使将抗体完全地人源化，免疫响应仍然是阻碍治疗的潜在因素。肿瘤渗透也是一个值得关注的问题，研究人员发现抗体纳米载体不能均匀地进入肿瘤组织中[226]。肿瘤渗透的不足一直被认为是由抗体的流体力学半径（约为 20 nm）导致的纳米粒子尺寸增加以及抗原的不均匀分布造成的[261]。目前，抗体片段被认为是一种解决此问题的较好的方法，因为它们较小，引起的免疫响应较小，并且可以一直有选择性地靶向肿瘤细胞表面的抗原受体。

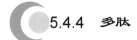

### 5.4.4　多肽

多肽也是一种传输化疗药物的潜在靶向配体。多肽和抗体很相似，都可以通过破坏配体和受体的结合最终终止细胞的增殖。相比于抗体来说，多肽在加工制造上更便宜和简单。多肽配体的筛选通常是通过一个组合噬菌体库来完成。这样筛选出来的配体通常在 10～15 个氨基酸的长度范围内变动，并可以有选择地紧密结合到靶向肿瘤细胞上[260, 262]。

$\alpha_v\beta_3$ 整合蛋白在肿瘤细胞中过表达，而且是血管生成的重要部分[263]，可以被精氨酸-甘氨酸-天冬氨酸（RGD）氨基酸序列识别[264]。Nasongkla 等用包含 RGD 序列的环状多肽将聚合物胶束功能化，将阿霉素输送到卡波西肉瘤细胞中。聚合物胶束由 PCL-PEG 组成，这个结构具有生物可降解和长循环特征。阿霉素包埋进入聚合物胶束的内部，聚合物末端键合上包含 RGD 序列的环状多肽 c（RGD），因此这种聚合物胶束可以选择性地靶向 $\alpha_v\beta_3$ 整合蛋白。当这个聚合物胶束进入卡波西肉瘤的衍生细胞系中时，可以发现，相比于非功能化胶束，细胞内吞量有 30 倍的增加[265]。

另一种具备靶向性的多肽序列为 Angiopep-2，它是低密度脂蛋白受体相关蛋白（LRP）的配体。LRP 在血脑屏障和脑胶质瘤细胞中过表达，结合靶向多肽 Angiopep-2 可以使化疗药物有足够的浓度穿过血脑屏障，最终靶向脑部胶质瘤。Xin 等将 Angiopep-2 键合到 PEG-co-PCL 聚合物纳米粒子表面来达到对脑胶质瘤的双重靶向。体外细胞实验结果表明，键合有 Angiopep-2 的纳米粒子相比于对照组表现出较强的细胞内吞。荧光担载纳米粒子和对照组通过尾静脉注射到脑部荷有 U87 MG 神经胶质瘤的小鼠体内，24 h 后进行荧光成像，结果显示空白对照组通过 EPR 效应富集到胶质瘤内部但浓度较低，而靶向性纳米粒子在肿瘤部位具有较高的浓度。这样的浓度差异表明，Angiopep-2 键合 PEG-co-PCL 的纳米粒子可以选择性地绕开血脑屏障并主动靶向和富集在神经胶质瘤处[266]。

针对多肽靶向的纳米药物的传输，Song 等提出了一种新的基于凝血机制的肿瘤靶向策略（图 5.16）。这一策略是基于小分子血管阻断剂（VDAs）和体内凝血机制的"刺激-应答"纳米药物肿瘤靶向新策略，利用 VDAs 触发瘤内出血及凝血的发生，通过在纳米药物表面修饰的凝血因子FXⅢ底物肽A15对这一过程的参与，实现纳米抗肿瘤药物在肿瘤部位的高效靶向富集。首先将小分子血管阻断剂DMXAA注射到荷瘤鼠体内造成肿瘤内部大面积出血，然后注射具有凝血靶向的A15-PGA-CisPt纳米粒子，将抗肿瘤药物顺铂靶向输送到肿瘤部位，继而杀死肿瘤细胞。在治疗荷有结肠癌肿瘤的小鼠时，注射 14 天后发现，DMXAA + A15-PGA-CisPt 联合治疗获得了95.9%的肿瘤抑制率，明显高于其他对照组。这一靶向治疗策略利用 VDAs 诱发瘤内大面积出血，瘤内靶向信号强且不依赖于肿瘤自身的受体表达特征，普适性广。另外，由于凝血发生于肿瘤血管的破坏部位，纳米药物与靶向位点的接触不需要通过血管向内部组织渗透，因此这一策略有望大大提高纳米药物的肿瘤靶向效率，进而改善纳米药物的治疗效果[267]。

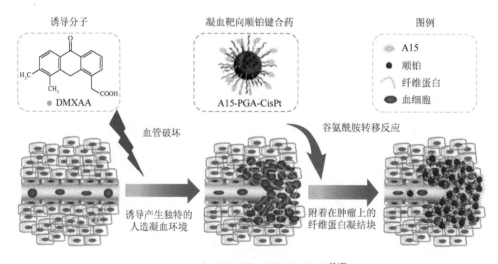

图 5.16　新型肿瘤靶向的作用机制[267]

# 参考文献

[1] Leon J. Functional interactions between oncogenes and tumor supressor genes: inhibition by c-Myc of apoptosis mediated by p53 in leukemia cells. European Journal of Cancer, 1999, 35: S9.

[2] Demoly P, Pujol J, Godard P, et al. Oncogenes and anti-oncogenes in lung cancer. Presse Medicale, 1994, 23: 291-297.

[3] Tsujitani S, Kakeji Y, Watanabe A, et al. Infiltration of dendritic cells in relation to tumor invasion and lymph node metastasis in human gastric cancer. Cancer, 1990, 66: 2012-2016.

[4] Mc Donnell S, Matrisian L M. Stromelysin in tumor progression and metastasis. Cancer and Metastasis Reviews, 1990, 9: 305-319.

[5] Danhier F, Feron O, Préat V. To exploit the tumor microenvironment: passive and active tumor targeting of

nanocarriers for anti-cancer drug delivery. Journal of Controlled Release, 2010, 148: 135-146.

[6]　Hanahan D, Weinberg R A. The hallmarks of cancer. Cell, 2000, 100: 57-70.

[7]　Hanahan D, Weinberg R A. Hallmarks of cancer: the next generation. Cell, 2011, 144: 646-674.

[8]　Sanchis J, Canal F, Lucas R, et al. Polymer-drug conjugates for novel molecular targets. Nanomedicine, 2010, 5: 915-935.

[9]　Koo A N, Min K H, Lee H J, et al. Tumor accumulation and antitumor efficacy of docetaxel-loaded core-shell-corona micelles with shell-specific redox-responsive cross-links. Biomaterials, 2012, 33: 1489-1499.

[10]　Lu J, Huang Y, Zhao W, et al. PEG-derivatized embelin as a nanomicellar carrier for delivery of paclitaxel to breast and prostate cancers. Biomaterials, 2013, 34: 1591-1600.

[11]　Hamaguchi T, Matsumura Y, Suzuki M, et al. NK105, a paclitaxel-incorporating micellar nanoparticle formulation, can extend *in vivo* antitumour activity and reduce the neurotoxicity of paclitaxel. British Journal of Cancer, 2005, 92: 1240-1246.

[12]　Ding J, Chen L, Xiao C, et al. Noncovalent interaction-assisted polymeric micelles for controlled drug delivery. Chemical Communications, 2014, 50: 11274-11290.

[13]　Lim W T, Tan E H, Toh C K, et al. Phase I pharmacokinetic study of a weekly liposomal paclitaxel formulation (Genexol-PM) in patients with solid tumors. Annals of Oncology Official Journal of the European Society for Medical Oncology, 2010, 21(2): 382-388.

[14]　Peer D, Karp J M, Hong S, et al. Nanocarriers as an emerging platform for cancer therapy. Nature Nanotechnology, 2007, 2: 751-760.

[15]　Davis M E, Shin D M. Nanoparticle therapeutics: an emerging treatment modality for cancer. Nature Reviews Drug Discovery, 2008, 7: 771-782.

[16]　Sun Q, Radosz M, Shen Y. Challenges in design of translational nanocarriers. Journal of Controlled Release, 2012, 164: 156-169.

[17]　Zhang X Q, Xu X, Bertrand N, et al. Interactions of nanomaterials and biological systems: implications to personalized nanomedicine. Advanced Drug Delivery Reviews, 2012, 64: 1363-1384.

[18]　D E, Eisenberg A. Polymer vesicles. Science, 2002, 297: 967-973.

[19]　Barenholz Y C. Doxil®—the first FDA-approved nano-drug: lessons learned. Journal of Controlled Release, 2012, 160: 117-134.

[20]　Pattni B S, Chupin V V, Torchilin V P. New developments in liposomal drug delivery. Chemical Reviews, 2015, 115(19): 10938-10966.

[21]　Gardikis K, Tsimplouli C, Dimas K, et al. New chimeric advanced drug delivery nano systems (chi-aDDnSs) as doxorubicin carriers. International Journal of Pharmaceutics, 2010, 402: 231-237.

[22]　Gabizon A, Shmeeda H, Barenholz Y. Pharmacokinetics of pegylated liposomal doxorubicin-Review of animal and human studies. Clinical Pharmacokinetics, 2003, 42: 419-436.

[23]　Park J W. Liposome-based drug delivery in breast cancer treatment. Breast Cancer Research, 2002, 4: 1-5.

[24]　Andreopoulou E, Gaiotti D, Kim E, et al. Pegylated liposomal doxorubicin HCL (PLD; Caelyx/Doxil®): experience with long-term maintenance in responding patients with recurrent epithelial ovarian cancer. Annals of Oncology Official Journal of the European Society for Medical Oncology, 2007, 18: 716-721.

[25]　Chou H H, Wang K L, Chen C A, et al. Pegylated liposomal doxorubicin (Lipo-Dox) for platinum-resistant or refractory epithelial ovarian carcinoma: a Taiwanese gynecologic oncology group study with long-term follow-up. Gynecologic Oncology, 2006, 101: 423-428.

[26]　Fassas A, Anagnostopoulos A. The use of liposomal daunorubicin (DaunoXome) in acute myeloid leukemia. Leukemia Lymphoma, 2005, 46: 795-802.

[27]　Silverman J A, Deitcher S R. Marqibo® (vincristine sulfate liposome injection) improves the pharmacokinetics and pharmacodynamics of vincristine. Cancer Chemotherapy & Pharmacology, 2013, 71: 555-564.

[28]　Meunier F, Prentice H G, Ringdén O. Liposomal amphotericin B (AmBisome): safety data from a phase II/III clinical

trial. Journal of Antimicrobial Chemotherapy, 1991, 28 Suppl B: 83-91.

[29]  Wasan K M, Lopez-Berestein G. Characteristics of lipid-based formulations that influence their biological behavior in the plasma of patients. Clinical Infectious Diseases: An Official Publication of the Infectious Diseases Society of America, 1996, 23: 1126-1138.

[30]  Stevens D A. Comparative efficacies of four amphotericin B formulations-Fungizone, Amphotec (Amphocil), AmBisome, and Abelcet-against systemic murine aspergillosis. Antimicrobial Agents & Chemotherapy, 2004, 48: 1047-1050.

[31]  Glantz M J, Jaeckle K A, Chamberlain M C, et al. A randomized controlled trial comparing intrathecal sustained-release cytarabine (DepoCyt) to intrathecal methotrexate in patients with neoplastic meningitis from solid tumors. Clinical Cancer Research, 1999, 5: 3394-3402.

[32]  Participants V R. Guidelines for using verteporfin (Visudyne) in photodynamic therapy for choroidal neovascularization due to age-related macular degeneration and other causes: update. Retina, 2005, 25: 119-134.

[33]  Listed N. Photodynamic therapy with verteporfin (Visudyne) for macular degeneration. Medical Letter on Drugs & Therapeutics, 2000, 42: 539-544.

[34]  Bressler N M, Bressler S B. Photodynamic therapy with verteporfin (Visudyne): impact on ophthalmology and visual sciences. Investigative Ophthalmology & Visual Science, 2000, 41: 624-628.

[35]  Gambling D, Hughes T, Martin G, et al. A comparison of DepoDur, a novel, single-dose extended-release epidural morphine, with standard epidural morphine for pain relief after lower abdominal surgery. Anesthesia & Analgesia, 2005, 100: 1065-1074.

[36]  Carvalho B, Roland L M, Chu L F, et al. Single-dose, extended-release epidural morphine (DepoDur) compared to conventional epidural morphine for post-cesarean pain. Obstetric Anesthesia Digest, 2007, 28: 176-183.

[37]  Usonis V, Bakasénas V, Valentelis R, et al. Antibody titres after primary and booster vaccination of infants and young children with a virosomal hepatitis A vaccine (Epaxal®). Vaccine, 2003, 21: 4588-4592.

[38]  Mischler R, Metcalfe I C. Inflexal V a trivalent virosome subunit influenza vaccine: production. Vaccine, 2002, 20: B17-B23.

[39]  Zhang J A, Anyarambhatla G, Ma L, et al. Development and characterization of a novel Cremophor EL free liposome-based paclitaxel (LEP-ETU) formulation. European Journal of Pharmaceutics & Biopharmaceutics, 2005, 59: 177-187.

[40]  Slingerland M, Guchelaar H J, Rosing H, et al. Bioequivalence of liposome-entrapped paclitaxel easy-to-use (LEP-ETU) formulation and paclitaxel in polyethoxylated castor oil: a randomized, two-period crossover study in patients with advanced cancer. Clinical Therapeutics, 2013, 35: 1946-1954.

[41]  Schuch G. EndoTAG-1. MediGene. Current Opinion in Investigational Drugs, 2005, 6: 1259-1265.

[42]  Eichhorn M E, Ischenko I, Luedemann S, et al. Vascular targeting by EndoTAG™-1 enhances therapeutic efficacy of conventional chemotherapy in lung and pancreatic cancer. International Journal of Cancer, 2010, 126: 1235-1245.

[43]  Fasol U, Frost A, Büchert M, et al. Vascular and pharmacokinetic effects of EndoTAG-1 in patients with advanced cancer and liver metastasis. Annals of Oncology, 2011, 23: 1030-1036.

[44]  Yarmolenko P S, Zhao Y, Landon C, et al. Comparative effects of thermosensitive doxorubicin-containing liposomes and hyperthermia in human and murine tumours. International Journal of Hyperthermia, 2009, 26: 485-498.

[45]  Mamot C, Ritschard R, Wicki A, et al. Tolerability, safety, pharmacokinetics, and efficacy of doxorubicin-loaded anti-EGFR immunoliposomes in advanced solid tumours: a phase 1 dose-escalation study. Lancet Oncology, 2012, 13: 1234-1241.

[46]  Saif M W. MM-398 achieves primary endpoint of overall survival in phase III study in patients with gemcitabine refractory metastatic pancreatic cancer. Jop Journal of the Pancreas, 2014, 15: 278-279.

[47]  Roy A C, Park S R, Cunningham D, et al. A randomized phase II study of PEP02 (MM-398), irinotecan or

docetaxel as a second-line therapy in patients with locally advanced or metastatic gastric or gastro-oesophageal junction adenocarcinoma. Annals of Oncology, 2013, 24: 1567-1573.

[48] Ko A H, Tempero M A, Shan Y S, et al. A multinational phase 2 study of nanoliposomal irinotecan sucrosofate (PEP02, MM-398) for patients with gemcitabine-refractory metastatic pancreatic cancer. British Journal of Cancer, 2013, 109: 920-925.

[49] Tari A, Gutierrez-Puente Y, G, Stephens C, et al. Liposome-incorporated Grb2 antisense oligodeoxynucleotide increases the survival of mice bearing bcr-abl-positive leukemia xenografts. International Journal of Oncology, 2007, 31: 1243-1250.

[50] Harrington K J, Lewanski C R, Northcote A D, et al. Phase Ⅰ-Ⅱ study of pegylated liposomal cisplatin (SPI-077) in patients with inoperable head and neck cancer. Annals of Oncology, 2001, 12: 493-496.

[51] Hoving S, van Tiel S T, Eggermont A M, et al. Effect of low-dose tumor necrosis factor-alpha in combination with STEALTH liposomal cisplatin (SPI-077) on soft-tissue-and osteosarcoma-bearing rats. Anticancer Research, 2005, 25: 743-750.

[52] Farhat F S, Temraz S, Kattan J, et al. A phase Ⅱ study of Lipoplatin (liposomal cisplatin)/vinorelbine combination in HER-2/neu-negative metastatic breast cancer. Clinical Breast Cancer, 2011, 11: 384-389.

[53] Casagrande N, Celegato M, Borghese C, et al. Preclinical activity of the liposomal cisplatin lipoplatin in ovarian cancer. Clinical Cancer Research: An Official Journal of the American Association for Cancer Research, 2014, 20: 5496-5506.

[54] Mylonakis N, Athanasiou A, Ziras N, et al. Phase Ⅱ study of liposomal cisplatin (Lipoplatin^TM) plus gemcitabine versus cisplatin plus gemcitabine as first line treatment in inoperable (stage ⅢB/Ⅳ) non-small cell lung cancer. Lung Cancer, 2010, 68: 240-247.

[55] Ravaioli A, Papi M, Pasquini E, et al. Lipoplatin monotherapy: a phase Ⅱ trial of second-line treatment of metastatic non-small-cell lung cancer. Journal of Chemotherapy, 2009, 21: 86-90.

[56] Stathopoulos G P, Boulikas T. Lipoplatin formulation review article. Journal of Drug Delivery, 2012, 2012: 581363.

[57] Giulia C A, Rosalba G, Enrico S, et al. Nanotechnology and human health: risks and benefits. Journal of Applied Toxicology, 2010, 30: 730-744.

[58] Wu Y L, Park K, Soo R A, et al. Inspire: a phase Ⅲ study of the BLP25 liposome vaccine (L-BLP25) in Asian patients with unresectable stage Ⅲ non-small cell lung cancer. BMC Cancer, 2011, 11: 1-7.

[59] Booser D J, Esteva F J, Rivera E, et al. Phase Ⅱ study of liposomal annamycin in the treatment of doxorubicin-resistant breast cancer. Cancer Chemotherapy & Pharmacology, 2002, 50: 6-8.

[60] Wetzler M, Thomas D A, Wang E S, et al. Phase Ⅰ/Ⅱ trial of nanomolecular liposomal annamycin in adult patients with relapsed/refractory acute lymphoblastic leukemia. Clinical Lymphoma Myeloma & Leukemia, 2013, 13: 430-434.

[61] Tardi P, Choice E, Masin D, et al. Liposomal encapsulation of topotecan enhances anticancer efficacy in murine and human xenograft models. Cancer Research, 2000, 60: 3389-3393.

[62] Semple S C, Leone R, Wang J, et al. Optimization and characterization of a sphingomyelin/cholesterol liposome formulation of vinorelbine with promising antitumor activity. Journal of Pharmaceutical Sciences, 2005, 94: 1024-1038.

[63] Clancy J P, Dupont L, Konstan M W, et al. phase Ⅱ studies of nebulised Arikace in CF patients with Pseudomonas aeruginosa infection. Thorax, 2013, 68: 818-825.

[64] Gaillard P J, Kerklaan B M, Aftimos P, et al. Abstract CT216: phase Ⅰ dose escalating study of 2B3-101, glutathione PEGylated liposomal doxorubicin, in patients with solid tumors and brain metastases or recurrent malignant glioma. Cancer Research, 2014, 74: CT216.

[65] Serisier D J. Inhaled, dual release liposomal ciprofloxacin in non-cystic fibrosis bronchiectasis (ORBIT-2): a randomised, double-blind, placebo-controlled trial. Thorax, 2013, 68: 812-817.

[66] 穆筱梅, 梁世强.脂质体的制备方法及其研究进展.时珍国医国药, 2008, 19: 1784-1786.

[67]  Nagayasu A, Uchiyama K, Kiwada H. The size of liposomes: a factor which affects their targeting efficiency to tumors and therapeutic activity of liposomal antitumor drugs. Advanced Drug Delivery Reviews, 1999, 40: 75-87.

[68]  Rutledge J, Allen T M, Hansen C. Liposomes with prolonged circulation times: factors affecting uptake by reticuloendothelial and other tissues. Biochimica et Biophysica Acta, 1989, 981: 27-35.

[69]  Gill P S, Wernz J, Scadden D T, et al. Randomized phase III trial of liposomal daunorubicin versus doxorubicin, bleomycin, and vincristine in AIDS-related Kaposi's sarcoma. Journal of Clinical Oncology Official Journal of the American Society of Clinical Oncology, 1996, 14: 2353-2364.

[70]  Gabizon A D P. Liposome formulations with prolonged circulation time in blood and enhanced uptake by tumors. Proceedings of the National Academy of Sciences of the United States of America, 1988, 85: 6949-6953.

[71]  f4Maruyama K, Yuda T, Okamoto A, et al. Prolonged circulation time *in vivo* of large unilamellar liposomes composed of distearoyl phosphatidylcholine and cholesterol containing amphipathic poly (ethylene glycol). Biochimica et Biophysica Acta, 1992, 1128: 44-49.

[72]  Klibanov A L, Maruyama K, Torchilin V P, et al. Amphipathic polyethyleneglycols effectively prolong the circulation time of liposomes. Febs Letters, 1990, 268: 235-237.

[73]  Papisov M I. Theoretical considerations of RES-avoiding liposomes: molecular mechanics and chemistry of liposome interactions. Advanced Drug Delivery Reviews, 1998, 32: 119-138.

[74]  Senior J, Delgado C, Fisher D, et al. Influence of surface hydrophilicity of liposomes on their interaction with plasma protein and clearance from the circulation: studies with poly (ethylene glycol)-coated vesicles. Biochimica et Biophysica Acta, 1991, 1062: 77-82.

[75]  Torchilin V P. Liposomes as targetable drug carriers. Critical Reviews in Therapeutic Drug Carrier Systems, 1984, 2: 65-115.

[76]  Li X. Solid lipid nanoparticles as drug delivery system. Progress in Chemistry, 2007, 19: 87-92.

[77]  Shidhaye S S, Vaidya R, Sutar S, et al. Solid lipid nanoparticles and nanostructured lipid carriers—innovative generations of solid lipid carriers. Current Drug Delivery, 2008, 5: 324-331.

[78]  Wong H L, Bendayan R, Rauth A M, et al. Development of solid lipid nanoparticles containing ionically complexed chemotherapeutic drugs and chemosensitizers. Journal of Pharmaceutical Sciences, 2004, 93: 1993-2008.

[79]  Aliabadi H M, Lavasanifar A. Polymeric micelles for drug delivery. Expert Opinion on Drug Delivery, 2005, 3: 139-162.

[80]  Jones M C, Leroux J C. Polymeric micelles—a new generation of colloidal drug carriers. European Journal of Pharmaceutics & Biopharmaceutics, 1999, 48: 101-111.

[81]  Miyata K, Christie R J, Kataoka K. Polymeric micelles for nano-scale drug delivery. Reactive & Functional Polymers, 2011, 71: 227-234.

[82]  Kwon G S. Polymeric micelles for delivery of poorly water-soluble compounds. Critical Reviews in Therapeutic Drug Carrier Systems, 2003, 20: 357-403.

[83]  Rapoport N. Physical stimuli-responsive polymeric micelles for anti-cancer drug delivery. Progress in Polymer Science, 2007, 32: 962-990.

[84]  Sutton D, Wang S, Nasongkla N, et al. Doxorubicin and beta-lapachone release and interaction with micellar core materials: experiment and modeling. Experimental Biology & Medicine, 2007, 232: 1090-1099.

[85]  陈芳, 李娟.聚合物胶束载药制备方法研究进展.亚太传统医药, 2014, 10: 48-49.

[86]  Kim S C, Kim D W, Shim Y H, et al. *In vivo* evaluation of polymeric micellar paclitaxel formulation: toxicity and efficacy. Journal of Controlled Release, 2001, 72: 191-202.

[87]  Kim T Y, Kim D W, Chung J Y, et al. Phase I and pharmacokinetic study of Genexol-PM, a cremophor-free, polymeric micelle-formulated paclitaxel, in patients with advanced malignancies. Clinical Cancer Research, 2004, 10: 3708-3716.

[88] Lee K S, Chung H C, Im S A, et al. Multicenter phase II trial of Genexol-PM, a novel Cremophor-free, polymeric micelle formulation of paclitaxel, with cisplatin in patients with advanced non-small-cell lung cancer. Annals of Oncology, 2008, 18: 2009-2014.

[89] Tang Z, He C, Tian H, et al. Polymeric nanostructured materials for biomedical applications. Progress in Polymer Science, 2016, 60: 86-128.

[90] Valle J W, Armstrong A, Newman C, et al. A phase 2 study of SP1049C, doxorubicin in P-glycoprotein-targeting pluronics, in patients with advanced adenocarcinoma of the esophagus and gastroesophageal junction. Investigational New Drugs, 2011, 29: 1029-1037.

[91] Lee K S, Chung H C, Im S A, et al. Multicenter phase II trial of Genexol-PM, a Cremophor-free, polymeric micelle formulation of paclitaxel, in patients with metastatic breast cancer. Breast Cancer Research and Treatment, 2008, 108: 241-250.

[92] Kim D W, Kim S Y, Kim H K, et al. Multicenter phase II trial of Genexol-PM, a novel Cremophor-free, polymeric micelle formulation of paclitaxel, with cisplatin in patients with advanced non-small-cell lung cancer. Annals of Oncology, 2007, 18: 2009-2014.

[93] von Hoff D D, Mita M, Eisenberg P, et al. Abstract LB-203: a phase I study of BIND-014, a PSMA-targeted nanoparticle containing docetaxel, in patients with refractory solid tumors. Cancer Research, 2013, 73: LB-203.

[94] Louage B, Zhang Q, Vanparijs N, et al. Degradable ketal-based block copolymer nanoparticles for anticancer drug delivery: a systematic evaluation. Biomacromolecules, 2014, 16: 336-350.

[95] Plummer R, Wilson R, Calvert H, et al. A phase I clinical study of cisplatin-incorporated polymeric micelles (NC-6004) in patients with solid tumours. British Journal of Cancer, 2011, 104: 593-598.

[96] Kato K, Chin K, Yoshikawa T, et al. Phase II study of NK105, a paclitaxel-incorporating micellar nanoparticle, for previously treated advanced or recurrent gastric cancer. Investigational New Drugs, 2012, 30: 1621-1627.

[97] Freichels H, Pourcelle V, Auzély-Velty R, et al. Synthesis of poly(lactide-*co*-glycolide-*co*-ε-caprolactone) -graft-mannosylated poly(ethylene oxide) copolymers by combination of "clip" and "click" chemistries. Biomacromolecules, 2012, 13: 760-768.

[98] Huynh V T, Quek J Y, de Souza P L, et al. Block copolymer micelles with pendant bifunctional chelator for platinum drugs: effect of spacer length on the viability of tumor cells. Biomacromolecules, 2012, 13: 1010-1023.

[99] Krumova M, López D, Benavente R, et al. Effect of crosslinking on the mechanical and thermal properties of poly (vinyl alcohol). Polymer, 2000, 41: 9265-9272.

[100] Lv S, Li M, Tang Z, et al. Doxorubicin loaded amphiphilic polypeptide-based nanoparticles as an efficient drug delivery system for cancer therapy. Acta Biomaterialia, 2013, 9: 9330-9342.

[101] Li M, Song W, Tang Z, et al. Nanoscaled poly(L-glutamic acid)/doxorubicin-amphiphile complex as pH-responsive drug delivery system for effective treatment of nonsmall cell lung cancer. ACS Applied Materials & Interfaces, 2013, 5: 1781-1792.

[102] Song W, Tang Z, Li M, et al. Tunable pH-sensitive poly(β-amino ester)s synthesized from primary amines and diacrylates for intracellular drug delivery. Macromolecular Bioscience, 2012, 12: 1375-1383.

[103] Rademaker-Lakhai J M, Terret C, Howell S B, et al. A phase I and pharmacological study of the platinum polymer AP5280 given as an intravenous infusion once every 3 weeks in patients with solid tumors. Clinical Cancer Research, 2004, 10: 3386-3395.

[104] Sarapa N, Britto M R, Speed W, et al. Assessment of normal and tumor tissue uptake of MAG-CPT, a polymer-bound prodrug of camptothecin, in patients undergoing elective surgery for colorectal carcinoma. Cancer Chemotherapy and Pharmacology, 2003, 52: 424-430.

[105] Wachters F M, Groen H J M, Maring J G, et al. A phase I study with MAG-camptothecin intravenously administered weekly for 3 weeks in a 4-week cycle in adult patients with solid tumours. British Journal of Cancer, 2004, 90: 2261-2267.

[106] Nowotnik D P. AP5346 (ProLindac^TM), a DACH platinum polymer conjugate in phase II trials against ovarian

cancer. Current Bioactive Compounds, 2011, 7: 21-26.

[107] Seymour L W, Ferry D R, Kerr D J, et al. Phase II studies of polymer-doxorubicin (PK1, FCE28068)in the treatment of breast, lung and colorectal cancer. International Journal of Oncology, 2009, 34: 1629-1636.

[108] Seymour L W, Ferry D R, Anderson D, et al. Hepatic drug targeting: phase I evaluation of polymer-bound doxorubicin. Journal of Clinical Oncology, 2002, 20: 1668-1676.

[109] Terwogt J M M, Huinink W W T, Schellens J H M, et al. Phase I clinical and pharmacokinetic study of PNU166945, a novel water-soluble polymer-conjugated prodrug of paclitaxel. Anti-Cancer Drugs, 2001, 12: 315-323.

[110] Rowinsky E K, Rizzo J, Ochoa L, et al. A phase I and pharmacokinetic study of pegylated camptothecin as a 1-hour infusion every 3 weeks in patients with advanced solid malignancies. Journal of Clinical Oncology, 2003, 21: 148-157.

[111] Wolff R, Routt S, Riggs-Sauthier J, et al. NKTR-105, a novel PEGylated-docetaxel, demonstrates superior anti-tumor activity compared to docetaxel in human non-small cell lung and colon cancer xenografts. European Journal of Cancer Supplements, 2008, 6: 141.

[112] Awada A, Leung A, Zhao C, et al. OT3-01-07: the BEACON study (BrEAst cancer outcomes with NKTR-102): a phase 3 open-label, randomized, multicenter study of NKTR-102 versus treatment of physician's choice (TPC) in patients (pts) with locally recurrent or metastatic breast cancer (MBC) previously treated with an anthracycline, a taxane and capecitabine (ATC). Cancer Research, 2011, 71: OT3-01-07.

[113] Al-Huniti N, Wang Y, Birmingham B. Population pharmacokinetic (PPK) modeling of NKTR-118 using phase 1 and phase 2 data. Journal of Clinical Pharmacology, 2011, 51: 1329.

[114] Kurzrock R, Goel S, Wheler J, et al. Safety, pharmacokinetics, and activity of EZN-2208, a novel conjugate of polyethylene glycol and SN38, in patients with advanced malignancies. Cancer, 2012, 118: 6144-6151.

[115] Homsi J, Simon G R, Garrett C R, et al. Phase I trial of poly-L-glutamate camptothecin (CT-2106) administered weekly in patients with advanced solid malignancies. Clinical Cancer Research, 2007, 13: 5855-5861.

[116] Langer C J, O'Byrne K J, Socinski M A, et al. Phase III trial comparing paclitaxel poliglumex (CT-2103, PPX) in combination with carboplatin versus standard paclitaxel and carboplatin in the treatment of PS 2 patients with chemotherapy-naive advanced non-small cell lung cancer. Journal of Thoracic Oncology, 2008, 3: 623-630.

[117] O'Brien M E, Socinski M A, Popovich A Y, et al. Randomized phase III trial comparing single-agent paclitaxel Poliglumex (CT-2103, PPX) with single-agent gemcitabine or vinorelbine for the treatment of PS 2 patients with chemotherapy-naive advanced non-small cell lung cancer. Journal of Thoracic Oncology, 2008, 3: 728-734.

[118] Soepenberg O, de Jonge M J, Sparreboom A, et al. Phase I and pharmacokinetic study of DE-310 in patients with advanced solid tumors. Clinical Cancer Research, 2005, 11: 703-711.

[119] Danhauserriedl S, Hausmann E, Schick H D, et al. Phase I clinical and pharmacokinetic trial of dextran conjugated doxorubicin (AD-70, DOX-OXD). Investigational New Drugs, 1993, 11: 187-195.

[120] Fram R J, Garbo L E, Weiss G J, et al. Phase 1 study of XMT-1001, a novel water soluble camptothecin conjugate, given as an IV infusion every 3 weeks to patients with advanced solid tumors. European Journal of Cancer Supplements, 2010, 8: 180.

[121] Walsh M D, Hanna S K, Sen J, et al. Pharmacokinetics and antitumor efficacy of XMT-1001, a novel, polymeric topoisomerase I inhibitor, in mice bearing HT-29 human colon carcinoma xenografts. Clinical Cancer Research, 2012, 18: 2591-2602.

[122] Hamaguchi T, Doi T, Eguchi-Nakajima T, et al. Phase I study of NK012, a novel SN-38-incorporating micellar nanoparticle, in adult patients with solid Tumors. Clinical Cancer Research, 2010, 16: 5058-5066.

[123] Raefsky E, Spigel D R, Infante J R, et al. Phase II study of NK012 in relapsed small cell lung cancer. Journal of Clinical Oncology, 2011, 29: 7079.

[124] Matsumura Y, Hamaguchi T, Ura T, et al. Phase I clinical trial and pharmacokinetic evaluation of NK911, a

micelle-encapsulated doxorubicin. British Journal of Cancer, 2004, 91: 1775-1781.

[125] Nakanishi T, Fukushima S, Okamoto K, et al. Development of the polymer micelle carrier system for doxorubicin. Journal of Controlled Release, 2001, 74: 295-302.

[126] Fukumura D, Jain R K. Tumor microvasculature and microenvironment: targets for anti-angiogenesis and normalization. Microvascular Research, 2007, 74: 72-84.

[127] Liotta L A, Kohn E C. The microenvironment of the tumour-host interface. Nature, 2001, 411: 375-379.

[128] Adjei I M, Blanka S. Modulation of the tumor microenvironment for cancer treatment: a biomaterials approach. Journal of Functional Biomaterials, 2015, 6: 81-103.

[129] Fukumura D, Jain R K. Tumor microenvironment abnormalities: causes, consequences, and strategies to normalize. Journal of Cellular Biochemistry, 2007, 101: 937-949.

[130] Roma-Rodrigues C, Fernandes A R, Baptista P V. Exosome in tumour microenvironment: overview of the crosstalk between normal and cancer cells. BioMed Research International, 2014, 2014: 179486.

[131] Jhaveri A, Deshpande P, Torchilin V. Stimuli-sensitive nanopreparations for combination cancer therapy. Journal of Controlled Release, 2014, 190: 352-370.

[132] Cheng R, Meng F, Deng C, et al. Dual and multi-stimuli responsive polymeric nanoparticles for programmed site-specific drug delivery. Biomaterials, 2013, 34: 3647-3657.

[133] Fleige E, Quadir M A, Haag R. Stimuli-responsive polymeric nanocarriers for the controlled transport of active compounds: concepts and applications. Advanced Drug Delivery Reviews, 2012, 64: 866-884.

[134] Perche F, Torchilin V P. Recent trends in multifunctional liposomal nanocarriers for enhanced tumor targeting. Journal of Drug Delivery, 2013, 2013: 705265.

[135] Zhao L, Xu Y H, Qin H, et al. Targeted chemotherapy: platinum on nanodiamond: a promising prodrug conjugated with stealth polyglycerol, targeting peptide and acid-responsive antitumor drug. Advanced Functional Materials, 2014, 24: 5348-5357.

[136] Lee S M, O'Halloran T V, Nguyen S B T. Polymer-caged nanobins for synergistic cisplatin-doxorubicin combination chemotherapy. Journal of the American Chemical Society, 2010, 132: 17130-17138.

[137] Li M, Tang Z, Zhang D, et al. Doxorubicin-loaded polysaccharide nanoparticles suppress the growth of murine colorectal carcinoma and inhibit the metastasis ofmurine mammary carcinoma in rodent models. Biomaterials, 2015, 51: 161-172.

[138] Xiong X B, Lavasanifar A. Traceable multifunctional micellar nanocarriers for cancer-targeted co-delivery of MDR-1 siRNA and doxorubicin. Acs Nano, 2011, 5: 5202-5213.

[139] Mura S, Nicolas J, Couvreur P. Stimuli-responsive nanocarriers for drug delivery. Nature Materials, 2013, 12: 991-1003.

[140] Roy R, Yang J, Moses M A. Matrix metalloproteinases as novel biomarker s and potential therapeutic targets in human cancer. Journal of Clinical Oncology, 2009, 27: 5287-5297.

[141] Kessenbrock K, Plaks V, Werb Z. Matrix metalloproteinases: regulators of the tumor microenvironment. Cell, 2010, 141: 52-67.

[142] Park J B, Lee C S, Jang J H, et al. Phospholipase signalling networks in cancer. Nature Reviews Cancer, 2012, 12: 782-792.

[143] Gialeli C, Theocharis A D, Karamanos N K. Roles of matrix metalloproteinases in cancer progression and their pharmacological targeting. Febs Journal, 2011, 278: 16-27.

[144] Huang S, Shao K, Liu Y, et al. Tumor-targeting and microenvironment-responsive smart nanoparticles for combination therapy of antiangiogenesis and apoptosis. Acs Nano, 2013, 7: 2860-2871.

[145] Schafer F Q, Buettner G R. Redox environment of the cell as viewed through the redox state of the glutathione disulfide/glutathione couple. Free Radical Biology and Medicine, 2001, 30: 1191-1212.

[146] Li J, Huo M, Wang J, et al. Redox-sensitive micelles self-assembled from amphiphilic hyaluronic acid-deoxycholic acid conjugates for targeted intracellular delivery of paclitaxel. Biomaterials, 2012, 33: 2310-2320.

[147] Russo A, DeGraff W, Friedman N, et al. Selective modulation of glutathione levels in human normal versus tumor cells and subsequent differential response to chemotherapy drugs. Cancer Research, 1986, 46: 2845-2848.

[148] Estrela J M, Ortega A, Obrador E. Glutathione in cancer biology and therapy. Critical Reviews in Clinical Laboratory Sciences, 2006, 43: 143-181.

[149] Balendiran G K, Dabur R, Fraser D. The role of glutathione in cancer. Cell Biochemistry and Function, 2004, 22: 343-352.

[150] Ballatori N, Krance S M, Notenboom S, et al. Glutathione dysregulation and the etiology and progression of human diseases. Biological Chemistry, 2009, 390: 191-214.

[151] Salzano G, Riehle R, Navarro G, et al. Polymeric micelles containing reversibly phospholipid-modified anti-survivin siRNA: a promising strategy to overcome drug resistance in cancer. Cancer Letters, 2014, 343: 224-231.

[152] Lv S, Tang Z, Zhang D, et al. Well-defined polymer-drug conjugate engineered with redox and pH-sensitive release mechanism for efficient delivery of paclitaxel. Journal of Controlled Release, 2014, 194: 220-227.

[153] Tozer G M, Prise V E, Wilson J, et al. Mechanisms associated with tumor vascular shut-down induced by combretastatin A-4 phosphate: intravital microscopy and measurement of vascular permeability. Cancer Research, 2001, 61: 6413-6422.

[154] Zhao L, Ching L M, Kestell P, et al. Mechanisms of tumor vascular shutdown induced by 5, 6-dimethylxanthenone-4-acetic acid (DMXAA): increased tumor vascular permeability. International Journal of Cancer, 2005, 116: 322-326.

[155] Song W, Tang Z, Zhang D, et al. Coadministration of vascular disrupting agents and nanomedicines to eradicate tumors from peripheral and central regions. Small, 2015, 11: 3755-3761.

[156] Luo J, Xiao K, Li Y, et al. Well-defined, size-tunable, multifunctional micelles for efficient paclitaxel delivery for cancer treatment. Bioconjugate Chemistry, 2010, 21: 1216-1224.

[157] Astruc D, Boisselier E, Ornelas C. Dendrimers designed for functions: from physical, photophysical, and supramolecular properties to applications in sensing, catalysis, molecular electronics, photonics, and nanomedicine. Chemical Reviews, 2010, 110: 1857-1959.

[158] Kukowska-Latallo J F, Candido K A, Cao Z, et al. Nanoparticle targeting of anticancer drug improves therapeutic response in animal model of human epithelial cancer. Cancer Research, 2005, 65: 5317-5324.

[159] Stinchcombe T E, Socinski M A, Walko C M, et al. Phase I and pharmacokinetic trial of carboplatin and albumin-bound paclitaxel, ABI-007 (Abraxane) on three treatment schedules in patients with solid tumors. Cancer Chemotherapy & Pharmacology, 2007, 60: 759-766.

[160] Ibrahim N K, Desai N, Legha S, et al. Phase I and pharmacokinetic study of ABI-007, a Cremophor-free, protein-stabilized, nanoparticle formulation of paclitaxel. Clinical Cancer Research: An Official Journal of the American Association for Cancer Research, 2002, 8: 1038-1044.

[161] Wei T, Chen C, Liu J, et al. Anticancer drug nanomicelles formed by self-assembling amphiphilic dendrimer to combat cancer drug resistance. Proceedings of the National Academy of Sciences, 2015, 112: 2978-2983.

[162] Yang W, Cheng Y, T, Wang X, et al. Targeting cancer cells with biotin-dendrimer conjugates. European Journal of Medicinal Chemistry, 2009, 44: 862-868.

[163] Kievit F M, Wang F Y, Fang C, et al. Doxorubicin loaded iron oxide nanoparticles overcome multidrug resistance in cancer in vitro. Journal of Controlled Release, 2011, 152: 76-83.

[164] Sadeghialiabadi H, Mozaffari M, Behdadfar B, et al. Preparation and cytotoxic evaluation of magnetite (Fe₃O₄) nanoparticles on breast cancer cells and its combinatory effects with doxorubicin used in hyperthermia. Avicenna Journal of Medical Biotechnology, 2013, 5: 96-103.

[165] Thakor A S, Jokerst J, Zavaleta C, et al. Gold nanoparticles: a revival in precious metal administration to patients. Nano Letters, 2011, 11: 4029-4036.

[166] Vigderman L, Zubarev E R. Therapeutic platforms based on gold nanoparticles and their covalent conjugates with

drug molecules. Advanced Drug Delivery Reviews, 2013, 65: 663-676.

[167] Wang H, Zheng L, Peng C, et al. Computed tomography imaging of cancer cells using acetylated dendrimer-entrapped gold nanoparticles. Biomaterials, 2011, 32: 2979-2988.

[168] Zhang H, Yee D, Wang C. Quantum dots for cancer diagnosis and therapy: biological and clinical perspectives. Nanomedicine, 2008, 3: 83-91.

[169] Geszke-Moritz M, Moritz M. Quantum dots as versatile probes in medical sciences: synthesis, modification and properties. Materials Science & Engineering C: Materials for Biological Applications, 2013, 33: 1008-1021.

[170] Zhou Y, Shi L, Li Q, et al. Imaging and inhibition of multi-drug resistance in cancer cells via specific association with negatively charged CdTe quantum dots. Biomaterials, 2010, 31: 4958-4963.

[171] Kuo W S, Ku Y C, Sei H T, et al. Paclitaxel-loaded stabilizer-free poly (D, L-lactide-*co*-glycolide) nanoparticles conjugated with quantum dots for reversion of anti-cancer drug resistance and cancer cellular imaging. Journal of the Chinese Chemical Society, 2009, 56: 923-934.

[172] Fox M E, Szoka F C, Frechet J M J. ChemInform abstract: soluble polymer carriers for the treatment of cancer: the importance of molecular architecture. Accounts of Chemical Research, 2010, 41: 1141-1151.

[173] Duncan R. The dawning era of polymer therapeutics. Nature Reviews Drug Discovery, 2003, 2: 347-360.

[174] Dreher M R, Liu W, Michelich C R, et al. Tumor vascular permeability, accumulation, and penetration of macromolecular drug carriers. Journal of the National Cancer Institute, 2006, 98: 335-344.

[175] Elasabahy M, Wooley K L. Design of polymeric nanoparticles for biomedical delivery applications. Chemical Society Reviews, 2012, 41: 2545-2561.

[176] Koutsopoulos S. Molecular fabrications of smart nanobiomaterials and applications in personalized medicine. Advanced Drug Delivery Reviews, 2012, 64: 1459-1476.

[177] Park J H, Gu L, Maltzahn G V, et al. Biodegradable luminescent porous silicon nanoparticles for *in vivo* applications. Nature Materials, 2009, 8: 331-336.

[178] Moghimi S M, Hunter A C, Murray J C. Long-circulating and target-specific nanoparticles: theory to practice. Pharmacological Reviews, 2001, 53: 283-318.

[179] Chithrani B D, Chan W C. Elucidating the mechanism of cellular uptake and removal of protein-coated gold nanoparticles of different sizes and shapes. Nano Letters, 2007, 7: 1542-1550.

[180] Gratton S E, Ropp P A, Pohlhaus P D, et al. The effect of particle design on cellular internalization pathways. Proceedings of the National Academy of Sciences of the United States of America, 2008, 105: 11613-11618.

[181] Storm G, Belliot S O, Daemen T, et al. Surface modification of nanoparticles to oppose uptake by the mononuclear phagocyte system. Advanced Drug Delivery Reviews, 1995, 17: 31-48.

[182] Iii D E O, Peppas N A. Opsonization, biodistribution, and pharmacokinetics of polymeric nanoparticles. International Journal of Pharmaceutics, 2006, 307: 93-102.

[183] Kamaly N, Xiao Z, Valencia P M, et al. Targeted polymeric therapeutic nanoparticles: design, development and clinical translation. Chemical Society Reviews, 2012, 41: 2971-3010.

[184] Cao Z, Jiang S. Super-hydrophilic zwitterionic poly (carboxybetaine) and amphiphilic non-ionic poly (ethylene glycol) for stealth nanoparticles. Nano Today, 2012, 7: 404-413.

[185] Cabral H, Matsumoto Y, Mizuno K, et al. Accumulation of sub-100 nm polymeric micelles in poorly permeable tumours depends on size. Nature Nanotechnology, 2011, 6: 815-823.

[186] Duan X, Li Y. Physicochemical characteristics of nanoparticles affect circulation, biodistribution, cellular internalization, and trafficking. Small, 2013, 9: 1521-1532.

[187] Gottesman M M, Fojo T, Bates S E. Multidrug resistance in cancer: role of ATP-dependent transporters. Nature Reviews Cancer, 2002, 2: 48-58.

[188] Sriraman S K, Aryasomayajula B, Torchilin V P. Barriers to drug delivery in solid tumors. Scientific American, 1994, 271: 58-65.

[189] Chow E K, Ho D. Cancer nanomedicine: from drug delivery to imaging. Science Translational Medicine, 2013, 5:

1039-1048.

[190] Ruoslahti E, Bhatia S N, Sailor M J. Targeting of drugs and nanoparticles to tumors. Journal of Cell Biology, 2010, 188: 759-768.

[191] Gao J Q, Lv Q, Li L M, et al. Glioma targeting and blood-brain barrier penetration bydual-targeting doxorubincin liposomes. Biomaterials, 2013, 34: 5628-5639.

[192] Li L, Yang Q, Zhou Z, et al. Doxorubicin-loaded, charge reversible, folate modified HPMA copolymer conjugates for active cancer cell targeting. Biomaterials, 2014, 35: 5171-5187.

[193] Zhang C, Gao S, Jiang W, et al. Targeted minicircle DNA delivery using folate-poly (ethylene glycol)-polyethylenimine as non-viral carrier. Biomaterials, 2010, 31: 6075-6086.

[194] Russell-Jones G, Mctavish K, Mcewan J, et al. Vitamin-mediated targeting as a potential mechanism to increase drug uptake by tumours. Journal of Inorganic Biochemistry, 2004, 98: 1625-1633.

[195] Dharap S S, Wang Y, Chandna P, et al. Tumor-specific targeting of an anticancer drug delivery system by LHRH peptide. Proceedings of the National Academy of Sciences of the United States of America, 2005, 102: 12962-12967.

[196] Nukolova N V, Oberoi H S, Zhao Y, et al. LHRH-targeted nanogels as delivery system for cisplatin to ovarian cancer. Molecular Pharmaceutics, 2013, 10: 3913-3921.

[197] He Y, Zhang L, Song C. PEGylated liposomes modified with LHRH analogs for tumor targeting. Journal of Controlled Release, 2011, 152: e29-e31.

[198] Sugahara K N, Teesalu T, Karmali P P, et al. Co-administration of a tumor-penetrating peptide enhances the efficacy of cancer drugs. Science, 2010, 328: 1031-1035.

[199] Gu G, Gao X, Hu Q, et al. The influence of the penetrating peptide iRGD on the effect of paclitaxel-loaded MT1-AF7p-conjugated nanoparticles on glioma cells. Biomaterials, 2013, 34: 5138-5148.

[200] Adulnirath A, Chung S W, Park J, et al. Cyclic RGDyk-conjugated LMWH-taurocholate derivative as a targeting angiogenesis inhibitor. Journal of Controlled Release, 2012, 164: 8-16.

[201] Jiang X, Sha X, Xin H, et al. Self-aggregated pegylated poly (trimethylene carbonate) nanoparticles decorated with c (RGDyK) peptide for targeted paclitaxel delivery to integrin-rich tumors. Biomaterials, 2011, 32: 9457-9469.

[202] Li M, Tang Z, Lv S, et al. Cisplatin crosslinked pH-sensitive nanoparticles for efficient delivery of doxorubicin. Biomaterials, 2014, 35: 3851-3864.

[203] Mondal G, Barui S, Chaudhuri A. The relationship between the cyclic-RGDfK ligand and $\alpha_v\beta_3$ integrin receptor. Biomaterials, 2013, 34: 6249-6260.

[204] Zhou D, Zhang G, Gan Z. c (RGDfK) decorated micellar drug delivery system for intravesical instilled chemotherapy of superficial bladder cancer. Journal of Controlled Release, 2013, 169: 204-210.

[205] Yan Z, Wang F, Wen Z, et al. LyP-1-conjugated PEGylated liposomes: a carrier system for targeted therapy of lymphatic metastatic tumor. Journal of Controlled Release, 2012, 157: 118-125.

[206] Liu Z, Jiang M, Kang T, et al. Lactoferrin-modified PEG-co-PCL nanoparticles for enhanced brain delivery of NAP peptide following intranasal administration. Biomaterials, 2013, 34: 3870-3881.

[207] Mendelsohn J. The epidermal growth factor receptor as a target for cancer therapy. Endocrine-Related Cancer, 2001, 8: 1-3.

[208] Lee H, Hu M, Reilly R M, et al. Apoptotic epidermal growth factor (EGF)-conjugated block copolymer micelles as a nanotechnology platform for targeted combination therapy. Molecular Pharmaceutics, 2007, 4: 769-781.

[209] Wang Y, Zhou J, Qiu L, et al. Cisplatin-alginate conjugate liposomes for targeted delivery to EGFR-positive ovarian cancer cells. Biomaterials, 2014, 35: 4297-4309.

[210] Ji Y Y, Lee S J, Lee S, et al. Tumor-targeting transferrin nanoparticles for systemic polymerized siRNA delivery in tumor-bearing mice. Bioconjugate Chemistry, 2013, 24: 1850-1860.

[211] Yue J, Shi L, Rui W, et al. Transferrin-conjugated micelles: enhanced accumulation and antitumor effect for transferrin-receptor-overexpressing cancer models. Molecular Pharmaceutics, 2012, 9: 1919-1931.

[212] Bellocq N C, Pun S H, Jensen G S, et al. Transferrin-containing, cyclodextrin polymer-based particles for tumor-targeted gene delivery. Bioconjugate Chemistry, 2003, 14: 1122-1132.

[213] Zhao J, Feng S S. Effects of PEG tethering chain length of vitamin E TPGS with a Herceptin-functionalized nanoparticle formulation for targeted delivery of anticancer drugs. Biomaterials, 2014, 35: 3340-3347.

[214] Mi Y, Liu X, Zhao J, et al. Multimodality treatment of cancer with herceptin conjugated, thermomagnetic iron oxides and docetaxel loaded nanoparticles of biodegradable polymers. Biomaterials, 2012, 33: 7519-7529.

[215] Lewis Phillips G D, Li G, Dugger D L, et al. Targeting HER2-positive breast cancer with trastuzumab-DM1, an antibody-cytotoxic drug conjugate. Cancer Research, 2008, 68: 9280-9290.

[216] Liu P, Li Z, Zhu M, et al. Preparation of EGFR monoclonal antibody conjugated nanoparticles and targeting to hepatocellular carcinoma. Journal of Materials Science Materials in Medicine, 2010, 21: 551-556.

[217] Cai W, Chen K, He L, et al. Quantitative PET of EGFR expression in xenograft-bearing mice using 64 Cu-labeled cetuximab, a chimeric anti-EGFR monoclonal antibody. European Journal of Nuclear Medicine & Molecular Imaging, 2007, 34: 850-858.

[218] Sokolov K, Follen M, Aaron J, et al. Real-time vital optical imaging of precancer using anti-epidermal growth factor receptor antibodies conjugated to gold nanoparticles. Cancer Research, 2003, 63: 1999-2004.

[219] Orlova A, Magnusson M, Eriksson T L J, et al. Tumor imaging using a picomolar affinity HER2 binding affibody molecule. Cancer Research, 2006, 66: 4339-4348.

[220] Lupold S E, Hicke B J, Lin Y, et al. Identification and characterization of nuclease-stabilized RNA molecules that bind human prostate cancer cells via the prostate-specific membrane antigen. Cancer Research, 2002, 62: 4029-4033.

[221] Xiao Z, Levynissenbaum E, Alexis F, et al. Engineering of targeted nanoparticles for cancer therapy using internalizing aptamers isolated by cell-uptake selection. Cancer Research, 2011, 71: 367-367.

[222] Zhu G, Zheng J, Song E, et al. Self-assembled, aptamer-tethered DNA nanotrains for targeted transport of molecular drugs in cancer theranostics. Proceedings of the National Academy of Sciences of the United States of America, 2013, 110: 7998-8003.

[223] Yu S, Dong R, Chen J, et al. Synthesis and self-assembly of amphiphilic aptamer-functionalized hyperbranched multiarm copolymers for targeted cancer imaging. Biomacromolecules, 2014, 15: 1828-1836.

[224] Warenius H M, Galfre G, Bleehen N M, et al. Attempted targeting of a monoclonal antibody in a human tumour xenograft system. European Journal of Cancer & Clinical Oncology, 1981, 17: 1009-1015.

[225] Von M M, Adams G P, Weiner L M. Monoclonal antibody therapy for cancer. Annual Review of Medicine, 2003, 54: 343-369.

[226] Weiner L M, Adams G P. New approaches to antibody therapy. Oncogene, 2001, 19: 6144-6151.

[227] James J S, Dubs G. FDA approves new kind of lymphoma treatment. Food and drug administration. Aids Treatment News, 1998, 284: 2-3.

[228] Albanell J, Baselga J. Trastuzumab, a humanized anti-HER2 monoclonal antibody, for the treatment of breast cancer. Drugs of Today, 1999, 35: 931-946.

[229] Ferrara N. VEGF as a therapeutic target in cancer. Oncology, 2005, 69 (Suppl 3): 11-16.

[230] Carter P. Improving the efficacy of antibody-based cancer therapies. Nature Reviews Cancer, 2001, 1: 118-129.

[231] White R R, Sullenger B A, Rusconi C P. Developing aptamers into therapeutics. Journal of Clinical Investigation, 2000, 106: 929-934.

[232] Kolishetti N, Farokhzad O C. Engineering of self-assembled nanoparticle platform for precisely controlled combination drug therapy. Proceedings of the National Academy of Sciences of the United States of America, 2010, 107: 17939-17944.

[233] Sanfilippo J S, Miseljic S, Yang A R, et al. Quantitative analyses of epidermal growth factor receptors, HER-2/neu oncoprotein and cathepsin D in nonmalignant and malignant uteri. Cancer, 1996, 77: 710-716.

[234] Low P S, Henne W A, Doorneweerd D D. Discovery and development of folic-acid-based receptor targeting for

imaging and therapy of cancer and inflammatory diseases. Accounts of Chemical Research, 2008, 41: 120-129.

[235] Garcia-Bennett A, Nees M, Fadeel B. In search of the holy grail: folate-targeted nanoparticles for cancer therapy. Biochemical Pharmacology, 2011, 81: 976-984.

[236] Nukolova N V, Oberoi H S, Cohen S M, et al. Folate-decorated nanogels for targeted therapy of ovarian cancer. Biomaterials, 2011, 32: 5417-5426.

[237] Prost A C, Ménégaux F, Langlois P, et al. Differential transferrin receptor density in human colorectal cancer: a potential probe for diagnosis and therapy. International Journal of Oncology, 1998, 13: 871-875.

[238] 赵杰, 曹胜利, 郑晓霖, 等.叶酸受体介导的抗肿瘤药物研究进展.药学学报, 2009, (2): 109-114.

[239] Li X M, Ding L Y, Xu Y, et al. Targeted delivery of doxorubicin using stealth liposomes modified with transferrin. International Journal of Pharmaceutics, 2009, 373: 116-123.

[240] Fonseca C, Moreira J N, Ciudad C J, et al. Targeting of sterically stabilised pH-sensitive liposomes to human T-leukaemia cells. European Journal of Pharmaceutics & Biopharmaceutics: Official Journal of Arbeitsgemeinschaft Für Pharmazeutische Verfahrenstechnik E V, 2005, 59: 359-366.

[241] Kobayashi T, Ishida T, Okada Y, et al. Effect of transferrin receptor-targeted liposomal doxorubicin in P-glycoprotein-mediated drug resistant tumor cells. International Journal of Pharmaceutics, 2007, 329: 94-102.

[242] Ishida O, Maruyama K, Tanahashi H, et al. Liposomes bearing polyethyleneglycol-coupled transferrin with intracellular targeting property to the solid tumors in vivo. European Journal of Control, 2001, 18: 1042-1048.

[243] Anabousi S, Bakowsky U, Schneider M, et al. In vitro assessment of transferrin-conjugated liposomes as drug delivery systems for inhalation therapy of lung cancer. European Journal of Pharmaceutical Sciences, 2006, 29: 367-374.

[244] Iinuma H, Maruyama K, Okinaga K, et al. Intracellular targeting therapy of cisplatin-encapsulated transferrin-polyethylene glycol liposome on peritoneal dissemination of gastric cancer. International Journal of Cancer, 2002, 99: 130-137.

[245] Suzuki R, Takizawa T, Kuwata Y, et al. Effective anti-tumor activity of oxaliplatin encapsulated in transferrin-PEG-liposome. International Journal of Pharmaceutics, 2008, 346: 143-150.

[246] Nakase M, Inui M, Okumura K, et al. p53 gene therapy of human osteosarcoma using a transferrin-modified cationic liposome. Molecular Cancer Therapeutics, 2005, 4: 625.

[247] Gan C W, Feng S S. Transferrin-conjugated nanoparticles of poly (lactide)-D-α-tocopheryl polyethylene glycol succinate diblock copolymer for targeted drug delivery across the blood-brain barrier. Biomaterials, 2010, 31: 7748-7757.

[248] Shah N, Chaudhari K, Dantuluri P, et al. Paclitaxel-loaded PLGA nanoparticles surface modified with transferrin and Pluronic ((R))P85, an in vitro cell line and in vivo biodistribution studies on rat model. Journal of Drug Targeting, 2009, 17: 533-542.

[249] Pulkkinen M, Pikkarainen J, Wirth T, et al. Three-step tumor targeting of paclitaxel using biotinylated PLA-PEG nanoparticles and avidin-biotin technology: formulation development and in vitro anticancer activity. European Journal of Pharmaceutics & Biopharmaceutics, 2008, 70: 66-74.

[250] Sahoo S K, Labhasetwar V. Enhanced antiproliferative activity of transferrin-conjugated paclitaxel-loaded nanoparticles is mediated via sustained intracellular drug retention. Molecular Pharmaceutics, 2005, 2: 373-383.

[251] Sahoo S K, Ma W, Labhasetwar V. Efficacy of transferrin-conjugated paclitaxel-loaded nanoparticles in a murine model of prostate cancer. International Journal of Cancer, 2004, 112: 335-340.

[252] Parab H J, Huang J H, Lai T C, et al. Biocompatible transferrin-conjugated sodium hexametaphosphate-stabilized gold nanoparticles: synthesis, characterization, cytotoxicity and cellular uptake. Nanotechnology, 2011, 22: 653-658.

[253] Choi C H J, Davis M E. Mechanism of active targeting in solid tumors with transferrin-containing gold nanoparticles. Proceedings of the National Academy of Sciences of the United States of America, 2010, 107: 1235-1240.

[254] Mi K Y, Park J, Jon S, et al. Targeting strategies for multifunctional nanoparticles in cancer imaging and therapy. Theranostics, 2012, 2: 3-44.

[255] Köhler G, Milstein C. Continuous cultures of fused cells secreting antibody of predefined specificity. 1975. Biotechnology, 1975, 24: 495-497.

[256] Béduneau A, Saulnier P, Benoit J P. Active targeting of brain tumors using nanocarriers. Biomaterials, 2007, 28: 4947-4967.

[257] Mendelsohn J. Epidermal growth factor receptor inhibition by a monoclonal antibody as anticancer therapy. Clinical Cancer Research, 1998, 3: 2703-2707.

[258] Hoffmann T, Hafner D, Ballo H, et al. Antitumor activity of anti-epidermal growth factor receptor monoclonal antibodies and cisplatin in ten human head and neck squamous cell carcinoma lines. Anticancer Research, 1997, 17: 4419-4425.

[259] Nobs L, Buchegger F, Gurny R, et al. Biodegradable nanoparticles for direct or two-step tumor immunotargeting. Bioconjugate Chemistry, 2006, 17: 139-145.

[260] Brissette R, Prendergast J K, Goldstein N I. Identification of cancer targets and therapeutics using phage display. Current Opinion in Drug Discovery & Development, 2006, 9: 363-369.

[261] Gu F X, Karnik R, Wang A Z, et al. Targeted nanoparticles for cancer therapy. Nano Today, 2007, 2: 14-21.

[262] Krag D N, Shukla G S, Shen G P, et al. Selection of tumor-binding ligands in cancer patients with phage display libraries. Cancer Research, 2006, 66: 7724-7733.

[263] Brooks P C, Montgomery A M, Rosenfeld M, et al. Integrin alpha v beta 3 antagonists promote tumor regression by inducing apoptosis of angiogenic blood vessels. Cell, 1994, 79: 1157-1164.

[264] Byrne J D, Betancourt T, Brannon-Peppas L. Active targeting schemes for nanoparticle systems in cancer therapeutics. Advanced Drug Delivery Reviews, 2008, 60: 1615-1626.

[265] Norased N, Shuai X, Hua A, et al. cRGD-functionalized polymer micelles for targeted doxorubicin delivery. Angewandte Chemie International Edition, 2004, 43: 6323-6327.

[266] Xin H, Jiang X, Gu J, et al. Angiopep-conjugated poly (ethylene glycol)-*co*-poly (ε-caprolactone) nanoparticles as dual-targeting drug delivery system for brain glioma. Biomaterials, 2011, 32: 4293-4305.

[267] Song W, Tang Z, Zhang D, et al. A cooperative polymeric platform for tumor-targeted drug delivery. Chemical Science, 2015, 7: 728-736.

# 第 6 章

# 新型缓控释给药系统

## 6.1 胰岛素的口服给药系统

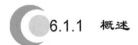

### 6.1.1 概述

糖尿病是指由于胰岛素分泌、胰岛素作用或两者兼有的缺陷而造成的全身代谢障碍性疾病，以慢性高血糖为特点，伴随由胰岛素作用缺陷而引起的糖、脂肪和蛋白质代谢紊乱，继而引发水和电解质的代谢紊乱，已经成为继肿瘤、心脑血管疾病之后的危害程度居第三位的慢性非传染性疾病[1, 2]。糖尿病主要表现为体内胰岛素缺乏，血液、尿液中葡萄糖含量升高，临床表现为多尿、多饮、多食及消瘦、无力等症状，严重时可发生酮症酸中毒或其他急性代谢疾病[3]。随病程的延长，糖尿病极易引发累及心、肾、肝、神经、眼等各种重要器官的并发症，是导致误工、致残、医疗开支增高和早亡的主要原因[4, 5]。据世界卫生组织统计，到 2030 年全世界糖尿病患者将达到 3.66 亿人，印度、中国、美国是当今世界糖尿病患者最多的三个国家，我国糖尿病患者已经超过 5000 万人，人数居印度之后，处于世界第二位[6]，世界卫生组织已将防治这一疾病列为全球保护人类健康的重要任务之一[7]。

糖尿病按照病理学特点可分为两类：胰岛素依赖型糖尿病（insulin-dependent diabetes mellitus）（1 型）和非胰岛素依赖型糖尿病（non-insulin-dependent diabetes mellitus）（2 型）。1 型糖尿病是由胰岛素分泌不足引起的，胰岛 β 细胞因自身免疫疾病、病毒感染或化学物质的毒害而遭到损坏，失去了分泌胰岛素的功能，造成体内胰岛素的供给不足。在糖尿病患者中 1 型糖尿病患者约占 10%，多在 25 岁以前发病，其发病率为 0.1%～1%[8]。而 2 型糖尿病是由胰岛 β 细胞胰岛素分泌不足和（或）组织细胞胰岛素作用不足引起的，其病因较复杂，与遗传、环境和胰岛 β 细胞功能缺陷等多个因素有关[9, 10]。这两种糖尿病患者的血液中葡萄糖含量很高，而细胞内葡萄糖含量却较低，大量葡萄糖不能被利用。1 型糖尿病治疗主要依赖于注射胰岛素，同时，胰岛素也适用于靠饮食和口服降糖药不能控制的 2 型糖尿病和有并发症的糖尿病的辅助治疗[11, 12]。

胰岛素是脊椎动物胰岛 β 细胞分泌的多肽类激素，自从 1922 年科学家 Banting 等从牛的胰腺中分离出胰岛素，且于 1923 年获诺贝尔生理学或医学奖以来，胰岛素作为降血糖药用于治疗糖尿病已有将近 100 年的历史[13, 14]。胰岛素是人体内维持血糖稳定的主要激素，通过与细胞膜上的受体结合而发挥生理作用。胰岛素也是人体能量储备调节的重要激素，可通过增加脂肪酸转运，促进脂肪细胞内中性脂肪合成并抑制其分解，促进葡萄糖摄取以及肌肉和肝脏的糖原合成，使肌肉、肝内蛋白质合成增加[15]。

胰岛素由 A、B 两条肽链组成，A 链含 21 个氨基酸，B 链含 30 个氨基酸。两条肽链之间由两个双硫键相连，分别为 A 链 7 位与 B 链 7 位、A 链 20 位与 B 链 19 位的半胱氨酸残基相连。A 链的第 6 与第 11 位氨基酸之间也有一个链内双硫键。胰岛素的分子质量依据种属来源不同而稍有差别，人胰岛素分子质量为 5784 Da，熔点为 232～235 ℃，猪胰岛素分子质量为 5764 Da，牛胰岛素分子质量为 5733 Da。胰岛素的等电点为 5.3～5.4，为白色或类白色粉末状结晶，可溶于 80%（体积分数）以下的稀醇、稀丙酮及酸、碱中，不溶于 90% 以上的乙醇及其他有机溶剂，在弱酸性溶液中较稳定，遇蛋白酶、强酸、强碱易被破坏，加热易变性。锌、钴和镍等二价离子有助于胰岛素形成结晶，增加其稳定性，药用一般都制成锌胰岛素。

外源性胰岛素的补充是治疗糖尿病最有效和最主要的途径，但现行的给药方式仍以注射胰岛素为主。因为胰岛素和其他蛋白多肽类药物一样，口服生物利用度极低。尽管大量的事实证明注射给药方式是很有效的，但也不可避免地带来一些副作用，如导致局部血（内）胰岛素过多症、刺激平滑肌细胞增殖、葡萄糖转化成动脉壁的脂类物质等。另外，在胰岛素注射部位，胰岛素局部沉淀导致脂肪沉淀、局部肥大并出现炎症、硬结、过敏、皮下脂肪萎缩等副反应[16]。除速效型普通胰岛素针剂外，还有中效和长效两种剂型，即使是长效针剂，也需要至少每隔 36 h 注射一次，多次及频繁注射给药会给糖尿病患者带来极大的痛苦，心理压力、生理的不良影响、高昂的费用、危险、感染等，均会造成患者的低依从性[17]。

为提高患者的依从性和避免注射给药带来的不良反应，多年来医学、药学和生物材料科学等领域的研究人员一直在积极探索新型的非注射胰岛素给药途径。新的给药方式不仅有望提高安全性和有效性，甚至还可能产生新的疗效。而相比于制造一种新的分子药物，提高已有药物的传输效率所需成本更低，生产药物的厂家也可以从已有的产品中继续受益。而蛋白和多肽类药物的新特点也需要新的给药系统。因此开发非注射给药的胰岛素剂型特别是口服胰岛素是近年来的一个热门课题。

### 6.1.2　胰岛素的口服给药

　　因现行的注射胰岛素给药方式与正常的胰岛素药代动力学过程不同，经皮下和静脉注射后药物先经毛细血管、静脉系统回心脏，再经动脉系统到肝脏代谢及全身各效应细胞发挥作用，这使胰岛素在外周血管滞留时间较长，造成诸多副作用[18]。为了提高胰岛素制剂安全性、有效性和可接受性，长久以来，科学工作者一直致力于胰岛素非注射给药途径的研究，随着新技术的发展，已经取得了一定的成就[19]。目前主要有肺部（pulmonary）给药、鼻腔（nasal）给药、口腔（buccal）黏膜给药、眼部（ocular）给药、经皮（transdermal）给药和口服（oral）给药等几种新的给药方式。本节主要介绍胰岛素的口服给药系统。

　　口服是最常见也是最容易被人接受的给药方式。胰岛素通过口服的形式给药后在肝门静脉中浓度最高，能够更好地模拟生理状态下胰岛素的分泌和代谢模式。体内胰岛素从胰岛 β 细胞分泌后经门脉系统到肝脏代谢，经下腔静脉回心脏，再经动脉系统到全身各效应细胞发挥作用[20]。具体过程为：内源性胰岛素经由胰岛分泌后，首先进入门静脉，再进入肝脏，由肝脏摄取并利用门静脉血中 60%左右的胰岛素，其余 40%经肝静脉进入体循环。因此门静脉和肝脏中胰岛素浓度较高，这有助于肝脏消化利用从小肠吸收进入门静脉的高浓度营养体。在门静脉-肝脏-肝静脉-体循环序列中，葡萄糖和胰岛素浓度都是递减的，这是有利于葡萄糖利用的生理现象。相比之下，当外源性胰岛素经体表注射进入体内后，其代谢路径方向依次为：毛细血管-体循环-心脏-肝静脉-肝脏-门静脉。可见，注射后胰岛素浓度在体循环中高于门静脉，其浓度变化与葡萄糖浓度的变化方向相反，导致注射胰岛素的代谢模式与生理状况难以吻合[21]。

　　可见，无论从服用的方便程度上，还是从代谢模式上，口服是胰岛素的理想给药方式，不仅服用方便、安全，更重要的是可以减少与副作用有关的注射次数，这可大大增加患者的依从性，并且从长远角度看，可降低糖尿病相关的发病率和死亡率。另外，口服胰岛素与传统的注射用胰岛素相比，还有其他一些临床优势，包括减少高胰岛素血症、防范与全身胰岛素治疗相关的体重增加和降低低血糖的风险。2008 年举办的欧洲糖尿病研究协会年会上公开的研究结果显示，口服胰岛素也可能有益于 2 型糖尿病患者控制血糖。因此不论对 1 型还是 2 型糖尿病患者来说，研发口服胰岛素剂型都十分迫切和必要，也是今后相当长时期内，国际上胰岛素药物的发展前沿和热点[22]。

　　2013 年 12 月，开发新型药物输送系统的 Oramed 制药公司公布了口服胰岛素胶囊 ORMD-0801 治疗 1 型糖尿病的 2a 期临床试验结果。这是一项前瞻性的随机、双盲、安慰剂对照试验，通过观察餐前服用 ORMD-0801 治疗的 25 例 1 型糖尿病患者，测试该口服胰岛素的安全性和有效性。结果表明，采用研究中的给药剂量和方案，口服胰岛素胶囊 ORMD-0801 的安全性和耐受性良好，呈现阳性临床结果。同年，该项技术在欧洲获得专利批准，并被允许在欧洲以及承认欧洲药品管理局条例的非欧洲国家作为 1 型糖尿病的治疗药物使用。而早在该技术获得欧洲专利批准之前，口服胰岛素胶囊 ORMD-0801 已在新西兰、南非等全球 27 个国家获得了专利保护，包括 2013 年 9 月获得了中国国家知识产权局颁发的口服药物核心技术专利。随后，在 2016 年 5 月，Oramed 公司再次宣布，口服胰岛素胶囊 ORMD-0801 在 2b 期临床试验研究中成功到达主要终点，该胶囊可以显著降低患者夜间的血糖水平，安全性良好，且未见到任何与药物治疗相关的严重不良事件。如果一切顺利的话，Oramed 制药公司将可能拥有世界上第一种口服胰岛素药物。

　　2010 年 1 月，Puredel 有限公司公布最新临床数据，显示使用 OssulinTM 口服胰岛素制剂后，血浆胰岛素水平高于其他口服胰岛素所能达到的水平，覆盖不同剂量和各种模型的一系列实验显示，可稳定地将 20% 给药剂量的胰岛素运送到血流中[23]。Lilly 公司已在美国和欧洲对重组人胰岛素的一种口服剂型 AL-401（Aut-olmmsune 公司研发）进行了临床试验[24]。Cortecs 公司研究的口服胰岛素药物 Macrulin（针对 2 型糖尿病），以及 Nobex 公司研究的 PEG 修饰胰岛素口服制剂都进入 3 期临床试验阶段[25]。虽然世界各国的医药公司和科学家都致力于发展胰岛素口服制剂，但基本仍都处于实验室研发和早期临床试验阶段，没有产品真正面市，要真正实现胰岛素口服还有很多问题需要解决，这将在后面的章节详细讨论。

### 6.1.3　口服胰岛素面临的主要障碍和解决方案

　　尽管口服是胰岛素给药最理想的给药方式，但从 1922 年发现胰岛素以来，这种给药途径一直未获成功，主要原因是：①胃液的强酸环境和胃中的消化酶的降解作用；②肠液中的消化酶的水解作用；③肠黏膜对胰岛素的低通透性。这些因素都导致胰岛素的生物利用度极低[26]。首先，空腹时，胃液的 pH 为 2.5～3.7，吃饭后则降到 1.0～2.0，在这样强烈的酸性环境下，蛋白质类药物通过胃时极易变性失活，而且胃内的蛋白酶会将药物水解。即使能够通过胃部，当药物到达小肠时，十二指肠的 pH 为 6.0～6.6，空肠的 pH 为 7.4，虽然为中性，但肠中的蛋白酶能将大部分胰岛素降解[27]。人体胃肠道由一层排列紧密的柱状上皮细胞组成，肠黏膜上皮细胞间隙孔径只有 0.7～1.6 nm，而胰岛素分子量较大（6000Da 左右），且分子间有强的聚集趋势，X 射线衍射研究发现[28]，六聚体胰岛素的粒径达 3.5 nm，单体分子的粒径为 1.2～1.4 nm，因此胰岛素要通过肠上皮细胞的间隙而被吸收是非常困难的，加上蛋白药物自身的亲水性，对肠黏膜的透过率极低[29]。少数透过肠吸收的胰岛素还存在着肝脏首过效应，所以最终能利用的活性胰岛素比例很小，如果不采取保护和促进吸收措施，直接口服胰岛素溶液的话，药物的生物利用度只有 0.1%～1%，远远不能满足实际需要。

因此要使胰岛素口服有效，首要需解决的问题是避免胃液强酸环境下的药物失活，防止或减少胃肠道中蛋白酶的消化作用，以及促进药物在肠道中的透过和吸收作用。目前的研究主要集中在如下所述的几个方面。

### 1. 酶抑制剂

酶抑制剂可以减缓胃肠消化酶对胰岛素的降解[30]。胃蛋白酶为胃中的一种蛋白水解酶，在胃酸的环境中对胰岛素的降解作用较强，因此口服胰岛素首先应避免在胃中被破坏。而在十二指肠、空肠和回肠中的多种蛋白酶，包括胰蛋白酶、糜蛋白酶、刷状缘膜结合酶、胃肠道内容物中的酶以及小肠黏膜中的酶，都对胰岛素有灭活和消化降解作用。常用的酶抑制剂有抑肽酶、胰酶抑制剂、凝乳蛋白酶抑制剂等，不同种类的酶抑制剂有不同的作用效果和作用机理。

使用酶抑制剂可以降低酶对药物的降解速率，是一种十分有效的防止多肽或蛋白类药物被酶降解的方法。Yamamoto 等研究甘胆酸钠、甲磺酸卡莫司他、杆菌肽、大豆胰蛋白酶抑制物、胰蛋白酶抑制剂等五种不同的酶抑制剂对小鼠肠内胰岛素代谢的作用。在这些酶抑制剂中，甘胆酸钠、甲磺酸卡莫司他以及杆菌肽在大肠中可改善胰岛素的生物利用度。但是这些酶抑制剂在小肠中却不能发挥作用，可能是小肠分泌多种酶的缘故[31]。俄罗斯科学家从禽类的蛋清中得到的卵类黏蛋白已被证实在胰蛋白酶和 $\alpha$ 糜蛋白酶存在的情况下具有防止胰岛素降解的作用，并且该类蛋白改性后的聚合物微粒还具有多粘连性，因此该材料作为口服胰岛素载体具有潜在的优势[32, 33]。

然而蛋白酶抑制剂在抑制蛋白酶水解的同时，可能引起本该被正常降解的肽或蛋白被肠道吸收，进而影响胃肠道内的代谢，造成营养缺乏。这是其主要的一个缺点。

### 2. 吸收增强剂

人胃肠道表面存在一层排列紧密的上皮细胞，胰岛素等大分子蛋白药物难以透过。但在制剂中加入吸收增强剂（也称为促进吸收剂）之后，可增加肠壁的通透性，使药物的吸收大大增强，许多物质如表面活性剂十二烷基硫酸钠、癸酸钠、水杨酸盐、螯合剂、脂肪酸和胆酸盐等均可作为胰岛素的吸收促进剂[34, 35]。

胆酸盐是由肝脏产生的，并且在体内每天参与肝肠循环 10～20 次，在肠道内经主动或被动吸收而回到肝脏[36]。胆酸盐也能被动扩散进入肠上皮细胞膜或在回肠被主动吸收。这种胆酸盐选择性的重吸收可以用于改进药物的生物利用度。胆酸盐类同样能够改变肠上皮细胞间的紧密连接，促进药物的旁细胞吸收或跨细胞吸收。此外，胆酸盐在低 pH 环境下团聚，保护药物在胃中的生物活性[37]。Byun 等将制备的电正性的脱氧胆酸赖氨酸甲酯（DCK）与电负性的胰岛素（Ins）静电复合后担载入丙烯酸树脂包覆的明胶胶囊中，在糖尿病犬口服 Ins/DCK 复合粒子剂量为 21 IU/kg、42 IU/kg 和 81 IU/kg 时，降血糖效果分别为 28%、44% 和 67%，良好的降血糖效果源于 DCK 抑制消化酶和改变小肠通透性的能力，能有效防止胰岛素的变性以及提高胰岛素在肠道中的吸收[38]。聚多胺类的吸收促进剂有精胺、亚精胺和尸胺，是肝细胞的有效成分，对于细胞生长和分化有重要的作用。聚多胺分子上所带有的两个或多个氨基在生理 pH 条件下是电离的。研究表明，聚多胺是能够通过上皮细胞膜而对组织无伤害的有效的吸收促进剂[39]。

闭锁小带毒素（Zot）是引起霍乱的同一微生物产生的一种次级毒素，是一种蛋白质，可在小肠内调节紧密连接体，使小肠壁的细胞更具渗透性。例如在科学研究中经常发生的，科学家法萨诺在开发一种霍乱疫苗的霍乱弧菌的实验中，偶然发现了 Zot。在对兔的研究中，Zot 使小肠对胰岛素的吸收增加了 9 倍，对免疫球蛋白的吸收增加了 1～5 倍。糖尿病大鼠服用 Zot 与口服胰岛素时，血清葡萄糖降至与注射胰岛素相同的水平。目前还没有发现 Zot 的有害作用，但其在体内长期使用时的安全性还有待考察。

然而，吸收促进剂的安全性问题却是无法回避的，一旦使细胞膜的通透性增强或使紧密连接开放，不仅增强了肽或蛋白类药物的运输，一些有害的成分（包括肠道内毒素和病原菌）也会更多地被吸收，一起进入血液循环，产生副作用，从而限制了其应用[40]。日本学者 Morishita 等近几年来发现寡聚精氨酸[41]和某些细胞穿膜肽[42]可以显著地提高胰岛素在肠道内或者鼻腔黏膜[43]的吸收，同时黏膜细胞层的完整性并没有被破坏，寡聚精氨酸及含大量胍基的水溶性聚合物有望成为提高胰岛素生物利用度的新型吸收促进剂。

### 3. 多粘连聚合物载体

为了延长制剂在药物吸收部位的滞留时间，研究人员将生物黏附性聚合物引入蛋白类药物的口服给药系统，开发出各种多粘连聚合物载体[44]。含多粘连聚合物的载药体系直接与黏膜接触，从而降低了药物在递药系统和吸收膜之间的降解，通过延长在药物吸收处的停留时间，增加药物浓度梯度，从而加强药物和黏液的接触，在腔内不经过稀释或降解而被直接吸收，达到提高药物渗透率的目的[45]。亲水聚合物如聚丙烯酸酯、纤维素衍生物、壳聚糖衍生物在生物表面的吸附是靠氢键和离子键结合完成的。近年来，有很多的多粘连载药体系统得到了发展，其中以巯基聚合物为代表[46]，包括阳离子的乙基汞硫代水杨酸钠壳聚糖半胱氨酸、壳聚糖巯基乙酸、阴离子的聚（丙烯酸）半胱胺、羧甲基半胱氨酸、海藻酸钠-半胱氨酸等都已经被设计合成出来。由于辅料本身在分子内及分子间形成双硫键，停留在肠壁上的片剂和颗粒剂表现出较强的凝聚性和较高的稳定性[47, 48]。黏附性聚合物的载药系统能增强肠道对胰岛素的有效吸收，但是在很长的一段时间内它们的毒性仍不清楚，并且如果要应用到临床治疗上还需要进一步的实验研究。

### 4. 靶向性载体

为了更方便和有效地传递蛋白多肽类药物并提高其利用度，靶向性载体的研究越来越多。采用靶向性载体可将药物直接送至特异的靶点位置，可降低给药剂量，增加吸收部位的药物浓度，提高药物的利用率[49]。胰岛素的结肠靶向给药制剂近几年已得到了广泛的发展。结肠是存在于盲肠和直肠之间的一部分，与小肠相比，结肠对蛋白质多肽类药物更易吸收。结肠中的蛋白分解酶浓度远低于消化道其他部位，药物在结肠中停留时间长（可达 48 h 以上），结肠面积大，同时结肠壁对大分子穿透的阻力也比小肠小，可更有效地促进这类药物的肠吸收[50]。有研究发现，偶氮聚合物、果胶等包裹的药物在胃和小肠中稳定，但可被结肠中特有的微生物酶（如偶氮还原酶、多糖酶等）降解，结肠定位专属性较强[51]。

凝集素是自然界中广泛存在的一类蛋白质或糖蛋白，研究证明，不同的凝集素可选择性地识别细胞膜糖脂或糖蛋白糖链的不同糖基[52]。肠细胞表面抗原决定簇大多由不同组成的多糖或寡糖链表达，凝集素识别并结合这些细胞表面抗原决定簇，因此凝集素可用作定位因子与胰岛素或载体结合而使其具有靶向功能[53]。麦胚凝集素与小肠上皮细胞特定磷脂酶有特异结合能力，其修饰的载体对胰岛素的吸收有靶向和促进作用[54]。Zhang 等研究了三种凝集素修饰的脂质体对糖尿病模型小鼠口服胰岛素的促进作用，结果表明口服了荆豆凝集素、西红柿凝集素、麦胚凝集素修饰的胰岛素脂质体后，相对生物利用度分别为 8.47%、9.29%和 4.85%，这些凝集素修饰的脂质体可通过与肠细胞表面特异性受体的结合作用促进胰岛素的吸收[55]。

### 5. 其他方法

为提高胰岛素口服制剂的生物利用度，还有很多其他措施被人们相继开发和应用。对胰岛素分子进行结构修饰，可以增加其亲脂性，从而提高其膜通透性[56]，减少胰岛素自身的聚集进而增加其稳定性[57]。胰岛素侧链氨基的酰化是胰岛素化学修饰较常用的方法。天然胰岛素分子中有三个裸露的氨基，即 GlyAl、PheBl 的 $\alpha$-氨基和 LysB29 的 $\varepsilon$-氨基，它们都可作为胰岛素化学修饰的位点。日本研究者 Hashizume 等合成了胰岛素的棕榈酸衍生物，同位素标记后，用大鼠在体肠回流法观察胰岛素的吸收。实验发现，血浆中放射性物质以双棕榈酸衍生物中增加最多，且胰岛素衍生物在大肠黏膜组织匀浆中更加稳定[58]。最近在 *Bioconjugate Chemistry* 杂志上也有低分子量壳聚糖改性后的胰岛素能显著提高药物利用度的研究报道[59]。

但是胰岛素改性过程中有可能造成活性降低或丧失，并且改性反应本身的产率和提纯都是需要解决的问题。除了对胰岛素进行化学结构修饰外，也可同时采用特殊的载体，如凝胶类载体、脂质体、pH 敏感的纳米颗粒、乳剂、微球等。关于胰岛素口服载体的形式会在后面详加讨论。

 ## 6.1.4　胰岛素口服给药载体的形式

药物控制释放系统能通过将药物包载在囊泡、凝胶、高分子纳米颗粒、微米颗粒或微囊中，或是将药物与高分子结合，在保持药物活性的前提下，改变药物的生理分布、动力学、溶解性、抗原性等性能，达到更好的疗效。为了克服口服胰岛素在传递过程中被胃酸或消化酶降解及在肠黏膜吸收率低的缺点，人们研究和发展了各种口服药物载体系统，它们能有效地保护肽和蛋白类药物在环境苛刻的胃肠道中不被降解，使药物能够高效地通过上皮黏膜，控制药物释放率，并能使药物到达肠道的特定位置。以下分别介绍各载体的种类。

### 1. 水凝胶

水凝胶由亲水性或双亲性高分子构成，具有三维网络结构，不溶于水，但可吸收大量水分，其概念最早由 Wichterle 和 Lim 提出[60]。智能性水凝胶（或称刺激响应型水凝胶）是指构成水凝胶的高分子网络在受到一个或多个来自外界的刺激（如温度、pH[61]、光和化学物质如葡萄糖[62]等）时会做出相应的响应，从而发生不连续而又宏观可见的从溶胶（液态）到凝胶（固态）的转变。因为其独特的功能，这类水凝胶已被广泛应用于生物医学和药学领域。针对胰岛素在胃肠道内需经历显著的 pH 环境变化的特点，pH 响应型的水凝胶是一类常被设计的口服载体。

所有 pH 敏感型水凝胶中的聚合物通常都带有酸性或碱性基团。它们能随着环境 pH 的变化而接受或释放质子。带有大量羧基的水凝胶在胃液酸性环境下收缩，保护包裹的药物，而在肠液的中性环境下羧基离子化导致凝胶吸水膨胀，迅速释放出药物，是作为胰岛素口服载体较理想的选择。Kumar 等合成了不同分子量的由聚乙二醇二甲基丙烯酸酯和甲基丙烯酸两种单体的共聚物形成的 pH 敏感型水凝胶，体外实验表明，pH 为 2.5 时胰岛素释放较少（18%～25%），而在 pH 升高 7.4 后，胰岛素释放量迅速增加，动物实验表明，该负载胰岛素的水凝胶的降血糖作用可持续 8～10 h[63]。

Peppas 课题组多年来对聚甲基丙烯酸接枝聚乙二醇类水凝胶作为口服胰岛素载体的降糖效果、口服生物利用度以及机理作了深入的研究[64-67]，近期又将麦胚凝集素引入该 pH 敏感型水凝胶系统上，以实现载体的靶向作用和提高胰岛素的生物利用度[68]。陈学思课题组合成了一系列基于丙烯酸衍生物的 pH 敏感或 pH、温度双敏感型水凝胶[69, 70]，采用这种思路合成的水凝胶具有针对环境 pH 或温度而变化的可逆溶胀性，可实现对胰岛素等蛋白药物的响应性释放。研究开发更多种新型的智能水凝胶是胰岛素口服载体的一个重要发展方向。

### 2. 纳米颗粒

纳米颗粒载体包括由乳液法制备的纳米小球和自组装胶束等，通常是直径小于 1 μm 的粒子。由于其具有纳米尺度的粒径，在药物控释领域有广泛的应用前景。在人和动物的小肠组织内存在着与免疫有关的特定区域，称派尔集合淋巴结（Peyer's patch），该区域占整个肠道黏膜面积的 25%左右，其特点是能让淋巴因子和一些颗粒进入循环系统。关于纳米颗粒能促进胰岛素吸收的机制，已明确有三点：第一，由于纳米颗粒包埋了药物之后，大大减小了其与胃酸和蛋白酶的接触机会，从而起到保护的作用，使得更多的活性药物到达吸收部位；第二，纳米颗粒吸附并积累于肠道的派尔集合淋巴结，其中粒径小于 500 nm 的纳米颗粒更能以完整的结构通过派尔集合淋巴结中的单核巨噬细胞并被释放入血循环[71]；第三，某些纳米颗粒制剂能延长在吸收位点的停留时间或具有靶向功能，增加吸收。研究表明，在小肠派尔集合淋巴结的囊泡中有一种 M2 细胞，溶酶体相对较少，有利于完整大分子和颗粒的穿膜运输而后进入体循环[71]。在用作口服药物载体时，由于粒径小，纳米粒子很容易被派尔集合淋巴结摄取，并以非受体转运的方式吸收[72]。

台湾"清华大学"宋信文教授课题组采用离子交联法制备了由壳聚糖和细菌生产的聚 γ-谷氨酸的复合纳米颗粒，制备过程可在水溶液中进行[73]。得到的纳米颗粒表面因过量的壳聚糖带正电，以 Caco-2 为模型的细胞实验证明该粒子可显著降低跨膜电阻抗（TEER）值，能促进胰岛素的跨膜吸收[74, 75]，根据动物实验计算得到的胰岛素口服生物利用度达到 15.2%[76]，且该颗粒的体外和体内毒性都很低[77]，具有良好的应用潜力。Hou 等用沉积技术将胰岛素制备成了龙血竭纳米囊（ISDN），其稳定性实验表明，ISDN 中大部分胰岛素在 37℃含有蛋白水解酶的溶液中放置 30 min，或是在 25℃储藏 6 个月后其活性仍然存在。分别给糖尿病小鼠口服 25 U/kg、50 U/kg 和 75 U/kg 剂量的载药 ISDN 后，8 h 后血糖水平分别降至服药前的 60.5%、52.6%和 47.3%，血糖的降低一直持续 2 天[78]，说明 ISDN 是一种口服胰岛素的稳定有效的给药系统。

虽然，到目前为止还没有应用聚合物制备的口服胰岛素纳米颗粒制剂上市，但其某些关键技术（如大批量制备纳米粒子用于体内研究、注射给药制剂的灭菌问题等）已经得到解决，纳米颗粒在改善和开发适合于多肽、蛋白质及寡核苷酸等活性化合物传递载体方面将发挥巨大的作用[79]。

### 3. 脂质体

脂质体具有类似细胞膜的结构，可以和小肠黏膜的细胞膜相互作用，促进药物的吸收[80]。脂质体作为蛋白药物载体可以达到保护药物生物活性、增强靶向性、延缓释放、提高疗效等作用。但是随着研究的进展，人们发现用脂质体作为载体不够稳定，易于聚集融合，使被包裹药物的吸收变得困难。因此需要采取措施来克服这些缺点。例如，在脂质体双分子膜上加入第二种表面活性剂，用共价键将构成膜的类脂分子连接起来，或用带电荷的化学物质或化学基团修饰及利用电荷相斥来增加稳定性，等等[81]。Garcia-Fuentes 等采用 PEG2000-硬脂酸对脂质体纳米粒子表面进行修饰以提高稳定性[82]。Degim 等研究了脂质体中的各种成分或配方对胰岛素跨膜吸收的影响[83]。

高分子囊泡的结构类似于脂质体，具有亲水性核和疏水性双层壳，因此不仅可以输送亲水性药物，也可以输送疏水性药物，并且比脂质体更为稳定。熊向源等合成了 Pluronic F127（PEO-PPO-PEO）和聚乳酸构成的两亲性嵌段共聚物，其在水中自聚集形成的纳米粒子为囊泡形，他们进一步考察了其作为口服胰岛素载体的可行性，结果表明，糖尿病模型小鼠口服包埋胰岛素的聚乳酸-Pluronic F127-聚乳酸囊泡后，空腹血糖浓度在 4.5 h 内从 18.5 mmol/L 下降至 5.3 mmol/L，且这种降血糖作用维持了约 18 h[84]。

### 4. 微球

微球是指药物分子分散或吸附在高分子聚合物基质中而形成的球形微粒，是被最广泛研究和应用的一类药物载体。微球的粒径比胶束大，尺寸范围很广（0.5～1000 μm）。为和上述的纳米颗粒区分开，本小节所指微球的粒径在 1 μm 以上。相比于其他药物载体，微球作为药物载体具有许多优点：相比于胶束，微球包裹药物相对比较紧密并且制备工艺简单，能够大量制备；相比于水凝胶，大部分微球均适合于注射、口服，部分还可以肺部吸入给药，可应用的给药途径较多。作为药物载体，微球有多种不同的用途。例如，粒径小于 250 μm，特别是 120 μm以下的微球均可以用于皮下注射[85]；小于 5 μm 的微球可以用于静脉注射[86]；各种尺寸的微球都可作为多肽和蛋白质类药物的口服制剂载体，避免药物在口服过程中被消化道水解酶降解以及在胃酸环境中被破坏，并能实现缓释、控释和靶向药物释放的目的，从而显著提高疗效，降低毒副作用。

1989 年，FDA 通过了第一个多肽类药物的控制释放系统 Lepron Depot，用于治疗早期癌症、子宫内膜异位和青春期早熟。这是一种用高分子微球担载促黄体生成激素释放因子的药物控制释放体系。这种多肽分子如果采用口服或是注射方式给药，药物很快就被破坏，而把它放在高分子基质中可以缓慢释放长达四个月。

Carino[87]等将 Zn-胰岛素包裹在聚酯及聚酐纳米球中，Zn-胰岛素在 6 h 左右释放完毕，并保持其生物活性。Furtado[88]等采用相分离纳米包封技术制备了具有生物粘连性的聚反丁烯二酸癸二酸酐负载胰岛素微球，粒径在 1～5 μm 之间，将其口服给予 1 型糖尿病大鼠和犬后，不论动物是否为空腹状态，均有显著的降血糖效应，药物的相对生物利用度在 5.5%～23%之间。

陈学思课题组合成了基于 L-精氨酸的聚酯酰胺共混微球，并作为口服胰岛素的药物载体[89]。该微球引入了大量 L-精氨酸的胍基用作吸收促进剂，来显著提高胰岛素的口服生物利用度。

### 5. 胰岛素乳剂

目前胰岛素乳剂的研究主要是 W/O/W 型复乳和可以自乳化的微乳。复乳指分散相为非单一相，具有两种乳剂类型的复合型乳剂，以 W/O/W 型最为常用。它的特点是具有两层或多层液体乳膜结构，一方面可以更有效地控制药物的扩散速度，对药物进行缓释和控释，另一方面对于胰岛素来说，复乳可以将其很好地保护在内水相中，从而避免了胃肠道内消化酶的破坏[90, 91]。Toorisaka 等制备的 W/O/W 型胰岛素复乳表现出了长时间的降糖活性，另外，如果在复乳中加入植物油作为表面活性剂，并且用 pH 敏感的聚合物作为肠溶衣，胰岛素的释放会更加符合口服药物的要求[92]。微乳是粒径为 10～100 nm 的乳滴分散在另一种液体中形成的胶体分散系统，为热力学稳定体系。微乳作为口服胰岛素载体，渗透力强，并可根据分散相的量及环境温度（如体温）的改变而转相，使药物从微乳中释放，达到治疗糖尿病的目的[93]。微乳形成的关键是选择合适的水相、油相、乳化剂、助乳化剂等，以有利于在制备过程中保持药物的活性[94]。研究者在蛋白质表面包覆一层双亲性分子，使得复合物外表呈疏水性，蛋白质就可溶解于油相中，这种制备蛋白质或者多肽等物质的疏水性溶液的技术称为 Macrosol 技术，是一种新的实现口服胰岛素的载体形式[95]。

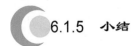

## 6.1.5  小结

口服胰岛素能模拟生理条件下胰岛素分泌和代谢的模式，改善与避免注射胰岛素所带来的血糖浓度波动大、体重增加等多种副作用，同时能提高患者的依从性，一直是糖尿病治疗和胰岛素制剂的研究前沿和热点。近年来，随着药物新剂型、药物载体材料和制药技术的不断研究和发展，口服胰岛素制剂的研究受到广泛的重视，也取得了较大的进展。但是，要实现口服胰岛素的临床广泛应用，仍然是一个较长期的目标。

## 6.2　吸入型肺部给药系统

肺部给药系统（pulmonary drug delivery system，PDDS）指能将药物传递到肺部，产生局部或全身治疗作用的给药系统。从 20 世纪 50 年代开始，哮喘类药物肺部给药制剂的出现标志着肺部给药传递系统在临床上的应用。与传统的静脉给药相比，肺部给药系统具有许多优点。例如，能有效地将药物运送至肺部，从而减少药物用量，降低毒副作用；可避免肝脏的首过效应，提高药物的生物利用度等。据统计，全球肺部给药系统市场规模在 2018 年将达 4390 亿美元，因此肺部给药具有广阔的市场前景。肺部给药可广泛用于治疗肺炎、肺癌、哮喘、急性肺损伤、肺气肿、肺囊性纤维化、慢性阻塞性肺病等肺部疾病[96, 97]。

目前，吸入型肺部给药系统主要有雾化吸入器（nebulizer，NEB）、定量吸入剂（metered dose inhalation，MDI）和干粉吸入剂（dry powder inhalation，DPI）三种类型[98]。在具备先进给药装置的前提下，如何改善制剂类型以提高肺部沉积率，实现药物在肺部缓慢释放是目前正在解决的问题。本节主要介绍了肺部给药系统的给药方式、肺部给药系统剂型分类以及肺部给药系统的研究现状。

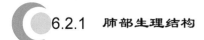

### 6.2.1　肺部生理结构

呼吸道由上呼吸道、传导气道和肺泡气道三部分组成[99]。其中，上呼吸道包括口、鼻、咽喉，主要作用是在空气进入肺部前进行加热润湿。传导气道主要由气管、左右主支气管、支气管、细支气管和终末细支气管组成。呼吸性细支气管、肺泡管和肺泡构成肺泡气道。传导气道和肺泡气道区域均能对药物进行吸收。不同种类和功能的上皮细胞覆盖在呼吸道表面。传导气道上的上皮细胞主要由纤毛细胞构成，纤毛可以将黏液或异物清除或吞噬，构成肺的其中一个重要的防御机制[100]。肺泡气道表面由两种类型的上皮细胞组成：Ⅰ型扁平细胞，约占肺泡表面的 95%；Ⅱ型立方形分泌细胞，具备分化Ⅰ型细胞的能力，可以合成、分泌和消除类脂和蛋白质组成的肺泡表面活性剂。肺部表面活性剂可参与上皮细胞表面损伤后的修复和吸收粒子的清除。肺的另外一个重要的防御机制是肺泡中的巨噬细胞可以吞噬不被纤毛清除的粒子，从而通过巨噬作用将粒子有效转移[101]。

据统计，健康成人有 3 亿～6 亿个肺泡，平均肺泡表面积为 100～190 m²，肺泡表面与毛细血管间的距离仅约为 1 μm。因此，肺部巨大的表面积、较小的转运距离和丰富的血流供应，使得药物可以在肺部快速吸收，而且吸收后的药物可以直接进入血液循环，不存在肝脏首过效应，大大提高了药物的吸收效率。但受人体生理因素和药物因素等方面的影响，药物的有效沉积量不同。颗粒大小是决定气雾剂有效给药的关键因素之一，如果颗粒粒径大于 8 μm，50%以上的药物会沉积在口咽部和上呼吸道的分支处，如果颗粒粒径小于 3 μm，大部分药物会沉积在细支气管和肺泡处，但较小的粒子不能在呼吸道停留，会随着呼气排出[102]。另外，药物的形态、吸湿性、刺激性、制剂因素等对药物的吸收和沉积也有一定的影响。

 ## 6.2.2　肺部给药方式

肺部给药方式主要分为吸入给药、气管内给药和经鼻给药三种类型，其中，吸入给药在临床中较为普遍。常用的吸入给药系统包括定量吸入剂、雾化吸入器和干粉吸入剂[98]。

### 1. 吸入给药

定量吸入剂主动递送药物的动力来自抛射剂。由于其使用方便、药物不易被污染，因此应用比较广泛，80%以上的哮喘患者均采用此法。但在操作过程中，需要患者的吸入和正确协调喷射装置，因此定量吸入剂的药物个体差异比较大[103]。一般会选择储雾器来配合定量吸入剂的使用，从而控制喷雾速度，提高肺部传递效率。目前，市场上存在多种市售的定量吸入剂，表 6.1 列举了部分市售定量吸入剂。

表 6.1　部分市售定量吸入剂

| 药物成分 | 市售商品名称 | 公司名称 | 临床应用情况 |
| --- | --- | --- | --- |
| 倍氯米松 | Qvar | 梯瓦（Teva）制药公司 | 哮喘 |
| 布地奈德 | Polmicort | 阿斯利康 | 支气管哮喘和哮喘性慢性支气管炎 |
| 环索奈德 | 威菲宁 | 安徽威尔曼制药有限公司 | 哮喘、慢性阻塞性肺病 |
| 硫酸沙丁胺醇 | Ventolin | 葛兰素史克 | 哮喘、慢性阻塞性肺病 |
| 异丙托溴铵 | Atrovent | 勃林格殷格翰 | 慢性阻塞性肺病、哮喘 |
| 丙酸氟替卡松 | 辅舒酮 | 葛兰素史克 | 哮喘 |
| 莫米松/福莫特罗 | Dulera | 默克 | 哮喘、支气管痉挛 |
| 氟替卡松/沙美特罗 | Filtiform | Nupp | 哮喘 |
| 酒石酸左旋沙丁胺醇 | Xopenex | Sunovion | 哮喘 |

根据动力源的不同，雾化吸入器可分为喷射式雾化吸入器和超声波式雾化吸入器。其中，喷射式雾化吸入器采用空气压缩器或高压氧作为动力，将药物进行微粒化。大的液滴微粒由于惯性在顶端聚集返回药室，因此只有极小的液滴微粒成为气流被喷出，喷出量与微粒粒径和高压氧气流量有关。超声波式雾化吸入器的制备原理是采用压电元件发出超声波，使药物溶液的表面产生振动波，从而利

用产生的振动波冲击力将药物进行微粒化。超声波式雾化吸入器产生的药物微粒粒径为 $1 \sim 5\ \mu m$，比较均一，但要求药物浓度低、药物溶液无黏性以及药物在超声波作用下不易分解[104]。雾化吸入器操作方便，不需要患者吸气和操作同步，没有使用年龄限制，对老人、婴儿、无自主呼吸的患者也同样适用。但雾化吸入器存在价格比较昂贵、体积大、需要动力源和不能携带等缺点，大大限制了其在家庭中的应用[105]。表 6.2 列举了部分市售雾化吸入剂。

表 6.2　部分市售雾化吸入剂

| 药物成分 | 市售商品名称 | 公司名称 | 临床应用情况 |
| --- | --- | --- | --- |
| 倍氯米松 | 宝丽亚 | 凯西制药 | 支气管哮喘 |
| 布地奈德 | 普米克令舒 | 阿斯利康 | 哮喘 |
| 硫酸沙丁胺醇 | Duoneb | Dey | 哮喘 |
| 福莫特罗 | Brovana | Sunovion | 哮喘 |
| 阿福特罗 | Perforomist | Mylan Speclt | 哮喘 |
| 硫酸特布他林 | 硫酸特布他林吸入粉雾剂 | 浙江海正药业股份有限公司 | 支气管哮喘、慢性支气管炎、慢性阻塞性肺病 |

干粉吸入剂是一种将微粉化的药物和载体放入储存库、胶囊或囊泡中，配合干粉吸入装置，经患者主动吸入的一种雾化药物形式。药物粒子经过该装置可以重新分散，产生雾化粒子供人体吸入。干粉吸入剂相对于其他的吸入给药形式具有明显的优点：可以不使用抛射剂，不存在环境污染问题，不受药物溶解度的影响，该吸入剂由患者主动吸入，不存在吸入和协调装置协同困难的问题[106]。不同的干粉吸入装置会影响药物在肺部沉积的情况，药物的颗粒大小、形态、流动性、分散性等也可影响药物在肺部的沉积情况，因此为改善药物的分散性和流动性，一般会选择将药物附着在载体上（如乳糖、甘露糖等）[107]。表 6.3 列举了部分市售干粉吸入剂。

表 6.3　部分市售干粉吸入剂

| 药物成分 | 市售商品名称 | 公司名称 | 临床应用情况 |
| --- | --- | --- | --- |
| 倍氯米松 | 贝可乐 | 上海信宜药业有限公司 | 支气管哮喘 |
| 噻托溴铵 | 思利华 | 勃林格殷格翰 | 慢性阻塞性肺病 |
| 布地奈德 | 普米克都保 | 阿斯利康 | 支气管哮喘 |
| 印达特罗 | Arcapta Neohaler | 诺华 | 哮喘 |
| 硫酸沙丁胺醇 | SABA | 上海信宜药业有限公司 | 哮喘、过敏性支气管痉挛 |
| 莫米松 | Asmanex Twisthaler | Schering | 哮喘 |
| 氟替卡松/沙美特罗 | 舒利迭 | 葛兰素史克 | 哮喘、慢性阻塞性肺病 |
| 氟替卡松/维兰特罗 | Breo Ellipta | 葛兰素史克 | 慢性阻塞性肺病 |

## 2. 气管内给药

气管内给药方式是将药物直接注入气管进行给药，适用于动物模型，不适用于人体。气管内给药主要分为两种形式：一种是将实验动物进行全身麻醉后，将动物气管切开，将导管经气管切口处插入气管内，用注射器将药物缓慢注入［图6.1（a）］；另一种方式是采用特殊的微量喷雾系统经口插入气管［图6.1（b）］，直接喷射至肺部，此方法相对前一种方法对动物伤害小，不需要手术，仅对动物进行麻醉即可实现给药，目前应用比较广泛[13]。

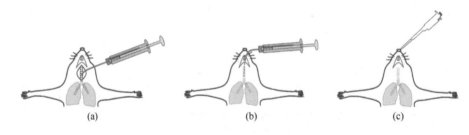

(a)　　　　　　　　　(b)　　　　　　　　　(c)

图 6.1　气管给药和鼻腔给药

## 3. 经鼻给药

经鼻给药方式是将药物经鼻部传递到肺部的一种给药方式［图6.1（c）］。文献报道虽有很多研究采用经鼻给药评价肺部给药的效果，但由于人体的鼻腔结构与啮齿类动物有所差异，采用鼻部给药后，大部分药物沉积于鼻腔、口腔和上呼吸道部位，难以到达人体的下呼吸道和肺部，因此限制了其临床应用[108]。

 ### 6.2.3　肺部给药的剂型分类

肺部给药主要分为脂质体、微球、纳米粒子、多孔纳米粒集合体粒子和大多孔粒子等剂型[2]，其中，多孔纳米粒集合体粒子和大多孔粒子作为新剂型，具有较大的几何粒径和较小的空气动力学粒径，利于肺部吸入和在肺部的蓄积，但其安全性需要深入评价。

## 1. 脂质体

脂质体是目前研究较多的一种给药剂型，主要由卵磷脂组成。而肺泡表面的活性物质的主要成分为二棕榈酰磷脂酰胆碱，因此脂质体药物剂型具有生物相容性好、耐受性好、安全性高等优点，可以降低对肺部的刺激和损伤。近年来，多种药物采用脂质体作为肺部给药载体，如抗癌药、酶类、基因、抗哮喘药、肽类和抗过敏药等[109]。但是脂质体作为肺部给药载体也具有一定的缺点，如脂质体在体内不稳定、生产成本较高、会诱导氧自由基对肺部产生毒性等。

### 2. 微球

药物缓释微球是由生物可降解材料制备的，由于其具有可生物降解、在体内外理化性质比较稳定等优点，受到研究者的广泛关注。制备药物缓释微球的材料主要有天然高分子微球，如白蛋白微球、淀粉微球、明胶微球、壳聚糖微球等，也有合成聚合物微球，如 PLA 微球、PGA 微球和 PLGA 微球等[110]。肺部药物缓释微球在制备过程中，可以通过改变工艺参数，如微球大小、孔隙度、形态等，得到满足一定要求的药物缓释微球制剂。一般情况下，为提高微囊化质量、增加微球的稳定性等，需要加入一些附加剂，如稳定剂、稀释剂、阻滞剂等[111]。根据肺部生理结构要求，制备出的微球大小控制在 $2\sim3\ \mu m$，利于药物在肺部沉积。将药物缓释微球通过肺部给药方式给药后，药物缓释微球被肺部网状内皮系统吞噬，从而沉积在肺部，发挥药效[112]。

### 3. 纳米粒子

纳米粒子与微球相比，可显著抑制肺部的清除作用，并具有潜在的靶向细胞作用。这主要是因为纳米粒子具有较好的黏膜黏附特性和肺部滞留特性，可以较好地控制药物释放时间。纳米粒子肺部给药的途径大多是采用雾化吸入。采用纳米粒子进行肺部给药递送药物，可以显著减少给药频率、提高患者的依从性，另外，还可将药物靶向地运送到特定的部位[113]。纳米粒子的辅料一般是生物相容好且可降解的天然或人工合成的高分子材料，如血清蛋白、甲壳素、明胶、PLGA、聚氰基丙烯酸烷基酯等聚酯材料、癸二酸-聚乙二醇共聚物等。

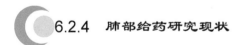

## 6.2.4　肺部给药研究现状

### 1. 用于肺部给药的药物传递体系

据报道，一些药物如阿霉素、环丙沙星、卷曲霉素、妥布霉素、庆大霉素等可直接用于肺部给药，但难以克服生物障碍以及肺部沉积情况和治疗效果不佳等问题[114]。为克服这些问题，通过载体担载药物进行肺部给药，可以将一些药物运载至肺部或全身，从而实现控制缓释和靶向运输的目的。载体包括脂质体、高分子载体等（图 6.2）[115, 116]。

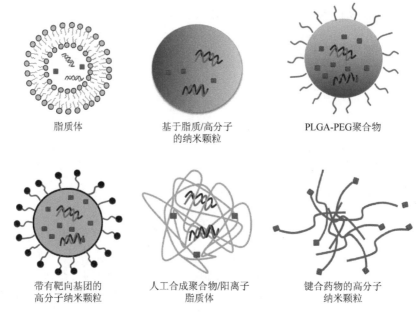

脂质体

基于脂质/高分子
的纳米颗粒

PLGA-PEG聚合物

带有靶向基团的
高分子纳米颗粒

人工合成聚合物/阳离子
脂质体

键合药物的高分子
纳米颗粒

图 6.2　肺部给药载体系统类型[128]

以高分子作为肺部给药运载体系被很多研究者关注，并取得了较好的药物运输效果。例如，PLGA 具有高度多孔性，可以装载药物如阿霉素、紫杉醇、喜树碱等，通过肺部给药的方式给药，可以延长药物在肺部的滞留时间、减少毒副作用、提高治疗效果等[117, 118]。另外，研究表明，PLGA 可以通过肺部给药方式运载胰岛素、前列腺 E1 和肝素等生物大分子和蛋白质，从而降低肺泡中巨噬细胞的摄取量和促进药物在肺部的沉积[119-121]。采用聚乙二醇（PEG）、聚乙烯亚胺（PEI）、壳聚糖等对 PLGA 进行修饰，可以显著提高运载效率[122-124]。Tian 等采用 PLGA 作为制备微球的主要载体材料，采用双乳化法制备出多孔微球，研究了微球对阿霉素和紫杉醇的载药性能，并用于肺部给药，结果表明，包载阿霉素和紫杉醇的 PLGA 微球能显著抑制肿瘤生长并延长小鼠的存活时间[125]。除 PLGA 外，壳聚糖、透明质酸等作为高分子载体用于肺部给药也比较常见。因此，高分子作为肺部给药载体具有较好的前景，可以显著延长药物在肺部的滞留时间，实现缓释，从而增加药效[126, 127]。然而，高分子作为肺部给药载体仍然存在一些挑战，如高分子载体的肺部长期毒性，因此，需要开发新型的高分子载体，完善肺部安全性评价制度，从而推进高分子肺部给药载体在临床上的应用。

2. 用于肺部给药的基因传递体系

虽然单纯的基因在体内相对比较安全且不用考虑毒性和免疫等问题，但是不能有效地传递到体内且易被体内无所不在的酶降解。为避免此类情况发生，不同种类的基因载体被研发出来且越来越多的载体被用于肺部给药。为提高转染效率，一些高分子传递体系用于遮蔽阳离子脂质体的表面，从而降低毒性和炎症反应。例如，用 DOTAP 修饰的 PLGA 纳米粒子运载 siRNA，结果表明，73%的基因表现出基因沉默[129]。Scheule 等报道脂质体联合两亲性的三嵌段共聚物用于运载 PTEN 基因至肺中，结果发现，肺转移肿瘤细胞的质量、肿瘤的体积显著降低，且可降低由药物引起的毒副作用和炎症作用[130]。Minko 小组采用中性和阳离子脂质体来运载 DOX、ASO 和 siRNA，结果表明，采用肺部给药的方式可以使得肺部的药物浓度提高，并延长滞留时间[131]。另外，他们设计了一种具有多臂的装置且臂部暴露的小室用来不断地雾化给药（DOX、ASO、siRNA），结果表明，通过共同给药可以显著地降低肿瘤体积[132]。最近，Minko 等设计了一种新的纳米结构的脂质体用于肺部给药，其包裹了抗肿瘤药物、siRNA 和一种靶向多肽，结果表明，该运载系统可以将药物运载至肺中且具有较好的富集作用[133]。

很多以高分子共聚物为基础的基因运载体系用于肺部给药，如 PEI、PLGA、聚赖氨酸（PLL）、壳聚糖等。PEI 作为基因载体的金标准具有较高的转染效率，研究表明，经肺部给药后，pDNA/PEI 可以使其基因表达维持在一个较高的水平，且能显著抑制肿瘤生长。Gautam 等研究发现，经肺部给药后，p53/PEI 复合颗粒可以显著抑制肺部肿瘤生长[134]。Tian 等将化疗药物通过酸酐与 PEI 键合，制备出酸敏感载药体系，然后通过静电复合作用制备出可以同时担载化疗药物阿霉素和 siRNA 的高分子基因/药物共传递体系，利用肺部给药的方法将基因和药物直接运输到肺部病灶部位。结果表明，与静脉给药相比，采用肺部给药的方式使得药物和基因在肺部沉积多且滞留时间长，并能明显抑制肿瘤的生长[135, 136]。尽管高分子载体用于肺部给药比较有前景，但是面临着巨大的挑战。例如，高分子载体溶液容易发生聚集从而降低转染效率。因此研究者采用一些工艺，如冷冻干燥法、喷雾干燥法、冷冻干燥与喷雾干燥结合的方法等制备比较稳定的干粉用于肺部给药[137]，可以避免高分子载体的不稳定性。

一些聚合物载体系统连接上一个靶向配体或者对其他细胞无伤害作用的抗体，可以实现靶向肺部的功能[138]。目前，有很多针对聚合物运载系统的肺部靶向配体，如肽、糖类等。糖醛酸和乳糖酸修饰的 PEI 和 PEI-PEG 嵌段聚合物用于靶向呼吸道上皮细胞。三糖修饰的壳聚糖用于靶向细胞表面凝集素，结果表明，与未修饰的壳聚糖相比具有较高的基因表达水平[139]。另外，叶酸、乳铁蛋白、EGFR 配体等也经常用于肺部靶向，表现出较好的靶向功能和治疗效果。

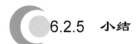 6.2.5　小结

肺部给药作为一种具有发展潜力的给药途径，在肺部局部给药治疗及全身治疗中显示出其独特的优越性，特别是对于一些口服吸收差的小分子及多肽、蛋白

质、疫苗等大分子药物具有较好的发展前景。目前，采用脂质体、微粒和纳米粒子作为载体对药物进行肺部给药，可以实现药物在肺部沉积，控制药物在肺部的释放速度和释放部位，从而降低药物使用频率，提高患者的依从性。但是，肺部给药也存在一些问题。例如，肺部给药后的长期安全性评价，药物在肺部的吸收、分布机制不明确，可吸入载体的产业化制备方法有待提高等。随着相关领域研究者的努力、制剂技术和分析水平的发展，肺部给药制剂的评价体系将会更完善，肺部给药的应用将会更广泛，最终会有更多的肺部给药制剂应用到临床中。

## 参考文献

[1] Cohen A, Horton E S. Progress in the treatment of type 2 diabetes: new pharmacologic approaches to improve glycemic control. Current Medical Research and Opinion, 2007, 23: 905-917.

[2] King H, Aubert R E, Herman W H. Global burden of diabetes, 1995～2025: prevalence, numerical estimates, and projections. Diabetes Care, 1998, 21: 1414-1431.

[3] Lugari R, Ugolotti D, Dei C A, et al. Urinary excretion of glucagon-like peptide 1 (GLP-1) 7-36 amide in human type 2 (non-insulin-dependent) diabetes mellitus. Hormone and Metabolic Research, 2001, 33: 568-571.

[4] Walsh M G, Zgibor J, Songer T, et al. The socioeconomic correlates of global complication prevalence in type 1 diabetes (T1D): a multinational comparison. Diabetes Research and Clinical Practice, 2005, 70: 143-150.

[5] Ahmed M H. Rheumatoid arthritis induced-fatty liver theory: one reason for global increase in prevalence of diabetes. Medical Hypotheses, 2006, 66: 862-863.

[6] Wild S H, Roglic G, Green A, et al. Global prevalence of diabetes: estimates for the year 2000 and projections for 2030—response to Rathman and Giani. Diabetes Care, 2004, 27: 2569.

[7] Danaei G, Finucane M M, Lu Y, et al. National, regional, and global trends in fasting plasma glucose and diabetes prevalence since 1980: systematic analysis of health examination surveys and epidemiological studies with 370 country-years and 2.7 million participants. Lancet, 2011, 378: 31-40.

[8] Lloyd A, Nafees B, Smith I C, et al. What value do patients with type 1 diabetes place on different aspects of their basal insulin therapy? Diabetic Medicine, 2007, 24: 103.

[9] Defronzo R A, Simonson D, Ferrannini E. Hepatic and peripheral insulin resistance: a common feature of type-2 (non-insulin-dependent) and type-1 (insulin-dependent) diabetes-mellitus. Diabetologia, 1982, 23: 313-319.

[10] Ebner S, Biesenbach G, Pohanka E. Weight gain, lack of insulin and metabolic control following after 1 year of therapy with insulin in male and female patients with 2 type diabetes on the background of secondary failure of oral antidiabetic therapy. Wiener Klinische Wochenschrift, 2009, 121: S8.

[11] Meneghini L. Why and how to use insulin therapy earlier in the management of type 2 diabetes. Southern Medical Journal, 2007, 100: 164-174.

[12] Leung F K, Li J, Song Y R, et al. Oral insulin (intesulin-1 t. m.) in patients with type 2 diabetes—Results of "proof of principle" clinical trial 1. Diabetes, 2006, 55: A99.

[13] Banting F G, Best C H, Collip J B, et al. The effects of insulin on experimental hyperglycemia in rabbits. American Journal of Physiology, 1922, 62: 559-580.

[14] Cammidge P J. Insulin and diabetes. British Medical Journal, 1922, 1922: 997-998.

[15] Raccah D, Bretzel R G, Owens D, et al. When basal insulin therapy in type 2 diabetes mellitus is not enough—what next? Diabetes-Metabolism Research and Reviews, 2007, 23: 257-264.

[16] Shah P K, Mudahar S, Aroda V, et al. Weight gain and fat distribution with pioglitazone in patients with type 2 diabetes on insulin therapy. Journal of Investigative Medicine, 2007, 55: S95.

[17]　Peng Q, Zhang Z R, Gong T, et al. A rapid-acting, long-acting insulin formulation based on a phospholipid complex loaded PHBHHx nanoparticles. Biomaterials, 2012, 33: 1583-1588.

[18]　田浩明. 口服胰岛素研究进展. 中国糖尿病杂志, 2001, 9: 360-361.

[19]　Heinemann L. New ways of insulin delivery. International Journal of Clinical Practice, 2011, 65: 31-46.

[20]　Meier J J, Holst J J, Schmidt W E, et al. Reduction of hepatic insulin clearance after oral glucose ingestion is not mediated by glucagon-like peptide 1 or gastric inhibitory polypeptide in humans. American Journal of Physiology-Endocrinology and Metabolism, 2007, 293: E849-E856.

[21]　马小军. 胰岛素口服给药. 科学通报, 2002, 47: 1044-1049.

[22]　Iyer H, Khedkar A, Verma M. Oral insulin: a review of current status. Diabetes Obesity & Metabolism, 2010, 12: 179-185.

[23]　Idris I, Ossulin T M. A new oral insulin showed good bioavailability when given to patients with diabetes. Diabetes Obesity & Metabolism, 2010, 12: 89.

[24]　DPT-1 Study Group. The diabetes prevention trial-type 1 diabetes (DPT-1): implementation of screening and staging of relatives. Transplantation Proceedings, 1995, 27: 33-77.

[25]　Dave N, Hazra P, Khedkar A, et al. Process and purification for manufacture of a modified insulin intended for oral delivery. Journal of Chromatography A, 2008, 1177: 282-286.

[26]　Hamman J H, Enslin G M, Kotze A F. Oral delivery of peptide drugs: barriers and developments. Biodrugs, 2005, 19: 165-177.

[27]　Eaimtrakarn S, Itoh Y, Kishimoto J, et al. Retention and transit of intestinal mucoadhesive films in rat small intestine. International Journal of Pharmaceutics, 2001, 224: 61-67.

[28]　Adams M J, Blundell T L, Dodson E J, et al. Structure of rhombohedral 2 zinc insulin crystals. Nature, 1969, 224: 491-499.

[29]　Saffran M, Pansky B, Budd G C, et al. Insulin and the gastrointestinal tract. Journal of Controlled Release, 1997, 46: 89-98.

[30]　Marschutz M K, Bernkop-Schnurch A. Oral peptide drug delivery: polymer-inhibitor conjugates protecting insulin from enzymatic degradation in vitro. Biomaterials, 2000, 21: 1499-1507.

[31]　Yamamoto A, Taniguchi T, Rikyuu K, et al. Effects of various protease inhibitors on the intestinal-absorption and degradation of insulin in rats. Pharmaceutical Research, 1994, 11: 1496-1500.

[32]　Plate N A, Valuev I L, Sytov G A, et al. Mucoadhesive polymers with immobilized proteinase inhibitors for oral administration of protein drugs. Biomaterials, 2002, 23: 1673-1677.

[33]　Agarwal V, Nazzal S, Reddy I K, et al. Transport studies of insulin across rat jejunum in the presence of chicken and duck ovomucoids. Journal of Pharmacy and Pharmacology, 2001, 53: 1131-1138.

[34]　Uchiyama T, Sugiyama T, Eisyuku K, et al. Enhancement effect of various absorption enhancers on the transport of insulin across the intestinal membrane. 23rd International Symposium on Controlled Release of Bioactive Materials, 1996, 1996: 429-430.

[35]　Radwan M A, Aboul-Enein H Y. The effect of oral absorption enhancers on the in vivo performance of insulin-loaded poly (ethylcyanoacrylate) nanospheres in diabetic rats. Journal of Microencapsulation, 2002, 19: 225-235.

[36]　Bahar R J, Stolz A. Bile acid transport. Gastroenterology Clinics of North America, 1999, 28: 27-35.

[37]　Samstein R M, Perica K, Balderrama F, et al. The use of deoxycholic acid to enhance the oral bioavailability of biodegradable nanoparticles. Biomaterials, 2008, 29: 703-708.

[38]　Kim S K, Lee S, Jin S, et al. Diabetes correction in pancreatectomized canines by orally absorbable insulin-deoxycholate complex. Molecular Pharmaceutics, 2010, 7: 708-717.

[39]　Makhlof A, Werle M, Tozuka Y, et al. A mucoadhesive nanoparticulate system for the simultaneous delivery of macromolecules and permeation enhancers to the intestinal mucosa. Jornal of Control Release, 2011, 149: 81-88.

[40]　Uchiyama T, Sugiyama T, Quan Y S, et al. Enhanced permeability of insulin across the rat intestinal membrane by various absorption enhancers: their intestinal mucosal toxicity and absorption-enhancing mechanism of n-lauryl-

beta-D-maltopyranoside. Journal of Pharmacy and Pharmacology, 1999, 51: 1241-1250.

[41] Kamei N, Morishita M, Ehara J, et al. Permeation characteristics of oligoarginine through intestinal epithelium and its usefulness for intestinal peptide drug delivery. Journal of Controlled Release, 2008, 131: 94-99.

[42] Kamei N, Morishita M, Eda Y, et al. Usefulness of cell-penetrating peptides to improve intestinal insulin absorption. Journal of Controlled Release, 2008, 132: 21-25.

[43] Khafagy E S, Morishita M, Takayama K. The role of intermolecular interactions with penetratin and its analogue on the enhancement of absorption of nasal therapeutic peptides. International Journal of Pharmaceutics, 2010, 388: 209-212.

[44] ElHameed M D A, Kellaway I W. Preparation and *in vitro* characterisation of mucoadhesive polymeric microspheres as intra-nasal delivery systems. European Journal of Pharmaceutics and Biopharmaceutics, 1997, 44: 53-60.

[45] Khafagy E S, Morishita M, Onuki Y, et al. Current challenges in non-invasive insulin delivery systems: a comparative review. Advanced Drug Delivery Reviews, 2007, 59: 1521-1546.

[46] Bernkop-Schnurch A. Thiomers: a new generation of mucoadhesive polymers. Advanced Drug Delivery Reviews, 2005, 57: 1569-1582.

[47] Roldo M, Hornof M, Caliceti P, et al. Mucoadhesive thiolated chitosans as platforms for oral controlled drug delivery: synthesis and *in vitro* evaluation. European Journal of Pharmaceutics and Biopharmaceutics, 2004, 57: 115-121.

[48] Bernkop-Schnurch A, Hornof M, Zoidl T. Thiolated polymers-thiomers: synthesis and *in vitro* evaluation of chitosan-2-iminothiolane conjugates. International Journal of Pharmaceutics, 2003, 260: 229-237.

[49] Pettit D K, Gombotz W R. The development of site-specific drug-delivery systems for protein and peptide biopharmaceuticals. Trends in Biotechnology, 1998, 16: 343-349.

[50] Mrsny R J. The colon as a site for drug delivery. Journal of Controlled Release, 1992, 22: 15-34.

[51] 杨利芳. 胰岛素的海藻酸盐-聚糖微球载体制备和口服给药研究. 西安: 西北大学, 2007.

[52] Manske W, Sauer A, Bohn B. Lectin and insulin binding to cell-surfaces of different lymphoma strains, as studied by flow cytofluorometry. Hoppe-Seylers Zeitschrift Fur Physiologische Chemiem, 1980, 361: 299-300.

[53] Leong K H, Chung L Y, Noordin M I, et al. Lectin-functionalized carboxymethylated kappa-carrageenan microparticles for oral insulin delivery. Carbohydrate Polymers, 2011, 86: 555-565.

[54] Kim B Y, Jeong J H, Park K, et al. Bioadhesive interaction and hypoglycemic effect of insulin-loaded lectin-microparticle conjugates in oral insulin delivery system. Journal of Controlled Release, 2005, 102: 525-538.

[55] Zhang N, Ping Q N, Huang G H, et al. Investigation of lectin-modified insulin liposomes as carriers for oral administration. International Journal of Pharmaceutics, 2005, 294: 247-259.

[56] Lee S, Kim K, Kumar T S, et al. Synthesis and biological properties of insulin-deoxycholic acid chemical conjugates. Bioconjugate Chemistry, 2005, 16: 615-620.

[57] Kavimandan N J, Losi E, Wilson J J, et al. Synthesis and characterization of insulin-transferrin conjugates. Bioconjugate Chemistry, 2006, 17: 1376-1384.

[58] Hashizume M, Douen T, Murakami M, et al. Improvement of large intestinal-absorption of insulin by chemical modification with palmitic acid in rats. Journal of Pharmacy and Pharmacology, 1992, 44: 555-559.

[59] Lee E, Lee J, Jon S. A novel approach to oral delivery of insulin by conjugating with low molecular weight chitosan. Bioconjugate Chemistry, 2010, 21: 1720-1723.

[60] Wichterle O, Lim D. Hydrophilic gels for biological use. Nature, 1960, 185: 117-118.

[61] Feil H, Bae Y H, Feijen J, et al. Mutual influence of pH and temperature on the swelling of ionizable and thermosensitive hydrogels. Macromolecules, 1992, 25: 5528-5530.

[62] Matsumoto A, Yamamoto K, Yoshida R, et al. A totally synthetic glucose responsive gel operating in physiological aqueous conditions. Chemical Communications, 2010, 46: 2203-2205.

[63] Kumar A, Lahiri S S, Singh H. Development of PEGDMA: MAA based hydrogel microparticles for oral insulin

delivery. International Journal of Pharmaceutics, 2006, 323: 117-124.

[64] Ichikawa H, Peppas N A. Novel complexation hydrogels for oral peptide delivery: *in vitro* evaluation of their cytocompatibility and insulin-transport enhancing effects using Caco-2 cell monolayers. Journal of Biomedical Materials Research Part A, 2003, 67A: 609-617.

[65] Peppas N A, Wood K M, Blanchette J O. Hydrogels for oral delivery of therapeutic proteins. Expert Opinion on Biological Therapy, 2004, 4: 881-887.

[66] Serra L, Domenech J, Peppas N A. Drug transport mechanisms and release kinetics from molecularly designed poly (acrylic acid-*g*-ethylene glycol) hydrogels. Biomaterials, 2006, 27: 5440-5451.

[67] Yamagata T, Morishita M, Kavimandan N J, et al. Characterization of insulin protection properties of complexation hydrogels in gastric and intestinal enzyme fluids. Journal of Controlled Release, 2006, 112: 343-349.

[68] Wood K M, Stone G M, Peppas N A. Wheat germ agglutinin functionalized complexation hydrogels for oral insulin delivery. Biomacromolecules, 2008, 9: 1293-1298.

[69] Gao X Y, He C L, Xiao C S, et al. Biodegradable pH-responsive polyacrylic acid derivative hydrogels with tunable swelling behavior for oral delivery of insulin. Polymer, 2013, 54: 1786-1793.

[70] Gao X Y, Cao Y, Song X F, et al. pH-and thermo-responsive poly (*N*-isopropylacrylamide-*co*-acrylic acid derivative) copolymers and hydrogels with LCST dependent on pH and alkyl side groups. Journal of Material Chemistry B, 2013, 41: 5578-5587.

[71] Thanos C G, Yip K P, Mathiowitz E. Intestinal uptake of polymer microspheres in the rabbit studied with confocal microscopy. Journal of Bioactive and Compatible Polymers, 2004, 19: 247-266.

[72] Jani P U, Mccarthy D E, Florence A T. Nanosphere and microsphere uptake via Peyer's patches: observation of the rate of uptake in the rat after a single oral dose. International Journal of Pharmaceutics, 1992, 86: 239-246.

[73] Sonaje K, Lin K J, Wang J J, et al. Self-assembled pH-sensitive nanoparticles: a platform for oral delivery of protein drugs. Advanced Functional Materials, 2010, 20: 3695-3700.

[74] Lin Y H, Chen C T, Liang H F, et al. Novel nanoparticles for oral insulin delivery via the paracellular pathway. Nanotechnology, 2007, 18: 10-19.

[75] Lin Y H, Sonaje K, Lin K M, et al. Multi-ion-crosslinked nanoparticles with pH-responsive characteristics for oral delivery of protein drugs. Journal of Controlled Release, 2008, 132: 141-149.

[76] Sonaje K, Lin K J, Wey S P, et al. Biodistribution, pharmacodynamics and pharmacokinetics of insulin analogues in a rat model: oral delivery using pH-responsive nanoparticles *vs.* subcutaneous injection. Biomaterials, 2010, 31: 6849-6858.

[77] Sonaje K, Lin Y H, Juang J H, et al. *In vivo* evaluation of safety and efficacy of self-assembled nanoparticles for oral insulin delivery. Biomaterials, 2009, 30: 2329-2339.

[78] Hou Z Q, Zhang Z X, Zhang C X, et al. Use of natural plant exudates (sanguis draxonis) for sustained oral insulin delivery with dramatic reduction of glycemic effects in diabetic rats. Journal of Controlled Release, 2004, 97: 467-475.

[79] 郑俊民, 张立强, 潘研, 等. 口服胰岛素聚合物纳米粒的研究. 中国科技成果, 2003, 8: 19-20.

[80] Aracava Y, Hell N S. Study of oral-administration of liposome-entrapped insulin. Brazilian Journal of Medical and Biological Research, 1981, 14: 202.

[81] Iwanaga K, Ono S, Narioka K, et al. Application of surface coated liposomes for oral delivery of peptide: effects of coating the liposome's surface on the GI transit of insulin. Journal of Pharmaceutical Sciences, 1999, 88: 248-252.

[82] Garcia-Fuentes M, Torres D, Alonso M J. Design of lipid nanoparticles for the oral delivery of hydrophilic macromolecules. Colloids and Surfaces B-Biointerfaces, 2003, 27: 159-168.

[83] Degim Z, Unal N, Essiz D, et al. The effect of various liposome formulations on insulin penetration across Caco-2 cell monolayer. Life Sciences, 2004, 75: 2819-2827.

[84] Xiong X Y, Li Y P, Li Z L, et al. Vesicles from Pluronic/poly(lactic acid) block copolymers as new carriers for oral insulin delivery. Journal of Controlled Release, 2007, 120: 11-17.

[85] Shakweh M, Besnard M, Nicolas V, et al. Poly(lactide-*co*-glycolide) particles of different physicochemical properties and their uptake by Peyer's patches in mice. European Journal of Pharmaceutics and Biopharmaceutics, 2005, 61: 1-13.

[86] Carino G P, Jacob J S, Mathiowitz E. Nanosphere based oral insulin delivery. Journal of Controlled Release, 2000, 65: 261-269.

[87] Furtado S, Abramson D, Burrill R, et al. Oral delivery of insulin loaded poly(fumaric-*co*-sebacic) anhydride microspheres. International Journal of Pharmaceutics, 2008, 347: 149-155.

[88] Jain R A. The manufacturing techniques of various drug loaded biodegradable poly(lactide-*co*-glycolide) (PLGA) devices. Biomaterials, 2000, 21: 2475-2490.

[89] He P, Liu H Y, Tang C H, et al. Poly(ester amide) blend microspheres for oral insulin delivery. International Journal of Pharmaceutics, 2013, 455: 259-266.

[90] Khan A Y, Talegaonkar S, Iqbal Z, et al. Multiple emulsions: an overview. Current Drug Delivery, 2006, 3: 429-443.

[91] Cournarie F, Savelli M P, Rosilio W, et al. Insulin-loaded W/O/W multiple emulsions: comparison of the performances of systems prepared with medium-chain-triglycerides and fish oil. European Journal of Pharmaceutics and Biopharmaceutics, 2004, 58: 477-482.

[92] Toorisaka E, Hashida M, Kamiya N, et al. An enteric-coated dry emulsion formulation for oral insulin delivery. Journal of Controlled Release, 2005, 107: 91-96.

[93] Watnasirichaikul S, Rades T, Tucker I G, et al. *In vitro* release and oral bioactivity of insulin in diabetic rats using nanocapsules dispersed in biocompatible microemulsion. Journal of Pharmacy and Pharmacology, 2002, 54: 473-480.

[94] Wang J L, Wang Z W, Liu F, et al. Preparation and *in vitro* release test of insulin loaded W/O microemulsion. Journal of Dispersion Science and Technology, 2008, 29: 756-762.

[95] 段明星, 龚楸, 刘征, 等. 胰岛素油相制剂给药方法和作用机制的研究. 中国药学杂志, 2007, 42: 1320-1324.

[96] 王燕英, 蔡映云. 气雾剂在呼吸系统疾病中的合理应用. 药学服务与研究, 2008, 8: 149-151.

[97] 王丽丽, 祝美华, 刘正平, 等. 肺部给药新剂型国内外研究进展. 中国新药与临床杂志, 2016, 35: 171-177.

[98] Anderson P J. History of aerosol therapy: liquid nebulization to MDIs to DPIs. Respiratory Care, 2005, 50: 1139-1150.

[99] Beck-Broichsitter M, Merkel O M, Kissel T. Controlled pulmonary drug and gene delivery using polymeric nano-carriers. Journal of Controlled Release, 2012, 161: 214-224.

[100] Cryan S A, Sivadas N, Garcia-Contreras L. *In vivo* animal models for drug delivery across the lung mucosal barrier. Advanced Drug Delivery Reviews, 2007, 59: 1133-1151.

[101] Sanders N, Rudolph C, Braeckmans K, et al. Extracellular barriers in respiratory gene therapy. Advanced Drug Delivery Reviews, 2009, 61: 115-127.

[102] Roy I, Vij N. Nanodelivery in airway diseases: challenges and therapeutic applications. Nanomedicine: Nanotechnology, Biology and Medicine, 2010, 6: 237-244.

[103] Hess D R. Metered-dose inhalers and dry powder inhalers in aerosol therapy. Respiratory Care, 2005, 50: 1376-1383.

[104] Finlay W H, Lange C F, King M, et al. Lung delivery of aerosolized dextran. American Journal of Respiratory and Critical Care Medicine, 2000, 161: 91-97.

[105] Geller D E. Comparing clinical features of the nebulizer, metered-dose inhaler, and dry powder inhaler. Respiratory Care, 2005, 50: 1313-1322.

[106] Clarke M J, Tobyn M J, Staniforth J N. Physicochemical factors governing the performance of nedocromil sodium as a dry powder aerosol. Journal of Pharmaceutical Sciences, 2000, 89: 1160-1169.

[107] 贺建东, 付延明, 郭立炜. 增加吸入粉雾剂肺部沉积率的方法研究进展. 华西药学杂志, 2008, 23: 585-587.

[108] Lam J K W, Liang W, Chan H K. Pulmonary delivery of therapeutic siRNA. Advanced Drug Delivery Reviews,

2012, 64: 1-15.

[109] Elhissi A. Liposomes for pulmonary drug delivery: the role of formulation and inhalation device design. Current Pharmaceutical Design, 2017, 23: 362-372.

[110] Kim I, Byeon H J, Kim T H, et al. Doxorubicin-loaded highly porous large PLGA microparticles as a sustained-release inhalation system for the treatment of metastatic lung cancer. Biomaterials, 2012, 33: 5574-5583.

[111] 王军红. 药物释放系统 (DDS) 的应用现状及发展对策. 北京: 中国人民解放军军事医学科学院, 2005.

[112] Ferraz M P, Mateus A Y, Sousa J C, et al. Nanohydroxyapatite microspheres as delivery system for antibiotics: release kinetics, antimicrobial activity, and interaction with osteoblasts. Journal of Biomedical Materials Research Part A, 2007, 81A: 994-1004.

[113] Moreno-Sastre M, Pastor M, Salomon C J, et al. Pulmonary drug delivery: a review on nanocarriers for antibacterial chemotherapy. Journal of Antimicrobial Chemotherapy, 2015, 70: 2945-2955.

[114] Ibrahim M, Garcia-Contreras L. Mechanisms of absorption and elimination of drugs administered by inhalation. Therapeutic Delivery, 2013, 4: 1027-1045.

[115] Li Y Z, Sun X, Gong T, et al. Inhalable microparticles as carriers for pulmonary delivery of thymopentin-loaded solid lipid nanoparticles. Pharmaceutical Research, 2010, 27: 1977-1986.

[116] Feng T S, Tian H Y, Xu C N, et al. Doxorubicin-loaded PLGA microparticles with internal pores for long-acting release in pulmonary tumor inhalation treatment. Chinese Journal of Polymer Science, 2015, 33: 947-954.

[117] Yang Y, Bajaj N, Xu P, et al. Development of highly porous large PLGA microparticles for pulmonary drug delivery. Biomaterials, 2009, 30: 1947-1953.

[118] Dhanda D S, Tyagi P, Mirvish S S, et al. Supercritical fluid technology based large porous celecoxib-PLGA microparticles do not induce pulmonary fibrosis and sustain drug delivery and efficacy for several weeks following a single dose. Journal of Controlled Release, 2013, 168: 239-250.

[119] Gupta V, Gupta N, Shaik I H, et al. Inhaled PLGA particles of prostaglandin E1 ameliorate symptoms and progression of pulmonary hypertension at a reduced dosing frequency. Molecular Pharmaceutics, 2013, 10: 1655-1667.

[120] Patel B, Gupta V, Ahsan F. PEG-PLGA based large porous particles for pulmonary delivery of a highly soluble drug, low molecular weight heparin. Journal of Controlled Release, 2012, 162: 310-320.

[121] Park K. Pulmonary delivery of anti-ricin antibody: from the bench to the clinic. Journal of Controlled Release, 2016, 234: 135.

[122] Gupta V, Ahsan F. Influence of PEI as a core modifying agent on PLGA microspheres of PGE1, a pulmonary selective vasodilator. International Journal of Pharmaceutics, 2011, 413: 51-62.

[123] Yamamoto H, Kuno Y, Sugimoto S, et al. Surface-modified PLGA nanosphere with chitosan improved pulmonary delivery of calcitonin by mucoadhesion and opening of the intercellular tight junctions. Journal of Controlled Release, 2005, 102: 373-381.

[124] Freches D, Patil H P, Franco M M, et al. PEGylation prolongs the pulmonary retention of an anti-IL-17A Fab' antibody fragment after pulmonary delivery in three different species. International Journal of Pharmaceutics, 2017, 521: 120-129.

[125] Feng T S, Tian H Y, Xu C N, et al. Synergistic co-delivery of doxorubicin and paclitaxel by porous PLGA microspheres for pulmonary inhalation treatment. European Journal of Pharmaceutics and Biopharmaceutics, 2014, 88: 1086-1093.

[126] Al-Qadi S, Grenha A, Carrión-Recio D, et al. Microencapsulated chitosan nanoparticles for pulmonary protein delivery: in vivo evaluation of insulin-loaded formulations. Journal of Controlled Release, 2012, 157: 383-390.

[127] Xie Y, Aillon K L, Cai S, et al. Pulmonary delivery of cisplatin-hyaluronan conjugates via endotracheal instillation for the treatment of lung cancer. International Journal of Pharmaceutics, 2010, 392: 156-163.

[128] Xu C N, Tian H Y, Chen X S. Pulmonary drugs and genes delivery systems for lung disease treatment. Chinese Journal of Chemistry, 2014, 32: 13-21.

[129] Jensen D K, Jensen L B, Koocheki S, et al. Design of an inhalable dry powder formulation of DOTAP-modified PLGA nanoparticles loaded with siRNA. Journal of Controlled Release, 2012, 157: 141-148.

[130] Scheule R K, George J A S, Bagley R G, et al. Basis of pulmonary toxicity associated with cationic lipid-mediated gene transfer to the mammalian lung. Human Gene Therapy, 1997, 8: 689-707.

[131] Garbuzenko O B, Saad M, Betigeri S, et al. Intratracheal versus intravenous liposomal delivery of siRNA, antisense oligonucleotides and anticancer drug. Pharmaceutical Research, 2009, 26: 382-394.

[132] Garbuzenko O B, Saad M, Pozharov V P, et al. Inhibition of lung tumor growth by complex pulmonary delivery of drugs with oligonucleotides as suppressors of cellular resistance. Proceedings of the National Academy of Sciences of the United States of America, 2010, 107: 10737-10742.

[133] Taratula O, Kuzmov A, Shah M, et al. Nanostructured lipid carriers as multifunctional nanomedicine platform for pulmonary co-delivery of anticancer drugs and siRNA. Journal of Controlled Release, 2013, 171: 349-357.

[134] Densmore C L, Kleinerman E S, Gautam A, et al. Growth suppression of established human osteosarcoma lung metastases in mice by aerosol gene therapy with PEI-p53 complexes. Cancer Gene Therapy, 2001, 8: 619-627.

[135] Xu C N, Tian H Y, Sun H, et al. A pH sensitive co-delivery system of siRNA and doxorubicin for pulmonary administration to B16F10 metastatic lung cancer. Rsc Advances, 2015, 5: 103380-103385.

[136] Xu C N, Wang P, Zhang J P, et al. Pulmonary codelivery of doxorubicin and siRNA by pH-sensitive nanoparticles for therapy of metastatic lung cancer. Small, 2015, 11: 4321-4333.

[137] Xu E, Jiang J, Xu Y, et al. Nano spray-dried powders for pulmonary drug delivery. Chinese Journal New Drugs, 2016, 25: 2262-2267.

[138] York A W, Zhang Y, Holley A C, et al. Facile synthesis of multivalent folate-block copolymer conjugates via aqueous RAFT polymerization: targeted delivery of siRNA and subsequent gene suppression. Biomacromolecules, 2009, 10: 936-943.

[139] Weiss S I, Sieverling N, Niclasen M, et al. Uronic acids functionalized polyethyleneimine (PEI)-polyethyleneglycol (PEG)-graft-copolymers as novel synthetic gene carriers. Biomaterials, 2006, 27: 2302-2312.

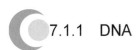

# 第 7 章

# 高分子基因载体

## 7.1 基 因 治 疗

基因治疗（gene therapy）是从 20 世纪 70 年代发展起来用于预防和治疗疾病的最具革命性的生物医学医疗技术，其原理是将人或动物的正常基因或有治疗作用的基因物质通过一定方式导入患者靶细胞中以纠正或补偿因基因的缺陷或异常引起的疾病，从而达到治疗或改善某种疾病的目的[1, 2]。基因治疗是伴随 DNA 重组技术发展起来的一种新型治疗手段，它被认为是医学和药学领域的一次革命，有望彻底地治愈由基因缺陷或异常而引起的各种疾病，是当今生物医学发展最重要的里程碑之一，同时也必将对传统制药业产生深远的影响和巨大的冲击。

传统意义上的基因治疗是指用正常或野生型基因矫正或置换致病基因的一种治疗方法。在这种治疗方法中，目的基因被导入靶细胞内，它们或与宿主细胞染色体整合成为宿主遗传物质的一部分，或不与染色体整合而位于染色体外，但都能在细胞中得到表达，以纠正或补偿由基因缺陷或异常引起的疾病，达到治疗目的。目前基因治疗的概念有了较大的扩展，凡是采用分子生物学的方法和原理在核酸水平上开展的疾病治疗方法都可称为基因治疗，包括 DNA 疫苗、反义核酸技术和基因探针技术等。

### 7.1.1  DNA

质粒 DNA 是附加到细胞中的非细胞染色体或核区 DNA 原有的、能够自主复制的较小的 DNA 分子。天然质粒 DNA 分子一般具有数千至数十万个碱基对，它们普遍存在于细菌及酵母等生物乃至植物的线粒体等细胞器中。这些质粒一般都携带能够赋予细胞特殊生理功能或者提高其生存能力的基因。例如，大肠杆菌中就具有含四环素抗性基因的质粒，使其能够在含四环素的环境中存活。

为了使质粒更方便地为人类所用，科学家们通过 DNA 重组技术在天然质粒

DNA 的基础上进行剪切、插入序列片段等操作，去掉天然质粒的大部分非必需序列，保留或添加一个或多个选择性标记基因（如抗生素抗性基因、荧光蛋白基因等）和通过限制性内切插入目标治疗基因序列，得到分子量相对较小，能够大量扩增并易于分离纯化的治疗基因结构。以一个结构相对较简单的 pUC18/19 质粒（图 7.1）为例，氨苄青霉素（ampicillin）抗性基因使得含有该质粒的细胞能够在氨苄青霉素存在的条件下存活，便于在使用细菌扩增质粒时纯化菌株，进而得到成分单一的质粒。而 *LacZ* 部分含有多个限制性酶切位点，可以通过限制性内切的方式插入具有治疗作用的基因序列。

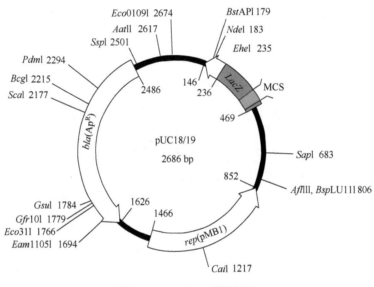

图 7.1 pUC18/19 质粒载体

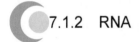

## 7.1.2 RNA

RNA 干扰（RNA interference，RNAi）是 1998 年由美国华盛顿卡耐基研究院的 Andrew Fire（安德鲁·法厄）和马萨诸塞大学癌症中心的 Craig Mello（克雷格·梅洛）等发现的一种在转录后水平上抑制细胞基因表达的技术[3]。他们发现将含一小段绿色荧光蛋白（GFP）mRNA 互补序列的双链 RNA（double-stranded RNA，dsRNA）导入恒定表达绿色荧光蛋白的细胞内，其绿色荧光蛋白的表达受到了明显抑制。随后的研究表明，RNAi 是一种在进化过程中高度保守的由双链 RNA 螺旋触发的同源 mRNA 高效特异性降解的现象，因而他们也把这种现象称为基因敲除（gene knockdown）或者基因沉默（gene silencing）（图 7.2）。近年来他们对 RNAi 的研究取得了突破性进展，被 *Science* 杂志评为 2001 年的十大科学进展之一，并名列 2002 年十大科学进展之首。2006 年，安德鲁·法厄与克雷格·梅洛更是由于在 RNAi 机制研究中的贡献获得诺贝尔生理学或医学奖。

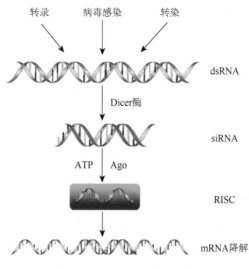

图 7.2　RNA 干扰过程示意图

　　起初科学家们采用了碱基对相对较多的 dsRNA 来诱导 RNAi，但在体内引发了严重的机体炎症，限制了其在体内疾病治疗中的应用。2001 年，Tuschl 等[4]使用 Dicer 酶将人工合成的 dsRNA 切割成为长度仅为 21～23 个碱基对的 RNA 链，在导入哺乳动物细胞后发现其不但能够高效而特异性地抑制靶基因的表达，同时能够避免引起机体炎症，这种短链的双链 RNA 被称为小干扰 RNA（siRNA）。随着研究的逐渐深入，siRNA 实现基因沉默的原理也被揭示。在双链 siRNA 被导入细胞以后，与含 Argonauto（Ago）蛋白的核酸复合物结合形成 RNA 诱导沉默复合体（RNA-induced silencing complex，RISC），并被激活。在 ATP 供能的条件下，激活的 RISC 使 siRNA 双链打开，在 RISC 的核心组分核酸内切酶 Ago 的作用下使其中一条链寻找与之序列互补的 mRNA 链，随后在距离 siRNA 反义链 3′端 12 个碱基的位置将其切割，导致目标基因的 mRNA 被降解，从而抑制靶基因表达，导致基因沉默。随后，siRNA 在 RNA 依赖性 RNA 聚合酶的作用下，以 mRNA 为模板，siRNA 作为引物，扩增产生更多量的 dsRNA 并被细胞内的 Dicer 酶切割成 siRNA，可再次形成 RISC，并继续作用于 mRNA 使其降解。如此反复进行，从而产生级联放大效应，使得 RNAi 效应进一步放大，因而只需极少量的 siRNA 即可产生高效的基因沉默效果。

　　siRNA 诱导基因沉默具有如下特点：①与目标基因 mRNA 作用，因而其诱导的基因沉默是转录后水平的效应；②具有非常高的特异性和选择性，只降解序列与之互补的单个内源基因的 mRNA；③抑制基因的表达具有高效性，仅需极少量的 siRNA（远少于细胞内目标 mRNA 的数量）即可完成基因表达抑制作用。由于使用 RNAi 技术可以特异性剔除或关闭特定基因的表达，所以该技术已被广泛用于探索基因功能和传染性疾病及恶性肿瘤的治疗领域[5, 6]。

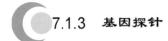

### 7.1.3 基因探针

基因探针，即核酸探针，是一段序列已知的带有检测标记的，且能够与目的基因互补的核酸序列（DNA 或 RNA）。基因探针通过核酸杂交与目的基因结合，产生杂交信号，能从基因组中把目的基因识别出来。核酸杂交是根据碱基配对原理，以已知的核酸片断作为探针与待测样品基因片断进行杂交，从而判断两者的一致性或同源性程度。其中，选择、制备合适的基因探针至关重要。根据杂交原理，作为探针的核酸序列至少必须具备以下两个条件：①应是单链，若为双链，必须进行变性处理；②应带有容易被检测的识别信号。

总体上，基因探针可以分为人工合成的 DNA 探针和天然的克隆探针两种。人工合成的 DNA 探针用磷酸三酯法或亚磷酸三酯法等化学法合成，目前均由 DNA 合成仪合成。最常见的寡核苷酸探针长度在 18～30 个碱基之间。其特异性可以根据需要加以改变，以识别靶序列中单个碱基的变化。如果被测基因的序列已知且基因缺陷主要是点突变，可以人工合成一段与被测序列互补的寡核苷酸探针。天然的克隆探针是对天然核酸序列进行克隆得到的，包括 cDNA 探针、基因组探针、RNA 探针、内含子序列探针和小卫星 DNA 探针等。其中最常用的有三种：①cDNA 探针。经典方法是先从细胞总 RNA 中分离出 mRNA，再经逆转录途径由 mRNA 合成 cDNA，构建 cDNA 文库，并用适当方法从文库中筛选出所需的 cDNA 克隆。②基因组探针。这类探针直接从人类基因文库中筛选而得，包含内含子序列。③RNA 探针。将一段已知的基因序列重组在细菌启动子的后面，在细菌 RNA 聚合酶的作用下，加入标记底物，就可合成拷贝数很高的 RNA 探针。

作为探针的核酸样品必须进行标记才能被检测。基因探针的标记可分为放射性同位素标记和非放射性同位素标记两种。放射性标记常用的同位素有 $^{32}P$、$^{35}S$、$^{125}I$ 及 $^{3}H$ 等。标记方法是依靠酶促反应将用同位素标记的核苷酸掺入探针中。标记好的探针即可用于和待测样品 DNA 进行杂交反应，然后通过放射自显影来检测。放射性标记探针与放射自显影检测技术相结合，为当前应用的杂交分析提供了最高的灵敏度和最强的分辨率。然而放射性同位素的污染、价格昂贵、半衰期短、自显影时间长及对人体有危害等缺点，限制了放射性标记探针的进一步应用。所以非放射性标记探针取代放射性标记探针将是未来发展的趋势。目前发展的非放射性标记探针主要有三种类型：①生物素标记探针；②半抗原标记探针；③酶标记探针，如过氧化物酶、碱性磷酸酶或半乳糖苷酶等。它们都是将标记物直接或间接连接在 DNA 或 RNA 片断上，利用标记物和其特异性结合物之间的结合及荧光素或酶的显色反应来指示杂交反应。以生物素标记探针为例，通过酶促聚合反应将生物素标记的三磷酸脱氧核苷酸掺入 DNA 中制得探针。抗生物素蛋白有多个位点可以结合生物素，所以利用抗生物素蛋白和生物素-酶结合去检测这些生物素标记的探针。当其与酶的底物反应时，通过分析反应产物的颜色可以证明目的基因的存在。

利用基因探针的核酸分子杂交技术，在分子生物学和分子遗传学的研究方面应用极为广泛，是 DNA 分析的基础。例如，提取出的一段核酸片断是否带有必要的基因，可以利用制备的基因探针来进行分子杂交加以判断。利用基因探针还可以对分子克隆进行筛选，以获得所需的阳性克隆。基因探针对遗传病的诊断尤其重要，现已知许多遗传病的致病基因及其突变类型，其中由单基因突变所致的遗传病就达6000 多种。例如，世界上最常见、发生率最高的单基因遗传病地中海贫血症，是由珠蛋白肽链合成的障碍所致。应用珠蛋白基因探针对有地中海贫血症风险的胎儿作产前 DNA 分析，是比较可靠和可行的诊断方法。而利用这一方法广泛地开展遗传病的产前基因诊断可防止患儿出生，降低发病率，具有重大的社会意义和经济意义。

癌症的形成是遗传因素与环境因素相互作用的结果，其中癌基因与抑癌基因的活动与癌症的发生关系密切。利用基因探针可对它们进行分析，这不仅对阐明癌症的发生机制具有重要意义，也为在基因水平上对癌症进行诊断、分类、分型和预后开辟了新的途径。采用基因探针技术对传染性流行病病原体如细菌、病毒的检测可以得到直接、可靠的结果，并且灵敏度很高，有时甚至只存在一个病原体也可检出。

### 🌙 7.1.4　基因疫苗

基因疫苗是在基因治疗技术的基础上发展而来的。基因疫苗指的是 DNA 疫苗，即将编码外源性抗原的基因插入含真核表达系统的质粒上，然后将质粒直接导入人或动物体内，让其在宿主细胞中表达抗原蛋白，诱导机体产生免疫应答。抗原基因在一定时限内持续表达，不断刺激机体免疫系统，使之达到防病的目的。基因工程疫苗是用基因工程方法或分子克隆技术分离出病原的保护性抗原基因，将其转入原核或真核系统使其表达出该病原的保护性抗原，制成疫苗。1992 年Tang 等首次证明经基因免疫产生的外源性蛋白质-人生长激素可刺激小鼠免疫系统产生特异性抗体，而且加强免疫后抗体效价增加，从而宣告基因疫苗的诞生[7]。

## 7.2　高分子基因载体的种类

基因治疗的具体实施过程涉及三个关键部分：①基因诊断，即对患者进行基因组测序获得其缺陷或者病变的基因；②筛选治疗基因，即根据患者的实际病情选择相应的治疗基因物质；③基因传递，即将外源基因导入靶细胞进行基因治疗。伴随着人类基因组计划的顺利完成和多种不同类型的治疗基因的成功构建，基因诊断和筛选治疗基因已不再是基因治疗的难点。

基因治疗要求将目的基因运输到靶细胞，进而将目的基因运输到细胞核部位。但裸基因在生理条件下存在易被酶降解、肾清除速度快、无靶向性、细胞内吞效率差、内吞体逃逸能力低等缺陷，如何高效而安全地将治疗基因运输到靶细胞并进行基因表达成了制约基因治疗发展的瓶颈[8]。因此，发展高效、无毒、靶向性强的载体是目前的研究焦点。理想的基因传递载体应具有如下特征：①安全性，不被免疫系统识别，体内使用无炎症反应；②有效性和靶向性，易于进入靶细胞，在特异性的细胞或组织中能够实现有规律、充分及持续的外源基因表达；③包装容量大，能够有效地携带临床应用所需要尺寸的一个或多个基因；④性质稳定并易于大量生产。高分子基因载体近年来备受研究者的追捧。相比于其他类载体，阳离子聚合物更加安全有效，易于设计，并且种类繁多，极有潜力成为理想的安全、高效、可控的传递载体[9, 10]。这吸引人们围绕它不断研究探索，各种新颖高效的载体材料也持续被发现和报道，本节将对高分子基因载体的种类进行全面介绍（图 7.3）。

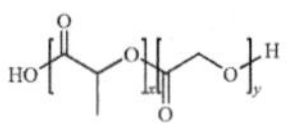

PLGA 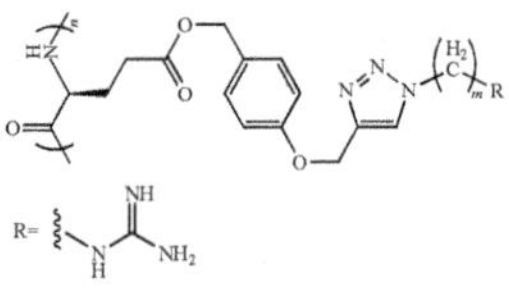　　　　　　多肽 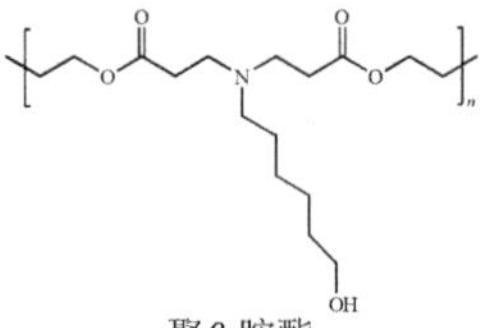　　　　　　聚β-胺酯

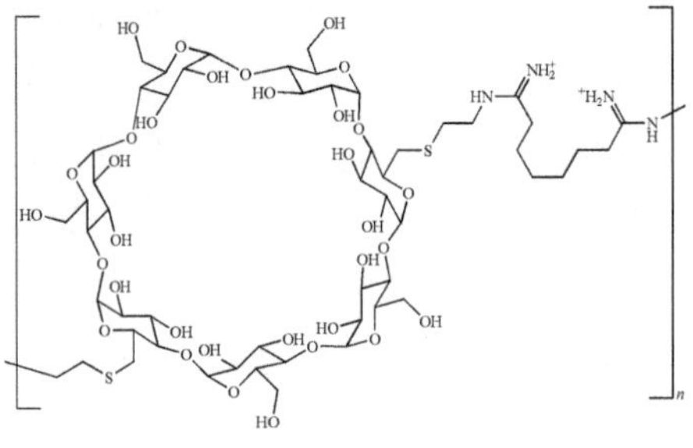

包含聚阳离子的β-环糊精 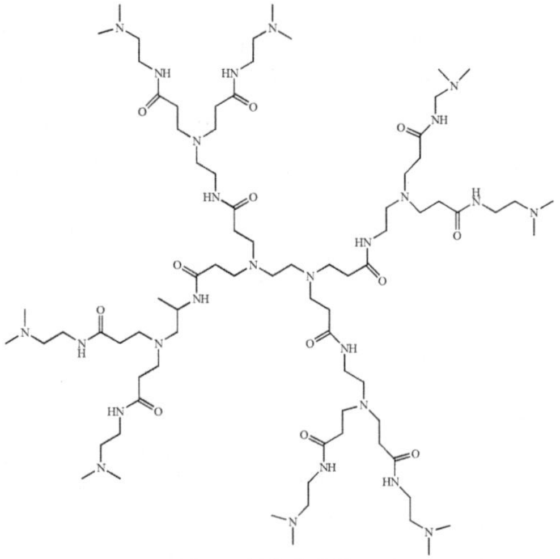　　　　　　PAMAM树状高分子

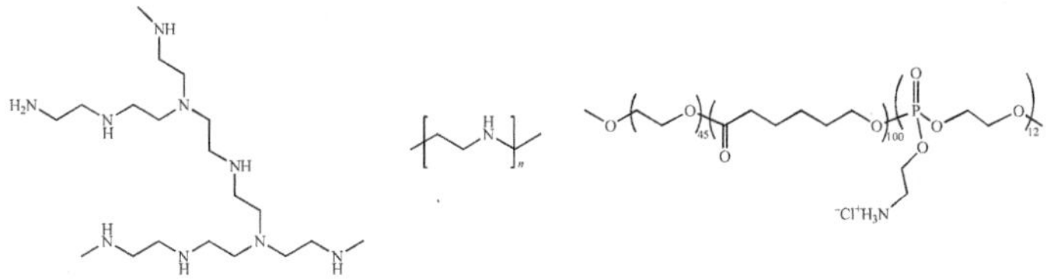

超支化PEI　　　　　　线型PEI　　　　　mPEG$_{45}$-*b*-PCl$_{100}$-*b*-PPEEA$_{12}$

图 7.3　不同种类的高分子基因载体

## 7.2.1　多糖类

　　壳聚糖（chitosan）是甲壳质部分脱乙酰化后的产物，基本骨架由 D-葡萄糖胺和 *N*-乙酰-D-葡萄糖胺两个亚单位组成，是少数几个被用于阳离子基因载体的天然提取物之一。壳聚糖生物相容性好、免疫原性小、细胞毒性低，并具有抗菌、抗氧化活性和黏附性等。壳聚糖的来源广泛，是自然界仅次于纤维素的第二大生物有机资源。由于具有多聚阳离子特性，壳聚糖能够与带有负电荷的基因物质，如质粒 DNA、微 RNA（miRNA）、小干扰 RNA（siRNA）、短发夹 RNA（shRNA）以及反义寡聚核苷酸（ASOs）等紧密相连，保护基因物质免受核酸酶的降解。因此在基因传递系统中，壳聚糖及其衍生物可作为安全的阳离子载体。相对分子质量、脱乙酰度以及 pH 等因素对于壳聚糖/DNA 复合物颗粒的转染效率有着重要的影响。高相对分子质量的壳聚糖更容易与 DNA 结合形成稳定的复合物。脱乙酰度的增加能够提高分子链上的电荷密度，使壳聚糖与 DNA 的结合能力增强，从而提高转染性能。Mumper 等在 1995 年首次研究了壳聚糖的基因转染能力，虽然通过壳聚糖与 DNA 制备的粒径在 150～500 nm 的复合物颗粒表现出了较低的毒性，但基因转染效率相对较低，而且单纯的壳聚糖溶解度相对较差，难以满足基因治疗的需求[11]。为了提高壳聚糖类基因载体的转染效率，研究人员根据壳聚糖正电荷密度较低、对细胞膜穿透能力较弱的特点，通过引入电荷密度更高的聚乙烯亚胺或者具有提高细胞膜穿透能力的精氨酸，不但能够保持壳聚糖的生物相容性、提高其在水中的溶解度，而且能够有效地提高其基因转染效率。另外，研究者们还利用结合靶向配体如叶酸、RGD、半乳糖等的方法，使载体具备对特定细胞种类的靶向能力，同时增加基因转染效率。

　　环糊精（cyclodextrin，CD）是一种天然的低聚糖，通过 *α*-1, 4-糖苷键连接，由 6～8 个葡萄糖单元组成的环状化合物（*α*-CD、*β*-CD 和 *γ*-CD），呈两端开口中空的环桶状立体结构，并具有 18～24 个易于改性的羟基基团。环糊精作为主体分子对客体分子一般都具有较高的识别能力，目标分子或者基因探针分子嵌入环糊精疏水空腔后将有可能产生光信号或者电信号变化，这些变化的信号即可用来实现目标物的检测。作为 FDA 批准的生物材料，环糊精具有无毒和生物可降解的性能，其不但可以保护基因物质，避免其在体内降解，同时有助于其通过细胞膜，进入细胞内达到基因转染的作用。环糊精具有腔内疏水、腔外亲水的两亲性特点，具有大量可修饰的羟基基团，因此对环糊精修饰后不但可以通过主客体作用构建超分子体系，而且可以作为多官能团核形成星状高分子，被广泛应用于制备低毒、可降解、靶向性和高效率的基因载体。单纯的环糊精是电中性的，在水相中形成疏水性的空腔，无法和负电性的基因物质形成复合物，并不具有基因载体的功能，因此通常需要对其进行功能化的修饰来实现基因载体的功能[12]。2009 年，Davis 等首次报道了环糊精修饰的靶向化非病毒阳离子 siRNA 传递载体体系（CALAA-01），并成功进行了黑色素瘤的临床 I 期试验，取得了很好的治疗效果，表明了环糊精作为非病毒类基因载体的巨大应用前景[13]。

透明质酸（HA）是一种由葡糖醛酸和 *N*-乙酰氨基葡萄糖的双糖单位反复交替连接构成的线型大分子黏多糖，主要由间质细胞合成，广泛存在于人类的结缔组织、皮肤、关节液以及软骨等处。透明质酸可以改善皮肤的营养代谢，使皮肤柔嫩、光滑、去皱、增加弹性、防止衰老，在保湿的同时又是良好的透皮吸收促进剂。透明质酸是一类 FDA 批准的高分子材料，具有良好的生物相容性和生物可降解性，并能够与细胞表面某些特异性受体（CD44 受体等）专一性结合。CD44 受体是一种广泛分布于肿瘤细胞表面的糖蛋白，采用 HA 修饰基因载体，能够实现肿瘤靶向治疗的目的[14]。

另外，许多其他糖类也被广泛应用于基因治疗领域，如葡聚糖及其衍生物[15]、海藻酸钠、甘露糖、半乳糖、支链淀粉等。

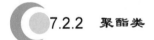 ### 7.2.2　聚酯类

聚酯通过聚合多元醇及带有可水解主链的多元酸制备而成。聚酯类材料的性质取决于组成单元、平均分子量、多分散性和玻璃化转变温度等。生物可降解的聚酯主要来源于微生物或人工化学合成，主要包括聚乳酸、聚己内酯、脂族聚酯、芳族共聚酯和聚酯酰胺。聚酯类材料已经在生物医学应用中被广泛探索，如组织工程、疏水或亲水药物的可控递送、缝合线和植入物等。尽管聚酯具有优异的组织相容性，它们的疏水性仍然制约了它们在基因治疗领域的应用。因此，对聚酯类材料进行阳离子化改性或者其他化学修饰能够提高其与 DNA 的静电复合能力。一方面，作为基因递送体系，聚酯类材料具有更低的免疫原性和细胞毒性及较高的 DNA 运载能力，生产工艺简单，适合大规模生产和基因药物的长期递送；另一方面，聚酯类材料在体内能够降解成低分子量的产物，这也将进一步提高它们的肾清除率。

聚乳酸（PLA）是疏水性聚酯手性分子，以两种立体异构体存在（L-聚乳酸和

D-聚乳酸）。PLA 以玉米、小麦、木芋等植物中提取的淀粉为原料，经过酶的分解获得葡萄糖，再通过乳杆菌属或真菌有关的乳酸菌发酵转变为乳酸，最后通过化学合成的方法得到高纯度的 PLA。PLA 具有生物相容性好、生物可降解性好、机械强度高、热加工性、在有机溶剂中的溶解度高、可形成微粒（MP）和纳米粒子（NP）等性能，并逐渐用作不同大分子药物的递送系统。然而，PLA 聚合物在其主链中缺乏官能团，许多研究人员在 PLA 的主链中引入官能团来改善递送系统的效率。Liu 等[16]将叶酸(Fa)连接到聚(乙二醇)-b-聚(D, L-丙交酯)（PEG-PLA）以形成 Fa-PEG-PLA 共聚物，该共聚物可以靶向结合细胞表面上的受体以增加细胞摄取。结果表明，Fa-PEG-PLA 共聚物可以作为优秀的基因载体体系用于宫颈癌的靶向化治疗。

聚乳酸-羟基乙酸（PLGA）由乳酸和羟基乙酸随机聚合而成，是一种可降解的功能高分子有机化合物，生物相容性好、无毒，并具有良好的成囊和成膜的性能，被广泛应用于制药、医用工程材料和现代化工业领域。PLGA 作为生物可降解和生物相容的共聚物，由欧洲药物管理局（EMA）和 FDA 批准用于植入物、肠胃外微球和牙周药物的递送。它们的酯键的水解和随后的 PLGA 在体内的生物降解释放两种无毒的代谢物单体，即乳酸和乙醇酸，且能够通过体内三羧酸循环代谢掉，不产生全身毒性。虽然 PLGA 纳米颗粒能够保护装载的 DNA 在体内不被降解，但是装载效率差、细胞摄取率低和溶酶体逃逸不足等缺点仍严重制约 PLGA 在基因治疗领域的应用。为了改进 PLGA 作为基因载体的综合性能，学者们对 PLGA 进行了改性，引入了诸多功能基团，如聚乙烯亚胺、聚赖氨酸、聚酰胺-胺、壳聚糖和聚乙二醇等。这些聚合物可以增强 PLGA 纳米颗粒的细胞摄取、缓冲能力和内体逃逸。PLGA 的聚乙二醇化能够增加溶解性和稳定性、增加血液循环半衰期、降低免疫原性、减少分子间聚集以及避免被网状内皮系统识别并清除[17]。

聚 β-氨酯［poly（β-amino ester），PAE］主要通过多丙烯酸酯与氨基化合物进行 Michael 加成制得。PAE 的最大优点是可降解性，这也为其作为高分子基因载体提供了可靠的基础。一方面，PAE 的降解产物无毒，可以提高基因载体的安全性；另一方面，PAE 的降解可以提高基因载体的转染效率。阳离子聚合物需要与 DNA 形成结构紧密的复合物颗粒才能够在转染过程中保护 DNA，然后最终 DNA 的有效转染必须在 DNA 与聚合物解聚合后才能实现[18]。早在 1970 年 PAE 的合成就已经被报道，但应用于基因载体的报道始于 2000 年，Lynn 和 Langer[19]详细研究了其对 DNA 的担载能力、细胞毒性及降解性能。虽然 PAE 具有良好的降解性能及低的细胞毒性，但通过对不同结构的 PAE 的不断筛选，发现制备的绝大多数材料的转染效率较低，且降解速率较快，在应用时不够稳定，同时制备方法比较复杂，产物分子量和结构不可控，因而没有得到广泛应用。

聚甲基丙烯酸酯类基因载体的设计非常引人注目，该类载体以聚甲基丙烯酸酯类为主体，带有多种阳离子侧基及具有低毒性和高转染效率的新型衍生物。具

有代表性的是聚甲基丙烯酸-N, N′-二甲氨基乙酯（PDMAEMA）[20]。PDMAEMA
作为高分子基因载体可使内吞体不稳定而崩解，具有较高的体外转染效率。为进
一步改善转染效率，可将单体单元 PDMAEMA 与膜破裂肽或靶向基团结合，加
强"质子海绵"效应，从而使内吞体易于崩解而提高转染效率。

　　聚 ε-己内酯（PCL）是由 ε-己内酯在金属有机化合物（如四苯基锡）作催化
剂，二羟基或三羟基作引发剂条件下开环聚合而成，属于聚合型聚酯，其分子量
与歧化度随起始物料的种类和用量不同而异。由 PCL 制备的纳米颗粒在生物流体
中的高胶体稳定性、通过内吞作用容易被细胞摄取、在体外和体内具有较低的毒
性以及对所载药物可实现控制释放等性能，决定了 PCL 类基因载体材料在生物医
学应用中具有重要的发展前景[21]。

　　聚磷酸酯（PPE）是一类主链通过磷酸酯键连接结构单元的高分子材料，由
于其具有良好的生物相容性、生物可降解性和可功能化修饰等优点，逐渐引起研
究者的关注，尤其在生物医用材料领域具有广泛的应用前景。聚磷酸酯含有五价
的磷原子，可以进一步通过修饰成为多功能性阳离子聚合物，也可以与其他阳离
子聚合物联合使用，形成阳离子聚合物基因载体。Leong 等采用开环聚合及其
后修饰方法制备得到一种新型的阳离子聚磷酸酯，并首次应用于基因载体的研
究[22]。结果表明，这种阳离子聚磷酸酯具有良好的生物相容性，可以有效地保护
DNA 并且具有较高的基因转染效率。

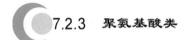

### 7.2.3　聚氨基酸类

　　聚氨基酸是 α-氨基酸通过酰胺键连接在一起而形成的聚合物。聚氨基酸具有
生物相容性、生物可降解性和无细胞毒性等特点，已作为聚合物基因递送载体进
行了大量的研究。聚氨基酸与核酸结合后可以形成纳米尺寸的复合物并介导其内
吞体逃逸，从而实现较高的转染效率。

　　聚赖氨酸（poly-L-lysine, PLL）是由赖氨酸通过肽键连接制备得到的一种侧
链具有氨基官能团、易溶于水、生物可降解性和生物相容性较好的阳离子聚合物，
其结构中含有伯胺基，由于伯胺基的质子化作用而带正电荷，可以通过静电作用
与带负电的 DNA 结合。聚赖氨酸是最早被应用于基因传递的阳离子聚合物。早
在 1975 年，Laemmli 就报道了 PEG-PLL 共聚物与 DNA 的体外复合研究[23]。共
聚物的链结构中含有多肽结构，因此具有良好的生物相容性和生物可降解性。最
初应用于基因转染的聚赖氨酸是线型聚赖氨酸结构，一般通过赖氨酸-N-羧酸酐
（Lys-NCA）开环聚合制备。聚赖氨酸作为基因载体的优势非常明显，其结构为多
肽，具有很高的生物相容性和生物可降解性。然而其分子结构内只含有伯胺基，不
含仲胺基和叔胺基，导致其电荷密度较高、血清稳定性差、质子缓冲能力弱，需要

在内吞体酸化抑制剂如氯喹等的辅助下才能有效地从内吞体逃逸而进入细胞质。针对这一缺点，科研工作者们通过向聚赖氨酸结构中引入如精氨酸、组氨酸等促进膜穿透作用的结构促进内吞体逃逸，从而增加基因转染效率。向聚合物中引入 PEG 链段以增强血清稳定性，可以得到适合体内应用的低毒高效的基因载体体系。

聚精氨酸（poly-L-arginine，PLR）是一种能够跨膜转运的多肽，可促进药物穿过细胞膜，增加药物进入细胞内的比例。聚精氨酸生物相容性好、毒性较低；易于降解，降解产物为精氨酸，可以被人体利用；体外研究发现其基因转染的效率较高；价格相对较低，容易制备，通过控制条件合成不同分子量的聚精氨酸，给研究和应用带来了极大的便利。生理条件下聚精氨酸分子带正电，细胞膜表面有大量带负电的糖蛋白及磷脂，两者可以通过静电作用相互吸引结合，聚精氨酸分子再经内吞作用进入细胞内。聚精氨酸的细胞内吞途径有以下几步：①与细胞表面的硫酸类肝素（HS）结合，生成硫酸类肝素蛋白质多糖（HSPGs），另外，由于聚精氨酸带正电，还可以与细胞表面带负电的糖类结合；②通过 HS 介导的细胞内吞作用以囊泡的形式进入细胞内；③在囊泡转运过程中，HSPGs 中的 HS 被细胞内的类肝素酶水解，释放出游离聚精氨酸；④聚精氨酸浓度足够高时，能够破坏内吞体的双脂质层，从而进入细胞质中[24]。聚精氨酸的分子量越高越容易与基因物质结合，荷载基因物质的能力越强，但高分子量的载体不易与基因物质解离，进入细胞内难以释放出基因片段。总体来说，PLR 载体分子量增大后，基因转染效率随之提高，但细胞毒性也会增加，PLR 作为基因载体应用时需要选择合适的分子量。

聚谷氨酸 [poly（L-glutamate），PGA] 是一种水溶性的阴离子聚合物，由 $\alpha$-氨基和 $\alpha/\gamma$-羧基通过酰胺键连接的谷氨酸重复单元组成。聚谷氨酸在工业上被广泛用作增稠剂、冷冻保护剂、缓释材料、药物载体、可固化生物黏合剂、高度吸水性水凝胶和重金属吸收剂。虽然聚阳离子载体可以容易地与 DNA 分子相互作用并且有效地将它们缩合以形成聚电解质复合物，但是阳离子复合物颗粒作为基因递送体系的障碍主要有两方面：第一，在循环过程中，它们能够非特异性结合细胞膜上的带负电荷的蛋白聚糖；第二，它们能够与血液成分结合并产生聚集，引起血栓。阴离子聚合物 PGA 的引入能够有效地降低阳离子聚合物的表面电荷密度，从而提高转染效率[25, 26]。Penget 等在 HT1080（人类纤维肉瘤）细胞的体外研究中评价了 $\gamma$-PGA 遮蔽壳聚糖/DNA 纳米颗粒的细胞摄取和转染效率。在壳聚糖/DNA 复合物中加入 $\gamma$-PGA 后，显著地增加了复合物颗粒的细胞内吞效率和转染效率[27]。

组氨酸是组成蛋白质的 20 种氨基酸中的一种，其分子结构中含有带正电的咪唑官能团（$pK_a$ 为 6.0），在 pH<6 时可发生质子化，吸收溶液中可用的质子，具有逃逸内吞体的能力和细胞毒性低的特点。因此，组氨酸常用于对基因载体进行功能化修饰，提高载体的转染效率。

　　此外，多肽类载体中研究较多的还有鱼精蛋白、组蛋白等，它们通常与合成的基因载体混合使用来提高基因载体的递送效率。一些细胞靶向肽、穿膜肽和核定位肽等也被引入基因治疗领域的研究，极大地促进了基因载体体系的体内靶向转移，提高了基因治疗效果[28]。

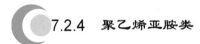

## 7.2.4　聚乙烯亚胺类

　　聚乙烯亚胺（PEI）是一类含有大量氨基的聚合物，具有很高的电荷密度，是目前研究最广泛的聚阳离子型基因载体。它是由结构单元（—$CH_2$—$CH_2$—NH—）构成的，同时具有伯胺、仲胺和叔胺基团的水溶性聚合物。这些胺基的 $pK_a$ 值不同，致使 PEI 在较宽的 pH 范围内可以被质子化，这是 PEI 能够结合基因物质并作为基因载体的主要原因。从结构上，PEI 可以分为线型聚乙烯亚胺（linear PEI）和超支化聚乙烯亚胺（branched PEI）。由于聚乙烯亚胺具有高的电荷密度，能够有效而大量地通过静电相互作用担载基因物质。1995 年，Boussif 等首次将 PEI 应用于阳离子基因载体领域[29]。其在被用作基因载体后很快就受到了研究者的广泛关注，并且在随后的 20 多年里，研究者一直保持对其浓厚的研究热情，使其成为阳离子基因载体领域被研究最多、应用最广泛的一类载体[30]。

　　PEI 的高效转染性能是由于它能够高效自主地进行内吞体逃逸，保护 DNA 免受酶降解。由于 PEI 分子内含有大量相邻的氨基，每个氨基质子化后都会对邻位的其他氨基造成影响，这样整个聚合物分子就具有一个宽范围的质子化区域。pH 为中性时，PEI 仅部分质子化，而 PEI/DNA 复合颗粒被内吞后，能在低 pH 环境的内吞体中吸收 $H^+$，PEI 分子进一步质子化，这种大量质子化的结果造成内吞体中的 $H^+$ 浓度急剧减少。一方面，pH 上升致使内吞体内蛋白质结构发生改变，进而抑制降解酶活性，从而保护了 DNA 不被降解；另一方面，体系环境的平衡被打破后，造成了内吞体氯离子回流，渗透压增高，致使内吞体溶胀和破裂，从而促进复合物的释放，大大提高了 DNA 的保护率。这种质子海绵效应使得 PEI 与基因物质的复合物能够在内吞体酸化过程中从内吞体内部逃逸，避免基因物质在内吞体内的酸性条件和核酸酶的作用下被降解，提高基因传递效率。另外，PEI 的分子量是决定其转染效率的重要因素，高分子量的 PEI 具有高的基因转染效率，但大量正电荷的存在可以导致细胞膜去稳定化，显示出较大的细胞毒性，而低分子量的 PEI 细胞毒性低，但基因转染效率也随之降低。因此，许多研究者利用可降解的化学键，如二硫键、脂键或酰胺键等对低分子量 PEI 进行结构修饰和交联反应，开发了各种 PEI 的衍生物，取得了良好的效果[31, 32]。由于这种衍生物中可生物降解的化学键增多，其在体内可降解成低毒或无毒的低分子量 PEI，这样在取得高转染效率的同时极大地降低了细胞毒性。

## 7.2.5　树枝状聚合物

树枝状聚合物由于其独特的结构和物理化学性质，在基因治疗领域引起了人们的广泛关注。树枝状聚合物是继线型、支链型和交联聚合物以后新发展的第四类聚合物。树枝状聚合物具有精确的纳米构造，其层数和体积可通过合成步骤来调控。树枝状聚合物被广泛地应用于构建多种聚合物材料、纳米药物、生物材料等，尤其是作为抗肿瘤基因载体起到了很好的抗肿瘤治疗效果[33]。其中用得最多的一类树枝状聚合物是聚酰胺-胺（PAMAM），PAMAM 类树枝状聚合物是一类结构规整、分子量确定的超支化高分子。PAMAM 是由两个化学反应不断交替进行制备的：①二胺与 $\alpha, \beta$-不饱和酸酯之间的 Michael 加成反应；②二胺与反应①产物的胺解反应。1985 年，Tomalia 等[34]首次成功地合成了 PAMAM 后，关于PAMAM 的研究才逐步展开。PAMAM 因具有稳定性和溶解性良好、无免疫原性、相对安全和使用简易等优点而被广泛使用，是一类很有潜力的基因转染载体。其端基官能团中的氨基在生理条件下易质子化而带正电荷，能够与带负电荷的 DNA通过静电作用结合，形成稳定的 PAMAM/DNA 纳米级复合物。由于该复合物是通过细胞内吞作用进入细胞的，树枝状聚合物内部的多级胺具有良好的缓冲能力，可保护 DNA，并在酸性条件下释放 DNA 达到转染的目的。PAMAM 是目前研究较为广泛的一类非病毒基因载体，具有独特的结构和性能。PAMAM 在基因载体领域的研究报道始于 1996 年，Tang 等对其基因担载能力进行了表征，结果表明PAMAM 能够高效地介导基因转染[35]。尽管 PAMAM 具有分子结构规整、分子量分布窄等诸多优点，然而其制备过程烦琐复杂，而且低代数的 PAMAM 由于电荷密度较小，不能有效地介导基因转染，限制了其进一步应用。另外，由于 PAMAM的表面具有大量的带正电荷的氨基，易与带负电荷的细胞膜发生静电相互作用致使细胞凋亡，具有一定的细胞毒性，并且会随着其代数的增加使细胞毒性增加。因此，对 PAMAM 树枝状聚合物末端基团进行表面修饰，减少表面的正电荷数目，以降低其细胞毒性。随后的研究主要集中在对其表面氨基的修饰，如引入亲疏水基团、胍基或精氨酸等促进细胞内吞的基团、靶向基团等，以达到降低细胞毒性，增加转染效率等目的。

# 7.3　高分子基因载体的功能化

基因治疗是利用分子生物学方法将目的基因导入患者体内，使之在靶组织或细胞内特异性表达，修复受损基因从而使疾病得到治疗，为现代医学和分子生物学相结合而诞生的新技术。但是由于体内环境复杂，基因在传递的过程中存在各种障碍。这些生物学障碍（图 7.4）主要包括：体外阶段载体对核酸物质的装载效率、血清稳定性，以及细胞对基因载体复合物颗粒的靶向摄入等；在细胞外传输时网状内皮系统对基因载体的捕获、核酸酶对基因物质的破坏、体液环境中的蛋白对基因载体稳定性的破坏和非目标组织细胞对基因载体的捕获；在细胞内传输

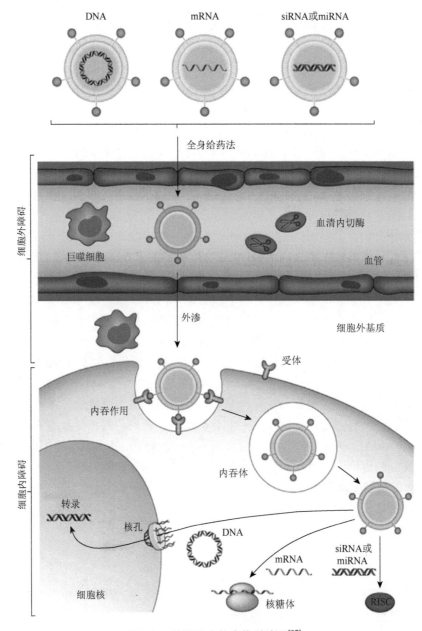

图 7.4　基因治疗的生物学障碍[37]

时，基因载体要跨过细胞膜障碍，然后摆脱内吞体的束缚，躲避溶酶体对基因物质的破坏，克服细胞质障碍，递送基因物质进入细胞核。这也给用于传递基因的载体提出了更高的要求，基因载体的功能化修饰有望突破基因载体体系临床治疗的层层障碍，如靶向化、PEG 化、穿膜肽、环境响应基团及核定位肽修饰等[9, 36, 37]。

## 7.3.1　仿生化高分子基因载体

自然界存在的生物材料有着人工材料无可比拟的优越性能。这些材料由具有适应自然环境和实现特定功能的复杂结构组装，并表现出了优异的强韧性、功能适应性及损伤修复的能力。这些都是传统人工合成材料所无法达到的。因此，仿生材料的研究是人类向大自然学习的重要手段，也是生命科学给材料科学带来的重大机遇。仿生材料的研究范围广泛，包括细胞的微结构、结构与功能的关系、不同生物组织器官的相互作用等，并最终根据所获得的结果对高分子材料进行结构设计。从材料学的角度可以把仿生材料分为成分和结构仿生、过程和加工制备仿生以及功能和性能的仿生等。

根据细胞膜的脂质双分子膜结构，人们设计了 ABA 型嵌段共聚物。共聚物的分子设计接近生物膜的脂质成分，控制 A 组分和 B 组分的比例可自组装形成球形、棒状和囊泡等形态，可作为药物和基因载体。但是，用作基因载体的材料不仅要求具有良好的递送和释放能力，同时要求生物相容性好、细胞毒性小。因此，对 ABA 嵌段共聚物中 A 和 B 的选择尤其重要。A 通常选择细胞相容性好的阳离子材料，便于与带负电的 DNA 结合，如 PLL、PAMAM 等。但是，单独的阳离子复合物细胞毒性大且体内循环受限，因此 B 嵌段通常选取生物相容性好的亲水高分子（如 PEG），以提高共聚物的实用性。通过调整 ABA 嵌段共聚物的组成来研究基因载体复合物颗粒的大小、形貌、细胞毒性和转染效率等性能。

近年来，将细胞膜仿生的磷酸胆碱设计用于纳米材料的表面改性和设计，为解决纳米材料在生物医学应用中所面临的溶解性、稳定性和生物相容性等问题提供了良好的思路。磷酸胆碱是构成细胞膜的主要成分之一，细胞膜外层具有双性离子结构的磷酸胆碱极性头部，它可以与水分子形成稳定的水合层，减弱与蛋白的相互作用，从而改善材料的体内稳定性。利用 2-丙烯酰氧基乙基磷酸胆碱的双键与阳离子高分子基因载体的胺基进行 Michael 加成反应，可实现基因载体的磷酸胆碱基团修饰，提高生物相容性。

通过仿生表面官能化来实现主动免疫逃避是开发长循环基因载体递送体系的一种新兴的策略。CD47 分子是一种存在于某些特定细胞表面的"自我标记"的跨膜蛋白，具有体内免疫逃避的功能。CD47 分子能够与巨噬细胞表达的信号调节蛋白 α 相互作用，从而逃避巨噬细胞的吞噬作用。近年来，人们发现红细胞、癌细胞和病毒能够过表达 CD47 分子，从而逃避机体免疫系统的识别，增加体内存活时间[38]。因此，一方面，可直接对高分子基因载体进行 CD47 分子改性或者物理混合，有望增加基因载体的体内循环时间，提高基因药物的利用率；另一方面，可提取红细胞膜（或肿瘤细胞膜），再对基因载体进行包载，这种涂覆天然细胞膜的方法在不破坏基因载体本身功能的同时，将化学合成载体材料"转变"成生物体自身的组成元件，为仿生化基因载体体系的开发提供了引人注目的技术手段。

## 7.3.2　高分子基因载体的靶向化

　　高分子基因载体的靶向化修饰能够有效地提高基因治疗的靶向传输能力。基因载体通过血液途径在体内进行系统性治疗，有利于减小正常组织受影响的范围，增强病变组织的治疗效果。但基因靶向治疗是一个复杂的过程，载体/基因复合物的稳定性、靶向性、血清稳定性、抗酶解能力、细胞内化能力、内吞体逃逸能力以及进入细胞核的能力等性质综合决定了基因治疗体系的应用范围和效率。根据基因传递过程中所克服的主要障碍，可将靶向基团分为不同种类：①病变组织和细胞靶向化，基因载体与靶向细胞表面受体结合；②细胞穿膜肽，能有效将 DNA 转运进入细胞膜；③核定位信号，可将进入细胞的 DNA 靶向输入细胞核，有助于治疗基因的表达[17]。

　　基因载体体系的靶向传输与靶细胞表面存在的特定受体有关，载体上的靶向基团对特定细胞的表面受体具有特异性识别作用，可以使载体转染特定类型的细胞，增强了复合物受体介导的内吞，从而提高转染效率。受体介导的基因载体的设计一般是将配体分子通过一个连接基团与高分子基因载体共价连接。配体分子的选择是一个比较重要的过程，因为它需要能够与相应的细胞表面受体特异性识别结合并被吸收，这决定了基因载体与细胞结合及被摄取的能力。一般来说，可以根据受体选择相应的特异性配体。受体应只在病变细胞内特异性表达或在病变细胞表面过表达，而在正常细胞表面低表达或者无表达。受体不能大量被分泌出细胞外，否则会竞争性结合配体，造成药效的降低。另外，在靶向介导的胞吞作用过程中，配体和受体的最终流向也是靶向基因载体设计所需要的重要参考依据。最佳的配体和受体流向是配体从内吞体中释放到细胞质内，而受体则被转运返回细胞膜外参与下一个胞吞作用循环，如叶酸等。一方面有利于带有配体的基因物质进入细胞发挥作用；另一方面有利于受体分子的循环利用，增强基因载体进入细胞的能力。

　　细胞膜是核酸药物进入细胞的又一天然屏障。如何将基因物质安全有效地递送至靶细胞，并突破细胞膜屏障，促进基因物质进入细胞是基因治疗的又一关键问题。细胞穿膜肽（CPP）[39]是一类由不多于 30 个氨基酸残基组成的小分子多肽，具有很强的跨膜转运能力，能够携带比其分子量大 100 倍的外源大分子进入细胞。CPP 具有很强的跨膜转运能力，且其穿膜能力不依赖于经典的胞吞作用。细胞穿膜肽不具备明显的组织或细胞类型的特异性，而主要依赖于生理环境下氨基酸的正电荷序列和细胞表面带负电荷的糖蛋白之间的静电相互作用。根据 CPP 的氨基酸组成，可以将其分为阳离子型 CPP 和两亲性 CPP 两种。其中，阳离子型 CPP 富含精氨酸，精氨酸的胍基可以和细胞膜上带负电的磷酸基和硫酸基产生氢键结合，在细胞内化作用过程中起关键作用。阳离子型 CPP 需要包含至少 8 个正电荷才能有效地被细胞摄取，主要包括 Tat、R8 和 hLF 等。两亲性 CPP 由亲水结构域和疏水结构域组成，其所带正电荷主要依赖于赖氨酸残基，序列中还分布着亲水性或疏水性的其他氨基酸残基，其空间构象为 α 螺旋结构，而两亲性特征是由其一级结构和二级结构决定的。这一类 CPP 主要包括 MAP（KLALKLALKALKAALKLA）、penetratin、SAP（VRLPPP）和 CADY 等。CPP 通常通过稳定或可裂解的共价键（酰胺键、二硫键和硫脂键）连接到聚合物基因载体上。其中，细胞内可裂解的共价键更具有潜在应用价值。例如，二硫键是一种可逆性化学键，在细胞内大量还原剂或还原酶的作用下可以发生断裂，从而加速基因药物的释放。尽管 CPP 具有相当大的临床应用潜能，但是也存在一些重要的缺点和局限性。一方面，CPP 的特异性差，可以进入任何与之接触的细胞内，可能会被正常组织内吞；另一方面，CPP 在到达靶部位之前存在体内稳定性问题。为了防止 CPP 在血浆中发生酶解和脱靶现象，可将 CPP 包入"智能"纳米基因载体中，在基因载体运行的第一阶段，非特异性 CPP 被聚合物或靶向抗体空间保护，当到达靶部位后，在局部环境的作用下，载体表面的保护基团通过刺激敏感性共价键的断裂而与载体分离，将 CPP 暴露出来进而发挥其穿膜作用。临床研究发现，肿瘤、梗死和炎症部位常常存在低 pH、高温和基质金属蛋白酶等"局部环境"，加热、辐射、超声、射频和磁场等外界刺激常常可以用来触发 CPP 的暴露。

当基因载体复合物进入细胞后，需要及时从内吞体释放进入细胞质，避免溶酶体与内吞体融合而导致的降解。一方面，膜融合肽是能够介导复合物颗粒从内吞体中释放的一类多肽。膜融合肽在内吞体的环境下呈两亲性螺旋结构，利于与内吞体膜作用，从而破坏膜结构或生成孔状结构。另一方面，在内吞体的酸性环境中，含有咪唑基的组氨酸可发挥类似"质子海绵"的作用，使富含组氨酸的多肽实现内吞体逃逸。经不同程度组氨酸修饰的基因载体能够促进复合物的细胞内化。当进入内吞体后，pH 的降低使组氨酸质子化，多肽在膜附近变为二维平面构型以破坏膜上阴离子脂质成分的稳定性。其中，组氨酸的数量和位点对取得最佳转染效率极其重要。持续增加组氨酸的数量可提高复合物的血清稳定性，而与内吞体阴离子脂质的强相互作用则使其适于体内肿瘤细胞的基因治疗。

外源性基因被转运至细胞核，其携带的遗传信息才能进行有效的翻译及表达。基因载体复合物使包载的 DNA 成功通过核膜上的核孔复合体（nuclear pore complex，NPC）被转运进入细胞核是实现基因治疗的另一关键步骤。由于 NPC 的孔径仅有 9 nm，因此只有小分子（18～28 bp）的低聚核苷酸可以以自由扩散的方式通过 NPC 进入细胞核，而大分子（200～300 bp）的核苷酸则需要借助载体以特定的活化机制才能通过 NPC 进入细胞核。若要将质粒 DNA 运送到细胞核内，则需要将其压缩到一个更小的直径以借助核定位序列（nuclear localization sequences，NLSs）进入细胞核。NLSs 是一种较为特殊的阳离子型细胞穿膜短肽，主要存在于鱼精蛋白等真核细胞核蛋白及猿猴病毒 SV40 等病毒蛋白中，富含赖氨酸、精氨酸或脯氨酸残基，可以穿过 NPC 转运进入细胞核。目前在基因转染领域应用较广泛的 NLSs 包括鱼精蛋白、SVT40、核因子 κB 等。现阶段，利用 NLSs 类短肽的核定位功能进行的外源性基因转染试验已经取得了较大进展。利用 NLSs 促进高分子基因载体介导的外源性基因转染的关键是载体复合物能够发挥 NLSs 的核定位功能，但目前仍存在很多不足。例如，最佳肽量的选择问题，过少的 NLSs 不足以发起主动转运，而太多的 NLSs 与 DNA 结合会阻碍基因的表达，在 NLSs 的大小和 NLSs 与 DNA 在细胞内结合形成一个稳定的复合物间需要找到一个适当的平衡，在达到高效转染的前提下允许两者可逆性结合。随着核转运机制的不断明确，利用 NLSs 介导基因转染有望进一步优化高分子载体系统并拓宽其在基因治疗领域的应用。

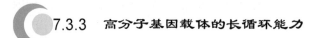

### 7.3.3　高分子基因载体的长循环能力

由于体内存在防御系统，未经修饰的基因载体经常被当作外源性粒子，轻易地被识别并清除出体外。因此，有效的基因载体体系的基本性质应该是具有在血液运输过程中的长循环性（longevity）。具有长循环性的基因载体的主要特点在于：①使基因药物在较长的时间内保持药理效应，发挥必需浓度水平。这样长循环负载基因药物的纳米粒子或微粒子就会缓慢地积累在病灶部位，这些病理部位通常有受损的易漏的血管，如肿瘤、炎症或梗死区域等。这种被动靶向效应称为加强渗透和保留（EPR）效应[40]。②长循环效应会使基因载体有更长的循环时间，可以延长基因载体与靶细胞相互作用的时间。基因载体通过某种合成的亲水性聚合物（如聚乙二醇、两性离子聚合物或阴离子聚合物等）的修饰来增加长循环性，这也是增强载体长循环性的最主要策略。这些亲水性的聚合物链可以防止基因载体与体液中的蛋白等相互作用。这种立体稳定效应一方面可以使基因载体避免被网状内皮系统（RES）识别和快速清除，另一方面也可使这些亲水性聚合物修饰的基因载体形成聚合物的保护层，从而与血液成分产生排斥作用。

聚乙二醇（PEG）是最常用的保护性的聚合物，是一种水溶性聚合物，具有很多优良的性质，如聚合物链的高度灵活性、低毒性、低的免疫原性和抗原性、对 RES 细胞的低富集性、对修饰载体生物学性质的最低影响性等。PEG 在体内能溶于组织液中，虽然不能生物降解，但分子量低于 4 万的 PEG 分子能被机体迅速排出体外并不产生任何毒副作用。PEG 的安全性已经通过了 FDA 的认证。PEG 很容易商业化，并且较容易被修饰到基因载体上。目前，有很多合成 PEG 衍生物的化学方法，并可以将这些 PEG 的衍生物与基因载体进行偶联来满足不同的体内需要。PEG 修饰的基因载体复合物在体内循环过程中能够发挥避免材料自身凝聚、降低颗粒大小、有效拮抗血清对转染的抑制、降低红细胞的聚集等作用。PEG 化的基因载体还可以屏蔽阳离子基因载体复合物颗粒表面的正电荷，增加其在体内高盐环境中的稳定性，降低细胞毒性。但通常情况下，基因载体 PEG 化的同时会降低转染效率，这就需要同时对基因载体进行多功能化修饰来进一步提高基因载体体系的性能（如靶向化修饰等）[41]。

　　两性离子聚合物是一类在溶液中既有路易斯碱性又有路易斯酸性的聚合物[42]。在特定 pH 条件下以两性离子存在。该类聚合物不仅具有水化性能强、抗细菌黏附能力显著、可电荷翻转及易化学修饰等优异性能，而且在体内应用过程中具有长循环和抗非特异性蛋白吸附的特点。因此，两性离子聚合物可用于提高基因载体体系的体内长循环能力。两性离子聚合物的种类有很多，根据其骨架构成可分为胆碱类、甜菜碱类、氨基酸类和两性混合电荷材料等。两性离子聚合物可以直接作为基因载体体系应用，也可以通过化学键合或者静电作用对基因载体体系进行修饰，从而增强基因载体体系的综合性能。

　　阳离子基因载体与 DNA 的复合颗粒在体内应用时，常出现团聚或解离现象，无法将 DNA 高效运送至靶细胞。用遮蔽策略屏蔽复合物表面的正电荷可缓解或避免这种团聚或解离，增强其体内循环的稳定性[43]。因此，利用负电性的聚合物（如聚谷氨酸、聚天冬氨酸以及聚磺胺衍生物等）的电负性或 pH 敏感性能够有效降低基因载体体系表面正电荷，提高其在体内运输过程中的长循环能力。另外，考虑到肿瘤等疾病病灶部位的酸性微环境，此类基因载体体系能够实现在体内循环过程中颗粒表面带正电荷，增加长循环能力，而到达病灶部位后遮蔽体系解离，正电荷恢复，从而加快靶细胞对基因载体复合物的吞噬[44]。

　　另外，一些替代性的聚合物已经被用于修饰基因载体纳米粒子来实现体内长循环能力，这些聚合物包括聚乙烯醇、磷脂酰聚甘油、聚丙烯酰胺、聚氨基酸等。聚合物可以通过物理性的结合或化学偶联修饰加载到基因载体表面。

### 7.3.4　环境敏感性高分子基因载体

　　高分子聚合物载体材料以其"智能"性备受人们的青睐。这些智能型聚合物载体在外界和体内微环境因素如 pH、温度、氧化还原、光、超声或酶等条件下能够发生物理化学性质的改变，从而在基因探针、DNA 疫苗以及基因治疗等领域具有潜在的应用价值[45]。

## 1. pH 敏感性

酸碱平衡也是人体的一项重要的生理指标。在人体内不同微环境的 pH 也不相同。一般来说，人正常组织和血液的 pH 为 7.4，但在许多生理或者病理过程中，都会涉及 pH 的下降。例如，一些癌变的组织中，pH 要比正常组织低 0.5～1.0 个单位。一般认为基因载体复合物是通过胞吞作用被细胞吸收的。当基因载体被吞入细胞后，也要经历一个 pH 的变化，内吞体中 pH 为 5.0～6.5，而溶酶体内的 pH 更低，为 4.5～5.0。对 pH 敏感的基因载体正是利用细胞外与内吞体 pH 的不同，有效克服胞内内吞体膜释放这一基因传递过程中的主要障碍来促进基因的释放。因此，设计新型的对 pH 敏感的高分子材料成为科学家们关注的焦点，并且这种材料具有广阔的应用前景[46]。具有 pH 敏感性的高分子聚合物主要有两类：具有可离子化基团和具有酸敏感化学键的 pH 敏感性高分子聚合物。

具有可离子化基团的 pH 敏感性高分子聚电解质主要分为两类：一类是酸性聚电解质，侧基主要含有羧基，羧基在低 pH 时质子化，不溶于水，而在高 pH 时失去质子，在水中溶解。另一类是碱性聚电解质，侧基主要含有胺基，它们在高 pH 时不带电，不溶于水，而在中性或低 pH 时胺基得到质子带正电，溶于水。聚电解质都有一个重要的参数，是它们的离子化程度发生突变的特定 pH，称为 $pK_a$。在此 pH 附近，聚合物侧基的解离程度会发生突变，由此也会使其溶解性发生突变。侧链为羧基的酸性聚电解质的 $pK_a$ 一般在 4～6 之间，是最具代表性的酸性聚电解质，其中研究最多的是聚丙烯酸（PAA）和聚甲基丙烯酸（PMAA）。作为医用材料，人们希望聚合物不仅有 pH 敏感性，还要具有良好的生物相容性和生物可降解性，而聚 L-谷氨酸就满足这一条件。聚 L-谷氨酸的异构体——由细菌合成的聚 γ-谷氨酸也是一种常用的可降解的 pH 敏感材料。碱性聚电解质的主要特点是侧链带有胺基且含有疏水基团。聚甲基丙烯酸-N, N-二甲基氨基乙酯（PDMAEMA）和聚甲基丙烯酸-N, N-二乙基氨基乙酯（PDEAEMA）是两种典型的碱性聚电解质。PDEAEMA 的侧基含有疏水的乙基，在 pH 大于 7.5 时由于胺基的去质子化和疏水基团之间的强相互作用而迅速发生相转变。而 PDMAEMA 除了具有 pH 敏感性外，还有与聚（N-异丙基丙烯酰胺）（PNIPAM）类似的温度敏感性。合成类聚氨基酸碱性聚电解质则有三种，包括聚 L-赖氨酸、聚 L-精氨酸和聚 L-组胺酸。聚 L-赖氨酸和聚 L-精氨酸的侧链为伯胺，因此 $pK_a$ 较高，大于 10。聚 L-组胺酸侧链含咪唑基团，$pK_a$ 较低，且具有很好的 pH 敏感性。聚 β-氨酯也是一类可降解的 pH 敏感聚合物，它的主链中含有叔胺基，pH 在 6.5 以下时溶解性迅速增加，而 pH 在 6.5 以上时它是不溶于水的，它的降解速率也会随着 pH 的降低而增加。

具有酸敏感化学键的高分子聚合物的某些化学键具有 pH 敏感性，如腙键、缩醛/缩酮、原酸酯等。聚原酸酯是这类聚合物中研究较早的，由于骨架中含有原酸酯基团，它在中性条件下是稳定的，而在弱酸性条件下就会由于骨架水解而发生降解。类似地，缩酮或缩醛基团也是在中性条件下稳定，酸性条件下会水解。除此之外，酰腙键也是一种 pH 敏感的基团，它在 pH = 7.0 时会缓慢水解，而当 pH 降低至 5.0 时就会迅速水解，生成肼基和酮[47]。pH 敏感的非病毒基因载体凭借其特殊的结构和功能特点，能够为开发有效的和生物可降解的基因载体铺平道路。pH 敏感聚合物具有与基因物质结合紧密、结构可调整性大、修饰位点多的特点，将会获得更为广泛的关注。但是它作为一种新兴的基因运载工具，仍需要大量的实验和临床应用来明确 pH 敏感性能与转染效率之间的关系，从而验证基因载体的潜能。

### 2. 温度敏感性

温度是在环境响应性聚合物系统中应用最广泛的响应方式之一，温度的控制相对简单，而且也很容易在体外和体内实现。热敏感载体的构建源于热疗辅助疗法。实践证明，肿瘤细胞比正常细胞对热诱导引起的破坏更加敏感，可根据肿瘤细胞的性质来设计温度敏感性基因载体体系。温度敏感性聚合物，就是在超过一定温度时聚合物由于本身的亲水/疏水平衡的改变而发生相转变的一类聚合物[48]。这类聚合物一般都含有一定比例的亲水性和疏水性基团，随温度变化它们与水的相互作用发生改变，从而实现聚合物的温度响应性。如果聚合物溶液在低于某一特定温度时稳定，而在高于此温度时开始出现相分离，则此聚合物的转变温度称为低临界溶解温度（LCST）。相反，如果聚合物溶液高于某一特定温度时稳定，而在低于此温度时开始出现相分离，则此转变温度称为高临界溶解温度（UCST）。

聚（N-取代丙烯酰胺）（PNIPAM）类聚合物是具有 LCST 的温度敏感性聚合物的代表。这类聚合物产生相转变是因聚合物链中的亲水基团（酰胺键部分）与水的氢键作用和链内的疏水作用（聚烯烃主链及 N 上的取代基）之间平衡的改变。当温度低于 LCST 时，聚合物与水之间的氢键作用占主导，在聚合物链的周围形成由氢键连接的溶剂化层，使聚合物链表现为一种伸展的线团结构，溶液呈透明状。随温度升高，部分酰胺基团的氢键水合作用被破坏，疏水基团间的缔合作用增强并逐渐占据主导地位，聚合物由疏松的线团结构变为紧密的聚集体或塌缩球，发生相转变，从水中沉淀出来。从 PNIPAM 的温度敏感性机理可看出，调节聚合物酰胺键和疏水性基团的种类与比例，可得到不同响应温度的温度敏感材料。

### 3. 氧化还原敏感性

氧化还原敏感性基因载体利用细胞内和细胞外之间显著的氧化还原电势差，

达到运载和释放基因的目的。与传统的高分子基因载体材料相比，氧化还原敏感性材料具有毒性低、胞内药物释放快以及生物利用度高的特点，能够显著提高核酸药物转染的效率，有望成为理想的核酸输送系统。氧化还原性基因载体一般包含一组或多组二硫键。二硫键是最为常见的敏感性基团，这是由于二硫键可在还原条件下发生断裂生成巯基，进而引发基因药物的释放。细胞内的还原型谷胱甘肽（GSH）的浓度比胞外要高约 3 个数量级[49]。因此，氧化还原性敏感材料能在细胞外保持稳定，而在细胞内还原性环境中发生 GSH 介导的巯基-二硫键交换反应，迅速降解。同时，二硫键的断裂促使高分子基因载体降解成小分子，毒性显著降低。还原敏感性聚合物具有以下特点：①在血液循环过程中保持足够的稳定性；②在靶细胞内还原条件下快速响应；③简单方便，无需外在刺激装置。目前，氧化还原敏感性纳米载体已经取得了显著进步，已被广泛地用于癌症的基因治疗研究。还原敏感性材料解决了核酸压缩和胞内释放等问题，是核酸药物输送系统研究的重大突破。还原敏感性高分子基因载体尤其适合 siRNA 等需要在细胞质发挥功能的核酸类药物的传递。但是，还原敏感性基因载体仍处于研发的初级阶段，需要通过合理的设计（引入长循环、靶向分子等）赋予其生物相容性、还原敏感性、长血液循环时间、细胞靶向性等综合性能。

### 4. 光敏感性

光照不仅可以加速化学反应，还可以用于生成一些新的活性物质，其在医学方面最典型的应用就是光动力治疗（PDT）。光动力治疗首先使光敏剂定位于靶细胞或目标组织中，随后利用可以激活光敏剂的特定波长的光对靶部位进行照射。此时光敏剂分子能将光子能量传递给周围的氧分子，进而产生各种活性氧（ROS）成分，如单线态氧、超氧自由基等，这些活性氧成分可以用来杀死肿瘤细胞，光化学反应的机理也可以用于设计合成光刺激响应性基因载体。基于上述机理，利用光照可以诱发特定化学键断裂，或利用光照产生的活性氧来破坏内体膜，从而能够促进核酸药物在细胞内的释放[50]。另外，阳离子基因载体引入光刺激响应的基团后，经光照后载体能够迅速降解，可以有效降低载体的毒性，提高转染效率。迄今为止，利用光照条件递送基因的研究还相对较少，很多机理有待进一步研究。

### 5. 超声敏感性

超声微泡在造影剂方面一直有广泛的应用，将其用于基因转染是信号响应性载体的又一发展方向。超声波能够穿透人体某些组织，到达病变部位，使具有超声活性的基因载体体系在声场中定点、定时地释放药物，从而实现基因治疗疾病的目的。超声波在理疗的范围内对人体组织无伤害。具有超声波响应性的微囊，通常由外壳和内充气体两部分构成，在超声波的作用下，空化效应及声孔效应使微囊内部气体产生"震荡"，导致周围组织的脂膜被击穿，产生小孔，从而引起脂膜通透性改变，有效地将基因物质释放到细胞内。微囊本身的组成、理化特性以及超声参数是影响基因传输效率的最主要的因素。一般认为，加有表面活性剂的微囊在超声治疗中释放的能量大，含有惰性气体能够提高基因转染效率。选择合适的超声参数如频率、强度、照射时间等对提高超声介导基因的传输效率有着重要影响。另外，在超声传递过程中，介质能够吸收声能量并转换为热能量。在基因和药物释放领域通常将这种热效应和热敏感聚合物结合起来用于药物的可控释放。超声波使用方法操作简单，在安全性、穿透性等方面具有很强的优势，能够通过外界条件改变实现有效控制基因药物的靶向和高效定点释放[51]。因此，超声响应可控释放技术在基因/药物释放、组织工程等领域将会有很大的发展空间。

### 6. 其他特定分子敏感性基因载体

除了上述响应机制外，针对病变组织或细胞的其他特定分子如酶、糖等设计的敏感性基因载体也备受关注。生物酶敏感的基因载体一般通过利用病变细胞中某些过表达的酶来设计含有底物肽（substrate peptides）的靶向配体，从而达到基因药物在病变组织中高效释放的目的。底物肽是对某一酶系敏感的肽段，当特异性酶接触到底物肽后，会造成底物肽的裂解。肿瘤部位或靶部位常见的酶系包括基质金属蛋白酶、寡肽酶、羧肽酶、组织蛋白酶、凝血酶等。可以将底物肽引入基因载体上，制备酶敏感的基因载体体系。磁性转染技术将磁性颗粒通过静电相互作用或者抗原-抗体结合等方式，连接到基因载体上，从而有效提高转染效率。磁场的另一个重要应用是用来实现靶向递送的作用。由于磁性颗粒生物相容性较好，而且超顺磁性氧化铁颗粒可以作为临床核磁成像中的造影剂，磁场响应性氧化铁纳米颗粒受到了越来越多的关注，并有望实现诊疗一体化基因载体的开发。

### 7. 多重敏感性高分子基因载体

单一敏感的高分子载体材料往往不能满足实际应用的需求，多重敏感载体材料能够同时响应不同的外界刺激，将具有更加广阔的应用前景[52]。但在实际应用过程中，病灶部位与正常组织的温度、pH 等差别很小，如何提高载体材料的敏感性，使之能真正应用于体内的快速刺激应答式控制释放是这一领域研究的瓶颈问题。多重敏感性传递体系可利用不同响应性之间的协同效应引起载体发生一系列连锁的物理和化学变化，从而达到高响应灵敏度的目的，最大限度地优化载体系统的转染效率，同时可根据需要基因的传递过程进行程序化控制。目前文献报道的环境响应性基因传递体系很多都具有多重敏感功能，包括 pH/还原、pH/温度、还原/酶、光/pH/温度、pH/温度/还原敏感等。虽然多重刺激响应可实现的功能更多，可调控的手段也更多，但通常多重刺激响应体系的设计、制备难度更高，多个响应性之间的协同调控也更为复杂。随着高分子学科的发展，环境敏感高分子的研究成为高分子学科的一个热点方向，如何协调各类功能繁多的环境敏感高分子材料的结构和功能的关系将成为未来亟须解决的关键问题。

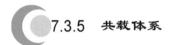

### 7.3.5　共载体系

众所周知，大部分疾病（如癌症等）的发生是多种基因异常积累的结果，而现有基因治疗药物大多只针对一种突变基因作用，因此目前所使用的单纯依赖一种基因药物的治疗并非最佳的治疗方式。利用两种或者多种不同作用机理的基因及药物进行联合治疗的方式能够发挥两种药物的协同增效作用，可以达到更好地抑制疾病的目的，故这种治疗策略逐渐成为治疗基因相关疾病的有效方式[53]。到目前为止，研究人员已经发展了多种基于基因治疗的联合治疗方式，主要包括化疗药物和基因治疗药物的联合治疗和多种基因药物的联合治疗。

基因和药物相结合是研究中应用最多的治疗方法[54, 55]。利用共担载策略将基因和药物共同作用于病变细胞，一方面可以实现从发病根源——基因下手，对基因进行纠正、置换或改变病变细胞的耐药性[56]。另一方面也可利用药物使癌细胞发生凋亡或死亡，从而达到"双管齐下，标本兼治"的效果。与传统的基因或药物单独传递体系相比，纳米基因和药物共传递体系不仅能够减少治疗时的注射次数、提高患者的依从性、改善患者的生存质量，而且能够在较低的剂量下达到协同或者叠加的治疗效果，在降低毒副作用的同时得到较好的疗效。而且，研究者们在研究过程中发现：某些基因与特定药物之间能够相互促进疗效，使得药物和基因共传递时，药物可以促进治疗基因的表达，基因也可以提高病变细胞对药物的化学敏感性，从而减小病变细胞对药物的耐受性和抵抗性。因此，纳米基因和药物共传递体系非常值得人们关注和研究，对这一领域的不懈开发将会给抗疾病治疗带来新的突破。

## 7.4　高分子基因载体的应用

人类疾病是由体内遗传系统存在致病基因或环境刺激因素等引发或诱发生命体发生的有害改变。随着人类基因组计划的完成，后基因组时代已经到来，人们对致病基因的研究越来越透彻。基因治疗技术因其快速、简便、高效地调控病变细胞内基因的表达受到科学家们极大的关注。自从 1989 年首例基因治疗临床试验方案在美国被批准实施以来，基因治疗技术已经在世界各国展开了广泛的研究。成功的基因治疗依赖于高效的基因传递体系，而高分子类基因载体因其优异的性能在临床基因治疗中具有潜在的应用前景。目前，高分子载体介导的基因治疗在疾病的预防、早期诊断和治疗等领域进行了大量的临床研究试验，随着技术的成熟，相信在不久的将来这一技术会成为一项推动医学革命性改变的新技术，为人类的健康作出巨大的贡献。

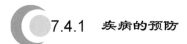

### 7.4.1　疾病的预防

　　疾病是机体在一定条件下受病因损害作用后，因自稳调节紊乱而发生的异常生命活动过程。疫苗的预防接种是有效控制疾病的主要手段之一。疫苗是将病原微生物及其代谢产物经过人工减毒、灭活或利用基因工程等方法制成的自动免疫制剂。传统的疫苗主要包括减毒活疫苗、灭活疫苗以及病毒亚单位疫苗。新型疫苗则以基因疫苗为主。基因疫苗又称 DNA 疫苗或核酸疫苗，是将编码特异性抗原的基因构建在表达质粒中，经某种方法导入体内后，再利用宿主细胞表达系统合成相应的病原体蛋白，从而诱导机体产生特异性免疫应答以达到预防和治疗疾病的目的。随着现代免疫学和生物学的快速发展，人类有望借助疫苗来预防和控制更多的疾病。疫苗在预防和控制人和动物的各种细菌性疾病、病毒性疾病、寄生虫病及肿瘤疾病等领域发挥了重要的作用。但多数基因疫苗是水溶性注射剂，主要通过肌肉注射方式给药，动物实验和临床试验表明，此种给药方式存在给药剂量大、生物利用度低、免疫原性弱免疫效果不够理想的缺点，从而限制了基因疫苗的临床应用。其主要原因就是裸基因疫苗肌肉注射后容易被核酸酶降解失活，从而使其被肌肉细胞和抗原提呈细胞摄取的效率极低。因此，基因疫苗仍需进一步改进，尤其在安全性、免疫效果和免疫接种途径等方面。高分子疫苗载体具有安全性高、容量大和易制备等优点，可作为免疫佐剂对现有基因疫苗剂型加以改进。通过对高分子疫苗载体的改性，可以使基因疫苗更容易被巨噬细胞和树突状细胞等抗原提呈细胞摄取，表达特异性抗原并提呈给 Th1 细胞，诱导细胞毒性 T 细胞（CTL）反应，实现对细胞内寄生的病原体（细菌、病毒和寄生虫）及肿瘤细胞的特异性杀伤作用[57]。

　　高分子疫苗载体以其安全性高和易于制备等优点在基因疫苗的运送中已表现出巨大的应用潜力[58]。PLGA 是应用前景最为广阔的高分子疫苗载体，由其携载的 HIV 疫苗和 HPV 疫苗已进入临床试验阶段，有望在不久的将来上市。聚乙烯亚胺及其衍生物是 DNA 疫苗皮下给药的优良载体，大量临床前试验研究已显示出较好的免疫效果，但是仍然存在转染效率低的问题，需要对其进一步地改性和修饰来提高其递送性能。总之，基因疫苗高分子载体在体外和体内都已有了大量的研究，但是进入临床试验的还很少，尚有许多问题亟待解决，例如对靶细胞转染的定向性差、转染效率低、细胞毒性大、表达时间短和稳定性差等。随着研究的不断深入，这些问题都将逐步得到解决，基因疫苗高分子载体一定会被推向临床应用。

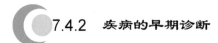

## 7.4.2    疾病的早期诊断

随着人类基因组计划的完成和功能基因研究的不断深入，基因诊断已成为分子生物学和生物医学的重要研究领域。DNA 作为生命遗传信息的储存物质广泛存在于生物体内。DNA 可被广泛用来构建各种精细控制的纳米结构和纳米复合材料，并被成功应用于分子检测、生物医药、纳米光电子器件和纳米分子机器等诸多领域。DNA 分子是由核苷酸单体组成的链状聚合物。单链 DNA（ssDNA）分子可以在核苷酸上的碱基互补配对（A-T、G-C）的作用下识别特异性互补的 DNA/RNA 序列并与之相杂交，根据这一特性，研究者可根据需要调整 DNA 碱基的排列顺序，合理设计 DNA 分子探针材料。miRNA 是一类含 18～25 个碱基的非编码单链内源性小分子 RNA，广泛存在于植物、病毒和哺乳动物的细胞质中，在细胞的增殖、发育、生长分化、凋亡、代谢及癌变等一系列生命过程中起着重要的调控作用。miRNA 的表达与很多人类的重大疾病密切相关，有些 miRNA 本身就是致癌基因，其紊乱地表达能够导致癌症的发生。miRNA 的分析检测是其生物功能研究、疾病诊断以及相关基因药物开发的关键技术。因此，miRNA 可以作为一种肿瘤标记物，利用分子探针技术来对癌症进行早期诊断[59]。

miRNA 的胞内检测在基因治疗及基因药物的开发等方面有着重要的意义。miRNA 的胞内检测首先面临的问题是如何将 miRNA 探针导入细胞内部。miRNA 探针本身是一个亲水性的带负电的大分子，穿透细胞膜的能力差，不具备靶向功能，而且在生理环境中极不稳定，易被血清中的酶快速降解，被肝脏和肾脏清除。因此，miRNA 探针开发的一个关键问题就是 miRNA 体内递送系统。基因探针载体主要包括病毒和非病毒两大类。病毒载体虽然能够非常有效地将基因探针转入靶细胞，但是细胞毒性大和免疫原性等安全性问题严重制约了其进一步应用。而非病毒载体生物相容性好，更适合大规模的应用。非病毒载体主要包括无机纳米材料、阳离子脂质体和高分子聚合物等。其中，高分子聚合物类载体具有特殊的物理化学性质，表面易于功能化，并具有良好的生物相容性、很好的靶向能力和细胞渗透性，在核酸分析中扮演者重要的角色。虽然高分子聚合物载体用于基因探针递送的研究还处于起步阶段，用于基因探针临床研究的聚合物载体还很多，但是随着高分子科学、纳米技术和分子生物学学科的快速发展，高分子基因探针载体将会拥有广大的应用前景。

### 7.4.3　疾病的基因治疗

随着生命科学的飞速发展和人类对疾病认识的不断深入，越来越多的证据表明，许多疾病的发生都与基因的结构和功能改变有关。因而，基因治疗有望从根本上对疾病进行治疗。基因治疗是将外源性基因物质导入病变组织或细胞中，通过调整靶基因的表达来实现预防和治疗相关疾病的策略。自从 1989 年人类史上首例基因治疗临床试验方案在美国被批准实施以来，基因治疗技术已经在世界各国展开广泛的研究治疗。基因治疗在多个领域（癌症、血友病、神经性疾病和自身免疫疾病等）已被广泛研究，并已经成为临床应用中最有希望的生物医学技术之一。早期的基因治疗以病毒作为载体进行目的基因的转移，有潜在的安全性隐患。例如，2002 年法国"气泡婴儿"事件，接受基因治疗的患者数年后出现严重的毒副作用；2003 年参与重症联合免疫缺陷病的基因治疗临床试验的患者中又出现了 T 细胞白血病症状。研究表明，病毒载体可以随机整合到宿主染色体 DNA 中，从而引发致癌和致畸的可能性。安全、有效和可控的基因递送体系仍然是基因治疗成功实现临床应用的关键。

随着材料科学和纳米技术的快速发展，用于基因递送的高分子纳米材料已经引起了全世界的关注。2009 年，Davis 等首次报道了高分子类基因递送系统（CALAA-01）用于癌症治疗的临床Ⅰ期试验。CALAA-01 由靶向核糖核苷酸还原酶（RRM2）的 M2 亚基的 siRNA、环糊精类阳离子聚合物、PEG 空间稳定剂和转铁蛋白靶向配体组成。结果表明，CALAA-01 可以通过全身给药的途径将 siRNA 递送至黑色素瘤细胞，并表现出有效地抑制肿瘤生长的效果。之后，多种高分子阳离子基因递送系统陆续用于临床试验的研究，如 PEI 类和 PLGA 类（表 7.1）[60]。

表 7.1　进入临床试验阶段的基因治疗高分子载体

| 载体类型 | 产品 | 发起公司 | 疾病类型 | 给药途径 | 研究阶段 | 政府识别号 |
|---|---|---|---|---|---|---|
| PEI 类 | BC-819/PEI | BioCancell 公司 | 膀胱癌 | 局部给药 | 临床Ⅱ期 | NCT00595088 |
|  | BC-819 | BioCancell 公司 | 卵巢癌 | 腹腔注射 | 临床Ⅰ/Ⅱ期 | NCT00826150 |
|  | DTA-H19 | BioCancell 公司 | 胰腺癌 | 局部给药 | 临床Ⅰ/Ⅱ期 | NCT00711997 |
|  | EGEN-001 | EGEN 公司 | 癌症 | 腹腔注射 | 临床Ⅱ期 | NCT01118052 |
| 环糊精类 | CALAA-01 | Calando 制药公司 | 癌症、实体肿瘤 | 静脉注射 | 临床Ⅰ期 | NCT00689065 |
| PLGA 类 | siG12D LODER | Silenseed 公司 | 胰腺癌 | 局部给药 | 临床Ⅱ期 | NCT01676259 |

目前，人类基因治疗的研究已经在国际范围内展开，基因治疗的范围也从单基因遗传病，如血友病、腺苷脱氨酶（ADA）缺乏症和家族性高胆固醇血症等，

扩展到多基因遗传病，如癌症等；从遗传疾病的治疗扩展到非遗传疾病的治疗，如心脑血管疾病和再生医学等。

　　癌症的传统治疗方法主要有化疗、放疗和手术治疗。基因治疗是近年来一种新型的癌症治疗手段，从机理上可以克服很多传统治疗技术的缺点。由于细胞癌变是由一系列正常基因突变、表达异常或失活引起的，因此基因治疗有望从根本上治愈癌症。癌症基因治疗的两个关键问题是选择合适的治疗基因和高效的基因递送体系。一方面，随着基因组学和分子生物学的快速发展，人们对癌症的发病机理逐渐清晰，对癌变的致病基因也愈发明确；另一方面，高分子类载体以其安全性、无免疫原性、可修饰性强和可大规模生产等特点，在基因递送领域中具有潜在的应用前景。针对癌变组织的微环境以及体内循环过程中所遇到的重重障碍，人们开发了对高分子基因载体进行不同功能化、智能化的修饰策略，通过精确调控纳米载体的化学组成、空间结构、长循环、靶向化和环境敏感基团等属性，开发了一系列多功能化高分子基因载体体系，部分正在进行临床试验的研究。

　　再生医学是基因治疗的一个新的应用领域。再生医学是根据组织的结构与功能，修复治疗受损组织器官的一门学科。再生医学为很多疾病的治疗提供新的思路，也缓解了移植组织器官紧缺的问题。细胞因子的稳定表达是组织再生的一个关键因素。相对来说组织再生需要的时间较短，只需基因表达一段时间即可完成损伤修复，因此现阶段基因治疗技术尤其适用于再生医学领域。随着越来越多的表达细胞因子的基因被成功克隆，基因治疗已经成功应用到再生医学领域，如促进骨再生、伤口愈合等，并取得了丰硕的成果。

　　血友病又称凝血因子缺乏症，是一种遗传性凝血功能障碍的出血性疾病，其特征是活性凝血活酶生成障碍、凝血时间延长、终身具有轻微创伤后出血倾向、重症患者没有明显外伤也可发生"自发性"出血。目前，学者们已经克隆得到了这个凝血因子基因，通过基因治疗的手段可提高患者体内的凝血因子数目，从而治疗血友病。家族性高胆固醇血症是一种罕见的常染色体显性遗传性疾病，是儿童期最常见的高脂血症，也是脂质代谢疾病中最严重的一种，可导致各种危及生命的心血管疾病等并发症，是冠状动脉疾病的一种重要危险因素。除了肝移植和药物疗法外，也可进行基因治疗，从基因水平上调控低密度脂蛋白的表达，对疾病进行根治。另外，对于其他类型的基因相关疾病也可通过基因治疗的手段进行治疗，如帕金森病、肝纤维化、甲状腺淀粉样变性等。虽然基因治疗技术在临床实践中存在许多问题，但就总的趋势来看，基因治疗技术是一项存在巨大研究潜能的新型科学技术。

## 7.5　高分子基因载体的展望

　　在过去 20 多年中，由于纳米技术和基因组学的快速发展，高分子基因传递系统已经取得了明显进展。但是，对于基因传递的机理、传递过程中遇到的层层障碍还缺乏更深入的了解。例如，高分子载体与基因物质的组装行为、复合物颗粒在体内的分布情况、靶细胞对复合物颗粒的摄取能力、基因物质与高分子载体在细胞内的解离、基因物质在细胞内的运输以及基因物质在细胞质/细胞核中的作用等。基因治疗的临床应用更是受到多重挑战，包括体内基因物质快速降解和循环中的清除、半衰期短、靶细胞摄取不足以及转染效率低。病毒载体以其高效地转染效率，已经应用于临床的基因治疗中，但它们仍然面临严峻的挑战，包括安全性和高成本。基于纳米技术实现高分子载体的设计现已成为基因治疗领域的学科前沿，正逐步实现临床医学应用。

　　自从 2009 年，基于高分子载体的基因治疗临床试验首次在美国被批准后，越来越多的高分子基因载体体系用于临床试验的研究。其中，大多数载体体系由能够结合核酸的阳离子聚合物、PEG 空间稳定剂和用于结合靶细胞上的受体的靶向配体组成。然而，多数临床试验最终未能达到其终点，迄今为止 FDA 还没有批准任何一项高分子类载体介导的基因治疗方法。综合分析原因可知，基因治疗的主要障碍来自疾病的复杂性，通过分子生物学方法精确解释其发病机制将是有效进行临床基因治疗的先决条件。此外，成功的临床基因治疗也受到基因递送系统的安全性和有效性的严重限制。尽管如此，基因治疗仍然拥有预防或治疗遗传疾病的巨大潜力。

　　生命科学和纳米技术的快速发展将极大地促进基因治疗的临床应用。近年来的研究结果表明，结构简单的高分子很难帮助基因物质穿越体内及细胞内的所有屏障，高分子基因载体的研制尚有很大的发展空间。如何对新型基因载体进行进一步的设计与修饰，使其具有更精确的组织器官靶向定位以及更优良、长久的药效已逐步成为基因治疗领域的研究重点。科学家正尝试挖掘更新型的载体组成结构以及靶向作用机制，相信高分子载体在基因治疗领域一定会具有更广阔的发展前景。另外，将来的高分子载体设计应该综合病毒载体的优点，在载体组分、结构及功能上模拟病毒载体，将高分子载体的优势和病毒载体的高效率有机结合起来，针对具体的疾病类型设计多组分、多功能载体将是未来几年高分子基因治疗研究的方向。

　　基于高分子载体介导的局部注射基因治疗策略有望更早进入临床应用。例如，基于基因递送的免疫治疗经皮下注射的方法对某些遗传相关疾病的治疗。然而，复杂的体内微环境严重制约了经系统性给药的基因治疗。尤其是核酸类药物和机体非靶细胞之间可能发生的交叉反应将产生意想不到的副作用，仅靠开发一个更加安全有效的基因递送体系并不一定能够实现较好的临床治疗效果。将基因治疗与药物、放射治疗、光动力治疗和免疫治疗等组合的策略将是未来临床研究中最具发展潜力的技术手段。

## 参考文献

[1]  Friedmann T, Roblin R. Gene therapy for human genetic disease? Science, 1972, 175: 949-955.

[2]  Tian H Y, Xiong W, Wei J Z, et al. Gene transfection of hyperbranched PEI grafted by hydrophobic amino acid segment PBLG. Biomaterials, 2007, 28: 2899-2907.

[3]  Fire A, Xu S, Montgomery M K, et al. Potent and specific genetic interference by double-stranded RNA in Caenorhabditis elegans. Nature, 1998, 391: 806-811.

[4]  Elbashir S M, Martinez J, Patkaniowska A, et al. Functional anatomy of siRNAs for mediating efficient RNAi in Drosophila melanogaster embryo lysate. Embo Journal, 2001, 20: 6877-6888.

[5]  Chen J, Tian H Y, Guo Z P, et al. A highly efficient siRNA carrier of PBLG modified hyperbranched PEI. Macromolecular Bioscience, 2009, 9: 1247-1253.

[6]  Chen J, Tian H Y, Dong X, et al. Effective tumor treatment by VEGF siRNA complexed with hydrophobic poly (amino acid)-modified polyethylenimine. Macromolecular Bioscience, 2013, 13: 1438-1446.

[7]  Tang D C, Devit M, Johnston S A. Genetic immunization is a simple method for eliciting an immune-response. Nature, 1992, 356: 152-154.

[8]  Chen J X, Wang H Y, Xu X D, et al. Peptides and polypeptides for gene and drug delivery. Acta Polymerica Sinica, 2011, 799-811.

[9]  Tian H Y, Lin L, Chen J, et al. RGD targeting hyaluronic acid coating system for PEI-PBLG polycation gene carriers. Journal of Controlled Release, 2011, 155: 47-53.

[10]  Dong X, Tian H Y, Chen L, et al. Biodegradable mPEG-b-P (MCC-g-OEI) copolymers for efficient gene delivery. Journal of Controlled Release, 2011, 152: 135-142.

[11]  Mumper R J, Wang J, Claspell J M, et al. Novel polymeric condensing carriers for gene delivery. Proceedings of the Contrlled Release Society, 1995, (22): 178-179.

[12]  Xu N W, Liu M Y, Hong S B, et al. Recent progress in gene delivery based on cyclodextrin. Progress in Chemistry, 2014, 26 (2): 375-384.

[13]  Davis M E. The first targeted delivery of siRNA in humans via a self-assembling, cyclodextrin polymer-based nanoparticle: from concept to clinic. Molecular Pharmaceutics, 2009, 6: 659-668.

[14]  Park K, Lee M Y, Kim K S, et al. Target specific tumor treatment by VEGF siRNA complexed with reducible polyethyleneimine-hyaluronic acid conjugate. Biomaterials, 2010, 31: 5258-5265.

[15]  Rigby P G. Prolongation of survival of tumour-bearing animals by transfer to "immune" RNA with DEAE-dextran. Nature, 1969, 221: 968-969.

[16]  Liu B, Han S M, Tang X Y, et al. Cervical cancer gene therapy by gene loaded PEG-PLA nanomedicine. Asian Pacific Journal of Cancer Prevention, 2014, 15: 4915-4918.

[17]  Mokhtarzadeh A, Alibakhshi A, Yaghoobi H, et al. Recent advances on biocompatible and biodegradable nanoparticles as gene carriers. Expert Opinion on Biological Therapy, 2016, 16: 771-785.

[18]  Jiang H L. Biocompatible polymers for gene delivery in cancer gene therapy. Journal of China Pharmaceutical University, 2013, 44: 476-481.

[19]  Lynn D M, Langer R. Degradable poly (beta-amino esters): synthesis, characterization, and self-assembly with plasmid DNA. Journal of the American Chemical Society, 2000, 122: 10761-10768.

[20]  Yang X C, Yang W T, Xu F J. Synthesis of polysaccharide-based gene vectors via ATRP. Polymer Bulletin, 2013, 4: 109-120.

[21]  Mochizuki M, Hirami M. Structural effects on the biodegradation of aliphatic polyesters. Polymers for Advanced Technologies, 1997, 8: 203-209.

[22]  Wang J, Zhang P C, Mao H Q, et al. Enhanced gene expression in mouse muscle by sustained release of plasmid

DNA using PPE-EA as a carrier. Gene Therapy, 2002, 9: 1254-1261.

[23] Laemmli U K. Characterization of DNA condensates induced by poly(ethylene oxide) and polylysine. Proceedings of the National Academy of Sciences of the United States of America, 1975, 72: 4288-4292.

[24] Fuchs S M, Raines R T. Pathway for polyarginine entry into mammalian cell. Biochemistry, 2004, 43: 2438-2444.

[25] Xia J L, Chen J, Tian H Y, et al. Synthesis and characterization of a pH-sensitive shielding system for polycation gene carriers. Science China: Chemistry, 2010, 53: 502-507.

[26] Tian H Y, Guo Z P, Lin L, et al. pH-responsive zwitterionic copolypeptides as charge conversional shielding system for gene carriers. Journal of Controlled Release, 2014, 174: 117-125.

[27] Peng S F, Yang M J, Su C J, et al. Effects of incorporation of poly(gamma-glutamic acid) in chitosan/DNA complex nanoparticles on cellular uptake and transfection efficiency. Biomaterials, 2009, 30: 1797-1808.

[28] Tian H Y, Chen J, Chen X S. Nanoparticles for gene delivery. Small, 2013, 9: 2034-2044.

[29] Boussif O, Lezoualch F, Zanta M A, et al. A versatile vector for gene and oligonucleotide transfer into cells in culture and in vivo—polyethylenimine. Proceedings of the National Academy of Sciences of the United States of America, 1995, 92: 7297-7301.

[30] Chen J, Jiao Z X, Lin L, et al. Polylysine-modified polyethylenimines as siRNA carriers for effective tumor treatment. Chinese Journal of Polymer Science, 2015, 33: 830-837.

[31] Chen L, Tian H Y, Chen J, et al. Multi-armed poly(L-glutamic acid)-graft-oligoethylenimine copolymers as efficient nonviral gene delivery vectors. Journal of Gene Medicine, 2010, 12: 64-76.

[32] Dong X, Lin L, Chen J, et al. Multi-armed poly(aspartate-g-OEI) copolymers as versatile carriers of pDNA/siRNA. Acta Biomaterialia, 2013, 9: 6943-6952.

[33] Luo K, Li C X, Li L, et al. Arginine functionalized peptide dendrimers as potential gene delivery vehicles. Biomaterials, 2012, 33: 4917-4927.

[34] Tomalia D A, Baker H, Dewald J, et al. A new class of polymers—starburst-dendritic macromolecules. Polymer Journal, 1985, 17: 117-132.

[35] Tang M X, Redemann C T, Szoka F C. In vitro gene delivery by degraded polyamidoamine dendrimers. Bioconjugate Chemistry, 1996, 7: 703-714.

[36] Tian H Y, Tang Z H, Zhuang X L, et al. Biodegradable synthetic polymers: preparation, functionalization and biomedical application. Progress in Polymer Science, 2012, 37: 237-280.

[37] Yin H, Kanasty R L, Eltoukhy A A, et al. Non-viral vectors for gene-based therapy. Nature Reviews Genetics, 2014, 15: 541-555.

[38] Hu C M J, Fang R H, Luk B T, et al. 'Marker-of-self' functionalization of nanoscale particles through a top-down cellular membrane coating approach. Nanoscale, 2013, 5: 2664-2668.

[39] Hoyer J, Neundorf I. Peptide vectors for the nonviral delivery of nucleic acids. Accounts of Chemical Research, 2012, 45: 1048-1056.

[40] Maeda H, Wu J, Sawa T, et al. Tumor vascular permeability and the EPR effect in macromolecular therapeutics: a review. Journal of Controlled Release, 2000, 65: 271-284.

[41] Guo S T, Huang L. Nanoparticles escaping RES and endosome: challenges for siRNA delivery for cancer therapy. Journal of Nanomaterials, 2011, 2011: 11.

[42] Chen J, Li X Z, Tian H Y, et al. Application of zwitterionic polymers in the treatment of malignant tumors. Chemical Journal of Chinese Universities-Chinese, 2015, 36: 2148-2156.

[43] Yang X Z, Du J Z, Dou S, et al. Sheddable ternary nanoparticles for tumor acidity-targeted siRNA delivery. ACS Nano, 2012, 6: 771-781.

[44] Chen J, Dong X, Feng T S, et al. Charge-conversional zwitterionic copolymer as pH-sensitive shielding system for effective tumor treatment. Acta Biomaterialia, 2015, 26: 45-53.

[45] Tang Z H, He C L, Tian H Y, et al. Polymeric nanostructured materials for biomedical applications. Progress in Polymer Science, 2016, 60: 86-128.

[46]    Shen Y, Hu G X, Zhang H X, et al. Recent progress in pH-sensitive gene carriers. Acta Chimica Sinica, 2013, 71: 323-333.

[47]    Xu C N, Wang P, Zhang J P, et al. Pulmonary codelivery of doxorubicin and siRNA by pH-sensitive nanoparticles for therapy of metastatic lung cancer. Small, 2015, 11: 4321-4333.

[48]    Karimi M, Ghasemi A, Zangabad P S, et al. Smart micro/nanoparticles in stimulus-responsive drug/gene delivery systems. Chemical Society Reviews, 2016, 45: 1457-1501.

[49]    Meng F H, Hennink W E, Zhong Z. Reduction-sensitive polymers and bioconjugates for biomedical applications. Biomaterials, 2009, 30: 2180-2198.

[50]    Nishiyama N, Kataoka K. Current state, achievements, and future prospects of polymeric micelles as nanocarriers for drug and gene delivery. Pharmacology & Therapeutics, 2006, 112: 630-648.

[51]    Yin T H, Wang P, Li J G, et al. Ultrasound-sensitive siRNA-loaded nanobubbles formed by hetero-assembly of polymeric micelles and liposomes and their therapeutic effect in gliomas. Biomaterials, 2013, 34: 4532-4543.

[52]    Chen J, Xia J L, Tian H Y, et al. Thermo-/pH-dual responsive properties of hyperbranched polyethylenimine grafted by phenylalanine. Archives of Pharmacal Research, 2014, 37: 142-148.

[53]    Jiao Z X, Cen J, Tian H Y, et al. Synergistic antitumor effect of cisplatin and siRNA mediated by polyethylenimine. Acta Polymerica Sinica, 2015, 1: 127-132.

[54]    Cao N, Cheng D, Zou S Y, et al. The synergistic effect of hierarchical assemblies of siRNA and chemotherapeutic drugs co-delivered into hepatic cancer cells. Biomaterials, 2011, 32: 2222-2232.

[55]    Guan X W, Li Y H, Jiao Z X, et al. Codelivery of antitumor drug and gene by a pH-sensitive charge-conversion system. ACS Applied Materials & Interfaces, 2015, 7: 3207-3215.

[56]    Chen J, Lin L, Guo Z P, et al. Synergistic treatment of cancer stem cells by combinations of antioncogenes and doxorubicin. Journal of Drug Delivery Science and Technology, 2015, 30: 417-423.

[57]    Xiang S D, Selomulya C, Ho J, et al. Delivery of DNA vaccines: an overview on the use of biodegradable polymeric and magnetic nanoparticles. Wiley Interdisciplinary Reviews: Nanomedicine and Nanobiotechnology, 2010, 2: 205-218.

[58]    Tian Y, Wang H M, Liu Y, et al. A peptide-based nanofibrous hydrogel as a promising DNA nanovector for optimizing the efficacy of HIV vaccine. Nano Letters, 2014, 14: 1439-1445.

[59]    Ke K M, Lin L S, Liang H, et al. Polypyrrole nanoprobes with low non-specific protein adsorption for intracellular mRNA detection and photothermal therapy. Chemical Communications, 2015, 51: 6800-6803.

[60]    Chen J, Guo Z, Tian H, et al. Production and clinical development of nanoparticles for gene delivery. Molecular Therapy: Methods & Clinical Development, 2016, 3: 16023.

# 第 8 章

# 医用高分子材料的表面与界面

生物医用材料在应用过程中首先面临的是材料表面与人体组织及体液的相互作用问题，这种相互作用不但决定了材料的生物相容性，还关乎材料能否诱导相关生物学活性，从而实现特定应用中的生物医用功能。因此，全面了解生物物质与材料之间的相互作用并实现对这些作用的调控对于生物医用材料的发展至关重要。生物体与材料表面的相互作用主要涉及蛋白质吸附、细胞界面行为以及多糖和核酸等生物大分子的界面反应等，其中前两者的影响最为广泛。本章将从表面蛋白质吸附和细胞黏附两方面入手介绍生物医用材料的表面与界面。

## 8.1 蛋白质吸附

蛋白质与材料表面的相互作用是影响绝大多数生物医用材料命运的决定性因素。例如，血液接触器件在应用过程中首先发生的是血液中的各种蛋白质在材料表面的吸附，随后会引发凝血反应、血小板黏附与激活、补体系统激活、红细胞及白细胞响应，进而形成血栓和炎症，最终导致器件应用失败。除此之外，一般认为细胞与材料表面的作用也是由胞外基质蛋白介导的，因此蛋白质吸附在再生医学和组织工程中也起了关键作用。蛋白质的界面行为对于药物运输系统也是十分重要的，药物载体在运输过程中与体液环境中的蛋白质的相互作用直接决定了药物的运输寿命。在生物芯片的应用中，蛋白质往往以酶、受体或抗体的形式固定在芯片表面，从而识别检测物中的目标分子，而蛋白质的固定量和构象则直接影响检测限和灵敏度。蛋白质吸附现象还在很多应用中起负面作用，例如，血浆中的凝血因子蛋白在血液接触器件表面的快速吸附和激活是诱发血栓生成的主要途径，蛋白质在隐形眼镜和导尿管等生物材料表面的吸附往往会引发使用者的不适感甚至炎症反应，因此，很多生物医用材料都要求表面能够抗蛋白质吸附。综上所述，理解蛋白质与材料表面的相互作用机理，并实现对蛋白质吸附的调控是发展理想生物功能材料的重要环节。

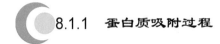

### 8.1.1    蛋白质吸附过程

蛋白质是一种复杂的大分子，由 22 种不同的氨基酸通过肽键以一定的序列连接而成。不同的蛋白质分子的尺寸、极性和带电性等性质各异。极性与非极性氨基酸的存在赋予了蛋白质分子两亲性，因此蛋白质具有普遍的表面吸附活性。蛋白质与表面的相互作用主要包括范德瓦耳斯力、静电相互作用以及熵驱动力（如疏水相互作用、构象熵和迁移的受限）。因此，影响蛋白质吸附的因素包括蛋白质自身的性质（如构象、电荷分布及分子内成键的强度）、材料表面性质（如化学组成、电荷、粗糙度和表面能等）以及溶液性质（pH 和离子强度）。蛋白质吸附区别于小分子吸附的最主要特征在于蛋白质具有多变的吸附构象，且这些构象变化往往导致生物学性能的变化。

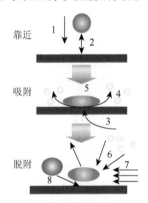

图 8.1    蛋白质在材料表面的
吸附和脱附[1]

1. 运输性质；2. 溶剂介导的蛋白质与材料之间的相互作用；3. 蛋白质与材料之间的短程相互作用；4. 释放结合水和抗衡离子作用引起的熵增；5. 蛋白质变性引起的熵增；6. 溶剂热扰动；7. 溶剂剪切流动；8. 其他吸附质取代

一般认为，蛋白质在材料表面的吸附过程包括蛋白质靠近材料表面、蛋白质吸附于材料表面和蛋白质表面脱附三个过程（图 8.1）[1]。在靠近过程中，蛋白质分子的运输性质和蛋白质与材料表面的本征相互作用共同决定了蛋白质靠近表面的程度，它们也同时受溶剂分子运动和其本身分子运动性质的影响。在吸附过程中，以下三个因素构成蛋白质稳定吸附在材料表面的驱动力：①蛋白质和材料界面间的短程相互作用；②材料表面使蛋白质变性引起的熵值增加；③由在蛋白质与表面之间释放结合水及相反电荷离子而引起的熵增。在蛋白质从材料表面脱附的过程中，有三个因素使黏附在表面的蛋白质去稳定化并引起脱附：①热扰动；②剪切流动；③其他能够更稳定地吸附于表面的物质和蛋白质竞争吸附所做的功。

尽管蛋白质吸附是多因素控制的复杂过程，但仍可以用简单的热力学过程来描述：蛋白质吸附的主要驱动力就是使系统的吉布斯自由能降低。静电相互作用是决定自由能变化（特别是其焓的部分）的一个最主要因素。蛋白质和材料表面在特定的溶液 pH 下所呈现的带电性决定了它们之间是相互吸引还是相互排斥的关系[2]。静电势传播的距离和强度则取决于溶液的离子强度。一旦带电的分子或表面浸入电解质溶液，其表面则会形成扩散性的反离子双电层 [图 8.2（a）][3]，其厚度定义为德拜长度 λ：

$$\lambda = \sqrt{\frac{\varepsilon\varepsilon_0 kT}{e^2 \sum_i c_i q_i^2}}$$

式中：$\varepsilon_0$ 为真空介电常数；$\varepsilon$ 为介质的介电常数；$k$ 为玻尔兹曼常量；$T$ 为热力学温度；$e$ 为电子电荷；$q_i$ 为离子价；$c_i$ 为溶液中第 $i$ 个电解质成分的浓度。当吸附发生时，蛋白质和表面的扩散层会重叠，所产生的渗透压会阻碍吸附。由上式可知，溶液中电解质的浓度和带电性均会影响扩散层的厚度，进一步影响蛋白质与表面的静电相互作用。静电相互作用的势能可以用下式来表达：

$$U_{\text{electr}} = \varepsilon\pi R[(\psi_s + \psi_p)^2 \ln(1 + e^{-x/\lambda}) + (\psi_s - \psi_p)^2 \ln(1 - e^{-x/\lambda})]$$

式中：$\psi_s$ 和 $\psi_p$ 分别为表面和蛋白质的表面势；$R$ 为蛋白质分子的理论曲率半径；$x$ 为蛋白质和表面之间的距离。

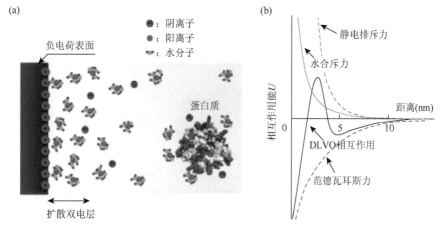

图 8.2　（a）带电表面在电解质溶液中形成扩散性的反离子双电层；（b）当蛋白质分子接近表面时存在三种相互作用力：静电排斥力、范德瓦耳斯力和水合斥力，前两种叠加形成 DLVO 相互作用[3]

　　影响蛋白质吸附的另一种重要的相互作用是范德瓦耳斯力。范德瓦耳斯力包含三个方面：极性分子与极性分子之间的取向力、极性分子与非极性分子之间的诱导力以及所有分子或原子间都存在的色散力。当蛋白质接近表面时，范德瓦耳斯力的总势能则可以由哈梅克经验常数 $A$ 表示：

$$U_{\text{vdWaals}} = -\frac{AR}{6x}$$

当同时考虑范德瓦耳斯力和静电相互作用力时，总相互作用可以用 DLVO 模型描述 [图 8.2（b）]，即上述静电相互作用的势能和范德瓦耳斯力势能的数学合并。

　　由于蛋白质与材料表面的相互作用主要发生在水环境中，因此水分子在蛋白质吸附过程中扮演着重要角色。水分子的偶极子在疏水性（非极性）表面呈有序排列，而蛋白质在表面的吸附会促使这些有序的分子释放到溶液相中，从而增加系统熵，熵增会导致自由能的降低，因此疏水性表面会促进蛋白质的吸附。而在一些极性的具有水合能力的材料表面，水分子与表面紧密结合，蛋白质的靠近会挤压水合层，产生水合斥力[4]。水合斥力的势能可以用以下公式描述：

$$U_{hyd} = U_0 e^{-x/\kappa}$$

式中：$U_0$ 的大小取决于表面的水合程度；$\kappa$ 为衰变长度（0.6～1.1 nm）。

蛋白质结构的稳定性对蛋白质与表面的相互作用也有重要影响。蛋白质的二级结构主要依靠多肽链内的氢键维持，而三级结构则是依靠分子内的静电作用和疏水相互作用。当蛋白质靠近材料的时候，由于材料表面静电势和表面能的存在，分子内各种键之间的平衡有可能被破坏，从而促使蛋白质解折叠并吸附在材料表面。蛋白质能否解折叠并吸附于材料表面主要取决于蛋白质与表面的相互作用对蛋白质构象熵的贡献。

蛋白质与材料表面的相互作用十分复杂，驱使蛋白质吸附的因素也绝不止上述几种，任何一种驱动力都不能单独描述蛋白质的吸附，全面解析蛋白质的吸附过程还需综合考虑多种复杂的因素。

 ## 8.1.2　蛋白质吸附的影响因素

### 1. 环境因素

影响蛋白质吸附的环境因素包括温度、pH 和离子强度。这些因素在正常生理条件下是固定不变的，但在一些特殊的生物医用过程中则会不同，如生物分离和纯化、响应性药物释放等。因此，研究不同环境因素对蛋白质吸附的影响是十分必要的。

温度对蛋白质吸附的动力学过程有显著影响。提高温度会加速蛋白质向表面的扩散，从而有利于蛋白质吸附速率的提升。此外，升高温度通常会利于水分子从表面的释放和蛋白质分子结构的重排，因此会提高蛋白质的吸附量[5]。

溶液的 pH 决定了蛋白质的带电状态。当 pH 在蛋白质的等电点（pI）时，蛋白质分子整体呈电中性，蛋白质分子之间的静电排斥力最小，从而有利于蛋白质在材料表面的高密度排列。当 pH 低于和高于等电点时，蛋白质分别呈现正电性和负电性，当遇到具有相反电性的表面时，会加速向表面迁移从而提升吸附速率。然而，最高吸附量通常发生在等电点[6]。

溶液中离子的浓度（离子强度）也是影响蛋白质吸附的重要环境因素。离子强度决定了德拜长度，从而影响电解质溶液中特定电荷电势的衰减距离，也就是说，离子强度越高，带电物质之间的有效静电相互作用距离越短[7]。如此一来，蛋白质与带电表面的静电相互作用则会被削弱[8]。此外，高离子强度对蛋白质电荷的屏蔽效应会削弱蛋白质分子之间的静电相互作用，从而有可能利于提高蛋白质在表面的排列密度，甚至导致蛋白质在表面的聚集[9]。

2. 蛋白质因素

蛋白质是一种十分复杂的生物大分子，其肽链中包含 22 种氨基酸的多样化排列组合，空间上具有多级结构，肽链侧端往往还复合了磷酸、寡糖或磷脂等其他类型分子。这些都赋予了蛋白质分子结构的高度复杂性，从而也导致研究者们无法用简单的分子模型描述其吸附行为。在研究蛋白质自身因素对其吸附过程的影响时，通常将蛋白质按照尺寸大小、结构稳定性及微区组成来进行划分。例如，溶菌酶、$\beta$-乳球蛋白和 $\alpha$-糜蛋白酶属于小而硬的蛋白质，在表面吸附时不易发生显著的结构变化。大多数血浆蛋白（如白蛋白、转铁蛋白和免疫球蛋白）属于中等尺寸蛋白质，在表面吸附时一般会发生构象变化。为了简化描述蛋白质复杂的结构组成，一般会将蛋白质分子结构划分为具有不同性质的微区，如亲水/疏水、极性/非极性或正电/负电/中性[10, 11]。

在混合蛋白质体系中，多种传输、吸附和排斥的过程会叠加。小蛋白质比大蛋白质扩散得快，往往在吸附初期占主导。而大蛋白质由于具有较大的表面接触面积，往往具有更强的表面结合力，甚至在铺展的过程中会将其他已经吸附在表面的蛋白质排离。因此，在吸附过程中会出现蛋白质吸附量的峰值，这种现象被称为 Vroman 效应[12]。Vroman 效应也体现在随着血浆浓度的提升，血浆中某一种蛋白质的吸附值呈现先升高后下降的趋势，这主要取决于蛋白质在血浆中的浓度和该蛋白质与表面的亲和性（图 8.3）[13]。

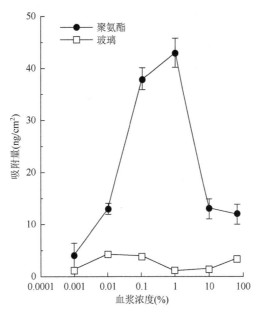

图 8.3　聚氨酯和玻璃表面从不同浓度血浆中吸附纤维蛋白原的吸附量[13]

### 3. 材料表面化学组成因素

材料表面的化学组成赋予了表面特定的浸润性、带电性和表面张力等性质，而这些性质必定会影响蛋白质的吸附。一般认为，蛋白质倾向于吸附在非极性、表面张力大和带电的表面。在非极性/疏水材料表面，极性的水分子倾向于有序排列，而蛋白质的吸附有利于破坏这种有序结构，引起系统熵增。另外，非极性表面的存在能够扰乱蛋白质分子的受限构象，使蛋白质分子在疏水界面解折叠从而使构象熵得到补偿。解折叠的蛋白质分子的疏水片段可以通过疏水相互作用与疏水表面结合，而将亲水的部分暴露在蛋白质与水的界面，重新获得稳态。水分子在极性表面往往可以形成水合层，与同样具有水合层的蛋白质之间存在水合斥力，因此不利于蛋白质的吸附。静电相互作用是促使蛋白质吸附的另一驱动力。当材料表面与蛋白质表面带有相反电荷时，即使表面亲水，静电吸引力往往仍占主导，从而驱动蛋白质的吸附。

由于绝大多数材料表面引起的不良生物学反应都是从蛋白质吸附开始的，因此研究者们一直致力于寻找一种可以阻抗蛋白质吸附的表面化学组成。Whitesides等曾通过表面自组装单分子层（SAMs）的方法将表面化学组成与蛋白质排斥性能相关联，并总结出具有排斥蛋白质性能的化学基团应是极性的、氢键受体、非氢键供体、电中性的[14]。尽管绝大多数生物惰性表面都符合上述条件，但仍有例外。例如，含有甘露醇的SAMs表面虽然含有大量的氢键供体，但仍具有抗蛋白质吸附的性能。

亲水性聚合物刷表面是一类特殊的抗蛋白表面。在早期关于聚合物刷表面与蛋白质相互作用的理论研究中，通常将蛋白质分子和聚合物分子分别假设为硬质小球和无规线团来进行研究。例如，Currie等提出了粒子在聚合物接枝表面的三种吸附形式（图8.4）[15]：一级吸附指当粒子尺寸远小于接枝聚合物的链间距时，粒子会扩散到聚合物刷内部并吸附于基底材料表面；二级吸附指当粒子尺寸大于聚合物链间距而不能扩散到聚合物链之间时，则会吸附在聚合物刷与溶剂的界面；三级吸附指中等尺寸的粒子扩散并滞留在聚合物刷中的情况。基于上述研究，Halperin又通过热力学理论进一步提出，一级吸附由短程的吸引力主导，可以通过提高聚合物接枝密度而削弱；二级吸附以范德瓦耳斯力为主，可以通过增加聚合物刷厚度来降低[16]。然而，这些理论研究并未考虑蛋白质和聚合物自身复杂的化学组成和分子构象，因此在实际情况中并不能一概而论。但上述理论所描述的关于颗粒大小、聚合物刷密度及厚度对颗粒吸附的影响，在一些亲水聚合物刷与蛋白质相互作用的研究中仍具有重要的指导性。

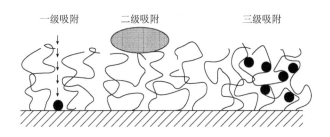

图 8.4　Currie 等提出的粒子在聚合物刷表面吸附的三种形式[15]

### 4. 材料表面拓扑结构因素

材料表面的拓扑结构主要指材料的表面形貌特征。生物体内很多界面都具有特殊的拓扑结构，这些拓扑结构对生物界面上的相互作用和生物学反应有重要影响。研究拓扑结构对材料表面与生物物质相互作用的影响不但有助于理解生物体内界面生物反应的机理，更对生物材料表面设计具有重要的指导意义。

由于蛋白质分子大小为纳米尺度，因此纳米级拓扑结构对蛋白质吸附的影响更为显著。材料表面的拓扑结构包含很多类型，包括表面粗糙度、曲率以及规则的几何图案。粗糙度是材料表面的常见属性，普遍认为增加粗糙度会提高材料表面的比表面积，进而提高蛋白质吸附量。但实际上不仅仅如此，Rechendorff 等发现当增加钽表面粗糙度时，比表面积增加了 20%，而相应的纤维蛋白原的吸附量却增加了 70%，说明拓扑结构还会通过改变蛋白质的吸附形态来影响吸附量[17]。表面粗糙度对蛋白质吸附量的影响还受表面化学组成的影响。Zheng 等在聚氨酯表面构建仿荷叶拓扑结构后，显著提高了蛋白质吸附量，而当平滑表面和仿荷叶拓扑结构表面均修饰了具有抗蛋白质吸附能力的 PEG 链段时，后者的蛋白质吸附量却显著低于前者，说明增加粗糙度并不一定会提高蛋白质吸附量，而是增强了表面化学组分对蛋白质的作用（吸附或排斥）[18]。关于表面拓扑结构和化学组成的协同作用将会在 8.3.2 节详细介绍。

生物体内很多界面都具有一定曲率（如细胞膜表面），蛋白质与这些弯曲表面的相互作用受曲率大小和蛋白质自身形状的影响。很多研究采用不同大小的硅纳米球来研究表面曲率对蛋白质吸附的影响，纳米球尺寸越大，表面曲率越小。Lundqvist 等在利用硅纳米球研究小尺寸球状蛋白质吸附时发现，当表面曲率减小时，蛋白质与表面的作用面积会增加，从而导致二级结构被破坏的程度变大[19]。Roach 等发现作为大尺寸棒状蛋白质的纤维蛋白原的情况完全不同，曲率越大，纤维蛋白原的构象变化越显著，推测是由于曲率较大时棒状蛋白质"侧躺"吸附，此时蛋白质随曲面变形更显著（图 8.5）[20]。

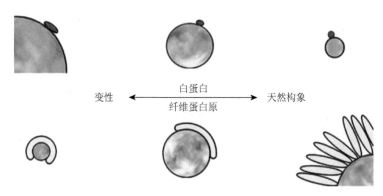

图 8.5  蛋白质在不同曲率表面的吸附[20]

表面图案化是在材料表面构筑具有规则几何形状的拓扑结构。Galli 等研究了纤维状的肌动蛋白 F-actin 和球状的 Protein A 在纳米沟槽图案表面的吸附。他们发现纤维状蛋白质倾向于沿着沟槽取向吸附，吸附量低于同种材质的平滑表面；而对于球状蛋白质，在平滑和沟槽表面的吸附行为没有明显区别[21]。Riedel 等制备了纳米金字塔表面，发现 γ-球蛋白的吸附量相比于平面显著增加，但比活却随纳米金字塔的密度增加而下降，说明这种拓扑结构对蛋白质的构象有显著影响[22]。Sutherland 等研究了纤维蛋白原在纳米圆坑图案表面的吸附，发现其吸附量与平滑表面相比无明显差别，但吸附在图案表面的纤维蛋白原可以介导相对更多的血小板的黏附，说明这种圆坑图案使纤维蛋白原以利于结合血小板的构象和取向被吸附[23]。Denis 等发现胶原蛋白在具有纳米凸起图案的表面和平滑表面的吸附量相似，但胶原蛋白层的形貌却大不相同。在平滑表面，胶原蛋白呈现伸长的超分子聚集体，而在图案表面却没有这种现象，这是因为纳米凸起影响了胶原蛋白在表面的自由移动性[24]。

 ### 8.1.3  蛋白质吸附的研究方法

蛋白质在材料表面的吸附研究包括吸附量、吸附构象和蛋白质的界面生物活性三个方面。绝大多数蛋白质分子的尺寸不超过 10 nm，很难通过显微镜技术直接观察其在材料表面的吸附细节。目前发展了很多研究蛋白质在材料表面的吸附量的方法，包括标记法、表面传感器法和免疫学法等，检测限可低至 1 ng/cm$^2$。

1. 标记法

标记法是将标记分子（如荧光分子和含有放射性同位素的分子）通过共价键连接在蛋白质特定的氨基酸残基上，蛋白质吸附后，通过仪器读取物理信号强弱进而对蛋白质进行定量分析。荧光标记法是用于分析蛋白质吸附量的最常用方法之一，该方法通常将含有反应活性基团的荧光分子，如异硫氰酸荧光素（FITC），与蛋白质中的氨基结合，从而使蛋白质带有荧光信号。此外，同位素标记法也是一种常用的蛋白质定量分析法，通常将含有 $^{32}P$、$^{34}S$、$^{125}I$ 和 $^{131}I$ 等同位素的分子标记在蛋白质分子上，吸附后读取 $\gamma$ 射线量来对蛋白质进行定量分析。同位素标记法具有定量精确、不受材料种类和形状限制、多蛋白和单蛋白体系均适用等优点，但由于实验环境的特殊性而无法普及。

### 2. 表面传感器法

一些表面传感器也可以实现对蛋白质吸附的定量检测，不但无须标记，还可以实时监测蛋白质的吸附过程，并进行吸附动力学分析。最常用的表面传感器法是表面等离子体共振法（SPR）和石英晶体微天平法（QCM）。SPR 的检测原理如图 8.6 所示，其芯片为表面镀了一层金膜的玻璃，当光从玻璃介质向空气入射发生全反射时，在界面产生的隐失波与金表面的等离子体波发生共振，入射光被大量吸收，从而使反射光强度大幅度减小，此时对应的入射光波长为共振波长，对应的入射角为 SPR 角。SPR 角与金表面折射率相关，而折射率的变化又与金表面结合的蛋白质量成正比，由此便可实时监测蛋白质吸附量的变化。1993 年，Stenberg 等采用同位素标记的蛋白质进行标定，建立了 SPR 信号与表面蛋白质吸附量的转化关系，即当表面蛋白质吸附量介于 $200\sim5000\ \mathrm{ng/cm^2}$ 之间时，SPR 信号与表面蛋白质质量呈线性关系，并由此得出了转化关系[25]：1 RU≡1 pg 蛋白/$\mathrm{mm^2}$。

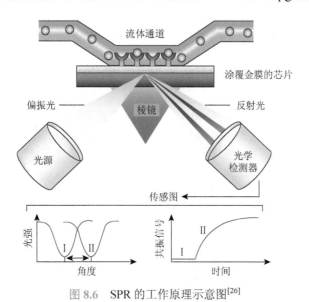

图 8.6　SPR 的工作原理示意图[26]

QCM 利用了石英晶体谐振器的压电特性，将石英晶体表面电极上的质量变化转化为石英晶体振荡电路输出电信号的频率变化。1959 年，Sauerbrey 提出了石英晶体共振频率与表面吸附质量的关系：在真空或空气中，对于在表面分布均匀并且相对于石英晶体较薄的刚性吸附层而言，可以通过下面的公式将检测到的共振频率的变化（$\Delta f$）转化为表面质量的变化（$\Delta m$），即 Sauerbrey 方程[27]：

$$\Delta f = \frac{-2\Delta m f_0^2}{A\sqrt{\mu_q \rho_q}}$$

式中：$\Delta f$ 为频率变化；$f_0$ 为芯片基频；$A$ 为两个电极共同覆盖面积；$\mu_q$ 和 $\rho_q$ 分别为芯片的剪切模量和密度；$\Delta m$ 为表面吸附的质量变化。

　　QCM 与 SPR 类似，都可以实现对蛋白质吸附过程的实时监测，不同的是 QCM 测得的蛋白质质量是蛋白质和蛋白质上结合水的总质量，即蛋白质的"湿重"[28]，而 SPR 测得的是蛋白质分子自身的质量，即"干重"[29]。因此在同一表面上，QCM 测得的蛋白质吸附量往往大于其他方法测得的吸附量。很多研究利用 QCM 的这一特性，与其他"干重"法联用，可获得所吸附蛋白质上的结合水量[28]。Luan 等采用系列具有不同浸润性的材料表面对比了同位素标记、SPR 和 QCM 三种方法测得的蛋白质吸附量，发现蛋白质在具有不同浸润性的表面上结合水量显著不同，由此也导致 QCM 测得的不同表面上蛋白质吸附量的变化趋势与其他"干重"方法测得的趋势显著不同。这说明 QCM 在比较不同表面的蛋白质吸附性能时不一定适用[30]。此外，由于蛋白质吸附层通常不是刚性膜，而是具有一定的黏弹性，在这种情况下 Sauerbrey 方程计算的蛋白质吸附量往往会存在较大的偏差。为此，Rodahl 等提出能量耗散因子（$D$）[31]：

$$D = \frac{E_d}{2E_s}$$

式中：$E_d$ 为耗散模量，$E_s$ 为储能模量。基于此，发展出了耗散型 QCM（QCM-D），通过测试吸附过程中的频率变化和间歇断电时的能量耗散变化，并结合 Höök 等提出的 Voigt 模型[32]，就可以获取蛋白质吸附层的黏弹性参数。

　　表面传感器的方法虽然灵敏，但基材种类往往受限于其指定的芯片，通常是一些金属表面，虽然聚合物可以通过涂覆在芯片上得以检测，但对涂膜质量的要求极高。因此，在蛋白质与表面相互作用研究中，SPR 和 QCM 多用于模型理论研究。

### 3. 免疫学法

　　免疫学法是基于抗原抗体之间特异性识别而发展出来的一种蛋白质检测方法，这类方法不但可以对蛋白质吸附进行定量分析，还可以分析被吸附蛋白质的种类。酶联免疫吸附分析（ELISA）是在生物医学上最常用的蛋白质分析法，分为夹心法和间接法，其中间接法常用于蛋白质吸附研究。通常在蛋白质吸附于表面后，直接用被分析蛋白的第一抗体探测，再用标记的第二抗体（第一抗体的抗体）检测并产生物理信号，从而实现定量分析[33]。此外，还可以采用单克隆抗体探测被吸附蛋白的某一片段，进而推断蛋白质在表面的吸附取向[34]。

蛋白质免疫印迹法通常用于分析溶液中蛋白质的种类和相对含量，但也常用于间接分析材料表面蛋白质吸附层的组成。通常利用表面活性剂将表面的蛋白质吸附层洗脱下来，再将洗脱液进行蛋白质电泳并转移到固相载体（如硝酸纤维素薄膜）上，随后利用不同抗体识别载体上的蛋白质并显色，从而可以分析蛋白质的种类和相对含量[35]。该法只适用于物理吸附并可以被表面活性剂洗脱的蛋白质。

### 4. 蛋白质吸附构象的检测

蛋白质吸附于材料表面后所带来的生物学功能或影响取决于蛋白质的活性，而蛋白质的活性又取决于其结构的完整性和天然构象的保持，因此蛋白质吸附构象的研究尤为重要。虽然针对溶液中的蛋白质已发展出多种成熟的构象分析方法，但对于材料表面吸附的蛋白质，构象的研究仍十分困难。

圆二色谱（CD）是最常用的检测稀溶液中蛋白质构象的方法。蛋白质中的光活性组分肽键、芳香族氨基酸残基及二硫键对平面圆偏振光中的左、右圆偏振光的吸收不同，造成偏振光矢量的振幅差，形成椭圆偏振光，这就是蛋白质的圆二色性。正是由于蛋白质的这种圆二色性，其在 CD 谱图的远紫外区（178～250 nm）呈现出可以反映蛋白质二级结构和三级结构的特征性谱图。对于表面吸附的蛋白质，由于吸附密度有限，很难达到 CD 的检测限，这就为蛋白质的吸附构象研究带来困难。为解决这一问题，将蛋白质吸附于透光性能良好的石英片上，采用多片叠加的方式，加强表面蛋白质的圆二信号，从而获得表面蛋白质的构象[36]。然而，该方法要求被吸附的基材具有极好的透光性，且蛋白质的吸附密度不能太低。

衰减全反射傅里叶变换红外光谱（ATR-FTIR）可以通过分析 1480～1600 cm$^{-1}$ 和 1600～1700 cm$^{-1}$ 的氨基和酰胺基团吸收谱带，获得蛋白质中各种二级结构的相对含量，如果获得在上述两个范围内的峰值移动变化，便可通过加权峰值移动法（weighted-peak shift method）分析得出蛋白质的表面构象变化。Lu 和 Park 通过该方法发现纤维蛋白原吸附于表面后，α 螺旋减少，无规序列和 β 折叠增加，并且构象的变化程度随表面疏水性的增加而增加[37]。

表面增强拉曼光谱（SERS）通过等离子体共振激发使激发光与金属之间的电磁作用得到极大增强，从而使表面吸附分子的拉曼信号得到几个数量级的增强。具有拉曼增强效应的基底要求是具有一定粗糙结构的金属表面，通过该方法可以灵敏地检测出蛋白质吸附在表面后的二级结构变化[38]。通过分析 SERS 特定官能团峰值的位移以及峰值强度的变化，判定蛋白质在表面的取向变化。例如，Yu 和 Golden 利用金纳米孔阵列表面的 SERS 发现，在羧基化表面，细胞色素 c 以血红素组分垂直靠近表面的方式吸附，而在氨基化表面，则以血红素组分远离表面并与表面成一定角度的方式吸附[39]。除了利用特殊的基材外，还可以通过在蛋白质吸附液中加入金属纳米粒子产生拉曼增强效应而实现蛋白质构象的检测[40]。

### 5. 原子力显微镜：蛋白质与材料表面作用力

原子力显微镜（AFM）是一种基于探针与材料表面之间的范德瓦耳斯力而实现原子级高分辨率表面成像的技术，可以在空气和液体环境下对各种材料表面纳米区域的形貌进行探测。AFM 同样可以对表面吸附的蛋白质进行成像，但其更突出的用途则是利用其测试原理的优势，研究蛋白质与材料表面的相互作用力，检测限可达皮牛顿。在该技术中，通常在 AFM 探针上修饰一个胶体球，并在其表面结合一层蛋白质，然后探测该探针在接近和脱离表面过程中与表面之间作用力的变化[41]。AFM 还可以实现单分子蛋白质与表面的相互作用力研究。通常利用聚乙二醇间隔臂将单分子蛋白质悬挂在 AFM 探针上，为蛋白质提供一种接近于自由态的条件。例如，Ratto 等利用该方式将伴刀豆球蛋白 A（Con A）修饰在探针上，利用 AFM 探测出单分子 Con A 与其配体甘露糖修饰的材料表面的作用力约为 47 pN[42]。

## 8.2  细胞与材料表面的相互作用

材料表面与细胞的相互作用对材料的生物相容性与组织工程中的组织再生性能至关重要，哺乳动物细胞必须在材料表面黏附后才能进行迁移、增殖和分化，材料能否与生物体组织融为一体取决于细胞对材料表面的响应。当细胞与材料表面接触时，细胞膜表面的受体会对材料表面的化学或物理信号迅速产生响应，并进一步决定后续的界面行为。因此，材料表面的化学和物理性质是决定细胞与其相互作用的关键因素。

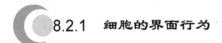

### 8.2.1  细胞的界面行为

细胞与表面相互作用的第一步是接触与刺激。大多数哺乳类动物组织细胞是贴壁黏附生长型，即通过接触黏附于表面，进而迁移、增殖、分化的生长模式。细胞依靠黏着于细胞外基质而形成组织结构，细胞与细胞外基质之间的黏着连接，即黏着斑连接，主要是通过细胞膜上的整联蛋白与细胞外基质中相应的配体物质建立连接。这种连接会牵动细胞骨架中的肌动蛋白，从而建立与某种信号分子的联系，引起信号传导以及后续的一系列细胞行为。细胞的迁移是通过局部地延伸细胞膜来实现的，移动时其中一部分细胞膜与表面接触并黏附于基材表面，从而使细胞有机会在表面上施加其移动所需的动力。培养中的运动型细胞正是通过这种方法不断地探索着周围的环境。当然，细胞内部也需要有传输动力的结构才能使细胞移动，细胞骨架就是起这种作用的。正是细胞骨架纤维的聚合与去聚合动力改变着膜的定位，同时也影响整个细胞的灵活性。多数细胞的增殖是通过黏附在细胞外基质上进行的，这种增殖的发生需要细胞在一定的环境中有一定的密度，周围细胞的信号传导对诱导细胞的增殖具有重要作用，而当细胞过度增殖到互相拥挤时又通过接触抑制而停止生长。这些细胞和细胞间、细胞和环境间物质和信息传递的过程构成了细胞社会学的主要内容。

细胞在材料表面的行为比较复杂，至今尚未在分子水平上完全研究清楚。细胞和材料表面的相互作用首先是细胞膜表面受体分子与材料表面特定位点之间的分子识别，从而将细胞外的物理、化学信号传导至细胞核，进而激发特定的细胞行为及生理功能。细胞在材料表面的黏附、铺展、增殖、分化及代谢由细胞周围环境控制。反过来，细胞和细胞外基质也会对材料的结构和性能产生影响。因此，生物材料与细胞的相互作用是双向互动的，并且随时间和空间的变化而有所不同。同时，细胞与材料之间还存在着物质、能量和信息的传递。

与蛋白质在材料表面的快速吸附相比，细胞与材料表面的作用要慢得多。普遍认为，细胞是以材料表面的蛋白质吸附层为媒介而与表面发生作用的（图 8.7）[43]。当生物材料植入体内后，细胞膜表面的受体（如整联蛋白、钙黏素蛋白等）积极寻找与之接触的材料表面所能提供的信号。此时，材料表面所形成的蛋白质吸附层的结构和组成决定着后续细胞响应行为的类型和程度。

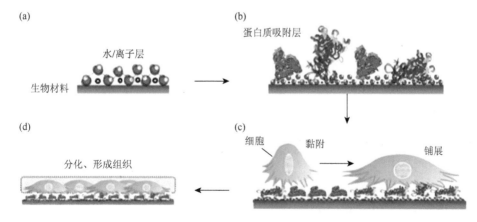

图 8.7　生物材料植入后其表面与体内物质的相互作用过程[43]

（a）水/离子层的形成；（b）蛋白质吸附；（c）细胞黏附/铺展；（d）分化/形成组织

材料与细胞的相互作用还涉及尺寸远小于细胞的纳米载体材料在药物运输或成像应用中对细胞的影响,由聚合物构成的这类材料包括聚合物胶束、聚合物-药物共轭物、聚合物囊泡和微凝胶等。这些粒子在应用过程中,常要求其在传输过程中逃避人体防御系统的攻击,并能够到达特定的位置与目标细胞相互作用,进而到达细胞内确定的位置。粒子进入细胞主要通过细胞的内吞作用,其过程是:①纳米粒子与细胞膜外部作用,粒子被膜凹陷而形成的囊泡(也称为内吞体)吞没。细胞膜上不同位置的内吞机制不同,因此细胞可以形成多种类别的内吞体,从而保证不同结构的粒子进入细胞内。②内吞体将粒子运载到特定的囊泡结构中,将不同粒子材料分拣到不同目的地。③粒子到达细胞的各种内腔室,或者循环到细胞外甚至进行跨细胞转运。

粒子进入细胞会借助不同的蛋白质,由此可以将内吞作用分为网格蛋白介导的内吞作用(CME)和不依赖网格蛋白的内吞作用[44]。其中 CME 是外源物质进入细胞的经典途径,几乎所有哺乳动物细胞都可以通过 CME 摄取营养物质并完成细胞间信息交流。以 PLGA 纳米颗粒进入血管平滑肌细胞为例,首先粒子会通过非特异性吸附作用(如静电相互作用、疏水相互作用)或特异性相互作用(如粒子表面修饰的配体与细胞膜表面受体之间的识别作用)吸附到细胞膜上,随后网格蛋白聚合使细胞膜表面形成小凹陷,同时将粒子和受体都吞没,然后在胞内定向运输进入溶酶体,在溶酶体酸性和多酶的环境中被降解,降解产物进入细胞质,部分小尺寸的分子结构还有可能进入细胞核,而部分网格蛋白和细胞膜表面的受体会经历循环回到细胞膜表面。因此,纳米粒子材料表面的结构和组分以及它们的尺寸和形状都影响着其与细胞膜表面的相互作用以及细胞对这些粒子的摄取,从而进一步影响细胞活性、细胞形态以及细胞内基因表达等不同的生物功能。

### 8.2.2　细胞与表面相互作用的影响因素

通过了解材料与细胞的相互作用过程,不难发现,材料表面性质是影响细胞行为的重要因素。因此,研究这一过程的影响因素,在发展优异的再生医学和组织工程器件以及疾病诊疗药物释放系统方面具有重要的指导意义。下面将介绍几种重要的表面物理、化学及拓扑结构因素对细胞界面行为的影响。

#### 1. 化学基团

材料表面的化学结构是影响材料表面细胞行为的重要因素,不同的化学基团会赋予材料表面不同的物理化学性质。一般而言,醚键、砜基、硫醚等基团对细胞生长的影响不大,芳香聚醚类等刚性结构不利于细胞的黏附,而磺酸基、羧基、氨基、亚氨基及酰胺基等基团会有利于细胞的黏附、增殖及分化等行为,这可能是因为这些化学官能团是体内功能性组织中存在的化学基团，更接近细胞外基质的化学组成，因此有利于特定的细胞响应。例如，修饰了羧基的表面能够促进软骨的形成，修饰了磷酸基团的表面会促进成骨分化等。

目前材料表面化学基团影响细胞行为的分子机制并不十分清楚，但普遍认为，化学基团主要以细胞黏附性蛋白质（如纤连蛋白、玻连蛋白、胶原和层粘连蛋白等）为介导进而影响细胞行为。化学基团决定了细胞黏附性蛋白质与表面的结合，进而与细胞膜表面上的特异性整合素受体作用，触发下游的信号通路，从而产生不同的细胞行为。例如，Keselowsky 等发现在羟基和氨基修饰的表面，与成骨分化相关的整合素 $\beta_1$ 表达量较高，且在这两种基团修饰的表面上细胞向成骨方向的分化更为明显[45]。

### 2. 表面亲疏水性

浸润性是材料表面的重要性质之一。材料表面浸润性会通过影响细胞黏附性蛋白质的吸附进而影响细胞行为。如果表面太过疏水，细胞黏附性蛋白质会以变性和刚性的状态吸附在表面，导致其几何构象不利于其与细胞表面受体结合。高度亲水的表面也不利于蛋白质吸附和细胞黏附，细胞附着和铺展均会受到限制，即使黏附了一定量的细胞，但由于介导细胞黏附的分子与高度亲水的表面间作用力相对较弱，在细胞铺展的过程中就会发生脱落（图 8.8）[46]。例如，Filova 等通过等离子体聚合法制备了较亲水的聚丙烯酸表面和较疏水的聚辛二烯表面，前者对黏附性蛋白质的吸附量虽然少于后者，却能够使细胞更好地黏附与铺展[47]。由此说明，吸附在材料表面的细胞黏附性分子，相比于吸附量，其吸附构象对后续细胞的黏附与生长更加重要，而亲水性的表面则更利于细胞黏附性分子以更加灵

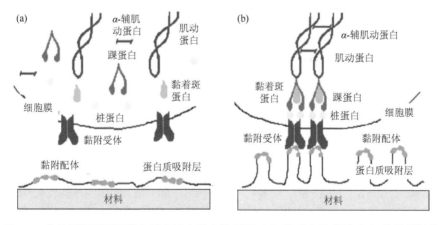

图 8.8　介导细胞黏附的蛋白质分子在疏水性表面（a）和亲水性表面（b）的吸附以及细胞在两种表面上的附着[46]

活的方式吸附，使得其在靠近细胞时能够灵活调整构象，进而有效结合细胞表面的受体[48]。然而，并不是材料表面越亲水，越利于细胞的黏附。Lee 等发现最佳的细胞黏附与生长仅发生在具有适度亲水性的表面。他们利用不同能量的电晕沿着聚乙烯表面依次处理，获得具有梯度浸润性的表面，利用该表面分别培养不同种类的细胞，发现无论哪种细胞，最优的细胞黏附、铺展与生长发生在接触角约为 55°的位置，而这一位置也恰好正是血浆蛋白质吸附量最高的位置[49]。Arima 和 Iwata 在含有不同比例的亲疏水性基团的自组装单分子层上也得出了类似的结论，但不同种类的亲水性基团会产生略微不同的结果[50]。

### 3. 表面电荷

由于静电相互作用是蛋白质吸附以及细胞黏附的最主要驱动力之一，因此表面电荷也是影响细胞界面行为的重要因素。由于介导细胞黏附的细胞外基质（ECM）分子是负电性的，因此细胞往往倾向于黏附在带正电荷的表面。例如，Lesny 等发现源于大鼠骨髓的培养物中的基质细胞在带有正电性化学基团（如 $NH_4^+$）的水凝胶表面的黏附显著优于负电性水凝胶表面[51]。与不同浸润性的表面类似，不同带电性表面同样会影响细胞黏附性蛋白质的吸附构象，进而影响细胞的黏附。以含有氨基和羧基的两种自组装单分子层表面为例，在这两种表面上，骨桥蛋白（ECM 蛋白质中的一种）的吸附量是相似的，但是牛主动脉内皮细胞在氨基表面上却能够更多更好地黏附和铺展，说明骨桥蛋白在正电性的氨基表面具有更利于细胞黏附和铺展的取向和构象[52]。

虽然细胞膜表面含有的负电性多糖分子同样可以通过静电相互作用直接与正电荷表面发生结合，但这却不足以支持细胞的后续生物学行为，因为细胞膜与材料表面之间的静电吸附属于不需要借助细胞表面受体的非特异性相互作用，这一作用虽然会提高细胞在材料表面的黏附，却无法支持后续需要借助受体-配体相互作用来调控的细胞行为，如细胞迁移和分化[53]。因此，特定带电表面所呈现出的对细胞黏附及生长的显著促进作用主要还是通过与细胞黏附性分子的相互作用来介导的。

### 4. 生物活性组分

细胞所处的细胞外基质或者液体外环境中包含了大量的多糖、蛋白质、多肽和其他类型的活性小分子，这些成分调控着细胞的黏附、增殖及迁移等行为，因此将这些天然的生物活性分子或者化学合成的生物活性分子类似物修饰到材料表面，便会大大改善材料与细胞的相容性。最常见的用于修饰材料表面的细胞黏附性分子是胶原蛋白和纤连蛋白等能够与细胞发生特异性相互作用的 ECM 蛋白质。这类蛋白质中均含有能够结合细胞膜表面整合素受体的 RGD 序列，因此，很多研究直接将含有 RGD 的多肽修饰在材料表面进而促进细胞的黏附与生长。活性分子在表面修饰的密度和分布会显著影响细胞对表面的响应。例如，Huang 等研究发现，当表面修饰的 RGD 分子间距大于 70 nm 时，细胞黏附和铺展会受 RGD分子分布有序度的影响[54]。除了细胞黏附性蛋白和多肽以外，糖胺聚糖也是一种重要的调节细胞行为的 ECM 组分，将天然的糖胺聚糖或合成的糖胺聚糖类似物修饰到材料表面同样具有促进细胞黏附和生长的功能。例如，Uygun 等将肝素、硫酸乙酰肝素、硫酸软骨素等常见的糖胺聚糖修饰到壳聚糖表面。研究发现，改性后的壳聚糖表面能够促进人骨髓间充质干细胞（MSC）的增殖和分化，且这种促进作用与吸附在表面的纤连蛋白有关[55]。此外，也有研究直接将提取的天然ECM 修饰在材料上。例如，提取软骨组织 ECM，将其与聚 $\varepsilon$-己内酯（PCL）共混制备成静电纺丝的材料，能够促使 MSC 分化成软骨细胞[56]。

### 5. 表面拓扑结构

细胞具有比蛋白质更大的尺寸，因此细胞对表面拓扑结构的响应更加敏感。大量研究表明，微米级粗糙度对细胞的界面行为影响最为显著。由于细胞黏附并铺展在材料表面时，其黏附面积可以达到几百到几千平方微米，因此细胞对生长环境中的微米级拓扑结构最为敏感。例如，具有微米级拓扑结构的钛表面可以促进类成骨 MG 63 细胞的分化[57]。但也有研究发现具有微米级拓扑结构的钛合金表面不利于 MG 63 细胞的铺展和增殖[58]。表面拓扑结构对细胞行为的影响往往结论不一，这其中的原因包括研究方法、研究体系和拓扑结构尺度的差异，但更重要的是所采用拓扑结构表面的化学组分差异，不同的化学组分会和拓扑结构产生不同的协同效应，从而对细胞产生不同的影响。例如，Zhou 等制备了具有纳微米级拓扑结构的金表面，发现相比于平滑金表面，这种拓扑结构显著抑制了 L929 细胞的生长，而当表面修饰了含 RGD 多肽时，拓扑结构表面却可以显著促进细胞的生长[59]。

纳米级粗糙度往往会促进细胞黏附、生长和成熟，主要是因为天然 ECM 自身就具有多种纳米级拓扑结构，如纳米纤维、纳米晶体和 ECM 分子形成的纳米折叠结构等。因此介导细胞黏附的 ECM 分子会以最优的几何取向吸附在纳米结构表面上，从而便于结合细胞表面的受体。此外，还有研究表明，纳米纤维拓扑结构可以优先选择成骨细胞的黏附，这是因为纳米拓扑结构会选择吸附 ECM 中尺寸较小且具有线型结构的玻连蛋白，而玻连蛋白会优先被成骨细胞识别[60]。

细胞在具有一定规则性的拓扑结构表面会沿着拓扑结构特征形貌的方向生长和取向，这种现象被称为"接触引导"。例如，Teixeira 等的研究发现，角膜表皮细胞会沿着纳米级沟槽图案的方向延长和排列生长，而在平滑表面却呈现圆形（图 8.9）[61]。"接触引导"的主要影响因素为拓扑结构的形状、取向和几何尺寸（如沟槽的"脊"宽和深度）以及材料自身的理化性质。例如，Teixeira 等在上述研究中还发现当沟槽图案的深度相同、"脊"宽不同时，"接触引导"的发生程度无显著差异；而当"脊"宽相同时，较深图案所引起的"接触引导"更加显著[61]。此外，"接触引导"的发生还存在一定的细胞类型依赖性，即不同类型细胞发生"接触引导"所需拓扑结构的类型和临界尺寸各异；对于同一沟槽图案，不同类型细胞发生"接触引导"的程度也不尽相同。这种细胞类型依赖性可能与不同类型细胞的自身生物学特性有关，因为不同类型细胞在体内所处的微环境存在天然的差异。"接触引导"的发生机制主要涉及特定拓扑结构对特定种类蛋白质的选择性吸附、黏着斑的形成与线形排列、细胞内特定骨架成分的聚集排列以及伪足的生理作用等因素。

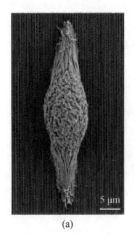
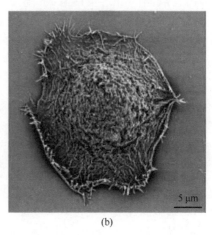

(a) 　　　　　　　　　　　　 (b)

图 8.9　人角膜表皮细胞在具有沟槽图案的二氧化硅表面（a）和平滑的二氧化硅表面（b）的黏附形貌（扫描电镜图片）[61]

### 6. 表面硬度

在天然组织中，贴壁细胞和 ECM 共同构成相对弹性的微环境，不同类别的细胞在组织中黏附、收缩和爬行。ECM 的硬度范围为从大脑组织中的约 1 kPa 到胶质骨中的约 100 kPa。大量研究表明，ECM 的硬度影响着基因转录、细胞骨架重塑和细胞-细胞间相互作用等多种细胞行为。例如，Engler 等在研究中发现，在化学组成相同而弹性不同的聚丙烯酰胺凝胶上，大鼠血管平滑肌细胞的行为表现出显著的差异[62]。在较软的表面（弹性模量为 1 kPa），大多数平滑肌细胞不能与材料表面建立黏结并形成肌动蛋白细胞骨架，最终失去了细胞活性。这主要是因为非常软的基质不能适当抵抗细胞的牵引力。而较硬的表面（弹性模量为 8 kPa）则能够促进黏着斑的组装、肌动蛋白细胞骨架的形成以及细胞的铺展。Kidoaki 和 Matsuda 还发现在具有梯度弹性的材料表面，细胞甚至能够从较软的区域迁移到较硬的区域，且迁移的速度随着材料硬度的增加而增加[63]。此外，材料表面硬度还是诱导细胞分化成某种特定类型细胞的一个决定性因素。例如，在非常软的聚丙烯酰胺凝胶上（弹性模量为 0.1～1 kPa），MSC 可以分化成神经元细胞；在比较硬的凝胶上（弹性模量为 8～17 kPa），MSC 可以分化成肌源性细胞；当表面弹性模量达到 25～40 kPa 时，MSC 则倾向于分化成成骨细胞[64, 65]。

### 7. 电导率

很多研究发现，具有高电导率的材料能够刺激细胞的黏附和生长。即使在没有电极刺激的情况下，导电性材料也能增强细胞的生物学行为，而当用电极或电磁场刺激导电性材料时，细胞黏附及功能性会进一步增强。这是因为电刺激会通过激活细胞膜上的阳离子通道来引发磷脂酶 C 偶联的细胞表面受体、依赖于肌醇三磷酸的细胞内过程以及 $Ca^{2+}$ 内流信号通路的激活。其中胞质内 $Ca^{2+}$ 浓度的增长是调控细胞生长和分化等行为的关键步骤。此外，细胞在材料表面的黏附是由整联蛋白受体调控的，而整联蛋白受体的功能也依赖 $Ca^{2+}$，因此细胞在导电性材料表面的黏附行为也会受电刺激的影响。例如，电或电磁刺激会增加成骨细胞的黏附和增殖，并且能够控制这些细胞在增殖和分化"频道"间切换[68]；附着在导电性材料上的神经元细胞，在电场刺激下能够增强电信号转移和突触刺激[69, 70]。

## 8.3　医用高分子材料表面改性策略

高分子材料由于具有良好的机械性能和可加工性，已经广泛应用于生物医用材料领域的各个方面。各种生物材料最终应用成功与否，很大程度上取决于其表面的生物学性能，即表面是否具有生物相容性或是否能够诱导理想的生物学功能。然而，绝大多数高分子材料的表面并不具备这样的性能，因此，通过表面改性来提升材料的生物学性能就成为发展医用高分子材料的核心环节。医用高分子材料的表面改性包含两个方面，一是通过怎样的化学或物理方法实现对特定高分子材料表面的改性，二是选择什么样的改性物质实现对表面与生物物质之间相互作用的特定调控。

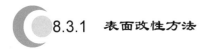
### 8.3.1　表面改性方法

#### 1. 物理法

物理法处理表面通常是通过物理作用或物理作用产生的高能粒子破坏高分子材料表面的化学键，从而使表面产生新的化学基团，进而改变表面性能。最常用的物理法是等离子体表面处理法。等离子体是一种全部或部分电离的气态物质，含有亚稳态和激发态的原子、分子、离子和电子，可通过电晕放电、高频电磁振荡、激光、射频或微波以及高能辐射等方法产生。等离子体对聚合物表面改性所采用的气体氛围可以是反应性气体（如氮气和氧气），也可以是惰性气体（如氩气和氦气）。改性后的聚合物表面会产生自由基，从而导致交联结构和不饱和键的形成。此外，还会产生一些极性基团，特别是空气和氧气的等离子体可引起较强的表面氧化。常采用等离子体处理医用高分子材料表面来增加其黏附性、亲水性和粗糙度。然而，等离子体对表面改性的效果会随时间减退，这是因为在等离子体作用下所产生的表面极性基团会随分子链的转动而重新潜入本体[71]。此外，辐照法也常用于医用高分子材料表面改性，其中紫外线辐照和 γ 射线辐照应用最为广泛。这两种射线可以提供足以让有机物断键的能量，特别是 γ 射线可以提供几十到几兆电子伏特的能量。和等离子体法类似，辐照法同样能够赋予材料表面自由基和化学活性基团，可以由此改变表面性质或进一步实现后续的表面化学修饰。

### 2. 表面化学接枝聚合物

采用聚合物分子修饰材料表面相比于小分子有机物可以更好地实现对材料表面的覆盖，一些聚合物分子的链柔顺性还可以为表面带来多样化的界面性能。此外，聚合物分子中可以引入丰富的功能性或反应活性单元，有利于材料表面功能的多样化设计。将聚合物接枝在材料表面的方法大体可分为"grafting to"和"grafting from"两种。"grafting to"是通过聚合物链末端的活性基团将聚合物"锚定"在材料表面；而"grafting from"是先在材料表面固定或产生活性种，然后通过表面引发聚合的方式在表面"生长出"聚合物。

"grafting to"法的前提是材料表面需要具备有反应活性的化学基团，用于固定聚合物链，因此往往需要针对特定的基材进行一步预活化。例如，采用双官能度的二异氰酸酯分子活化聚氨酯材料表面，进而可以接枝链末端含有羟基的聚乙二醇（PEG）分子[72]。此外，也有一些适用于绝大多数基材的表面活化方法。例如，多巴胺分子可以在几乎所有种类的材料表面形成聚多巴胺黏附层，随后可以通过席夫碱反应或 Michael 加成反应固定末端含有氨基或巯基的聚合物[73]。"grafting to"法的缺点是由于聚合物链之间的位阻效应而无法实现高密度接枝，接枝层厚度最高只达几纳米。

"grafting from"法的前提是材料表面需要含有可引发聚合反应的活性种。通过上面提到的物理法可以在聚合物材料表面产生自由基或过氧化物，然后将材料置入含有单体的溶液中，则可在一定条件下引发聚合从而实现聚合物的接枝。例如，Alves 等利用氩气等离子体处理聚氨酯表面后，将其置入单体甲基丙烯酸-2-羟乙酯（HEMA）的溶液中，于 60℃引发聚合，提高了聚氨酯表面的亲水性和抗血栓性能，且性能持久稳定[74]。此外，也可以在辐照的同时引发聚合，即在基材充分接触单体的情况下接受辐照，单体可以是气态、液态或溶液。这种方法中，单体在材料表面接枝聚合的同时还会发生均聚。除了物理法产生活性种以外，还可以通过化学法在高分子材料表面固定引发剂分子或可进行聚合的分子，这往往需要该分子中含有针对指定基材的"锚定基团"。例如，武照强等将含有双键的引发剂分子混入聚二甲基硅氧烷（PDMS）中，经过交联固化，使引发剂固定在 PDMS 弹性体的本体和表面，进而引发单体在 PDMS 表面的聚合[75]。此外，他们设计了一种含有异硫氰酸酯基和乙烯基的小分子，通过异硫氰酸酯基与胺酯键的反应将该分子固定在聚氨酯表面，再将表面置入含有单体和引发剂的溶液中，引发表面双键与溶液中单体的共聚，从而实现多种聚合物在聚氨酯表面的高效接枝[76]。目前，研究人员发展了很多活性可控的自由基聚合法，这些方法也广泛应用于高分子材料的表面改性[77]，从而获得修饰层厚度可控以及性能可调的表面。例如，Brash 等将等离子体处理的聚氨酯表面与溴丁酰溴反应，从而在表面固定了原子转移自由基聚合（ATRP）的引发剂，随后引发甲基丙烯酸寡聚乙二醇酯（OEGMA）在表面接枝聚合，且接枝聚合物的链长可控[78]。

### 3. 层层自组装

所谓层层自组装（layer-by-layer）技术，就是利用逐层交替沉积的原理，通过溶液中目标化合物与基材表面官能团的强相互作用（如化学键等）或弱相互作用（如静电相互作用、氢键、配位键等），驱使目标化合物自发地在基体上缔合形成结构完整、性能稳定、具有某种特定功能的薄膜的一门技术。静电相互作用是构筑多层复合薄膜最常用的驱动力，它利用带有相反电荷的不同聚电解质在离子化的基材上交替沉积，在基材表面形成一定厚度的薄膜（图 8.10）[79]。影响多层膜生长的因素有很多，如溶液的离子强度、pH、溶剂性质、聚电解质浓度以及分子量、基材表面电荷密度和吸附时间等。合理利用这些因素，可精确调控层层自组装膜的厚度。该方法简单易行，且可以形成较厚的修饰层。更重要的是，大部分生物分子都是聚电解质，因此可以直接通过层层自组装的方式引入修饰层，赋予表面生物功能。例如，Sperling 等将白蛋白和肝素依次交替吸附在聚醚砜材料表面，该层层自组装膜有效提高了材料表面的血液相容性[80]。

 ## 8.3.2　调控表面与生物物质相互作用的策略

生物医用材料的生物相容性及生物学功能主要由材料表面与所应用环境中的生物物质之间的相互作用决定，其中涉及最多的便是蛋白质吸附和细胞黏附，而细胞黏附在很大程度上也是由蛋白质吸附决定的。因此，通过一定的表面改性，实现对蛋白质吸附或细胞黏附的特定调控是发展生物医用材料的重要环节。表面改性调控材料与蛋白质或细胞的相互作用策略大致可分为三类（图 8.11）[81]：

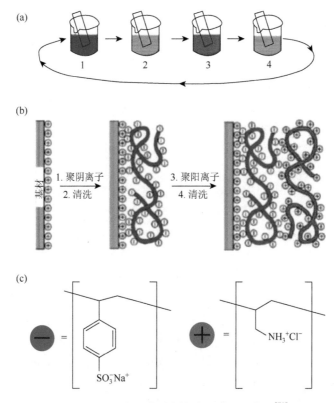

图 8.10    层层自组装法制备表面涂层示意图[79]

（a）自组装液交替浸泡步骤；（b）聚电解质在表面组装示意图；（c）聚电解质分子结构图

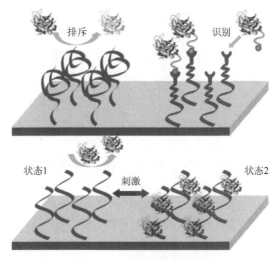

图 8.11    调控蛋白质与材料表面相互作用的三种方式[81]

①生物惰性表面：以生物惰性分子修饰材料表面，使表面排斥蛋白质吸附或细胞黏附，从而避免一切不良的宿主反应；②生物活性表面：以具有一定生物活性或生物功能的分子修饰材料表面，使材料置入生物体时能够诱导有利的生物学反应，从而赋予材料特定的生物学功能；③环境响应性表面：以刺激响应性物质修饰材料表面，使表面与蛋白质或细胞的相互作用能够通过改变环境条件而得以调控。

### 1. 生物惰性表面

很多材料的生物相容性问题都是由材料表面与生物物质之间的非特异性相互作用所引发的。例如，异体材料在接触血液时会引发血浆蛋白质在材料表面的非特异性吸附，所形成的蛋白质吸附层会进一步引发血小板的黏附与激活、凝血反应、补体系统激活以及后续的免疫反应等。因此，通过表面修饰惰性物质，避免生物物质在材料表面的非特异性吸附，可以有效抑制或降低异体材料引发的不良宿主反应。

由于蛋白质吸附是很多材料表面引发生物学反应的根本，因此生物惰性表面在抗蛋白质吸附方面的研究最为广泛。构建生物惰性表面最常采用的方法是在表面接枝生物惰性聚合物，主要包含两大类：各种亲水性聚合物，如聚乙二醇及其衍生物（PEG 或 PEO）[82]、聚乙烯基吡咯烷酮（PVP）[83]、聚甲基丙烯酸-2-羟乙酯（PHEMA）[84]、多糖[85]等；两性离子聚合物，如聚（2-甲基丙烯酰氧乙基磷酰胆碱）（PMPC）[86]、聚（羧酸甜菜碱甲基丙烯酸酯）（PCBMA）、聚（磺基甜菜碱甲基丙烯酸酯）（PSBMA）[87]。

聚乙二醇及其衍生物修饰的表面是公认的生物惰性表面的"金标准"。一般认为其抗蛋白质吸附的作用源于两个方面：PEG 链的柔顺性所带来的体积排斥效应以及 PEG 的亲水性所形成的致密水合层[88]。此外，PEG 修饰表面的抗蛋白质吸附效果还和链长、接枝密度以及链构象相关[82, 89]。尽管 PEG 修饰表面具有优异的抗蛋白质吸附性能，但是其聚合物主链中重复的醚单元在金属离子的催化作用下易被氧化，因此不利于长期在体内应用。此外，也有研究发现，PEG 在溶液中会引发补体系统激活[90]，这也从一定程度上限制了 PEG 修饰的材料在血液环境中的应用。在抗蛋白质吸附方面，能够与 PEG 媲美的便是后来发展的含有磷酰胆碱或甜菜碱单元的两性离子类聚合物。磷酰胆碱类物质的发展源于早期研究者对细胞外膜磷脂分子层不引起血栓反应这一现象的发现，进而激发了后续研究从仿生角度出发合成类磷脂分子。Ishihara 等首次合成了单体 2-甲基丙烯酰氧乙基磷酰胆碱（MPC），通过表面引发聚合的方法制备了含磷酰胆碱重复单元的聚合物刷表面，并验证了该表面具有优异的抗蛋白质吸附性能[91]。随后，Jiang 和 Cao 发展的甜菜碱类两性离子聚合物刷表面更是表现出"超低"蛋白质吸附量。例如，含羧基甜菜碱的聚合物修饰的材料表面从血浆中吸附的总蛋白质量可低至 1 ng/cm²[87]。Kitano 等研究提出两性离子类物质的强蛋白质排斥性是由于所结合的水能够很好地保持其在液体中的状态[92]。Inoue 和 Ishihara 还提出两性离子聚合物所结合的水是高度运动的，不断地快速与周围自由水分子进行交换，从而削弱了蛋白质与聚合物的相互作用[93]。Chen 和 Jiang 还进一步发现，只要将正负离子混合修饰在表面，达到纳米尺度的均相结构和电中性，即可实现超低吸附的性能[94]。

### 2. 生物活性表面

在生物医用材料的很多应用中，不仅仅要求材料具有良好的生物相容性、不引发不良的宿主反应，还需要材料能够诱导一定的生物学反应，进而实现特定功能。例如，组织工程材料需要其表面具有诱导细胞黏附和生长的功能；血液接触材料往往需要其表面具有抗凝血活性。在这种情况下，单纯地赋予材料表面生物惰性已不能满足其应用需求。材料表面的生物活性往往是通过修饰生物活性分子来实现的，包括抗体、酶、多肽、蛋白质、多糖和核酸等。

表面固定生物活性分子的方法分为共价结合法和非共价法两种。非共价法通常是指基于静电相互作用、范德瓦耳斯力、疏水相互作用和氢键的弱相互作用的非特异性吸附，也有的借助配体-受体反应来建立连接,如生物素和亲和素（biotin-avidin）。共价结合法相比于非共价法具有结合稳定的优势。生物分子中往往富含氨基、羧基和巯基等活性基团，可直接或通过合适的偶联剂分子固定于表面。表面生物活性的效果取决于活性分子在表面的结合量和活性保持，更重要的是，这些表面必须同时具有抗非特异性作用的能力，这样才能保证表面所结合的生物活性分子在复杂的生物体环境中能够与目标生物物质有效地发生作用，进而诱导特定的生物学过程。因此，生物活性分子在材料表面的结合往往需要以生物惰性分子作为间隔臂，这样不但可以抗非特异性反应，惰性间隔臂还可以提供亲水环境，利于生物分子的活性保持。

间隔臂的种类从很大程度上决定了表面与生物活性分子的结合效率。早期研究中常采用"grafting to"法接枝的 PEG 分子作为间隔臂连接生物活性分子。例如，Byun 等利用 PEG 间隔臂将肝素固定在苯乙烯共聚物材料表面，相比于不用间隔臂而直接将肝素固定在表面，能够更有效地结合特异性目标蛋白质抗凝血酶III（ATIII）[95]。惰性间隔臂虽然能够降低非特异性相互作用，但其排斥性同样会影响其链接的生物活性分子与目标生物物质的相互作用。例如，Li 等利用 PEG 间隔臂在聚氨酯表面固定亲和性配体 ε-Lys 用于捕获血液中的纤溶酶原，进而实现纤溶功能。他们对比长链 PEG（强排斥性）和短链 PEG（弱排斥性）时发现，虽然最终的纤溶酶原吸附量相同，但后者具有比前者更快的纤溶酶原结合速率[96]。以"grafting to"法接枝的 PEG 间隔臂，由于接枝密度的限制以及单根链只能在末端固定一个生物分子，生物分子的固定量很难提高。如上所述，"grafting from"法可以实现聚合物的高密度接枝，如果使用侧链含有反应性基团的聚合物，则可以进一步提高生物活性分子的密度。例如，Li 等在上述 PEG-$\varepsilon$-Lys 纤溶功能表面基础上发展了 PHEMA-$\varepsilon$-Lys 表面，通过表面自由基共聚合的方法接枝 PHEMA 后再利用其侧链羟基固定 $\varepsilon$-Lys，所获得的 $\varepsilon$-Lys 密度相比于 PEG-$\varepsilon$-Lys 表面提升了近四倍[97]。此外，还可以通过表面共聚的方式接枝含有惰性链段和化学反应活性基团链段的聚合物。这样，通过化学活性的链段可以一步固定生物活性分子，无须偶联剂的预活化。例如，Iwasaki 等先后制备了 MPC 和甲基丙烯酸缩水甘油酯（GMA）的无规嵌段共聚物，利用环氧基团固定抗体，实现了对目标抗原的高选择性结合并有效降低了非特异性蛋白质的吸附量[98, 99]。

### 3. 环境响应性表面

环境响应性表面（又称智能表面）是指当特定的环境因素改变时，其表面性质会发生显著变化，这种变化往往具有"开关性"和"可逆性"的特点。表面性质的显著变化可能会导致其与生物物质的相互作用截然不同，如蛋白质在表面的吸附和脱附。因此，环境响应性表面在生物医用领域，特别是在药物控制释放和组织工程方面引起了广泛的关注。用于调控这类表面的最常见的环境因素包括光、温度、pH、离子强度和电场等。环境响应性表面大多通过在材料表面修饰环境敏感分子而实现，特别是一些刺激响应性高分子，能够在特定的环境变化下发生显著的相转变，进而使材料表面的宏观性质发生显著变化[100]。

温度敏感性表面的研究最为广泛，一般是通过在材料表面接枝温度敏感性高分子而获得。温度敏感性高分子的最主要特征是具有临界相转变温度。在这个温度附近，高分子相及其溶液相可以发生可逆的不连续的相变。聚（$N$-异丙基丙烯酰胺）（PNIPAm）是目前研究最为成熟的温度敏感性高分子，该分子具有低临界溶解温度（LCST），通常在 32℃左右。将 PNIPAm 接枝在材料表面后，当温度低于其 LCST 时，聚合物链呈现伸展构象，材料表面亲水性增强；而当温度高于其 LCST 时，聚合物链发生收缩，材料表面亲水性降低。这种表面浸润性的变化进而会导致生物物质与表面相互作用的变化。近年来，PNIPAm 修饰的表面已在多个领域得到广泛应用。例如，Okano 研究小组在 1993 年开创性地提出利用 PNIPAm 改性表面作为细胞片培养基材，随后在该领域取得了许多重要成果[101]。这种基于 PNIPAm 的细胞片组织工程主要利用了 PNIPAm 表面在高于 LCST 时黏附细胞，而在低于 LCST 时可将黏附的细胞层整片脱附的特性。

光敏感性表面在调控细胞与表面相互作用方面也有很多应用。光响应性分子的典型代表是偶氮苯。偶氮苯基团具有顺式（*cis*）和反式（*trans*）两种几何异构体，在紫外光照射下，可以从稳定的反式结构转变为较不稳定的顺式结构，停止光照或照射可见光时会转变回反式结构。用偶氮苯修饰的材料表面在光的调控下可以改变其与蛋白质或细胞的相互作用。例如，Liu 等在表面接枝的偶氮苯末端固定了 RGD 多肽，通过紫外光照射控制 RGD 的暴露与包埋，使材料表面性质由可以支持细胞黏附转变为阻抗细胞黏附[102]。

由于生物分子大多为聚电解质，因此在带电表面与生物分子的相互作用中，静电相互作用通常占主导，由此，一种在不同 pH 或离子强度环境下可以转变带电性能的表面则可以实现对生物分子吸附性能的调控。材料表面接枝的聚电解质在不同 pH 环境下不但会发生带电性的转变，还会通过分子链内电荷间相互作用的变化而调控分子链的伸展和收缩，这种表面接枝分子链构象的变化同样会对生物分子的吸附性能造成影响。Yu 等在具有纳米级拓扑结构的表面接枝了聚甲基丙烯酸（PMAA），该表面在酸性条件下可以大量吸附溶菌酶并在中性和碱性条件下将其释放[103]，进一步还利用溶菌酶的杀菌性能最终开发了一种具有动态循环"杀死-释放"细菌功能的功能性表面[104]。

### 4. 表面化学组成与拓扑结构的协同生物学效应

如前所述，表面化学组成和拓扑结构对蛋白质吸附和细胞黏附均会产生显著影响，且两种影响永远都是相伴随的。很多研究通过一定的表面设计，将两种影响有机结合，可以获得比同等化学组成的相对平滑的表面更优异的生物学性能。

表面拓扑结构的一个最显著特征就是比表面积大，因此往往具有增强表面性质的效应。例如，在材料表面引入拓扑结构会增强表面原有的浸润性，甚至获得超亲水或超疏水表面[105]。对于表面的生物学性能，表面拓扑结构会增加生物物质与表面的接触面积，从而在药物负载、生物分离以及生物检测方面会有增强功能性的作用。此外，拓扑结构的引入还会增强表面化学物质的生物学性能。例如，Zheng 等发现引入粗糙结构的聚氨酯表面比较为平滑的聚氨酯表面吸附更多蛋白质，而当表面修饰上具有排斥性的 PEG 后，粗糙表面的蛋白质吸附量却显著低于较平滑表面，尽管粗糙表面具有更大的比表面积[18]。然而，这并不是具有普遍性的规律。例如，Sun 等制备的氟化聚氨酯表面具有较强的黏附和激活血小板的性能，但引入纳米拓扑结构后，表面黏附和激活血小板的程度反而显著降低[106]。因此，拓扑结构与化学组成的协同作用并不一定对性能产生放大效应，也与拓扑结构种类和引入拓扑结构后对浸润性等表面物理性能的影响有关。由此，引发了一些研究者对这种协同效应的探索。例如，Yu 等对比了硅纳米线阵列表面（SiNWAs）修饰环境响应性聚合物后与相应的平滑表面对浸润性和蛋白质吸附性的调控。他们发现拓扑结构的引入会增强 PNIPAm 接枝表面浸润性的温度敏感程度，却削弱了 PMAA 接枝表面浸润性的 pH 敏感程度；而对于蛋白质吸附性能的调控，却恰恰相反，即引入拓扑结构以后，PNIPAm 表面失去了温度对蛋白质吸附性能的调控,两种温度下均表现出较强的抗蛋白质吸附性能,而在 PMAA 表面,pH 对蛋白质吸附的调控却大大增强[107]。虽然在 PNIPAm 接枝的 SiNWAs 表面不能实现温度对正常蛋白质的吸附性能的调控,但在不同温度下对变性蛋白的吸附性却有显著差异,并由此衍生出了从混合蛋白质溶液中分离变性蛋白的功能[108]。类似的由表面化学组成和拓扑结构的协同效应而衍生出的优异的生物学性能还有很多,包括实现 DNA 分子的高效转化、高效 DNA 转染和高效杀菌等[109]。

# 参考文献

[1]    Brash J L, Horbett T A, Proteins at interfaces: an overview//Brash J L, Horbett T A. Proteins at Interfaces II, Fundamentals and Applications. Washington DC: American Chemical Society, 1995: 1-23.

[2]    Matsumoto H, Koyama Y, Tanioka A. Interaction of proteins with weak amphoteric charged membrane surfaces: effect of pH. Journal of Colloid and Interface Science, 2003, 264: 82-88.

[3]    Tsapikouni T S, Missirlis Y F. Protein-material interactions: from micro-to-nano scale. Materials Science and Engineering B: Advanced Functional Solid-State Materials, 2008, 152: 2-7.

[4]    Sethuraman A, Han M, Kane R S, et al. Effect of surface wettability on the adhesion of proteins. Langmuir, 2004, 20: 7779-7788.

[5]    Koutsoukos P, Norde W, Lyklema J. Protein adsorption on hematite ($\alpha$-Fe$_2$O$_3$) surfaces. Journal of Colloid and Interface Science, 1983, 95: 385-397.

[6]    Bremer M G, Duval J, Norde W, et al. Electrostatic interactions between immunoglobulin (IgG) molecules and a charged sorbent. Colloids and Surfaces A: Physicochemical and Engineering Aspects, 2004, 250: 29-42.

[7]    Israelachvili J. Intermolecular and Surface Forces. 2nd ed. London: Academic Press, 1992.

[8]    Jones K L, O'Melia C R. Protein and humic acid adsorption onto hydrophilic membrane surfaces: effects of pH and ionic strength. Journal of Membrane Science, 2000, 165: 31-46.

[9]    Fang F, Szleifer I. Competitive adsorption in model charged protein mixtures: equilibrium isotherms and kinetics behavior. The Journal of Chemical Physics, 2003, 119: 1053-1065.

[10]   Norde W. My voyage of discovery to proteins in flatland and beyond. Colloids and Surfaces B: Biointerfaces, 2008, 61: 1-9.

[11]   Andrade J, Hlady V, Wei A. Adsorption of complex proteins at interfaces. Pure and Applied Chemistry, 1992, 64: 1777-1781.

[12]   Vroman L, Adams A, Fischer G, et al. Interaction of high molecular weight kininogen, factor XII, and fibrinogen in plasma at interfaces. Blood, 1980, 55: 156-159.

[13]   Slack S M, Horbett T A. The vroman effect: a critical review//Brash J L, Horbett T A. Proteins at Interfaces II, Fundamentals and Applications. Washington DC: American Chemical Society, 1995: 112-128.

[14]   Chapman R G, Ostuni E, Takayama S, et al. Surveying for surfaces that resist the adsorption of proteins. Journal of the American Chemical Society, 2000, 122: 8303-8304.

[15]   Currie E P K, Norde W, Cohen Stuart M A. Tethered polymer chains: surface chemistry and their impact on colloidal and surface properties. Advances in Colloid and Interface Science, 2003, 100: 205-265.

[16]   Halperin A. Polymer brushes that resist adsorption of model proteins: design parameters. Langmuir, 1999, 15: 2525-2533.

[17]   Rechendorff K, Hovgaard M B, Foss M, et al. Enhancement of protein adsorption induced by surface roughness. Langmuir, 2006, 22: 10885-10888.

[18]   Zheng J, Li D, Yuan L, et al. Lotus-leaf-like topography predominates over adsorbed ECM proteins in poly

(3-hydroxybutyrate-*co*-3-hydroxyhexanoate) surface/cell interactions. ACS Applied Materials & Interfaces, 2013, 5: 5882-5887.

[19] Lundqvist M, Sethson I, Jonsson B H. Protein adsorption onto silica nanoparticles: conformational changes depend on the particles' curvature and the protein stability. Langmuir, 2004, 20: 10639-10647.

[20] Roach P, Farrar D, Perry C C. Surface tailoring for controlled protein adsorption: effect of topography at the nanometer scale and chemistry. Journal of the American Chemical Society, 2006, 128: 3939-3945.

[21] Galli C, Coen M C, Hauert R, et al. Creation of nanostructures to study the topographical dependency of protein adsorption. Colloids and Surfaces B: Biointerfaces, 2002, 26: 255-267.

[22] Riedel M, Müller B, Wintermantel E. Protein adsorption and monocyte activation on germanium nanopyramids. Biomaterials, 2001, 22: 2307-2316.

[23] Sutherland D S, Broberg M, Nygren H, et al. Influence of nanoscale surface topography and chemistry on the functional behaviour of an adsorbed model macromolecule. Macromolecular Bioscience, 2001, 1: 270-273.

[24] Denis F A, Hanarp P, Sutherland D S, et al. Protein adsorption on model surfaces with controlled nanotopography and chemistry. Langmuir, 2002, 18: 819-828.

[25] Lieberg B, Lundstrom I, Stenberg E. Principles of biosensing with an extended coupling matrix and surface-plasmon resonance. Sensor and Actuators B, 1993, 11: 63-72.

[26] Wei J, Yan L, Hu X, et al. Non-specific and specific interactions on functionalized polymer surface studied by FT-SPR. Colloids Surfaces B: Biointerfaces, 2011, 83: 220-228.

[27] Sauerbrey G. Use of quartz crystal units for weighing thin films and microweighing. Magzine for Physics, 1959, 155: 206-222.

[28] Höök F, Kasemo B, Nylander T, et al. Variations in coupled water, viscoelastic properties, and film thickness of a Mefp-1 protein film during adsorption and cross-linking: a quartz crystal microbalance with dissipation monitoring, ellipsometry, and surface plasmon resonance study. Analytical Chemistry, 2001, 73: 5796-5804.

[29] Jung L S, Campbell C T, Chinowsky T M, et al. Quantitative interpretation of the response of surface plasmon resonance sensors to adsorbed films. Langmuir, 1998, 14: 5636-5648.

[30] Luan Y, Li D, Wang Y, et al. 125I-radiolabeling, surface plasmon resonance, and quartz crystal microbalance with dissipation: three tools to compare protein adsorption on surfaces of different wettability. Langmuir, 2014, 30: 1029-1035.

[31] Voinova M V, Rodahl M, Jonson M, et al. Viscoelastic acoustic response of layered polymer films at fluid-solid interfaces: continuum mechanics approach. Physica Scripta, 1999, 59: 391-396.

[32] Höök F, Rodahl M, Brzezinski P, et al. Energy dissipation kinetics for protein and antibody-antigen adsorption under shear oscillation on a quartz crystal microbalance. Langmuir, 1998, 14, 729-734.

[33] Schubert-Ullrich P, Rudolf J, Ansari P, et al. Commercialized rapid immunoanalytical tests for determination of allergenic food proteins: an overview. Analytical and Bioanalytical Chemistry, 2009, 395: 69-81.

[34] Fieser T M, Tainer J A, Geysen H M, et al. Influence of protein flexibility and peptide conformation on reactivity of monoclonal anti-peptide antibodies with a protein alpha-helix. Proceedings of the National Academy of Sciences, 1987, 84: 8568-8572.

[35] Burnette W N. "Western blotting": electrophoretic transfer of proteins from sodium dodecyl sulfate-polyacrylamide gels to unmodified nitrocellulose and radiographic detection with antibody and radioiodinated protein A. Analytical Biochemistry, 1981, 112: 195-203.

[36] Sivaraman B, Fears K P, Latour R A. Investigation of the effects of surface chemistry and solution concentration on the conformation of adsorbed proteins using an improved circular dichroism method. Langmuir, 2009, 25: 3050-3056.

[37] Lu D R, Park K. Effect of surface hydrophobicity on the conformational changes of adsorbed fibrinogen. Journal of Colloid and Interface Science, 1991, 144: 271-281.

[38] Kim S, Lee S, Jin S, et al. Diabetes correction in pancreatectomized canines by orally absorbable insulin-

deoxycholate complex. Molecular Pharmaceutics, 2010, 7: 708-717.

[39]　Yu Q, Golden G. Probing the protein orientation on charged self-assembled monolayers on gold nanohole arrays by SERS. Langmuir, 2007, 23: 8659-8662.

[40]　Huang H, Xie J, Liu X, et al. Conformational changes of protein adsorbed on tailored flat substrates with different chemistries. Physical Chemistry Chemical Physics, 2011, 12: 3642-3646.

[41]　McGurk S L, Green R J, Sanders G H, et al. Molecular interactions of biomolecules with surface-engineered interfaces using atomic force microscopy and surface plasmon resonance. Langmuir, 1999, 15: 5136-5140.

[42]　Ratto T V, Langry K C, Rudd R E, et al. Force spectroscopy of the double-tethered concanavalin-a mannose bond. Biophysical Journal, 2004, 86: 2430-2437.

[43]　Tagaya M. In situ QCM-D study of nano-bio interfaces with enhanced biocompatibility. Polymer Journal, 2015, 47: 599-608.

[44]　Sean D, Conner S L S. Regulated portals of entry into the cell. Nature, 2003, 422: 37-44.

[45]　Keselowsky B G, Collard D M, Garcia A J. Integrin binding specificity regulates biomaterial surface chemistry effects on cell differentiation. Proceedings of the National Academy of Sciences of the United States of America, 2005, 102: 5953-5957.

[46]　Bacakova L, Filova E, Parizek M, et al. Modulation of cell adhesion, proliferation and differentiation on materials designed for body implants. Biotechnology Advances, 2011, 29: 739-767.

[47]　Filova E, Bullett N A, Bacakova L, et al. Regionally-selective cell colonization of micropatterned surfaces prepared by plasma polymerization of acrylic acid and 1, 7-octadiene. Physiological Research, 2009, 58: 669-684.

[48]　Keselowsky B G, Collard D M, Garcia A J. Surface chemistry modulates fibronectin conformation and directs integrin binding and specificity to control cell adhesion. Journal of Biomedical Materials Research Part A, 2003, 66: 247-259.

[49]　Lee J H, Khang G, Lee J W, et al. Interaction of different types of cells on polymer surfaces with wettability gradient. Journal of Colloid and Interface Science, 1998, 205: 323-330.

[50]　Arima Y, Iwata H. Effect of wettability and surface functional groups on protein adsorption and cell adhesion using well-defined mixed self-assembled monolayers. Biomaterials, 2007, 28: 3074-3082.

[51]　Lesny P, Pradny M, Jendelova P, et al. Macroporous hydrogels based on 2-hydroxyethyl methacrylate. Part 4: growth of rat bone marrow stromal cells in three-dimensional hydrogels with positive and negative surface charges and in polyelectrolyte complexes. Journal of Materials Science: Materials in Medicine, 2006, 17: 829-833.

[52]　Liu L, Chen S, Giachelli C M, et al. Controlling osteopontin orientation on surfaces to modulate endothelial cell adhesion. Journal of Biomedical Materials Research Part A, 2005, 74: 23-31.

[53]　Davies J E. The importance and measurement of surface charge species in cell behaviour at the biomaterial interface. Surface Characterisation of Biomaterials, 1988: 219-223.

[54]　Huang J, Grater S V, Corbellini F, et al. Impact of order and disorder in RGD nanopatterns on cell adhesion. Nano Letters, 2009, 9: 1111-1116.

[55]　Uygun B E, Stojsih S E, Matthew H W T. Effects of immobilized glycosaminoglycans on the proliferation and differentiation of mesenchymal stem cells. Tissue Engineering Part A, 2009, 15: 3499-3512.

[56]　Garrigues N W, Little D, Sanchez-Adams J, et al. Electrospun cartilage-derived matrix scaffolds for cartilage tissue engineering. Journal of Biomedical Materials Research Part A, 2014, 102: 3998-4008.

[57]　Zhao G, Schwartz Z, Wieland M, et al. High surface energy enhances cell response to titanium substrate microstructure. Journal of Biomedical Materials Research Part A, 2005, 74: 49-58.

[58]　Kim H J, Kim S H, Kim M S, et al. Varying Ti-6Al-4V surface roughness induces different early morphologic and molecular responses in MG63 osteoblast-like cells. Journal of Biomedical Materials Research Part A, 2005, 74: 366-373.

[59]　Zhou F, Li D, Wu Z, et al. Enhancing specific binding of L929 fibroblasts: effects of multi-scale topography of GRGDY peptide modified surfaces. Macromolecular Bioscience, 2012, 12: 1391-1400.

[60] Price R L, Waid M C, Haberstroh K M, et al. Selective bone cell adhesion on formulations containing carbon nanofibers. Biomaterials, 2003, 24: 1877-1887.

[61] Teixeira A I, Abrams G A, Bertics P J, et al. Epithelial contact guidance on well-defined micro-and nanostructured substrates. Journal of Cell Science, 2003, 116: 1881-1892.

[62] Engler A, Bacakova L, Newman C, et al. Substrate compliance versus ligand density in cell on gel responses. Biophysical Journal, 2004, 86: 617-628.

[63] Kidoaki S, Matsuda T. Microelastic gradient gelatinous gels to induce cellular mechanotaxis. Journal of Biotechnology, 2008, 133: 225-230.

[64] Engler A J, Sen S, Sweeney H L, et al. Matrix elasticity directs stem cell lineage specification. Cell, 2006, 126: 677-689.

[65] Rehfeldt F, Engler A J, Eckhardt A, et al. Cell responses to the mechanochemical microenvironment—implications for regenerative medicine and drug delivery. Advanced Drug Delivery Reviews, 2007, 59: 1329-1339.

[66] Sun S, Liu Y, Lipsky S, et al. Physical manipulation of calcium oscillations facilitates osteodifferentiation of human mesenchymal stem cells. FASEB Journal, 2007, 21: 1472-1480.

[67] Khatib L, Golan D E, Cho M. Physiologic electrical stimulation provokes intracellular calcium increase mediated by phospholipase C activation in human osteoblasts. FASEB Journal, 2004, 18: 1903-1905.

[68] Tsai M T, Chang W H, Chang K, et al. Pulsed electromagnetic fields affect osteoblast proliferation and differentiation in bone tissue engineering. Bioelectromagnetics, 2007, 28: 519-528.

[69] Lovat V, Pantarotto D, Lagostena L, et al. Carbon nanotube substrates boost neuronal electrical sgnaling. Nano Letters, 2005, 5: 1107-1110.

[70] Mazzatenta A, Giugliano M, Campidelli S, et al. Interfacing neurons with carbon nanotubes: electrical signal transfer and synaptic stimulation in cultured brain circuits. Journal of Neuroscience, 2007, 27: 6931-6936.

[71] Gomathi N, Sureshkumar A, Neogi S. RF plasma-treated polymers for biomedical applications. Current science, 2008, 1478-1486.

[72] Chen H, Hu X, Zhang Y, et al. Effect of chain density and conformation on protein adsorption at PEG-grafted polyurethane surfaces. Colloids and Surfaces B: Biointerfaces, 2008, 61: 237-243.

[73] Lee H, Dellatore S M, Miller W M, et al. Mussel-inspired surface chemistry for multifunctional coatings. Science, 2007, 318: 426-430.

[74] Alves P, Cardoso R, Correia T R, et al. Surface modification of polyurethane films by plasma and ultraviolet light to improve haemocompatibility for artificial heart valves. Colloids and Surfaces B: Biointerfaces, 2014, 113: 25-32.

[75] Xiong X, Wu Z, Pan J, et al. A facile approach to modify poly (dimethylsiloxane) surfaces via visible light-induced grafting polymerization. Journal of Materials Chemistry B, 2015, 3: 629-634.

[76] Wu Z, Chen H, Huang H, et al. A facile approach to modify polyurethane surfaces for biomaterial applications. Macromolecular Bioscience, 2009, 9: 1165-1168.

[77] Azzaroni O. Polymer brushes here, there, and everywhere: recent advances in their practical applications and emerging opportunities in multiple research fields. Journal of Polymer Science Part A: Polymer Chemistry, 2012, 50: 3225-3258.

[78] Jin Z, Feng W, Zhu S, et al. Protein-resistant polyurethane via surface-initiated atom transfer radical polymerization of oligo (ethylene glycol) methacrylate. Journal of Biomedical Materials Research Part A, 2009, 91: 1189-1201.

[79] Decher G. Fuzzy nanoassemblies toward layered polymeric multicomposites. Science, 1997, 277: 1232-1237.

[80] Sperling C, Houska M, Brynda E, et al. In vitro hemocompatibility of albumin-heparin multilayer coatings on polyethersulfone prepared by the layer-by-layer technique. Journal of Biomedical Materials Research Part A, 2006, 76: 681-689.

[81] Chen H, Yuan L, Song W, et al. Biocompatible polymer materials: role of protein-surface interactions. Progress in Polymer Science, 2008, 33: 1059-1087.

[82]　Unsworth L D, Sheardown H, Brash J L. Polyethylene oxide surfaces of variable chain density by chemisorption of PEO-thiol on gold: adsorption of proteins from plasma studied by radiolabelling and immunoblotting. Biomaterials, 2005, 26: 5927-5933.

[83]　Wu Z, Chen H, Liu X, et al. Protein adsorption on poly (N-vinylpyrrolidone)-modified silicon surfaces prepared by surface-initiated atom transfer radical polymerization. Langmuir, 2009, 25: 2900-2906.

[84]　Jin Z, Feng W, Zhu S, et al. Protein-resistant polyurethane by sequential grafting of poly (2-hydroxyethyl methacrylate) and poly (oligo (ethylene glycol) methacrylate) via surface-initiated ATRP. Journal of Biomedical Materials Research Part A, 2010, 95: 1223-1232.

[85]　Jain R A. The manufacturing techniques of various drug loaded biodegradable poly (lactide-co-glycolide) (PLGA) devices. Biomaterials, 2000, 21: 2475-2490.

[86]　Shakweh M, Besnard M, Nicolas V, et al. Poly (lactide-co-glycolide) particles of different physicochemical properties and their uptake by Peyer's patches in mice. European Journal of Pharmaceutics and Biopharmaceutics, 2005, 61: 1-13.

[87]　Carino G P, Jacob J S, Mathiowitz E. Nanosphere based oral insulin delivery. Journal of Controlled Release, 2000, 65: 261-269.

[88]　Furtado S, Abramson D, Burrill R, et al. Oral delivery of insulin loaded poly (fumaric-co-sebacic) anhydride microspheres. International Journal of Pharmaceutics, 2008, 347: 149-155.

[89]　Gombotz W R, Guanghui W, Horbett T A, et al. Protein adsorption to poly (ethylene oxide) surfaces. Journal of Biomedical Materials Research, 1991, 25: 1547-1562.

[90]　Andersen A J, Windschiegl B, Ilbasmis-Tamer S, et al. Complement activation by PEG-functionalized multi-walled carbon nanotubes is independent of PEG molecular mass and surface density. Nanomedicine: Nanotechnology, Biology and Medicine, 2013, 9: 469-473.

[91]　Feng W, Zhu S, Ishihara K, et al. Adsorption of fibrinogen and lysozyme on silicon grafted with poly (2-methacryloyloxyethyl phosphorylcholine) via surface-initiated atom transfer radical polymerization. Langmuir, 2005, 21: 5980-5987.

[92]　Kitano H, Tada S, Mori T, et al. Correlation between the structure of water in the vicinity of carboxybetaine polymers and their blood-compatibility. Langmuir, 2005, 21: 11932-11940.

[93]　Inoue Y, Ishihara K. Clarification of protein adsorption at polymer brush surfaces based on water structure surrounding the surface//Horbett T A, Brash J L, Norde W. Proteins at Interfaces III, State of the Art. Washington DC: American Chemical Society, 2012: 605-620.

[94]　Chen S, Jiang S. An new avenue to nonfouling materials. Advanced Materials, 2008, 20: 335-338.

[95]　Byun Y, Jacobs H A, Kim S W. Heparin surface immobilization through hydrophilic spacers: thrombin and antithrombin III binding kinetics. Journal of Biomaterials Science, Polymer Edition, 1995, 6: 1-13.

[96]　Li D, Chen H, McClung W G, et al. Lysine-PEG-modified polyurethane as a fibrinolytic surface: effect of PEG chain length on protein interactions, platelet interactions and clotlysis. Acta Biomaterialia, 2009, 5: 1864-1871.

[97]　Li D, Chen H, Wang S, et al. Lysine-poly (2-hydroxyethyl methacrylate) modified polyurethane surface with high lysine density and fibrinolytic activity. Acta Biomaterialia, 2011, 7: 954-958.

[98]　Iwasaki Y, Omichi Y, Iwata R. Site-specific dense immobilization of antibody fragments on polymer brushes supported by silicone nanofilaments. Langmuir, 2008, 24: 8427-8430.

[99]　Iwata R, Satoh R, Iwasaki Y, et al. Covalent immobilization of antibody fragments on well-defined polymer brushes via site-directed method. Colloids and Surfaces B: Biointerfaces, 2008, 62: 288-298.

[100]　Kuroki H, Tokarev I, Minko S. Responsive surfaces for life science applications. Annual Review of Materials Research, 2012, 42: 343-372.

[101]　Matsuda N, Shimizu T, Yamato M, et al. Tissue engineering based on cell sheet technology. Advanced Materials, 2007, 19: 3089-3099.

[102]　Liu D, Xie Y, Shao H, et al. Using azobenzene-embedded self-assembled monolayers to photochemically control cell adhesion reversibly. Angewandte Chemie International Edition, 2009, 48: 4406-4408.

[103] Yu Q, Chen H, Zhang Y, et al. pH-reversible, high-capacity binding of proteins on a substrate with nanostructure. Langmuir, 2010, 26: 17812-17815.

[104] Wei T, Yu Q, Zhan W, et al. A smart antibacterial surface for the on-demand killing and releasing of bacteria. Advanced Healthcare Materials, 2016, 5: 449-456.

[105] Sun T L, Wang G J, Feng L, et al. Reversible switching between superhydrophilicity and superhydrophobicity. Angewandte Chemie International Edition, 2004, 43: 357-360.

[106] Sun T L, Tan H, Han D, et al. No platelet can adhere-largely improved blood compatibility on nanostructured superhydrophobic surfaces. Small, 2005, 1: 959-963.

[107] Yu Q, Li X, Zhang Y, et al. The synergistic effects of stimuli-responsive polymers with nano-structured surfaces: wettability and protein adsorption. RSC Advances, 2011, 1: 262-269.

[108] Wang H, Wang Y, Yuan L, et al. Thermally responsive silicon nanowire arrays for native/denatured-protein separation. Nanotechnology, 2013, 24: 105101-105108.

[109] Li D, Zheng Q, Wang Y, et al. Combining surface topography with polymer chemistry: exploring new interfacial biological phenomena. Polymer Chemistry, 2014, 5: 14-24.